# 儿童及成人肾上腺肿瘤诊治

Management of Adrenal Masses in Children and Adults

主编　Electron Kebebew

主译　侯建全　谢建军

人民卫生出版社

## 图书在版编目（CIP）数据

儿童及成人肾上腺肿瘤诊治 /（美）埃雷克特龙·克贝夫（Electron Kebebew）主编；侯建全，谢建军译
. —北京：人民卫生出版社，2019
ISBN 978-7-117-28091-4

Ⅰ. ①儿…　Ⅱ. ①埃…　②侯…　③谢…　Ⅲ. ①肾上腺肿瘤 - 诊疗②小儿疾病 - 肾上腺肿瘤 - 诊疗　Ⅳ. ①R736.6

中国版本图书馆 CIP 数据核字（2019）第 026362 号

| | | |
|---|---|---|
| 人卫智网 | www.ipmph.com | 医学教育、学术、考试、健康，购书智慧智能综合服务平台 |
| 人卫官网 | www.pmph.com | 人卫官方资讯发布平台 |

**儿童及成人肾上腺肿瘤诊治**

主　　译：侯建全　谢建军
出版发行：人民卫生出版社（中继线 010-59780011）
地　　址：北京市朝阳区潘家园南里 19 号
邮　　编：100021
E - mail：pmph @ pmph.com
购书热线：010-59787592　010-59787584　010-65264830
印　　刷：三河市宏达印刷有限公司（胜利）
经　　销：新华书店
开　　本：787 × 1092　1/16　印张：19
字　　数：416 千字
版　　次：2019 年 3 月第 1 版　2019 年 3 月第 1 版第 1 次印刷
标准书号：ISBN 978-7-117-28091-4
定　　价：139.00 元
**打击盗版举报电话：010-59787491　E-mail：WQ @ pmph.com**
（凡属印装质量问题请与本社市场营销中心联系退换）

# 主编

Electron Kebebew

内分泌肿瘤科，美国国家癌症研究所
Bethesda，MD，USA

# 主译

## 侯建全

苏州大学博士研究生学历 / 学位，教授、主任医师、博士生导师，苏州大学附属第一医院院长。获评江苏省有突出贡献的中青年专家、江苏省"135"工程、"333"工程重点人才，六大高峰培养人才。江苏省临床免疫研究所常务副所长，苏州市移植免疫重点实验室主任。现任江苏省医学会泌尿外科学专业委员会主任委员、肾移植学组组长，江苏省抗癌协会泌尿及男生殖系肿瘤专业委员会主任委员，中华医学会泌尿外科专业委员会委员，苏州市泌尿外科学会主任委员，美国组织相容性和免疫学学会成员（ASHI）。获省部级科研成果二等奖 2 项，三等奖 11 项，主持省部级等科研课题 9 项，以第一作者或通讯作者发表论文 60 余篇，其中 SCI 论文 23 篇（IF>5 分5 篇），主编或参编《实用泌尿外科学》《泌尿外科学高级教程》《外科门急诊手册》等著作。

## 谢建军

南京医科大学外科学硕士，苏州大学医学部在读博士。日本昭和大学医学部访问学者。苏州市青年男科委员，苏州市泌尿外科青年委员，江苏省组织损伤修复与免疫调节学组委员。擅长泌尿外科的微创手术，对腹腔镜下的巨大肾上腺肿瘤切除、前列腺根治性切除及分支动脉阻断下的肾部分切除术进行改良。主要研究领域为部分切除肾 / 移植肾缺血再灌注损伤的机制及相关保护措施的研究；泌尿外科微创手术治疗优化与创新。曾以第一作者或通讯作者发表文章 9 篇。主持及参与国家自然科学基金 1 项，市级基金2 项。

# 译者名单

（按姓氏汉语拼音排序）

蔡　庆　南京医科大学附属苏州医院
陈双庆　南京医科大学附属苏州医院
陈　颖　南京医科大学附属苏州医院
邓君鹏　南京医科大学附属苏州医院
丁留成　南京医科大学第二附属医院
葛余正　南京医科大学附属南京医院
贺兴军　扬州大学附属医院
侯建全　苏州大学附属第一医院
黄　敏　南京医科大学附属苏州医院
黄玉华　苏州大学附属第一医院
李　权　南京医科大学附属苏州医院
李香莹　高雄医学大学附设大同医院
刘　标　南京医科大学附属苏州医院
刘　超　南京医科大学附属苏州医院
刘陈黎　惠州市中心人民医院
茹　怡　南京医科大学附属苏州医院
申余勇　扬州大学附属医院
沈　华　南京医科大学附属苏州医院
王小祥　扬州大学附属医院
谢建军　南京医科大学附属苏州医院
许露伟　南京医科大学附属南京医院
阳东荣　苏州大学附属第二医院
张大宏　浙江省人民医院
张　琦　浙江省人民医院

# 编者名单

**Guillaume Assié, M.D., Ph.D.** INSERM U1016, CNRS UMR 8104, Institut Cochin, Paris, France

Faculté de Médecine Paris Descartes, Université Paris Descartes, Paris, France

Department of Endocrinology, Referral Center for Rare Adrenal Diseases, Assistance Publique Hôpitaux de Paris, Hôpital Cochin, Paris, France

**Saïd C. Azoury, M.D.** Endocrine Surgery Section, Department of Surgery, The Johns Hopkins University School of Medicine, Baltimore, MD, USA

**Bruna Babic, M.D.** Endocrine Oncology Branch, Center for Cancer Research, National Cancer Institute, National Institutes of Health, Bethesda, MD, USA

**Jérôme Bertherat, M.D., Ph.D.** INSERM U1016, CNRS UMR 8104, Institut Cochin, Paris, France

Faculté de Médecine Paris Descartes, Université Paris Descartes, Paris, France

Department of Endocrinology, Referral Center for Rare Adrenal Diseases, Assistance Publique Hôpitaux de Paris, Hôpital Cochin, Paris, France

**Michael Austin Blake, M.B.B.C.H.** Division of Abdominal Imaging and Intervention, Department of Radiology, Massachusetts General Hospital, Harvard Medical School, Boston, MA, USA

**Iuliana D. Bobanga, M.D.** General Surgery, University Hospitals Case Medical Center, Cleveland, OH, USA

**Sara G. Creemers, B.Sc.** Division of Endocrinology, Department of Internal Medicine, Erasmus University Medical Center, Rotterdam, The Netherlands

**Richard A. Feelders, M.D., Ph.D.** Division of Endocrinology, Department of Internal Medicine, Erasmus University Medical Center, Rotterdam, The Netherlands

**Garima Gupta, M.D.** Section on Medical Neuroendocrinology, Eunice Kennedy Shriver National Institute of Child Health and Human Development, National Institutes of Health, Bethesda, MD, USA

**Mouhammed Amir Habra, M.D.** Department of Endocrine Neoplasia, and Hormonal Disorders, The University of Texas MD Anderson Cancer Center, Houston, TX, USA

**Fady Hannah-Shmouni, M.D.** Section on Endocrinology and Genetics, Program on Developmental Endocrinology and Genetics, National Institute of Child Health and Human Development, National Institutes of Health, Bethesda, MD, USA

**Leo J. Hofland, Ph.D.** Division of Endocrinology, Department of Internal Medicine, Erasmus University Medical Center, Rotterdam, The Netherlands

**Samuel Mayer Hyde, M.M.Sc.** Department of Surgical Oncology, Clinical Cancer Genetics Program, The University of Texas MD Anderson Cancer Center, Houston, TX, USA

**Ingo Janssen, M.D.** Section on Medical Neuroendocrinology, Eunice Kennedy Shriver National Institute of Child Health and Human Development, National Institutes of Health Clinical Center, Bethesda, MD, USA

**Aaron C. Jessop, M.D., M.B.A.** Division of Diagnostic Imaging, Department of Nuclear Medicine, The University of Texas MD Anderson Cancer Center, Houston, TX, USA

**Camilo Jimenez, M.D.** Department of Endocrine Neoplasia and Hormonal Disorders, The University of Texas MD Anderson Cancer Center, Houston, TX, USA

**Vitaly Kantorovich, M.D.** Division of Endocrinology, Department of Medicine, University of Connecticut Health Center, Farmington, CT, USA

**Electron Kebebew, M.D.** Endocrine Oncology Branch, National Cancer Institute, National Institutes of Health, Bethesda, MD, USA

**Aoife Kilcoyne, M.B.B.Ch.** Division of Abdominal Imaging and Intervention, Department of Radiology, Massachusetts General Hospital, Harvard Medical School, Boston, MA, USA

**Ricardo V. Lloyd, M.D., Ph.D.** Department of Pathology, University of Wisconsin School of Medicine and Public Health, Madison, WI, USA

**Ashwini Mallappa, M.D.** National Institutes of Health Clinical Center, Eunice Kennedy Shriver National Institute of Child Health and Human Development, Bethesda, MD, USA

**Aarti Mathur, M.D.** Endocrine Surgery Section, Department of Surgery, The Johns Hopkins University School of Medicine, Baltimore, MD, USA

**Christopher R. McHenry, M.D.** Department of Surgery, MetroHealth Medical Center, Case Western Reserve University School of Medicine, Cleveland, OH, USA

**Deborah P. Merke, M.D., M.Sc.** National Institutes of Health Clinical Center, Eunice Kennedy Shriver National Institute of Child Health and Human Development, Bethesda, MD, USA

National Institutes of Health Clinical Center, Bethesda, MD, USA

**Vladimir Neychev, M.D., Ph.D.** Departments of Surgery, University Multiprofile Hospital for Active Treatment "Alexandrovska," Medical University of Sofia, Sofia, Bulgaria

**Naris Nilubol, M.D.** Endocrine Oncology Branch, Center for Cancer Research, National Cancer Institute, National Institutes of Health, Bethesda, MD, USA

**Pavel J. Nockel, D.O.** Endocrine Oncology Branch, Center for Cancer Research, National Cancer Institute, National Institutes of Health, Bethesda, MD, USA

**Karel Pacak, M.D., Ph.D., D.Sc.** Section on Medical Neuroendocrinology, Eunice Kennedy Shriver National Institute of Child Health and Human Development, National Institutes of Health, Bethesda, MD, USA

**Dhaval Patel, M.D.** Endocrine Oncology Branch, Center for Cancer Research, National Cancer Institute, National Institutes of Health, Bethesda, MD, USA

**Sarika N. Rao, D.O.** Department of Endocrine Neoplasia, and Hormonal Disorders, The University of Texas MD Anderson Cancer Center, Houston, TX, USA

**Alejandro Román-González, M.D.** Departments of Internal Medicine and Endocrinology, Hospital Universitario San Vicente Fundación, Universidad de Antioquia, Medellín, Colombia

Department of Endocrine Neoplasia and Hormonal Disorders, The University of Texas MD Anderson Cancer Center, Houston, TX, USA

**Constantine A. Stratakis, M.D., D(Med)Sc.** Section on Endocrinology and Genetics, Program on Developmental Endocrinology and Genetics, National Institute of Child Health and Human Development, National Institutes of Health, Bethesda, MD, USA

**David Taïeb, M.D., Ph.D.** Biophysics and Nuclear Medicine, European Center for Research in Medical Imaging, La Timone University Hospital, Aix Marseille University, Marseille, France

**Paola Jiménez Vásquez, M.D.** Department of Oncology, Hospital Militar Central, Hemato-oncologos asociados, Universidad Militar Nueva Granada, Bogota, Colombia

Department of Gastrointestinal Medical Oncology, The University of Texas MD Anderson Cancer Center, Houston, TX, USA

**Katherine I. Wolf, B.Sc.** Section on Medical euroendocrinology, Eunice Kennedy Shriver National Institute of Child Health and Human Development, National Institutes of Health Clinical Center, Bethesda, MD, USA

**Ranran Zhang, M.D., Ph.D.** Department of Pathology, University of Wisconsin School of Medicine and Public Health, Madison, WI, USA

# 译者前言

在临床实践中,肾上腺疾病常收治于泌尿外科。而在西方国家中,肾上腺疾病作为内分泌疾病的一个组成部分,常由内分泌外科医生诊治,这些医生有着内分泌系统的代谢轴的整体观。所诊治的范围从垂体疾病、甲状旁腺疾病、胸腺疾病,到肾上腺疾病。肾上腺肿瘤常常不是孤立存在的,而是与其他腺体的疾病或者与某些综合征密切相关。有一些肾上腺肿瘤是皮质醇缺乏所致,内科药物治疗即可使肾上腺肿块缩小甚至消失,症状得到改善。而部分肾上腺肿瘤合并胰腺或者其他系统疾病,需要全身治疗。所以全局观对于肾上腺诊治非常重要。本书是一本由多学科团队专家主编的肾上腺肿瘤学,通读全书后,将加深对肾上腺肿瘤的更为全面的认识。

近十年来,基因检查与临床生化检查的进步,加深了对肾上腺肿瘤发生机制的理解,改进了更为精细的病理分型。特别是促进了肾上腺肿瘤的更为细致的亚型分类,从其发病机制,到治疗和预后,都有更深入的理解,可以指导临床医生进行更为精确的判断和个体化的治疗。例如一个恶性嗜铬细胞瘤的患者,对于 SDHB 突变的患者,推荐肾上腺全切除甚至包括肿瘤周围区域淋巴结。而对于 VHL 或者 MEN2 综合征患者,考虑微创下的保留肾上腺切除,因为这类肾上腺肿瘤的恶性风险较低,但对侧复发率较高,所以在对侧肾上腺再发时,避免行对侧肾上腺切除后而实行的皮质醇激素替代治疗。所以,本书为内分泌科医生、影像科医生、泌尿外科医生、肿瘤科医生及病理科医生提供了一个全面而有深度的视野,最终使肾上腺肿瘤的患者得到更为专业的诊治。

再次感谢来自全国多家医院的同道们,在百忙的临床工作中,挤出时间参与这本书的翻译!

侯建全

# 原著前言

肾上腺肿瘤是一常见的且多为偶然发现的肿瘤。实际上，医务人员在他们的训练及医疗工作中，会经常接触到肾上腺肿瘤的患者。伴随着社会的人口老年化，大量的肾上腺肿瘤被发现，而且这种疾病的发病率呈现增加的趋势。

近十年来，由于相关研究获得了显著进展，肾上腺肿瘤领域正在发生变化。主要的进展包括：发现导致肾上腺肿瘤形成的多种基因改变；基因型及表型之间的关系；这些对肾上腺肿瘤的诊治有着重要的意义，包括高危家族成员的筛查。基于疾病类型的选择性治疗，更精确的结构和功能学检查，区分功能与非功能性肿瘤的生化诊断，外科技术的革新，这些方面的进展改善了患者的预后。

这是一本有关肾上腺肿瘤，多学科团队专家参与编写的一本独特教科书。提供了这个领域的全面的、最新的观点。为医学生、临床工作者及科研工作者提供有价值的信息。这本书回顾了常见有关基因综合征的最新资料，这些资料对治疗的策略、结构及生化评估、治疗方案的优化提供帮助。同时还涉及了治疗肾上腺肿瘤新的潜在的方法。

肾上腺肿瘤是一种常见而富有挑战的肿瘤。我们希望这本书，能够为那些关心和处理这类肿瘤的医务人员提供帮助。

**Electron Kebebew**
**Bethesda，MD，USA**

# 目录

# 肾上腺肿瘤流行病学

1

Pavel J.Nockl，Electron Kebebew

## 概述

肾上腺肿瘤是一种常见疾病,其带来的临床问题越来越多,这要求我们对该疾病应进行恰当的临床诊治,以减少其发病率和死亡率。肾上腺肿瘤发病率和患病率上升的主要原因之一是偶然发现的肿瘤,即肾上腺偶发瘤。肾上腺偶发瘤指由于非肾上腺临床疾病就诊时,行影像学检查发现的直径1cm以上肾上腺肿瘤。由于影像学技术的发展及其在临床中的广泛应用,越来越多的

无临床表现的肾上腺肿瘤得以发现。虽然大部分肾上腺偶发瘤是无功能的良性肿瘤,但是越来越多的证据表明,此类肿瘤的自然进程中也许会出现严重的临床后果,所以需要适当的随访和治疗[1,2]。肾上腺肿瘤患者可出现与激素分泌过多相关的症状和体征,也可能出现肿瘤肿块影响的局部症状。

最近二十年中,关于肾上腺肿瘤或偶发瘤的医学文献报道不断增加,提示肾上腺肿瘤发病率呈上升趋势;同样,肾上腺肿瘤进行肾上腺切除术治疗的报道数量也不断上升[3,4]( 图 1.1 )。

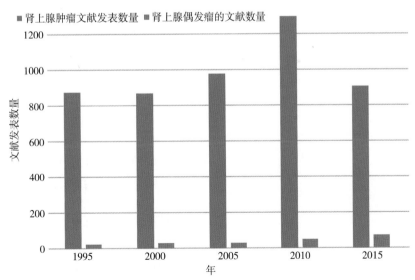

**图 1.1** 关于肾上腺肿瘤和偶发瘤的文献报道趋势。在 PubMed 中按年使用
"肾上腺肿瘤"和"肾上腺偶发瘤"关键词进行搜索

肾上腺偶发瘤评估和治疗的关键是确定肿瘤是否引起激素分泌过度（功能性）或恶性变（原发或转移）。肾上腺肿瘤的诊断，依赖于患者的年龄、临床表现、影像学特征以及生化检测结果（表 1.1）。肾上

**表 1.1　肾上腺肿瘤类型**

| 原发性肾上腺肿瘤 |
| --- |
| 无功能 |
| 皮质腺瘤 / 癌 |
| 囊肿 |
| 髓质脂肪瘤 |
| 神经节瘤 |
| 出血 / 血肿 |
| 功能性 |
| 皮质腺瘤 / 癌 |
| 皮质醇增多症 |
| 醛固酮过多症 |
| 性激素增多症 |
| 混合型类固醇激素增多症 |
| 嗜铬细胞瘤 |
| 转移性 |
| 肺 |
| 肾脏 |
| 乳房 |
| 胃肠 |
| 黑色素瘤 |
| 其他原发性肿瘤误诊为肾上腺肿瘤 |
| 淋巴瘤 |
| 胰尾肿瘤 |
| 肾上腺外副节瘤 |
| 胃部肿瘤 |

腺偶发瘤的鉴别诊断包括原发性肾上腺肿瘤、肾上腺转移瘤，以及来源于邻近组织和器官的肿瘤，如胃、胰尾和腹膜后（淋巴瘤、肉瘤）。肾上腺病变如肾上腺囊肿、血肿或出血、脂肪瘤或肉芽肿虽然少见，但也可以表现为肾上腺偶发瘤。

肾上腺肿瘤可以通过在 CT 或磁共振（MRI）上特定的影像学特征来诊断。例如，肾上腺囊肿常常可以通过特征性 CT 扫描诊断。CT 下囊肿通常表现为圆形、表面光滑且有类似水的密度。肾上腺出血也可以误认为肾上腺肿瘤，诊断时应结合患者的病史及 CT 扫描结果。肾上腺出血的患者通常有败血症、创伤或抗凝治疗等病史。双侧肾上腺出血通常发生于败血症或者抗凝治疗的一些患者。肾上腺出血或血肿在 CT 扫描上通常表现为密度不均一的椭圆形，肾上腺周围的脂肪和软组织也可以呈现渗出的表现，这些通常在影像学随访中得以发现。肾上腺髓样脂肪瘤具有特征性的脂肪密度，为良性肿瘤，由脂肪和成熟的髓样组织组成。巨大的肾上腺髓质脂肪瘤可造成局部压迫症状，影像学检查提示部分患者可表现为双侧肾上腺肿瘤。这些双侧肾上腺偶发瘤可能是由于感染性肉芽肿（肺结核、真菌、脑膜炎球菌）、淋巴增生性疾病或淀粉样变性造成。双侧肾上腺肿瘤也可能为遗传性嗜铬细胞瘤（肾上腺髓质增生）或微小结节性皮质增生（图 1.2）。

本章节讨论的是肾上腺肿瘤的发病率和患病率与特异性临床表现的关系。儿童和成人患者中需要临床评估的特殊类型肾上腺肿瘤将在本书其他章节中详细讨论。神经母细胞瘤的治疗在本书中不作讨论，因为这些肿瘤常常发生在婴儿期。最后再对已知的肾上腺肿瘤风险因素进行讨论。

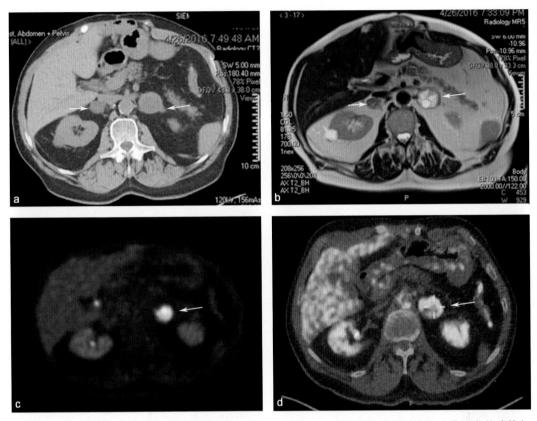

**图1.2**　多模式成像结果发现双侧肾上腺肿瘤患者,常伴有1型多发性内分泌肿瘤和生化证实的嗜铬细胞瘤。a. CT显示双侧肾上腺肿瘤,右肾上腺肿瘤的CT值低于左肾上腺肿瘤;b. 磁共振成像显示双侧肾上腺肿块,但左侧肾上腺肿块在T2加权像上影增强,提示嗜铬细胞瘤可能;c. F–$^{18}$F DOPA显像仅在左肾上腺显示摄取,提示嗜铬细胞瘤可能;d. $^{18}$F–FDG PET/CT显示左肾上腺摄取增加,右肾上腺肿块则不明显,提示左肾上腺嗜铬细胞瘤可能

## 尸检中发现的肾上腺肿瘤

通过尸检评估肾上腺肿瘤发生率,进一步研究肾上腺偶发瘤的临床意义,提供有效信息。对死于其他原因的患者进行了尸体解剖研究,发现肾上腺肿瘤的患病率为0.34%~8.7%,平均发生率为1%(表1.2)[5-20]。患病率跨度比较大的原因是研究分组中的年龄分布、死亡原因、病理检测水平以及肾上腺肿瘤的危险因素。肥胖、糖尿病及高血压病人群中肾上腺肿瘤的发生率较高[13,21]。在大多数尸体解剖研究中,肾上腺肿瘤多为皮质腺瘤。

## 影像学发现的肾上腺肿瘤(偶发瘤)

大多数肾上腺肿瘤作为偶发瘤被发现,通常属于无功能的皮质腺瘤。腹部影像学检查时发现肾上腺偶发瘤接近1%(表1.3)[17,22-32]。无功能肾上腺偶发瘤的发病率和患病率,随着患者的年龄增大而增加。例如,肾上腺偶发瘤在小于30岁患者中的发生率低于1%,但是在70岁以上

表1.2 尸体解剖研究中肾上腺偶发瘤的发生率

| 作者,年份,参考文献 | 研究人群的样本量 | 研究设计 | 肾上腺肿瘤/偶发瘤的发生率(%) | 研究人群的性别(男性/女性) | 研究人群的中位年龄(年龄范围) | 研究人群的恶性肿瘤病史(是/否/NA) |
|---|---|---|---|---|---|---|
| Rinehart 1941[7] | 100 | NA | 3/100(3%) | NA | NA | NA |
| Russi 1945[8] | 9000 | NA | 131/9000(1.45%) | 71/60 | 60~69(9~89) | NA |
| Commons 1948[9] | 7437 | 前瞻性 | 216/7437(2.86%) | 130/86 | 60~70(20~90) | NA |
| Schroeder 1953[10] | 4000 | NA | 55/4000(1.38%) | NA | NA | NA |
| Devenyi 1967[11] | 5120 | NA | 185/5120(3.55%) | 100/85 | 61~70(31~80) | NA |
| Kokko 1967[12] | 2000 | NA | 21/2000(1.05%) | NA | NA | NA |
| Hedeland 1968[13] | 739 | 前瞻性 | 64/739(8.7%) | 36/28 | NA | NA |
| Yamada 1969[14] | 948 | NA | 51/948(5.4%) | NA | NA | NA |
| Granger 1970[15] | 2425 | NA | 61/2425(2.5%) | 35/26 | 59.7(SD 12.8) | NA |
| Russell 1972[16] | 35 000 | NA | 690/35 000(1.97%) | NA | NA | NA |
| Abecassis 1985[17] | 988 | 回顾性 | 19/988(1.9%) | NA | NA | 是 |
| Meagher 1988[18] | 2951 | 回顾性 | 149/2951(5%) | NA | NA | 否 |
| Kawano 1989[19] | 153 000 | NA | 519/153 000(0.34%) | NA | NA | NA |
| Reinhard 1996[20] | 498 | NA | 25/498(5%) | NA | NA | NA |
| 总计 | 224 206 | | 2189/224 206(0.97%) | | | |

NA,无数据可用;SD,标准差

表1.3 CT影响学研究中肾上腺肿瘤的患病率

| 作者，年份，参考文献 | 研究人群的样本量 | 研究设计 | 肾上腺肿瘤/偶发瘤的发生率（%） | 研究人群的性别（男性/女性） | 研究人群的中位年龄（年龄范围） | 研究人群的恶性肿瘤病史（是/否/NA） |
|---|---|---|---|---|---|---|
| Glazer 1982[22] | 2200 | 回顾性 | 16/2200（0.7%） | 7/9 | 57（40~76） | NA |
| Prinz 1982[23] | 1423 | 回顾性 | 9/1423（0.6%） | 5/4 | 58（41~73） | NA |
| Abecassis 1985[17] | 1459 | 回顾性 | 19/1459（1.3%） | 10/9 | 60.8（37~83） | 否 |
| Belldegrun 1986[24] | 12 000 | NA | 84/12,000（0.7%） | NA | NA | NA |
| Herrera 1991[25] | 61 054 | NA | 342/61,054（0.5%） | 136/206 | 62 | 否 |
| Caplan 1994[26] | 1779 | 回顾性 | 26/1368（1.9%） | 9/17 | 66（36~86） | 否 |
| Bovio 2006[27] | 512 | 回顾性 | 22/512（4.2%） | 17/5 | 58（50~79） | 否 |
| Song 2007[28] | 3307 | 回顾性 | 290/3307（8.7%） | 94/196 | 64（20~93） | 否 |
| Song 2008[29] | 63 004 | 回顾性 | 973/63,004（1.5%） | 406/567 | 64（19~100） | 否 |
| Muth 2011[30] | 3801 | 前瞻性 | 226/3801（5.9%） | 85/141 | 67 | 否 |
| Davenport 2011[31] | 3099 | 回顾性 | 37/3099（1.1%） | 20/17 | 68（45~92） | 否 |
| Bhat 2015[32] | 4132 | 前瞻性 | 213/4132（5.15%） | 136/77 | NA | 否 |
| 总计 | 157 770 | | 2257（1.4%） | 929（43%）/1249（57%） | 62.48 | |

NA，无数据可用

的患者中却超过了 7%。有报道称老年患者的发病率和患病率最高,发生率可高达 8.7%（表 1.3）。定义实体肿瘤大小的标准,是另一个影响肾上腺偶发瘤发病率和患病率的重要决定性因素。大多数研究中,至少 1cm 以上的实体病变才能称为肿瘤,如果把 1cm 以下的实体病变包括在内的话则患病率将增加。肾上腺偶发瘤的患病率也同样依赖于影像学的敏感性。此外,肾上腺偶发瘤常见于有癌症病史的患者,但是在癌症患者的肿瘤分期评估时发现的肾上腺肿瘤不应当成肾上腺偶发瘤。报道称更多的肾上腺偶发瘤发生在女性,这可能与女性接受的影像检查更多有关。

目前缺乏以大规模人群研究为基础的肾上腺肿瘤发病率的准确评估。然而,基于肾上腺偶发瘤为 1% 的总发病率以及美国每年接近 8 千万张 CT 扫描,估计肾上腺肿瘤或偶发瘤发病率为每年 2~8 例 /10 万人。

# 功能性肾上腺肿瘤的发病率和患病率

## 嗜铬细胞瘤

嗜铬细胞瘤会分泌过多的儿茶酚胺及其代谢物,是罕见的肾上腺肿瘤,常发生在肾上腺髓质,它们起源于神经嵴细胞。嗜铬细胞瘤患者通常伴有明显症状,表现出与儿茶酚胺过量相关的临床症状（如:高血压持续或阵发性、头痛、阵发性多汗、心悸、脸色苍白、忧虑或焦虑）。有报道称约 0.2% 的高血压病患者患有嗜铬细胞瘤。据估计,嗜铬细胞瘤的发病率为每年 0.1~0.6 例 /10 万人。嗜铬细胞瘤平均发病年龄在 50~60 岁,不过这还取决于患者儿茶酚胺的情况以及是否患有遗传综合征,

如有异常则发病年龄可以提早 5 年[33,34]。

## 库欣综合征

库欣综合征患者中女性较多,男女患者比例约为 1:3。库欣综合征的年发病率估计为 2~5 例 / 百万人,每百万人患病率约为 39~79 例[21,24,33,35]。大约 10% 的库欣综合征发生在儿童中,其中大部分是遗传综合征的一部分[35]。约 80% 库欣综合征为肾上腺皮质腺瘤以及 15% 为肾上腺皮质癌所致[17,25]。ACTH 依赖性库欣综合征的不常见原因是家族性和散发性双侧大结节性和小结节肾上腺增生,其色素变异体也被称为原发性色素结节性肾上腺皮质疾病[3,22,35]。

在 7 岁以前的儿童中,原发性库欣综合征最常见病因包括腺瘤、癌、双侧大结节和原发性色素结节性肾上腺皮质疾病[24]。在年幼儿童（5 岁以下）,表现为库欣综合征的单侧肾上腺肿瘤通常为恶性（超过 70% 的病例）[24]。在 Carney 综合征、1 型多发性内分泌肿瘤、遗传性平滑肌瘤或肾癌综合征等癌性遗传综合征家族史的儿童中,内源性皮质醇增多症可能会首先表现出来[36]。

## 肾上腺皮质癌

肾上腺皮质癌是一种罕见并致命性的恶性肿瘤,发病率估计为每年 0.7~2.0 例 / 百万人[37-39]。肾上腺皮质癌呈现双峰年龄分布,大多数儿童肾上腺皮质癌是由于生殖细胞系 TP53 突变所致,特别是在巴西。肾上腺皮质癌患病率虽然没有明确的估计值,但根据肾上腺肿瘤中那些接受手术治疗患者的研究队列、适应证和肿瘤大小等资料,其患病率可以从小于 1% 到 75% 不

等[40]。在无功能肾上腺肿瘤和影像学特征不确定的患者中，需要明确鉴别肾上腺皮质癌，因为如果手术不能切除彻底，常常提示预后很差并且死亡率较高。

## 原发性醛固酮增多症

原发性醛固酮增多症平均发病年龄在 30~60 岁，很少发生在儿童，除非是家族性原发性醛固酮增多症[15,16]。原发性醛固酮增多症的患病率受研究人群影响。在 Framingham Offspring 研究中，3326 例未经治疗高血压病成人患者接受了原发性醛固酮增多症筛查，发现 7.6% 男性和 26% 女性患有原发性醛固酮增多症[17]。在一项来自意大利的研究中，Rossi 及其同事发现 1125 例高血压病患者中，11.2% 有原发性醛固酮增多症的生化证据[10]。因此，原发性醛固酮增多症在高血压病患者中患病率较高（10%），尤其高血压治疗抵抗性患者会更高（20%）[18,19]。

## 肾上腺肿瘤的危险因素

肾上腺肿瘤的主要危险因素是肾上腺皮质肿瘤和嗜铬细胞瘤家族史。由于 TP53 种系突变、Li-Fraumeni 综合征、Beckwith-Wiedemann 综合征、1 型多发性内分泌肿瘤、先天性肾上腺增生、家族性结肠息肉病和 β- 连环蛋白突变导致的孤立性肾上腺皮质癌家族史与肾上腺皮质肿瘤（良性和恶性）发病的更高风险相关。原发性醛固酮增多症家族史患者也有肾上腺肿瘤的风险，这些患者中大多数伴有严重高血压病，常规影像检查未必能发现肾上腺肿瘤，可以进一步生化筛查。嗜铬细胞瘤或副神经节瘤家族史患者也有发生肾上腺肿瘤的风险。

这些遗传综合征包括 von Hippel-Lindau 综合征、2 型多发性内分泌肿瘤、1 型神经纤维瘤病和家族性副神经节瘤或嗜铬细胞瘤综合征［琥珀酸脱氢酶 B（SDHB）和 D（SDHD）亚基突变所致］。超过 14 种具有种系或体细胞突变基因与嗜铬细胞瘤相关，因此具有已知种系突变或嗜铬细胞瘤家族史的患者均应进行肿瘤筛选检查。

虽然环境因素与肾上腺肿瘤发生的风险没有关联，但发现在某些临床疾病或者综合征中，肾上腺偶发瘤或肿瘤的发生率较高。这些临床疾病包括睡眠呼吸暂停综合征、高血压病、糖尿病、肥胖和骨质疏松症。

## 总结

肾上腺肿瘤较常见，偶发性肾上腺肿瘤的比率正在逐步增加。尽管大多数偶然发现的肾上腺肿瘤是良性或无功能的，但能正确的评估并排除功能性肿瘤和恶性肿瘤对降低发病率和死亡率尤为重要。肾上腺肿瘤的长期随访是必要的，因为有部分患者可能需要后期干预治疗。家族史是肾上腺肿瘤发生的主要危险因素，对于有肾上腺肿瘤家族史的患者，应进行临床评估以及采取适当干预。

（黄玉华　译，侯建全　校）

## 参考文献

1. Di Dalmazi G, Pasquali R, Beuschlein F, Reincke M. Subclinical hypercortisolism: a state, a syndrome, or a disease? Eur J Endocrinol. 2015;173(4):M61–71.
2. Grossrubatscher E, Vignati F, Possa M, Lohi P. The natural history of incidentally discovered adrenocortical adenomas: a retrospective evaluation. J Endocrinol Invest. 2001;24(11):846–55.
3. Monn MF, Calaway AC, Mellon MJ, Bahler CD, Sundaram CP, Boris RS. Changing USA national

trends for adrenalectomy: the influence of surgeon and technique. BJU Int. 2015;115(2):288–94.

4. Murphy MM, Witkowski ER, Ng SC, McDade TP, Hill JS, Larkin AC, et al. Trends in adrenalectomy: a recent national review. Surg Endosc. 2010;24(10): 2518–26.

5. Kloos RT, Korobkin M, Thompson NW, Francis IR, Shapiro B, Gross MD. Incidentally discovered adrenal masses. Cancer Treat Res. 1997;89:263–92.

6. Barzon L, Sonino N, Fallo F, Palu G, Boscaro M. Prevalence and natural history of adrenal incidentalomas. Eur J Endocrinol. 2003;149(4):273–85.

7. Rinehart JF, Williams OO, Cappeller WS. Adenomatous hyperplasia of adrenal cortex associated with essential hypertension. Arch Path. 1941;32:169.

8. Russi S, Blumenthal HT, Gray SH. Small adenomas of the adrenal cortex in hypertension and diabetes. Arch Intern Med (Chic). 1945;76:284–91.

9. Commons RR, Callaway CP. Adenomas of the adrenal cortex. Arch Intern Med (Chic). 1948;81(1): 37–41.

10. Schroeder HA. Clinical types—the endocrine hypertensive syndrome. In: Schroeder HA, editor. Hypertensive diseases: causes and control. Philadelphia: Lea & Febiger; 1953. p. 295–333.

11. Dévényi I. Possibility of normokalaemic primary aldosteronism as reflected in the frequency of adrenal cortical adenomas. J Clin Pathol. 1967;20(1):49–51.

12. Kokko JP, Brown TC, Berman MM. Adrenal adenoma and hypertension. Lancet. 1967;1(7488):468–70.

13. Hedeland H, Ostberg G, Hökfelt B. On the prevalence of adrenocortical adenomas in an autopsy material in relation to hypertension and diabetes. Acta Med Scand. 1968;184(3):211–4.

14. Yamada EY, Fukunaga FH. Adrenal adenoma and hypertension. A study in the Japanese in Hawaii. Jpn Heart J. 1969;10(1):11–9.

15. Granger P, Genest J. Autopsy study of adrenals in unselected normotensive and hypertensive patients. Can Med Assoc J. 1970;103(1):34–6.

16. Russell RP, Masi AT, Richter ED. Adrenal cortical adenomas and hypertension. A clinical pathologic analysis of 690 cases with matched controls and a review of the literature. Medicine. 1972;51(3): 211–25.

17. Abecassis M, McLoughlin MJ, Langer B, Kudlow JE. Serendipitous adrenal masses: prevalence, significance, and management. Am J Surg. 1985;149(6): 783–8.

18. Meagher AP, Hugh TB, Casey JH, Chisholm DJ, Farrell JC, Yeates M. Primary adrenal tumours—a ten-year experience. Aust N Z J Surg. 1988;58(6): 457–62.

19. Kawano M, Kodama T, Ito Y, Obara T, Fujimoto Y. Adrenal incidentaloma—report of 14 operated cases and analysis of 4-year autopsy series of Japan. Nihon Geka Gakkai Zasshi. 1989;90(12):2031–6. Article in Japanese.

20. Reinhard C, Saeger W, Schubert B. Adrenocortical nodules in post-mortem series. Development, func-

tional significance, and differentiation from adenomas. Gen Diagn Pathol. 1996;141(3-4):203–8.

21. Terzolo M, Stigliano A, Chiodini I, Loli P, Furlani L, Arnaldi G, Italian Association of Clinical Endocrinologists, et al. AME position statement on adrenal incidentaloma. Eur J Endocrinol. 2011;164(6): 851–70.

22. Glazer HS, Weyman PJ, Sagel SS, Levitt RG, McClennan BL. Nonfunctioning adrenal masses: incidental discovery on computed tomography. Am J Roentgenol. 1982;139(1):81–5.

23. Prinz RA, Brooks MH, Churchill R, Graner JL, Lawrence AM, Paloyan E, Sparagana M. Incidental asymptomatic adrenal masses detected by computed tomographic scanning. Is operation required? JAMA. 1982;248(6):701–4.

24. Belldegrun A, Hussain S, Seltzer SE, Loughlin KR, Gittes RF, Richie JP. Incidentally discovered mass of the adrenal gland. Surg Gynecol Obstet. 1986;163(3): 203–8.

25. Herrera MF, Grant CS, van Heerden JA, Sheedy PF, Ilstrup DM. Incidentally discovered adrenal tumors: an institutional perspective. Surgery. 1991;110(6): 1014–21.

26. Caplan RH, Strutt PG, Wickus GG. Subclinical hormone secretion by incidentally discovered adrenal masses. Arch Surg. 1994;129(3):291–6.

27. Bovio S, Cataldi A, Reimondo G, Sperone P, Novello S, Berruti A, et al. Prevalence of adrenal incidentaloma in a contemporary computerized tomography series. J Endocrinol Invest. 2006;29(4): 298–302.

28. Song JH, Chaudhry FS, Mayo-Smith WW. The incidental indeterminate adrenal mass on CT (>10 H) in patients without cancer: is further imaging necessary? Follow-up of 321 consecutive indeterminate adrenal masses. Am J Roentgenol. 2007;189(5): 1119–23.

29. Song JH, Chaudhry FS, Mayo-Smith WW. The incidental adrenal mass on CT: prevalence of adrenal disease in 1,049 consecutive adrenal masses in patients with no known malignancy. Am J Roentgenol. 2008;190(5):1163–8.

30. Muth A, Hammarstedt L, Hellström M, Sigurjónsdóttir HÁ, Almqvist E, Wängberg B, Adrenal Study Group of Western Sweden. Cohort study of patients with adrenal lesions discovered incidentally. Br J Surg. 2011;98(10):1383–91.

31. Davenport C, Liew A, Doherty B, Win HH, Misran H, Hanna S, et al. The prevalence of adrenal incidentaloma in routine clinical practice. Endocrine. 2011;40(1):80–3.

32. Bhat MH, Mir TA, Raina AA. Prevalence of adrenal incidentalomas: a prospective study. Int J Med Sci Clin Invetion. 2015;2(10):1372–6.

33. Aufforth RD, Ramakant P, Sadowski SM, Mehta A, Trebska-McGowan K, Nilubol N, et al. Pheochromocytoma screening initiation and frequency in von Hippel-Lindau Syndrome. J Clin Endocrinol Metab. 2015;100(12):4498–504.

34. Eisenhofer G, Timmers HJ, Lenders JW, Bornstein SR, Tiebel O, Mannelli M, et al. Age at diagnosis of pheochromocytoma differs according to catecholamine phenotype and tumor location. J Clin Endocrinol Metab. 2011;96(2):375–84.

35. Neychev V, Steinberg SM, Yang L, Mehta A, Nilubol N, Keil MF, et al. Long-term outcome of bilateral laparoscopic adrenalectomy measured by disease-specific questionnaire in a unique group of patients with Cushing's Syndrome. Ann Surg Oncol. 2015;22 Suppl 3:S699–706.

36. Stratakis CA. Diagnosis and clinical genetics of cushing syndrome in pediatrics. Endocrinol Metab Clin North Am. 2016;45(2):311–28.

37. Fassnacht M, Kroiss M, Allolio B. Update in adreno-cortical carcinoma. J Clin Endocrinol Metab. 2013;98(12):4551–64.

38. Kerkhofs TM, Verhoeven RH, Van der Zwan JM, Dieleman J, Kerstens MN, Links TP, et al. Adreno-cortical carcinoma: a population-based study on incidence and survival in the Netherlands since 1993. Eur J Cancer. 2013;49(11):2579–86.

39. Kebebew E, Reiff E, Duh QY, Clark OH, McMillan A. Extent of disease at presentation and outcome for adrenocortical carcinoma: have we made progress? World J Surg. 2006;30(5):872–8.

40. Sturgeon C, Shen WT, Clark OH, Duh QY, Kebebew E. Risk assessment in 457 adrenal cortical carcinomas: how much does tumor size predict the likelihood of malignancy? J Am Coll Surg. 2006;202(3):423–30.

# 2

# 肾上腺肿瘤病理学

Ranran Zhang, Ricardo V.Loyd

## 发育、解剖学和生理学

### 肾上腺的发育

肾上腺位于双侧肾脏的内上方,由两种不同的内分泌组织—皮质和髓质构成,由于结构上的密切关系,二者产生的激素可以相互影响,例如,皮质合成分泌的糖皮质激素会影响髓质的去甲肾上腺素合成为肾上腺素。肾上腺皮质出现于妊娠第5~6周胚胎长9mm时,此时背侧肠系膜内的腹膜产生原始体腔细胞,进而增殖形成皮质细胞[1,2]。妊娠第8周时,皮质细胞与邻近的间皮分离,形成有纤维包膜的独立结构。在妊娠期,胎儿的皮质很明显,形成一个比成熟皮质要大的条带,胎儿出生时,这个条带占整个皮质的75%,在出生后的头6个月内胎儿皮质退化,到了青春期,肾上腺皮质分化形成球状带、束状带、网状带。肾上腺和腹腔内的副神经节都起源于神经峰[3,4]。大约在妊娠5~6周时,原始交感细胞和神经纤维迁徙到椎旁并进入肾上腺皮质。最初,原始交感细胞呈结节状位于皮质内,在妊娠7~8周时出现嗜铬细胞,在17~20周时,原始交感细胞数量达到高峰,然后逐渐下降。然而,原始交感细胞团在出生后可以持续存在,直到婴儿早期,在胎儿后期,肾上腺外的嗜铬细胞逐渐退化,出生后仍继续退化[3,4]。

### 解剖学和生理学

成年人的每侧肾上腺在完全剥离周围脂肪组织后重4~5g[5],慢性疾病患者的肾上腺因长期受到继发性刺激可能会更大[6]。右侧肾上腺的外形一般呈锥形,左侧呈新月形或半月形。新鲜状态下,肾上腺的外部皮质呈明黄色而内部髓质呈棕褐色。成人皮质的重量约占整个肾上腺的90%[7],其中70%~80%为束状带,大约15%为球状带。束状带和网状带合成糖皮质激素和性腺类固醇激素,球状带合成盐皮质激素,球状带对促肾上腺皮质激素(ACTH)的反应性低于另外两个带。网状带细胞的胞质嗜酸性,其主要合成糖皮质激素和性腺类固醇激素。超微结构显示皮质细胞具有合成类固醇激素特征的大量光滑内质网和管泡状嵴的线粒体,球状带分泌醛固酮受血管紧张素系统调控,而束状带和网状带受ACTH调控。成人肾上腺的髓质占约10%,大部分髓质位于肾上腺头部,小部分位于体部,尾部一般没有髓质,但髓质增生时可达尾部[8,9]。

# 肾上腺皮质肿块

肾上腺皮质肿块主要有皮质增生、原发的良性或恶性肿瘤，以及其他病变如肾上腺囊肿、髓样脂肪瘤和转移到肾上腺的肿瘤。

## 肾上腺皮质增生

### 伴脑垂体 ACTH 和下丘脑促肾上腺皮质释放激素（CRH）过度分泌的皮质增生

肾上腺皮质增生可能与前脑垂体或异位组织分泌的 ACTH 刺激有关，下丘脑的 CRH 或者脑垂体的 ACTH 过度分泌主要导致肾上腺皮质的束状带和网状带增生。ACTH 依赖性 Cushing 综合征患者常常有产 ACTH 的垂体腺瘤（Cushing 病）。在重症病例中，双侧肾上腺可重达 24g，增生通常呈弥漫性，有时合并结节状增生，外层球状带一般不受 ACTH 依赖性增生的影响。光镜下肾上腺皮质增生表现为束状带和网状带的脂质减少，成人 Cushing 病患者中球状带通常被挤压而无法辨认，但儿童患者中球状带可轻度增生[10]。

### 皮质增生和副瘤综合征

继发于副瘤综合征或者异位激素的肾上腺皮质增生常见于多发性神经内分泌肿瘤如肺、胰腺、胸腺等[11]。其他肿瘤如甲状腺髓样癌和嗜铬细胞瘤也可能与异位 ACTH 和（或）CRH 分泌有关[7]。肾上腺的平均重量一般比 Cushing 病患者的大，两侧肾上腺可重达 30g，皮质呈弥漫性增生，棕褐色。光镜下，束状带呈弥漫性增生伴细胞脂质减少[7]。

### 醛固酮增多症相关性肾上腺皮质增生

肾上腺皮质增生可能与醛固酮增多症有关，尽管醛固酮增多症最常见于肾上腺皮质腺瘤，但约 1/3 的病例仅有球状带的增生或者同时合并腺瘤[12,13]。肾上腺从轻度增大到单侧重达 10g 以上不等，光镜下可见球状带细胞增生并形成微结节，而束状带细胞仍可存在。

### 肾上腺的巨结节性增生

巨结节性增生一般是双侧性的，肾上腺常呈非对称性增大，双侧腺体的重量可达 200g，单个结节直径从小于 1cm 到 4cm 不等[14-17]。巨结节性增生不依赖 ACTH。光镜下，增生结节由致密细胞、透明细胞或两种细胞混合组成[7]（图 2.1a）。有趣的是，结节之间的皮质组织是萎缩的，其提示这些结节是功能性的[16]。最近一项研究分析了巨结节性肾上腺皮质疾病的分子学改变，发现有 AMRC5（armadillo repeat-containing 5）基因的突变[18]。

## 儿科肾上腺肿瘤伴皮质功能异常

### 肾上腺巨细胞症和 Beckwith–Wiedemann 综合征（BWS）

BWS 的特征性表现包括偏侧发育过度、巨舌、腹壁缺陷和胰腺的胰岛细胞增生。肾上腺巨细胞症的特征是胎儿的皮质腺中出现体积增大的、核深染的皮质细胞，一些细胞可见核内假包涵体[19,20]。尽管正常胎儿的皮质中可以看到巨细胞，但在 BWS 的患者中更为显著。BWS 患者发生肿瘤的风险增加，如肾上腺皮质腺瘤（图 2.1b）、肾上腺皮质癌、神经母细胞瘤、Wilms 瘤、肝母细胞瘤以及胰母细胞瘤，发病分子机制与染色体 11p15 位点印记基因的异常表达有关[21]。

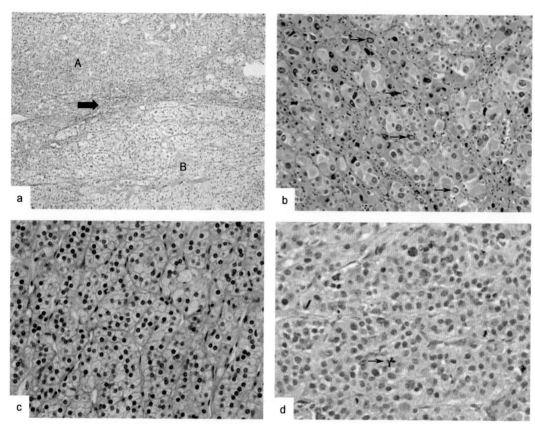

图2.1　a. 肾上腺皮质巨结节增生。两个巨结节内细胞为类似束状带的透明细胞巢团（字母 A 和 B）。在两个结节之间是萎缩的肾上腺皮质（箭头），表明结节是功能性的能分泌糖皮质激素。b. Beckwith-Wiedemann 综合征患者的肾上腺皮质腺瘤。皮质细胞中可见显著的巨细胞，并有明显的核内假包涵体（箭头）。c. 肾上腺皮质腺瘤有丰富的透明胞质和圆的细胞核，类似正常束状带细胞。d. 肾上腺皮质癌的细胞相对一致，有大量的核分裂象以及非典型的核分裂像（箭头）

### 先天性肾上腺皮质增生

　　先天性肾上腺皮质增生综合征是由于肾上腺皮质类固醇生物合成酶的常染色体隐性缺陷引起的，表现为各种 P450 酶的活性缺陷[22,23]，最常见的是 21- 羟化酶缺陷（P450c21）。由于糖皮质激素产生不足，导致垂体前叶分泌的 ACTH 刺激肾上腺皮质增生，增生的肾上腺皮质呈棕褐色并形成脑回状结构[7]。光镜下典型的表现是皮质细胞的脂质显著减少，类脂性先天性肾上腺皮质增生这类综合征中的一种类型，由急性调节蛋白基因突变引起，该类型的肾上腺呈浅黄色，光镜下可见空泡状细

胞、胆固醇性裂隙和巨细胞反应[24]。在先天性肾上腺皮质增生的基础上可以发生肾上腺皮质腺瘤和癌[25]，以及睾丸肿瘤[26]。这些肾上腺和睾丸肿瘤依赖于血浆中的高 ACTH 浓度。

# 肾上腺皮质肿瘤

## 肾上腺皮质腺瘤

　　肾上腺皮质腺瘤是良性肿瘤，肿瘤可产生各类皮质激素，也可能是无功能性的。

小部分(大约5%)尸检中可见肾上腺皮质腺瘤[27],腺瘤有或无分泌功能。许多影像学检查偶然发现的腺瘤都是无功能的,分泌醛固酮激素的腺瘤是最常见的功能性腺瘤,其次是分泌糖皮质激素的腺瘤[7,9]。

### 醛固酮增多症

与醛固酮增多症(Conn综合征)相关的皮质腺瘤体积较小,通常<2cm,单侧常见。大体呈亮黄色,有薄层假包膜与邻近皮质分开。光镜下肿瘤细胞具有球状带、束状带或网状带细胞特征,或者具有两种区带的混合特征,后者也称为杂交细胞。对于术前接受过安体舒通治疗的患者,一个明显的特征是出现安体舒通小体,即肿瘤细胞的胞质内出现嗜酸性环层小体,小体周围有明显的空晕,因而容易被识别。肿瘤细胞较小,核空泡状,核仁不明显,但一些腺瘤的细胞可以出现所谓的"内分泌非典型性",表现为细胞变大及核的多形性,超微结构显示细胞有明显的管状或空泡状线粒体嵴和丰富的滑面内质网。

### Cushing 综合征

与糖皮质激素过度分泌和Cushing综合征相关的皮质腺瘤通常表现为单侧的、境界清楚的肿块,重量可达60g[7,28]。肿瘤大小差异很大,但直径一般<4cm,越大则恶性的可能性越大。腺瘤的剖面呈黄色或棕褐色,没有坏死,较大的肿瘤可出现囊性变。显微镜下肿瘤有不连续的假包膜,细胞排列成巢团状和条索状,形态类似束状带的细胞(图2.1C),核圆形,胞质含脂质呈泡沫状,核分裂象少见。超微结构显示细胞具有丰富的滑面内质网、脂质小滴和管泡状或泡状线粒体嵴[28]。克隆性分析显示腺瘤可能是单克隆性的也可能是多

克隆性的[29]。

### 伴有肾上腺性征综合征的皮质腺瘤

一些皮质腺瘤可能伴有男性化或女性化表现,对于性腺类固醇激素过度分泌的皮质腺瘤,关键是要排除癌的可能性。有男性化表现的腺瘤与伴有Cushing综合征的腺瘤不同,肿瘤呈红棕色而不是黄色,光镜下肿瘤具有嗜酸性颗粒状胞质,没有坏死,核分裂象少见,超微结构显示有大量的滑面内质网和管状板层状嵴的线粒体。

### 无功能的肾上腺皮质腺瘤

在外科切除的肾上腺标本中肾上腺皮质结节很常见,也见于大约25%的尸检标本[7,9]。在影像学检查中偶发结节也很常见,经常是无功能性结节[30]。多发性结节常常很小,大小约2~3cm,属于典型的无功能腺瘤。无功能皮质腺瘤呈鲜黄色或褐色,有假包膜。光镜下肿瘤细胞核圆形一致,类似肾上腺的束状带细胞。与功能性皮质腺瘤不同,无功能皮质腺瘤相邻的正常皮质不发生萎缩。

## 肾上腺皮质癌

肾上腺皮质癌少见,发病率大约每年1例/百万人[27],年龄呈双峰分布:20岁左右为第一个高峰,另一个更大高峰见于50岁左右[27,31],女性比男性略为常见[27]。肿瘤可能与家族性疾病有关,如Li-Fraumeni综合征[32]、Beckwith-Wiedemann综合征[7,9]和Lynch综合征[33],高达80%的肾上腺皮质癌是有功能性的。成人的肾上腺皮质癌重量超过100g,很多超过750g[7,9],偶尔重20~30g。皮质癌通常呈结节状外观,因脂质含量不同,肿瘤剖面呈鲜黄色、粉色或棕色,常见坏死和出血,偶见钙化。光镜

下,肿瘤排列成实性、腺泡状等不同结构,这些结构常常混合存在,较大肿瘤常见灶性坏死,有时可见假腺样结构和梭形细胞形态[7,9]。肿瘤细胞因脂质含量的不同胞质呈嗜酸性或空泡状,细胞核的形态相对一致,但也可以呈显著的多形性,核分裂象包括非典型核分裂象常见(图2.1d)。肿瘤细胞可见核内假包涵体,但没有诊断价值。

免疫组化对于肾上腺皮质癌,尤其是小活检标本的诊断非常重要[7,9]。采用灵敏的抗原修复方法,肾上腺皮质癌常常表达角蛋白,表达神经内分泌标记突触素,不表达嗜铬素,据此可以鉴别嗜铬素瘤和肾上腺皮质肿瘤。肾上腺皮质癌通常表达抑制素A和MART1/Melan A,单克隆抗体D11[34]是肾上腺皮质肿瘤非常好的标志物,可以用来鉴别肾上腺皮质和髓质肿瘤。淋巴管内皮细胞标志物D2-40通常在正常和肿瘤性皮质细胞中表达,而髓质的正常和肿瘤细胞则不表达[7]。转录因子类固醇生成因子1(SF-1)也是肾上腺皮质肿瘤较特异的诊断标志物,仅在少数其他组织如垂体前叶细胞和产生促卵泡激素细胞表达[35]。超微结构检查对于诊断肾上腺皮质癌有重要意义,但随着一些特异性的免疫组化标志物的出现,这种检查已经不再广泛使用,具有诊断价值的超微结构包括类固醇细胞特有的丰富的滑面内质网和管状嵴的线粒体。

### 肾上腺皮质癌的诊断标准

肾上腺皮质腺瘤与皮质癌的鉴别是相当困难的,尤其在小活检标本中。Weiss的研究提出了肾上腺皮质腺瘤与皮质癌的组织学鉴别诊断标准[36]。该标准包括坏死、弥漫性生长、包膜侵犯、非典型核分裂象、窦状隙浸润、脉管浸润和每50个高倍视野

下的核分裂数。当肿瘤少于2项上述特征时通常不发生转移,当具有4项以上特征时几乎都会复发或转移[36]。其他一些学者试图通过减少诊断皮质癌所需的参量来简化Weiss的标准[37]。最近Hough等提出了肾上腺皮质癌的诊断标准[38],但应用价值不如Weiss提出的标准。Volante[39]也提出了一套不同的诊断标准,包括网状纤维染色等,皮质癌中网状纤维会被破坏,而腺瘤中则不会。最近研究显示Ki67/MIB1指数也可以用来鉴别皮质腺瘤与癌[40]。

### 肾上腺皮质癌的不同类型

#### 嗜酸细胞性肾上腺皮质癌

嗜酸细胞性肾上腺皮质癌是肾上腺皮质癌的变异类型,因与普通型肾上腺皮质癌差异较大,因此具有不同的诊断标准[41]。这类肿瘤的显著特征是细胞质内含有大量的线粒体。嗜酸细胞性癌的主要诊断标准包括活跃的核分裂象、非典型核分裂象以及脉管浸润,次要标准包括坏死、包膜侵犯、窦状隙浸润和肿瘤较大,具有1项主要标准就可以诊断为癌,而具有1~4项次要标准可以诊断为恶性潜能不确定的肾上腺皮质肿瘤。

#### 黏液性肾上腺皮质癌

黏液性肾上腺皮质癌特征是含有大量的细胞外黏液样间质,有研究显示其生物学行为比普通型肾上腺皮质癌更具侵袭性[42]。也有研究显示具有黏液性间质的肾上腺皮质腺瘤的生物学行为更接近于癌[43]。

#### 儿童肾上腺皮质癌

用于诊断成人肾上腺皮质癌的标准不能直接用于儿童,美国军事病理研究所(AFIP)改进了儿童肾上腺皮质癌的诊断

标准[44]。儿童肾上腺皮质癌的特征包括肿瘤 >400g,直径 >10.5cm,脉管或包膜浸润,核分裂象 >15 个 /20HPF,出现非典型核分裂象和坏死。多因素分析显示脉管浸润、坏死和核分裂象是恶性行为的独立预测指标[44]。最近一项研究将儿童肾上腺皮质癌进行危险度分级,低危度肿瘤指局限于肾上腺且重量 <200g,高危度肿瘤指 >400g 并侵犯邻近器官如肾脏或肝脏,中危度指重量在 200~400g 之间并局限于肾上腺,或者重量 <400g,光镜下侵及周围软组织但已经完全切除且没有转移播散的肿瘤[45]。

## 肾上腺皮质癌的分子病理学

分子学检测试图用来鉴别肾上腺皮质腺瘤与癌[46-48]。肾上腺皮质癌中上调表达的基因有胰岛素样生长因子(insulin-like growth factor, IGF)家族成员尤其是 IGF2、泛素 – 特异性蛋白酶 4(ubiquitin-specific protease 4, USP4)和泛素降解蛋白 1– 相似基因(ubiquitin degradation 1-like, UFD1L),下调的基因包括趋化因子配体 10、视网膜酸类受体应答蛋白 2 和醛脱氢酶家族 A1,一些基因表达对腺瘤和癌鉴别有潜在诊断价值。研究发现 microRNAs 中大多数皮质癌表达 miR483-3p,而其仅在小部分皮质腺瘤中过表达[49]。通过对 37 例儿童肾上腺皮质癌的全基因组、全外显子组和(或)转录组测序发现 100% 的病例过表达 IGF2,且同时伴有 TP53 和 ATRX 突变[50]。最近,全基因组分析发现肾上腺皮质癌比腺瘤有更多的基因改变,还发现了包括抑癌蛋白 m 在内的一些新的异常分子通路,抑癌蛋白 m 信号通路被认为是治疗播散性肾上腺皮质癌的潜在靶点[51]。其他研究还报道了肾上腺皮质癌中一些新的、常见的基因改变,包括 ZNRF3、DAXX、TERT 和 MED12 等[52]。

## 其他肾上腺病变

需要与肿瘤鉴别的其他肾上腺病变包括肾上腺囊肿、假性囊肿、肾上腺髓性脂肪瘤以及转移到肾上腺的肿瘤[7,9]。肾上腺囊肿和假性囊肿通常是在 CT 和 MRI 检查中偶然发现,肾上腺囊肿包括上皮性囊肿、内皮或血管性囊肿、寄生虫性囊肿和假性囊肿[53]。假性囊肿最常见,大小从几毫米到 10cm 以上不等,假性囊肿没有真正的衬覆上皮,常常含有纤维性和血性内容物,囊壁为纤维组织,有时伴有钙化。肾上腺囊肿和假性囊肿几乎都是非肿瘤性的,但肾上腺皮质腺瘤、嗜铬细胞瘤和肾上腺皮质癌也可以出现囊性变,所以取材时要仔细检查囊壁组织,并在光镜下除外肿瘤囊性变。

肾上腺髓性脂肪瘤是良性肿瘤,肿块无包膜,由数量不等的成熟脂肪组织和造血组织构成,造血组织包括幼稚的红细胞和白细胞以及巨核细胞[54,55]。

肾上腺转移性肿瘤较为常见,转移性恶性肿瘤中高达 1/3 的患者会出现肾上腺转移[7,56]。肺癌是最常见的原发部位[7,56]。其他常见的原发部位包括乳腺、皮肤、肾脏和胃肠道。当临床原发病灶不明确时,免疫组化染色有助于鉴别诊断肿瘤的原发部位。

# 肾上腺髓质肿瘤

## 肾上腺髓质增生

一些肾上腺髓质增生的病例可以表现为肾上腺肿块[57-59]。髓质增生通常伴有多发性内分泌肿瘤（MEN）2A 和 MEN2B[57-59]。而对于发生在 von Hippel-Lindau（VHL）综合征和神经纤维瘤病中的肾上腺髓质增生仍然有争议，因为这两种疾病可能伴有双侧嗜铬细胞瘤[60,61]。偶尔，髓质增生的患者没有家族史，发生于 MEN2A 和 MEN2B 的髓质增生通常呈弥漫性和结节状生长。对于症状轻微的病例，诊断髓质增生需要形态定量分析，当髓质组织出现在两侧肾上腺翼部和尾部区域时就要怀疑髓质增生。光镜下，髓质细胞是大的多角形细胞，具有丰富的颗粒状胞质和圆形核。免疫组化标记嗜铬素 A 有助于显示肾上腺中髓质增生的范围。最近，分子学研究显示 MEN2A 患者中结节状髓质增生是单克隆性的，提示这类结节是真正的肿瘤而不是增生结节[7]。

## 嗜铬细胞瘤

　　嗜铬细胞瘤又称肾上腺内副神经节瘤，大多数嗜铬细胞瘤起源于肾上腺，尽管有学者把肾上腺外具有相同组织学表现的肿瘤也称为嗜铬细胞瘤，但最好将这类肿瘤命名为副神经节瘤或肾上腺外副神经节瘤。

　　嗜铬细胞瘤呈灰白色或粉红色，当剖面暴露于空气中后，肿瘤中的儿茶酚胺和肾上腺素被氧化而呈现褐色。肿瘤大小从 1cm 到 5cm 不等，恶性嗜铬细胞瘤一般比良性肿瘤更大，较大的嗜铬细胞瘤可以出现退行性变和纤维化，不要误认为是恶性征象。所有散发性嗜铬细胞瘤几乎都是单侧的，而家族性肿瘤一般是双侧的，一些病例可以伴随髓质增生。光镜下肿瘤具有大的多角形细胞伴颗粒状胞质（图 2.2a），胞质常常嗜碱性，但会随着固定是否充分而发生改变。嗜铬细胞瘤罕见嗜酸性或透明细胞，透明细胞亚型可能会与肾上腺皮质

肿瘤混淆，特别是小活检标本，此时需要免疫组化染色进行鉴别。其他的嗜铬细胞瘤类型包括小细胞型和梭形细胞型。嗜铬细胞瘤的一个显著特征是胞质内或相邻肿瘤细胞之间出现嗜酸性小体，这些小体可能是分泌颗粒的膜成分[7,9]。嗜酸性小体不是嗜铬细胞瘤独有的，在正常的肾上腺髓质或者皮质癌都能见到。嗜铬细胞瘤的另外一种细胞成分是支持细胞，当肿瘤排列成器官样或细胞巢时，支持细胞位于细胞巢的周边。支持细胞的功能还不清楚，但据报道在恶性嗜铬细胞瘤中数量减少，支持细胞可以通过细胞巢周边的梭形细胞形态或 S-100 抗体染色来识别。嗜铬细胞瘤中可有淀粉样物质，甚至有报道出现于高达 70% 的肿瘤中[62]。

　　免疫组化染色对诊断嗜铬细胞瘤有帮助，肿瘤细胞通常表达嗜铬素 A、嗜铬素 B 和分泌素蛋白，虽然突触素也会阳性，但突触素常常表达于肾上腺皮质肿瘤，因此不具有特异性。儿茶酚胺合成酶类标记物对诊断嗜铬细胞瘤有帮助，抗体包括酪氨酸羟化酶、多巴胺 β- 羟化酶以及苯乙醇胺 N- 甲基转移酶[7]。嗜铬细胞瘤通常角蛋白阴性，有时局灶阳性，波形蛋白和神经丝蛋白通常阳性。OCT3/4 是干细胞和生殖细胞肿瘤标记物，在嗜铬细胞瘤中也表达[63]。嗜铬细胞瘤中 GATA-3 呈不同程度表达[64]。有时表达调节肽并导致副瘤综合征，最常见的肽类物质包括 ACTH、CRH、生长抑素和降钙素[7,9]。超微结构显示嗜铬细胞瘤含有致密核心的分泌颗粒，大小 200~800nm 不等，不同的形态学特征可以鉴别肾上腺素和去甲肾上腺素分泌颗粒，去甲肾上腺素分泌颗粒通常在其颗粒的包膜周围有空晕[7]。此外，嗜铬细胞瘤的滑面内质网发育不如产生类固醇的肾上腺皮质肿瘤成熟。

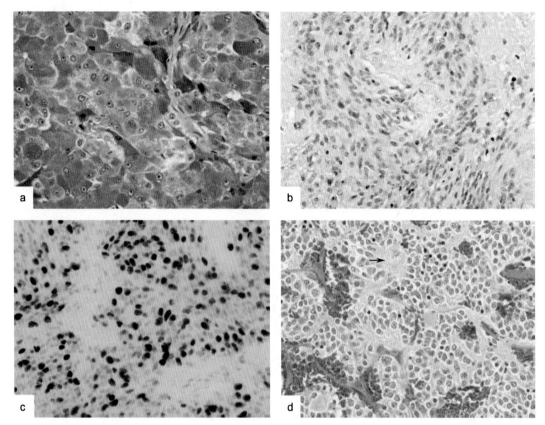

图2.2 a. 嗜铬细胞瘤具有大的多角形细胞伴颗粒状嗜碱性胞质和圆形核。b. 临床证实伴肝转移的恶性嗜铬细胞瘤，肿瘤细胞呈明显的梭形伴广泛坏死。c. 同一肿瘤 Ki-67 标记显示高增殖活性（42%），核呈棕褐色染色。d. 神经母细胞瘤，低分化，具有突出的神经纤维网和 Homer Wright 假菊形团（箭头）。背景中可见充满红细胞的毛细血管网

## 混合性嗜铬细胞瘤

混合性嗜铬细胞瘤少见，通常由嗜铬细胞瘤和节细胞神经瘤构成，有时含有神经母细胞、节细胞神经母细胞或恶性神经鞘膜瘤成分，嗜铬细胞瘤常常为肿瘤的主要成分。含有节细胞神经瘤成分的混合性嗜铬细胞瘤是良性的[7,9]，由嗜铬细胞瘤混合神经或神经节细胞构成，伴有疏松的神经纤维样基质，不同成分之间呈渐进性或截然过渡。神经节细胞可能含有与正常尼氏体相对应的颗粒状嗜碱性物质，胞质呈嗜酸性粉染，细胞界限清楚，核圆形偏位，核仁明显。混合性嗜铬细胞瘤还常常可见显著的施旺细胞。许多报道混合性嗜铬细胞瘤是有功能的，可以分泌儿茶酚胺，或者分泌血管活性肠肽导致水样腹泻[7,9]。

## 副神经节瘤

副神经节瘤一般分为交感神经性或副交感神经性肿瘤。头颈部的副神经节瘤好发于颈动脉体、颈静脉鼓室、迷走神经、咽喉部和肺主动脉等部位，有时肿瘤呈多发性[7,9,65]。肿瘤呈实性，质地硬，有假包膜。剖面呈浅棕色或褐色，可见束状交错排列的纤维组织。光镜下，仅凭组织学结

构无法确定肿瘤的原发部位,肿瘤具有典型的器官样结构,细胞的胞质呈嗜酸性,核深染,具有多形性,但这不是判断恶性的可靠标准。副神经节瘤中坏死不常见,如果出现大量坏死,要考虑到手术前肿瘤出现了栓塞。副神经节瘤的支持细胞与嗜铬细胞瘤中的相似,表达 S-100 蛋白,而肿瘤细胞表达嗜铬素和突触素。肾上腺外的副神经节瘤主要发生在腹膜后的上腹部至盆底的任何部位,肾上腺髓质外的副神经节瘤最好发部位是 Zuckerkandl 器所在的主动脉交叉处,其他部位包括膀胱、胆囊、精索、前列腺、胰腺、子宫和肾门。肿瘤境界清楚,有时有包膜[9]。直径从几厘米(例如在膀胱)到 8cm 或更大,功能性的肿瘤一般比非功能性的肿瘤小。光镜下肿瘤细胞呈相互吻合排列的细胞索或小梁状结构,胞质呈嗜酸性细颗粒状,核有明显的多形性,核内假包涵体比头颈部的副神经节瘤更常见,有些肿瘤可能出现神经节样细胞。少见情况下,副神经节瘤和嗜铬细胞瘤因含有黑色素小体和前黑色素小体而呈黑色。

### 多发性和家族性副神经节瘤

家族性副神经节瘤综合征与琥珀酸脱氢酶家族基因突变有关,包括 PGL1 ( SDHD )、PGL2 ( SDHAF2 )、SDHC 和 PGL4 ( SDHB )。PGL1、PGL2 和 PGL3 与头颈部的副神经节瘤有关,PGL1 在副神经节瘤综合征中最常见,通常是良性肿瘤,而 PGL4 ( SDHB )突变与恶性副神经节瘤综合征关系最密切[66]。

### 恶性嗜铬细胞瘤 / 副神经节瘤

诊断恶性嗜铬细胞瘤 / 副神经节瘤非常困难,因为没有绝对的标准来预测这些肿瘤的生物学行为。早期研究显示与恶性有关的常见特征包括肿瘤体积较大(恶性肿瘤平均重量为 383g,而良性肿瘤平均重量为 73g)、血管浸润、融合性肿瘤坏死和广泛浸润[7,9,67]。其他次要特征包括恶性嗜铬细胞瘤中玻璃样小体和支持细胞数量减少,但这些特征鉴别良恶性肿瘤的特异性不高[7,9]。然而,上述特征在良恶性嗜铬细胞瘤 / 副神经节瘤之间仍然有很大的重叠。

鉴别良恶性嗜铬细胞瘤 / 副神经节瘤还有一些其他方法,比如过去使用的细胞形态定量技术,因为良性肿瘤细胞核的 DNA 模式为二倍体,测量值范围很宽,可以高达 40n,但恶性嗜铬细胞瘤的细胞核为超二倍体或三倍体,测量值范围较窄,如今细胞形态定量已经不再被广泛应用[7]。Ki67/MIB-1 增殖指数可以作为鉴别良恶性嗜铬细胞瘤的辅助指标( 图 2.2b 和 c ),良性嗜铬细胞瘤的增殖指数相对较低,将 3% 作为临界值可用来鉴别良恶性嗜铬细胞瘤[7]。最近研究应用 Ki-67 指数作为鉴别良恶性嗜铬细胞瘤的一项参数将在后续章节中讨论。

### 肾上腺嗜铬细胞瘤的评分( PASS )

Thompson[68] 根据 100 例肾上腺嗜铬细胞瘤的临床病理和免疫表型结果,提出了鉴别良恶性的肾上腺嗜铬细胞瘤评分( PASS )系统,病例包括 50 例恶性和 50 例良性肾上腺嗜铬细胞瘤。组织学方面,恶性嗜铬细胞瘤的体积更大,浸润血管、包膜以及肾上腺周围脂肪组织,大的肿瘤细胞巢团或弥漫浸润性生长,局灶或融合性坏死,细胞密度高,肿瘤细胞呈梭形,形态单一,核分裂象增加,出现非典型性核分裂象,核的显著多形性、深染,这些特征在良性肿瘤中少见。通过 PASS 系统评估这些组织学特征可以鉴别那些生物学行为具有潜在侵袭性的肿瘤（PASS 评分 ≥ 4）和生物学行为良性的肿瘤（PASS 评分 <4），因而可以正确识别那些具有侵袭性生物学行为的肿瘤[68]。

PASS 系统是较早用来诊断肾上腺嗜铬细胞瘤的方法之一，然而，对于该系统的可重复性和临床意义仍然有争议[69,70]。有研究[69]显示临界值为 6 分时提示肿瘤具有恶性生物学行为，而评分为 4 分时应密切随访。另外一项研究邀请了 5 位不同医院的具有 10 年以上内分泌病理诊断经验的病理医师，通过观察另一家医院的肾上腺嗜铬细胞瘤病例来评估 PASS 系统的实用性，结果不同医师之间乃至同一医师自己对 PASS 评分都有很大差异，可见即使对于内分泌病理专家来讲，PASS 评分系统也称不上是可靠的方法。

**肾上腺嗜铬细胞瘤和副神经节瘤的分级系统（GAPP 系统）**

日本肾上腺嗜铬细胞瘤研究小组应用自己提出的 GAPP 系统分析了 163 例嗜铬细胞肿瘤，其中包括 40 例转移性嗜铬细胞瘤和副神经节瘤[71]。按照 GAPP 的标准对肿瘤进行评分，包括组织学类型、细胞丰度、凝固性坏死、包膜 / 血管浸润、Ki67 指数和儿茶酚胺的类型。评分为 0~10 分，并分为高分化、中分化和低分化三个级别。GAPP 评分在非转移组和转移组分别为 $2.08 \pm 0.17$ 和 $5.33 \pm 0.43$（均数 ±SE，$P<0.001$），术后发生转移的平均时间是 $5.5 \pm 2.6$ 年，高、中和低分化三组病例的 5 年生存率分别是 100%、66.8% 和 22.4%。此外，13 例（8%）中或低分化肿瘤不表达琥珀酸脱氢酶亚基 B（SDHB），13 例中 10 例（77%）出现转移[71]。

# 嗜铬细胞瘤 / 副神经节瘤的分子学改变

家族性嗜铬细胞瘤与 MEN2A、MEN2B、VHL 综合征和神经纤维瘤病 I 型（NF1）基因有关[7,9,71]。MEN2A 和 2B 综合征中有 RET 基因的胚系突变，VHL 相关性嗜铬细胞瘤有 VHL 基因 238 号密码子突变[72]，神经纤维瘤（NF）相关性嗜铬细胞瘤常常有 NF1 基因突变[73]。最近报道除了 RET、VHL 和 NF1 基因外，嗜铬细胞瘤 / 副神经节瘤中还存在 THEM127、H-RAS、KIF1B、HIF2α、PHD2 和延胡索酸水化酶（FH）基因的胚系或体系突变[66]。

琥珀酸脱氢酶（SDH）线粒体复合物 II 是催化柠檬酸循环中琥珀酸氧化成延胡索酸的复合酶，同时参与电子传递链，该编码基因突变可见于部分嗜铬细胞瘤和副神经节瘤。SDHχ 基因是由 SDH 对应四个亚基的编码基因 SDHA、SDHB、SDHC 和 SDHD 构成，复合亚基 A 和 B 构成了酶的催化核心，亚基 C 和 D 将酶锚定在线粒体内膜上。任何一个 SDHχ 基因突变失活均可以导致琥珀酸盐堆积和活性氧化物形成，从而维持 HIF1 蛋白的稳定性并激活缺氧依赖性通路[74,75]。上文提到过的伴 SDHA 突变的嗜铬细胞瘤 / 副神经节瘤中少数患者具有显著的特征，包括腹腔和胸腔交感神经的以及头颈部副交感神经的副神经节瘤，有报道认为无论错义突变还是无义突变，基因型 – 表型之间都没有任何的关联性[74-78]。

SDHB 突变可见于肾上腺内的肿瘤，但大多数位于肾上腺以外。SDHB 突变与肿瘤复发和恶性行为显著性相关，提示 SDHB 突变是肿瘤复发和恶性行为的一个高危因素[77-80]。SDHD 突变与头颈部的副神经节瘤有关，这些患者与其他的家族性副神经节瘤一样常常表现为多发性病变。*SDHB* 和 *SDHD* 双突变的嗜铬细胞瘤和副神经节瘤则分泌去甲肾上腺素和多巴胺,或只分泌多巴胺。*SDHC* 突变最初是在头颈部副神经节瘤中发现,但最近报道也见于肾上腺嗜铬细胞瘤和其他部位的副神经节瘤[80,81]。

有学者应用SDHχ抗体通过免疫组化的方法来筛选家族性嗜铬细胞瘤 – 副神经节瘤综合征中的 *SDHB*、*SDHC* 和 *SDHD* 基因突变[82,83]。SDHχ 表达缺失提示基因突变,但免疫组化结果需要血管内皮细胞作为阳性内对照,同时需要常规的分子检测来验证突变的特异性。

MicroRNA 表达谱也被用来鉴别良恶性嗜铬细胞瘤[84,85]。据报道恶性肿瘤中 MiR–483–5p 呈过表达,而 miR–15a 和 miR–16 则表达降低[84]。另一项研究也发现恶性肿瘤中 miR–483–5p、miR–183 和 miR101 呈过表达[85]。嗜铬细胞瘤 / 副神经节瘤的全基因组序列分析显示主要驱动基因是一些易感基因的胚系和(或)体系突变,也包括一些独特的基因改变[86]。miRNA 182/196/183 不仅与 *SDHB* 突变的肿瘤有关,也与肿瘤的某些恶性特征具有相关性。一些散发性肿瘤的特殊类型存在 DLK1–MEG3 miRNA 组沉默,该 miRNA 组包一段含长链非编码 RNA[86]。

# 外周型神经母细胞性肿瘤

外周型神经母细胞性肿瘤(pNTs)包括神经母细胞瘤、节细胞神经母细胞瘤和节细胞神经瘤,其中神经母细胞瘤占 97%,按照定义这类肿瘤是指起源于神经嵴的交感神经系统的胚胎性肿瘤[87]。肿瘤几乎全部发生于儿童,是儿童中枢神经系统肿瘤以外最常见的实体性肿瘤[88]。研究发现许多母系和孕期的不良因素都可能与肿瘤的发病有关,如孕期接触烟草、酒精和农药,母亲的用药史,叶酸缺乏,妊娠期糖尿病,孕龄胚胎小,先天性畸形和母亲的流产史,但没有哪一项因素得到大宗病例的证实[87]。pNTs 典型的发病部位是肾上腺髓质、脊柱旁的交感神经神经节和交感神经副神经节,其中肾上腺是最常见的部位,占所有病例的 40%[88]。pNTs 是一组异质性肿瘤,具有不同的表现,包括变性 / 自发消退以及成熟性改变。由于好发于儿童,而且一些肿瘤具有侵袭性,在日本的不同地区开展了根据血生化结果进行临床筛查,然而,迄今为止只有针对大龄儿童的筛查可能才有价值[81,88]。pNTs 的早期发现极具挑战性,过去提出的原位神经母细胞瘤概念,即在无症状儿童的肾上腺中发现神经母细胞性小结节,现在已经被证实是正常胚胎发育的残留[89]。最近的研究证实恶性神经母细胞瘤和发育中的神经母细胞具有相似的基因表达谱[90],表明即使是在分子学水平 pNTs 的早期诊断也是非常困难的。

## 分类

国际神经母细胞瘤病理分类根据分化程度和未分化成分的形态将 pNTs 分成四类:神经母细胞瘤(缺乏 Schwann 间质);节细胞神经母细胞瘤、混合型(Schwann 间质丰富);节细胞神经瘤(Schwann 间质为主);节细胞神经母细胞瘤、结节型(即上述三种类型混合)[91]。

pNTs 的大体标本表现多变,但通常表现为实性、灰白或棕褐色,伴有不同程度的出血、坏死、囊性变和钙化。当 pNTs 含有不成熟成分时,大体标本的出血和(或)坏死多见，肿瘤的界限也不清楚。神经母细胞瘤是 pNTs 中分化程度最差的一种，常常呈界限不清楚的膨胀性分叶状生长，出血常见。节细胞神经母细胞瘤的大体表现比较单一，更常见钙化和囊性变。与混合型不同，节细胞神经母细胞瘤的结节型表现为境界清楚的出血性结节，预示肿瘤的分化程度差。节细胞神经瘤是 pNTs 中分化程度最高的，肿瘤通常界限清楚，质地富有弹性，剖面呈小梁状或漩涡状，出血少见。

pNTs 的组织学分类体现了光镜下 Schwann 间质的有无、数量的多寡以及肿瘤的细胞学特征。神经母细胞瘤缺乏或仅有少量的 Schwann 间质，但有时 Schwann 间质成分可以高达 50%，据此可进一步分为未分化型、低分化型和分化型三种类型。HE 切片中，未分化亚型神经母细胞瘤由蓝染的小到中等大小的细胞组成，细胞形态一致，胞质稀少，细胞核呈现特征性的胡椒盐样外观，有突出的核仁，肿瘤背景中缺乏纤细的神经纤维。低分化型神经母细胞瘤主要由未分化的肿瘤细胞构成（图 2.2d），与未分化型的区别在于含有神经纤维和 <5% 的分化型肿瘤细胞，这些细胞的核显著增大，细胞质呈嗜酸性、细胞界限更清楚。分化型神经母细胞瘤的分化程度比低分化型更成熟，含有 5% 以上的分化性肿瘤细胞。根据定义，节细胞神经母细胞瘤含有 >50% 的 Schwann 间质，肿瘤细胞由 >5% 的分化型以及未分化型细胞混合而成，从而表现出光镜下（混合型）或大体上（结节型）的独特结构。节细胞神经瘤具有显著的 Schwann 间质，不含有未分化的肿瘤细胞，根据是否含有分化的神经母细胞可以进一步分为未成熟（有分化的神经母细胞）和成熟性（没有神经母细胞）两种类型[91-95]。

pNTs 常常令人"捉摸不定"，因为标准的分级和分期系统无法预测肿瘤的临床行为，尤其是肿瘤出现退化的时候。目前正逐渐认识到除了肿瘤的分化程度以外，患者的年龄，肿瘤细胞的更新指数（核分裂–核碎裂指数，MKI，即每 5000 个肿瘤细胞中核分裂和核碎裂细胞的数目），以及神经母细胞性结节都是重要的危险因素。国际神经母细胞瘤病理分类对此做出总结（表 2.1），该分类是由国际神经母细胞瘤病理学委员会根据 2001 年制定的[93,94]、2003 年[95] 修订的 Shimada 分类[91] 基础上提出的，根据肿瘤的组织学特征和确诊时患者的年龄，pNTs 被分成"有利的组织学类型（favorable histology，FH）"和"不利的组织学类型（unfavorable histology，UH）"。总之，肿瘤细胞的分化程度增高，发病年龄小（<18 个月）和低 MKI 指数（<2%）与 FH 有关；而肿瘤细胞的分化降低，发病年龄大（>5 岁）和高 MKI 指数（>4%）与 UH 有关。过去普遍认为，神经节神经母细胞瘤出现神经母细胞性结节提示预后不良[91]。然而，后来研究发现并不完全正确，年龄较小的患者出现低分化或分化性（不是未分化）神经母细胞结节仍然预后较好[95]。

表 2.1 低分化和分化性神经母细胞瘤的预后[95]

| 类型 | MKI | 年龄（岁） | 预后 |
| --- | --- | --- | --- |
| 低分化 | >4% | 任何 | UH |
| | 任何 | >1.5 | UH |
| | <4% | <1.5 | FH |
| 分化性 | 任何 | >5 | UH |
| | <4% | <1.5 | FH |
| | >4% | 任何 | UH |
| | <2% | 1.5~5 | FH |
| | >2% | 1.5~5 | UH |

MKI，核分裂–核碎裂指数；UH，预后不好的组织类型；FH，预后好的组织类型

## pNTs 的分子病理学

大约 1% 的 pNTs 有家族史，提示为常染色体显性遗传病，涉及的基因有 *PHOX2B*、*ALK* 和 *NF1*，这些基因在神经嵴的正常发育和分化中起重要作用。Hirschsprung 病、先天性中枢性低通气综合征、Noonan 综合征和 Costello 综合征增加 pNTs 的患病风险[96]。一些基因的单核苷酸多态性（SNPs）与 pNTs 的易感性有关，包括 *BRAD1*、*LINC00340*、*LMO1*、*DUSP12*、*DDX4/IL31RA*、*HSD17B12*、*LIN28B*、*HACE1*、*CHEK2*、*PINK1* 和 *BARD1*。然而在携带这些危险等位基因的家族人群中，神经母细胞瘤的发病风险非常低[87]。有趣的是，在散发性 pNTs 中基因的频发性体系突变率也很低，只有极少数基因具有鉴别低和高危 pNTs 的临床价值。最近应用全基因组和外显子组测序检测 pNTs 中的频发性基因突变，结果发现中位外显子突变率仅为 0.60/Mb，也仅有少数几个基因发生体系突变，如 *ALK*、*PTPN11*、*ATRX*、*MYCN* 和 *NRAS*，这些基因突变与高危 pNTs 的相关性很低[97]。大多数高危 pNTs 可能是由少数基因的胚系突变、拷贝数变化以及表观遗传学修饰引起的。

*MYCN* 扩增见于 20%~30% 的 pNTs，与预后不良相关[91,93]，*MYCN* 扩增常常见于高分期和进展快的 pNTs，肿瘤细胞的倍体也与预后有关，具有超二倍体的肿瘤预后较好。*MYCN* 扩增和细胞倍体是儿童肿瘤危险度分级的判断指标[87,98]。与预后有关的染色体异常包括 11q、1p、14q 的杂合性缺失和 17q 获得[87,99,100]。而 *TRKB*（*NTRK2*）主要表达于高侵袭性、*MYCN* 扩增的肿瘤[87,90]。除了组织学检查外，冰冻组织和细胞培养已经成为检测 pNTs 中 *MYCN* 扩增和细胞倍体的常规要求，因此活检时应取得足够的组织学标本[89]。

（茹怡 译，刘标 校）

## 参考文献

1. Seron-Ferre M, Jaffee RB. The fetal adrenal gland. Annu Rev Physiol. 1981;43:141–62.
2. Sadler TW. Langman's medical embryology. Philadelphia: Lippincott Williams & Wilkins; 2006. p. 315–6.
3. Coupland RE. The development and fate of cate-cholamine secreting endocrine cells. In: Parvez H, Parez S, editors. Biogenic amines in development. Amsterdam (The Netherlands): Elsevier/North Holland; 1980. p. 3–18.
4. Tischler AS. Paraganglia. In: Mills SE, editor. Histology for pathologists. 3rd ed. Philadelphia: Lippincott Williams & Wilkins; 2012. p. 1277–94.
5. Carney JA. Adrenal. In: Mills SE, editor. Histology for pathologists. Philadelphia: Lippincott Williams & Wilkins; 2012. p. 1231–54.
6. Quinan C, Berger AA. Observations on human adre-nals with special reference to the relative weight of the normal medulla. Ann Intern Med. 1933;6(9):1180–92.
7. Mangray S, De Lellis R. Adrenal glands. In: Mills SE, editor. Sternberg's diagnostic surgical pathol-ogy. Philadelphia: Wolters Kluwer; 2015. p. 585–646.
8. Dobbie JW, Symington T. The human adrenal gland with special reference to the vasculature. J Endo-crinol. 1966;34(4):479–89.
9. Lack EE. AFIP Atlas of tumor pathology (series 4). Tumors of the adrenal gland and extra adrenal paragan-glia. Washington, DC: American Registry of Pathology and Armed Forces Institute of Pathology; 2007.
10. Neville AM, Symington T. Bilateral adrenal cortical hyperplasia in children with Cushing's syndrome. J Pathol. 1972;107(2):95–106.
11. Carey RM, Varma SK, Drake CR, Thorner MO, Kovacs K, Rivier J, et al. Ectopic secretion of corticotrophin-releasing factor as a cause of Cushing's syndrome: a clinical, morphological and biochemical study. N Engl J Med. 1984;311:13–20.
12. Young WF. Pheochromocytoma and primary aldo-steronism: diagnostic approaches. Endocrinol Metab Clin North Am. 1997;26(4):801–27.
13. Geller DS, Zhang J, Wisgerhof MV, Shackleton C, Kashqarian M, Lifton RP. A novel form of human Mendelian hypertension featuring non glucocorti-coid-remediable aldosteronism. J Clin Endoc Metab. 2008;93(8):3117–23.
14. Hidai H, Fujii H, Otsuka K, Abe K, Shimizu N. Cushing's syndrome due to huge adrenocortical mul-tinodular hyperplasia. Endocrinol Jpn. 1975;22(6):

555–60.

15. Neville AM. The nodular adrenal. Invest Cell Pathol. 1978;1(1):99–111.

16. Swain JM, Grant CS, Schlinkert RT, Thomopson GB, vanHeerden JA, Lloyd RV, et al. Corticotropin-independent macronodular adrenal hyperplasia: a clinicopathologic correlation. Arch Surg. 1998; 133(5):541–5. discussion 545-6.

17. Bourdeau I, Stratakis CA. Cyclic AMP dependent signaling aberrations in macronodular adrenal disease. Ann NY Acad Sci. 2002;968:240–55.

18. Assié G, Libé R, Espiard S, Rizk-Rabin M, Guimier A, Luscap W, et al. ARMC5 mutations in macronodular hyperplasia with Cushing's syndrome. N Engl J Med. 2013;369(22):2105–14.

19. Borit A, Kosek J. Cytomegaly of the adrenal cortex: electron microscopy in Beckwith's syndrome. Arch Pathol. 1969;88(1):58–64.

20. Oppenheimer EH. Adrenal cytomegaly: studies by light and electron microscopy in Beckwith's syndromes. Arch Pathol. 1970;9091:57–64.

21. Cohen Jr MM. Beckwith-Wiedemann syndrome; historical clinicopathological and etiopathogenetic perspectives. Pediatr Dev Pathol. 2005;8(3):287–304.

22. White PC, New MI, Dupont B. Congenital adrenal hyperplasia (1 and 2). N Engl J Med. 1987; 316(24):1519–24. (25):1580–6.

23. Hughes I. Congenital adrenal hyperplasia: phenotype and genotypes. J Pediatr Endocrinol Metab. 2002;15 Suppl 5:1329–40.

24. Bose HS, Sato S, Aisenberg J, Shalev SA, Matsuo N, Miller WL. Mutations in the steroidogenic acute regulatory protein (StAR) in six patients with congenital lipoid adrenal hyperplasia. J Clin Endocrinol Metab. 2000;85(10):3636–9.

25. Jaursch-Hancke C, Allollio B, Melzer U, Bidlingmaier F, Winkelmann W. Adrenal cortical carcinoma in patients with untreated congenital adrenal hyperplasia. Acta Endocrinol. 1988;117: 146–7.

26. Rutgers JL, Young RH, Scully RE. The testicular "tumor" of the aderenogenital syndrome. A report of six cases and review of the literature on testicular masses in patients with adrenocortical disorders. Am J Surg Pathol. 1988;12(7):503–13.

27. Lloyd RV, Tischler AS, Kimura N, McNicol AM, Young Jr WF. Adrenal tumors: introduction. In: DeLellis RA, Lloyd RV, Heitz PU, Eng C, editors. Pathology and genetics of tumors of endocrine organs. World Health Organization classification of tumors. Lyon: IARC Press; 2004. p. 137–8.

28. Lack EE. Pathology of the adrenal glands. New York: Churchill Livingston; 1990.

29. Gicquel C, Leblond-Francillard M, Bertagna X, Louvel A, Chapuis Y, Luton JP, et al. Clonal analysis of human adrenal cortical carcinomas and secreting adenomas. Clin Endocrinol (Oxf). 1994;40(4): 565–77.

30. Zeiger MA, Thompson GB, Duh QY, Hamrahian AH, Angelos P, Elarai D, et al. American Association of Clinical Endocrinologists and America Association of Endocrine Surgeons medical guidelines for the management of adrenal incidentalomas. Endocr Pract. 2009;15 Suppl 1:1–20.

31. Correa P, Chen VW. Endocrine gland cancer. Cancer. 1995;75 Suppl 1:338–52.

32. Sameshima Y, Tsunematsu Y, Watanabe S, Tsukamoto T, Kaw-ha K, Hirata Y, et al. Detection of novel germ-line p53 mutations in diverse-cancer-prone families identified by selecting patients with childhood adrenocortical carcinoma. J Natl Cancer Inst. 1992;84(9):703–7.

33. Raymond VM, Everett JN, Furtado LV, Gustafson SL, Jungbluth CR, Gruber SB, et al. Adrenocortical carcinoma is a Lynch syndrome-associated cancer. J Clin Oncol. 2013;31(4):3012–8.

34. Schröder S, Padberg BC, Achilles E, Holl K, Dralle H, Klöppel G. Immunohistochemistry in adrenocortical tumors: a clinicomorphological study of 72 neoplasms. Virchows Arch A Pathol Anat Histopathol. 1992;420(1):65–70.

35. Papotti M, Duregon E, Volante M, McNicol AM. Pathology of the adrenal cortex: a reappraisal of the past 25 years focusing on adrenal cortical tumors. Endocr Pathol. 2014;25(1):35–48.

36. Weiss LM. Comparative histological study of 43 metastasizing and nonmetastasizing adrenocortical tumors. Am J Surg Pathol. 1984;8(3):163–9.

37. Aubert S, Wacrenier A, Leroy X, Devos P, Carnaille B, Proye C, et al. Weiss system revisited. A clinicopathologic and immunohistochemical study of 49 adrenocortical tumors. Am J Surg Pathol. 2002; 26(12):1612–9.

38. Hough AJ, Hollifield JW, Page DL, Hartmann WH. Prognostic factors in adrenal cortical tumors: a mathematical analysis of clinical and morphologic data. Am J Clin Pathol. 1979;72(3):390–9.

39. Volante M, Bollito E, Sperone P, Tavaglione V, Daffara F, Porpiglia F, et al. Clinicopathological study of 92 adrenocortical carcinomas: from a simplified algorithm to stratification. Histopathology. 2009;55(5):535–43.

40. Papathomas TG, Pucci E, Giordano TJ, Lu H, Duregon E, Volante M, et al. An international Ki67 reproducibility study in adrenal cortical carcinoma. Am J Surg Pathol. 2016;40(4):569–76.

41. Bisceglia M, Ben-Dor D, Pasquinelli G. Oncocytic adrenocortical tumors. Pathol Case Rev. 2005;10(5): 228–42.

42. Papotti M, Volante M, Duregon E, Delsedime L, Terzolo M, Berruti A, Rosai J. Adrenocortical tumors with myxoid features: a distinct morphologic and phenotypical variant exhibiting malignant behavior. Am J Surg Pathol. 2010;34(7):973–83.

43. Weissferdt A, Phan A, Suster S, Moran CA. Myxoid adrenocortical carcinoma: a clinicopathologic and immunohistochemical study of 7 cases, including 1 case with lipomatous metaplasia. Am J Clin Pathol. 2013;139(6):780–6.

44. Wierneke JA, Thompson LD, Heffess CS. Adrenal

cortical neoplasms in the pediatric population: a clinicopatholgic and immunophenotypic analysis of 83 patients. Am J Surg Pathol. 2003;27(7):867–81.

45. Dehner LP, Hill DA. Adrenocortical neoplasms in children: why so many carcinomas and yet so many survivors? Pediatr Dev Pathol. 2009;12(4):284–91.

46. Velazquez-Fernandez D, Lauell C, Geli J, Hoog A, Odeberg J, Kjellman M, et al. Expression profiling of adrenocortical neoplasms suggests a molecular signature of malignancy. Surgery. 2005;138(6): 1087–94.

47. Giordano TJ, Thomas DG, Kuich R, Lizyness M, Misek DE, Smith AL, et al. Distinct transcriptional profiles of adrenocortical tumors uncovered by microarray analysis. Am J Pathol. 2003;162: 521–31.

48. West AN, Neale GA, Pounds S, Figueredo BC, Rodriquez Galindo C, Pianovski MA, et al. Gene expression profiling of childhood adrenocortical tumors. Cancer Res. 2007;67(2):600–8.

49. Wang C, Sun Y, Wu H, Zhao D, Chen J. Distinguishing adrenal cortical carcinomas and adenomas: a study of clinicopathological features and biomarkers. Histopathology. 2014;64(4):567–76.

50. Pinto EM, Chen X, Easton J, Finkelstein D, Liu Z, Pounds S, et al. Genomic landscape of paediatric adrenocortical tumours. Nat Commun. 2015;6:6302. doi:10.1038/ncomms7302.

51. Gara SK, Wang Y, Patel D, Liu-Chittenden Y, Jain M, Boufraqech M, et al. Integrated genome-wide analysis of genomic changes and gene regulation in human adrenocortical tissue samples. Nucleic Acids Res. 2015;43:9327–39.

52. Assie G, Letouze E, Fassnacht M, Jouinot A, Luscap W, Barreau O, et al. Integrated genomic characterization of adrenocortical carcinoma. Nat Genet. 2014;46(6):607–12.

53. Erickson LA, Lloyd RV, Hartman R, Thompson G. Cystic adrenal neoplasms. Cancer. 2004;101(7): 1537–44.

54. Bennett BD, McKenna TJ, Hough AJ, Dean R, Page DL, et al. Adrenal myelolipoma associated with Cushing's disease. Am J Clin Pathol. 1980;73(3): 443–7.

55. Bishop E, Eble JN, Cheng L, Wang M, Chase DR, Orazi A, O'Malley DP. Adrenal myelolipomas show nonrandom X-chromosome inactivation in hematopoietic elements and fat: supports for a clonal origin of myelolipomas. Am J Surg Pathol. 2006;30(7): 838–43.

56. Page DL, DeLellis RA, Hough AJ. Tumors of the adrenal. In: Atlas of tumor pathology. 2nd series, fascicle 23. Washington, DC: Armed Forces Institute of Pathology; 1985.

57. Carney JA, Sizemore GW, Sheps SC. Adrenal medullary disease in multiple endocrine neoplasia, type 2: pheochromocytoma and its precursors. Am J Clin Pathol. 1976;66(2):279–90.

58. DeLellis RA, Wolfe HJ, Gagel RF, Feldman ZT, Miller HH, Gang DL, et al. Adrenal medullary hyperplasia: a morphometric analysis in patients with familial medullary thyroid carcinoma. Am J Pathol. 1976;83(1):177–96.

59. Visser JW, Axt R. Bilateral adrenal medullary hyperplasia: a clinicopathological entity. J Clin Pathol. 1975;28(4):298–304.

60. Koch CA, Mauro D, Walther MM, Linehan WM, Vortmeyer AO, Jaffe R, et al. Pheochromocytoma in von Hippel-Lindau disease: distinct histopathologic phenotype compared to pheochromocytoma in multiple endocrine neoplasia type 2. Endocr Pathol. 2002;13(1):17–27.

61. Kalff V, Shapiro B, Lloyd R, Nakajo M, Sisson JC, Beierwaltes WH. Bilateral pheochromocytomas. J Endocrinol Invest. 1984;7(4):387–92.

62. Steinhoff MN, Wells SA, DeSchryver-Kecskemeti K. Stromal amyloid in pheochromocytomas. Hum Pathol. 1992;23(1):33–6.

63. Alexander RE, Cheng L, Grignon DJ, Idrees M. Cytoplasmic staining of OCT4 is a highly sensitive marker of adrenal medullary-derived tissue. Am J Surg Pathol. 2013;37(5):727–33.

64. Nonaka D, Wang BY, Edmondson D, Beckett E, Sun CC. A study of gata3 and phox2b expression in tumors of the autonomic nervous system. Am J Surg Pathol. 2013;37(8):1236–41.

65. Kimura N, Watanabe T, Fukase M, Wakita A, Noshiro T, Kimura I. Neurofibromin and NFI gene analysis in composite pheochromocytoma and tumors associated with von Recklinghausen's disease. Mod Pathol. 2002;15(3):183–8.

66. Guo Z, Lloyd RV. Pheochromocytomas and paragangliomas: an update on recent molecular genetic advances and criteria for malignancy. Adv Anat Pathol. 2015;22(5):283–93.

67. Linnoila RI, Keiser HR, Steinberg SM, Lack EE. Histopathology of benign versus malignant sympathoadrenal paragangliomas: clinicopathologic study of 120 cases including unusual histological features. Hum Pathol. 1990;21(11):1168–80.

68. Thompson LD. Pheochromocytoma of the adrenal gland scaled score (PASS) to separate benign from malignant neoplasms: a clinicopathologic and immunophenotypic study of 100 cases. Am J Surg Pathol. 2002;26(5):551–66.

69. Strong VE, Kennedy T, Al-Ahmadie H, Tang L, Coleman J, Fong Y, et al. Prognostic indicators of malignancy in adrenal pheochromocytomas: clinical, histopathologic, and cell cycle/apoptosis gene expression analysis. Surgery. 2008;143(6):759–68.

70. Wu D, Tischler AS, Lloyd RV, DeLellis RA, de Kriiger R, van Nederveen F, et al. Observer variation in the application of the pheochromocytoma of the adrenal gland scaled score. Am J Surg Pathol. 2009;33(4):599–608.

71. Kimura N, Takayanagi R, Takizawa N, Itaqaki E, Katabami T, Kakoi N, et al. Pathologic grading for predicting metastasis in phaeochromocytoma and paraganglioma. Endoc Relat Cancer. 2014;21(3): 405–14.

72. Crossey PA, Richards FM, Foster K, Green JS, Prowse A, Latif F, et al. Identification of intragenic mutations in the von Hippel-Lindau disease tumor suppressor gene and correlation with disease phenotype. Hum Mol Genet. 1994;3(8):1303–8.

73. Gutmann DH, Cole JL, Stone WJ, Ponder BA, Collins FS. Loss of neurofibromin in adrenal gland tumors from patients with neurofibromatosis type I. Genes Chromosomes Cancer. 1994;10(1):55–8.

74. Burnichon N, Briere JJ, Libe R, Bescovo L, Riviere J, Tissier F, et al. SDHA is a tumor suppressor gene causing paraganglioma. Hum Mol Genet. 2010; 19(15):3011–20.

75. Hao HX, Khalimonchuk O, Schraders M, Dephoure N, Bayley JP, Kunst H, et al. SDH5, a gene required for flavination of succinate dehydrogenase, is mutated in paraganglioma. Science. 2009;325(5944): 1139–42.

76. Kunst HP, Rutten MH, de Monnink JP, Hoefsloot LH, Timmers HJ, Marres HA, et al. SDHAF2 (PGL2-SDH5) and hereditary head and neck paraganglioma. Clin Cancer Res. 2011;17(2):247–54.

77. Timmers HJ, Kozupa A, Eisenhofer G, Rayqada M, Adams KT, Solis D, et al. Clinical presentations, biochemical phenotypes, and genotype-phenotype correlations in patients with succinate dehydrogenase subunit B-associated pheochromocytomas and paragangliomas. J Clin Endocrinol Metab. 2007; 92(3):779–86.

78. Neumann HP, Pawlu C, Peczkowska M, Bausch B, McWhinney SR, Muresan M, et al. Distinct clinical features of paraganglioma syndromes associated with SDHB and SDHD gene mutations. JAMA. 2004;292(8):943–51.

79. Brouwers FM, Eisenhofer G, Tao JJ, Kant JA, Adams KT, Linehan WM, et al. High frequency of SDHB germline mutations in patients with malignant catecholamine-producing paragangliomas: implications for genetic testing. J Clin Endocrinol Metab. 2006;91(11):4505–9.

80. Amar L, Baudin E, Burnichon N, Peyrard S, Silvera S, Bertherat J, et al. Succinate dehydrogenase B gene mutations predict survival in patients with malignant pheochromocytomas or paragangliomas. J Clin Endocrinol Metab. 2007;92(10):3822–8.

81. Klein RD, Jin L, Rumilla K, Young Jr WF, Lloyd RV. Germline SDHB mutations are common in patients with apparently sporadic sympathetic paragangliomas. Diagn Mol Pathol. 2008;17(2):94–100.

82. van Nederveen FH, Gaal J, Favier J, Korpershoek E, Oldenburg RA, de Bruyn EM, et al. An immunohistochemical procedure to detect patients with paraganglioma and phaeochronmocytonma with germline SDHB, SDHC, or SDHD gene mutations: a retrospective and prospective analysis. Lancet Oncol. 2009;10(8):764–71.

83. Gill AJ, Benn DE, Chou A, Clarkson A, Muliono A, Meyer-Rochow GY, et al. Immunohistochemistry for SDHB triages genetic testing of SDHB, SDHC, and SDHD in paraganglioma-pheochro-

mocytoma syndromes. Hum Pathol. 2010;41(6): 805–14.

84. Meyer-Rochow GY, Jackson NE, Conaglen JV, Whittle DE, Kunnimalaiyaan M, Chen H, et al. MicroRNA profiling of benign and malignant pheochromocytomas identifies novel diagnostic and therapeutic targets. Endocr Relat Cancer. 2010;17(3): 835–46.

85. Patterson E, Webb R, Weisbrod A, Bian B, He M, Zhang L, Holloway AK, et al. The microRNA expression changes associated with malignancy and SDHB mutation in pheochromocytoma. Endocr Relat Cancer. 2012;19(2):157–66.

86. Castro-Vega LJ, Letouze E, Burnichon N, Buffet A, Disderot PH, Khalifa E, et al. Multi-omics analysis defines core genomic alterations in pheochromocytomas and paragangliomas. Nat Commun. 2015; 6:6044. doi:10.1038/ncomms7044.

87. Shusterman S, George R. Neuroblastoma. In: Orkin SH, Fisher DE, Ginsburg D, Look AT, Lux SE, Nathan DG, editors. Nathan and Oski's hematology and oncology of infancy and childhood. 8th ed. Philadelphia: Saunders Elsevier; 2015. p. 1675–713.

88. Irwin M, Park J. Neuroblastoma. Pediatr Clin North Am. 2015;62(1):225–56.

89. Shimada H, Ambros I, Dehner L, Hata J, Joshi V, Roald B. Terminology and morphologic criteria of neuroblastic tumors: recommendations by the International Neuroblastoma Pathology Committee. Cancer. 1999;86(2):349–63.

90. De Preter K, Vandesompele J, Heimann P, Yigit N, Beckman S, Schramm A, et al. Human fetal neuroblast and neuroblastoma transcriptome analysis confirms neuroblast origin and highlights neuroblastoma candidate genes. Genome Biol. 2006;7(9):R84.

91. Shimada H, Chatten J, Newton WJ, Sachs N, Hamoudi A, Chiba T, et al. Histopathologic prognostic factors in neuroblastic tumors: definition of subtypes of ganglioneuroblastoma and an age-linked classification of neuroblastomas. J Natl Cancer Inst. 1984;73(2):405–16.

92. Shimada H, Ambros I, Dehner L, Hata J, Joshi V, Roald B, et al. The International Neuroblastoma Pathology Classification (the Shimada system). Cancer. 1999;86(2):364–72.

93. Goto S, Umehara S, Gerbing R, Stram D, Brodeur G, Seeger R, et al. Histopathology (International Neuroblastoma Pathology Classification) and MYCN status in patients with peripheral neuroblastic tumors: a report from the Children's Cancer Group. Cancer. 2001;92(10):2699–708.

94. Shimada H, Umehara S, Monobe Y, Hachitanda Y, Nakagawa A, Goto S, et al. International neuroblastoma pathology classification for prognostic evaluation of patients with peripheral neuroblastic tumors: a report from the Children's Cancer Group. Cancer. 2001;92(9):2451–61.

95. Peuchmaur M, d'Amore E, Joshi V, Hata J, Roald B, Dehner L, et al. Revision of the International Neuroblastoma Pathology Classification: confirmation of

favorable and unfavorable prognostic subsets in gan-
glioneuroblastoma, nodular. Cancer. 2003;98(10):
2274–81.

96. Janoueix-Lerosey I, Schleiermacher G, Delattre O.
Molecular pathogenesis of peripheral neuroblastic
tumors. Oncogene. 2010;29(11):1566–79.

97. Pugh T, Morozova O, Attiyeh E, Asgharzadeh S, Wei
J, Auclair D, et al. The genetic landscape of high-risk
neuroblastoma. Nat Genet. 2013;45(3):279–84.

98. Moroz V, MacHin D, Faldum A, Hero B,
Iehara T, Mosseri V, et al. Changes over three
decades in outcome and the prognostic influence of
age-at-diagnosis in young patients with neuroblas-
toma: a report from the International Neuroblastoma
Risk Group Project. Eur J Cancer. 2011;47(4):
561–71.

99. Cohn S, Pearson A, London W, Monclair T,
Ambros P, Brodeur G, et al. The International
Neuroblastoma Risk Group (INRG) classification
system: an INRG task force report. J Clin Oncol.
2009;27(2):289–97.

100. Maris J, Hogarty M, Bagatell R, Cohn S. Neuro-
blastoma. Lancet. 2007;369(9579):2106–20.

# 良性肾上腺皮质肿瘤遗传学 3

Fady Hannah-Shmouni，Constantine A. Stratakis

## 缩写词

| | |
|---|---|
| AC | 腺苷酸环化酶 |
| ACTH | 促肾上腺皮质激素 |
| AIMAH ACTH | 非依赖性大结节肾上腺增生 |
| Alleles | 等位基因 |
| AMP/ATP | 腺苷一磷酸 / 腺苷三磷酸 |
| BAH | 双侧肾上腺增生 |
| cAMP | 环磷酸腺苷 |
| CNC Carney | 卡尼复合体 |
| CS | 库欣综合征 |
| Genes | 一个位于染色体特定位置上的遗传单位 |
| GMP/GDP/GTP | 鸟苷一磷酸 / 鸟苷二磷酸 / 鸟苷三磷酸 |
| GPCRs | G 蛋白偶联受体 |
| Heterozygous | 杂合子 |
| Homozygous | 纯合子 |
| MMAD | 巨块型大结节性肾上腺皮质疾病 |
| Mutations | 突变 |
| PBAD | 原发性双态（弥漫和结节）肾上腺皮质疾病 |
| PBMAH | 原发性双侧大结节肾上腺皮质增生 |
| PEDs | 磷酸二酯酶 |
| Phenotype | 表型 |
| PKA | 蛋白激酶 A |
| PPNAD | 原发性色素小结节性肾上腺皮质疾病 |
| PRKAR1A | 蛋白激酶 A 调节亚基 1 型 |

## 概述

　　良性肾上腺皮质肿瘤（adrenocortical tumors，ACT）表现为肾上腺皮质异质性病灶。体细胞和种系突变中的关键分子途径包括环 AMP（cAMP）和 *Wnt* 信号传导通路，它们已经被证实在 ACT 的发生中起关键作用。即使没有明确突变的情况下也是如此[1]，尤其是 cAMP 途径。McCune-Albright 综合征（MAS）患者的良性皮质醇腺瘤（CPA）中，首次报道了 *GNAS*（编码鸟嘌呤核苷酸结合蛋白 α 亚基）。GNAS 突变的发现，证实了 cAMP 信号通路为良性皮质醇 ACTs 最重要的发病机制。在 Carney 综合征（CNC）和孤立性肾上腺增生中，发现了调节亚基 1-α（R1α）蛋白激酶 A（PKA，*PRKAR1A* 基因）、磷酸二酯酶 -11A 和磷酸二酯酶 -8B（*PDE11A* 和 *PDE8B* 基因）的突变。最新研究发现，种

系抑癌基因 *ARMC5*（犰狳重复序列 5）和体细胞 *KCNJ5* 的突变，与大多数原发性双侧大结节肾上腺皮质增生（PBMAH）和醛固酮瘤（APA）的发病有关[2,3]。良性肾上腺皮质肿瘤中例如 Carney 三联征（CT）、Carney-Stratakis 综合征（CSS）、家族性腺瘤性息肉病（FAP）、遗传性平滑肌瘤病和肾癌综合征（HLRCS）等其他综合征的易感性亦增加。在本章中，我们将讨论良性肾上腺皮质肿瘤形成的遗传和分子机制。并着重阐述其最新遗传进展、诊断和患者咨询指南。

## 良性肾上腺皮质肿瘤分类（ACT）

在 2007 年提出了对 ACT 的综合分类（表 3.1）[3]。简而言之，ACT 大致分为肾上腺皮质腺瘤（ACA）、肾上腺皮质增生和肾上腺皮质癌（ACC）[3]。这些病变可以是单侧或双侧。根据影像学和生物化学特征，肾上腺皮质腺瘤分为功能性或非功能性，良性或恶性。在尸检研究中，发现肾上腺皮质腺瘤占了 5%，而肾上腺皮质增生占了 36%[4]。相反，原发性双侧大结节肾上腺皮质增生在年轻成人和儿童库欣综合征（CS）患者中估计分别占了 10% 和 15%[3]，而在亚临床库欣综合征患者中所占比例可能更高。约 75%~90% 良性肾上腺皮质肿瘤引起的库欣综合征是由于单侧和良性 CPA 所致，其余的大部分为原发性色素小结节性肾上腺皮质疾病、孤立性大结节肾上腺皮质疾病（iMAD）和原发性双侧大结节肾上腺皮质增生所致[5]。

1964 年，PBMAH 首次被提出[6]。在此之前，它被称为巨大结节性肾上腺皮质疾病（MMAD）、双侧大结节肾上腺增生

（BMAH）或 ACTH 依赖性大结节性肾上腺皮质增生（AIMAH）。最近研究发现，局部肾上腺分泌的肾上腺皮质激素（ACTH），经突变的 G 蛋白偶联受体（GPCRs）[7,8] 作用再通过自分泌或旁分泌途径，能引起皮质醇的分泌，这才提出了 PBMAH。仅一侧肾上腺非同期发病的 PBMAH 是罕见的，可能会增加临床医生的诊断难度。因异位分泌的 ACTH 或库欣病（分泌 ACTH 的垂体肿瘤引起皮质醇分泌异常调节）而引起过量 ACTH 刺激肾上腺，导致的继发性双侧肾上腺皮质增生或腺瘤，应与原发性遗传性 ACT 相鉴别，因为他们治疗策略不同。

皮质醇分泌性双侧肾上腺皮质增生（BAH）分为小结节（直径 <1cm）和大结节（直径 >1cm）[3]。另一种特征性病变是，以肾上腺皮质病灶或周围有色素沉着（主要是脂褐素），为特定类型的 BAH，称为 PPNAD。因此，由经验丰富的病理医师对肾上腺组织进行仔细地组织学检查，是区分不同类型 BAH 的关键步骤。

表 3.1 为 BAH 的分类总结。总之，小结节亚型通常见于儿童和青年人，并且分为有色素沉着的（Carney 综合征家族性 c-PPNAD 或孤立性 i-PPNAD）以及无色素沉着的（iMAD）[3]。大结节亚型通常见于 50 岁以上成年人，可以是散发性或家族性。在出现症状的患者中，发现存在 *ARMC5*、*APC*、*MEN1*、*FH*、*CT*、*CSS* 和 *HLRCS* 突变。大结节性 PBMAH 的其他亚型包括 MAS 中的原发性双态（弥漫和结节）肾上腺皮质疾病（PBAD）以及分泌过量皮质醇的 GPCRs 病变，如食物依赖性库欣综合征（FDCS）。表 3.1 总结了这些病变各自病理组织学特征。

表 3.1 良性肾上腺皮质肿瘤的分类及特征

| 肾上腺皮质病灶 | 基因（位置） | 组织病理学 | 特征 |
| --- | --- | --- | --- |
| ACA | 非功能性：<br>CTNNB1（3p22.1）<br>PRKAR1A（17q22-24）<br><br>APA：<br>CTNNB1（3p22.1）<br>KCNJ5（11q24.3）<br>ARMC5（16p11.2）<br>ATP1A1（1p13.1）<br>ATP2B3（Xq28）<br>CACNA1D（3p14.3）<br>CACNA1H（16p13.3）<br><br>CPA：<br>PRKACA（19p13.1）<br>GNAS（20q13）<br>PRKAR1A（17q22-24）<br>CTNNB1（3p22.1） | • ACA 很小（<5cm），细胞质富含脂质，外形光整，亮黄色<br>• 非肿瘤性肾上腺皮质结节可能与 ACA 难以区分；他们可能是多发病灶和双侧的<br>• APA 主要由类似于束状带细胞组织组成；可见肾小球状带增生。其他可能由束状带、肾小球和网状带混合而成<br>• CPA 由类似于束状带细胞组成，相邻皮质层萎缩。表现为与脂质去除细胞混合的异质性 | • CPAs 中存在异常的 GPCRs<br>• 可以与 MEN-1、FAP、MAS、HLRCS、CNC、Carney 三联征等相关<br>• 多数 APA 具有 KCNJ5 突变<br>• 非洲裔美国人 APA 患者体内可能出现 ARMC5 基因的种系突变<br>• 具有更严重表型 APA 女性患者 ATP2B3 已突变累<br>• 在男性 APA 中 CACNA1D 突变更常见<br>• 在早发性 PA 中发现了 CACNA1H 中的种系突变（p.M1549V），并可能成为家族性醛固酮增多症的新亚型<br>• 在 CPA 中，PRKACA（c.617A>G / p.L206R）的体细胞激活突变<br>• 估计发生率约为 42%<br>• 在 CPA 中 GNAS 的体细胞突变率约为 5-17%<br>• 在 23% 的 CPA 中发现了 PRKAR1A 体细胞丢失等基因丢失。这些 CPA 的肿瘤较小并且地塞米松抑制试验后表现出尿皮质醇水平异常升高（由于 ACT 中糖皮质激素受体表达增加）<br>• CTNNB1（p.S45P, p.S45F）约占 23.1% 的 CPA |
| PBMAH | ARMC5（16p11.2）<br>MEN1（11q13）<br>FH（1q42.3-43）<br>APC（5q22.2）<br>PRKAR1A（17q22-24）<br>PDE11A（2q31.2）<br>GNAS（20q13） | • 明显的腺瘤（一般为两或三个），直径 >1cm，伴有节段性萎缩或无萎缩性增生 | • 中年<br>• 与 MEN-1、FAP、MAS、HLRCS、CNC、孤立性（AD）有关<br>• 大多数异位 GPCRs 病变（血管加压素、血清素、儿茶酚胺、黄体生成素）<br>• BMAH 具有肾上腺内分泌 ACTH 功能，对皮质醇的合成具有自分泌或旁分泌作用<br>• FDCS 是 PBMAH 的一种亚型，具有对胃肠道抑制性多肽异常的 GPCR |
| PBAD | GNAS（20q13） | 明显的腺瘤（>1cm），偶尔有微腺瘤和节段性萎缩 | • 婴儿和年幼的孩子<br>• MAS |

续表

| 肾上腺皮质病灶 | 基因（位置） | 组织病理学 | 特征 |
| --- | --- | --- | --- |
| i-PPNAD | PRKARIA（17q22-24）<br>PDE11A（2q31.2）<br>PDE8B（5q13）<br>PRKACB（2p16） | 微腺瘤（<1cm）增生以及色素沉着 | • 儿童和年轻成年人<br>• 少数病例有着色斑病<br>• PRKARIA 中的 c.709-7del6 突变和 c.1A>G/p.M1V 替换 |
| c-PPNAD | PRKARIA（17q22-24，CNC1 locus）<br>PRKACB（2p16，CNC2 locus） | 微腺瘤（<1cm）增生伴（主要）结节内萎缩和色素沉着 | • 儿童，年轻人和中年人<br>• 黏液瘤、神经鞘瘤，甲状腺和性腺肿瘤的发病年龄较年轻，发生率高于无 PRKARIA 突变的患者<br>• 外显子 3 的框内缺失和 c.708+1 G>T 突变似乎出现更严重的 CNC 表型；而剪接突变体 c.709（-7-2）del6 和 c.1A>G/p.M1Vp 交替变换的发生与 CNC 的表型不全有关（如 i-PPNAD）<br>• CNC1：与所有其他 PRKARIA 突变相反，c.491-492delTG 突变与扁桃体、心脏黏液瘤和甲状腺肿瘤密切相关表达 R1α 突变蛋白更严重和侵犯期性的 CNC 表型<br>• CNC2：发生率较低，散发性晚期黏液瘤、神经鞘瘤、甲状腺和 LCCSCT |
| iMAD | PDE11A（2q31.2）<br>PDE8B（5q13）<br>PRKARIA（2q31.2）<br>PRKACA（19p13.1）<br>2p12-p16<br>5q | 微腺瘤（<1cm）增生，伴有结节性增生以及局部或无色素沉着 | • 主要是儿童和年轻人<br>• 可能与 Liddle 试验期间糖皮质激素排泄异常有关（1mg 过夜，低剂量和高剂量地塞米松抑制试验） |

ACA，肾上腺皮质腺瘤；APC，腺瘤性息肉病基因；c-PPNAD，CNC 相关的 PPNAD；CPA，皮质醇腺瘤；CNC，Carney 综合征；FAP，家族性腺瘤性息肉病；FDCS，食物依赖性库欣综合征；GNAS，编码鸟嘌呤核苷酸结合蛋白结合蛋白 α 亚基；GPCR，G 蛋白偶联受体；HLRCS，遗传性平滑肌瘤病和肾癌综合征；i-MAD 孤立性小结节性肾上腺皮质疾病；i-PPNAD，孤立性 PPNAD；MAS，McCune-Albright 综合征；MEN-1，多发性内分泌肿瘤 1 型；PBAD，原发性双侧肾上腺皮质态疾病；PBMAH，原发性双侧肾小球结节性增生；PPNAD，原发性色素微小结节性肾上腺皮质疾病；PRKARIA，蛋白激酶，cAMP 依赖性，调节性，I 型，α 基因；PDE8B，磷酸二酯酶 8B 基因；PDE11A，磷酸二酯酶 11A 基因

## 良性肾上腺皮质肿瘤的分子信号传导通路

  肾上腺皮质分化的两种主要分子途径与 ACT 的发生发展密切相关,它们是 cAMP 和 Wnt 信号传导通路。GPCRs(例如黑皮质素 2 受体, MC2R)受各种细胞外因素(包括儿茶酚胺、ACTH 或神经递质)刺激发生构象变化(图 3.1)。在糖皮质激素的作用下, ACTH 能激活 MC2R (一种七跨膜受体),并通过 Gsα 亚基(由 GNAS 编码)导致腺苷酸环化酶(AC)活化(图 3.1)。这一过程使 GDP 转化为 GTP,从而使 ATP 转换成为 cAMP,再激活蛋白激酶

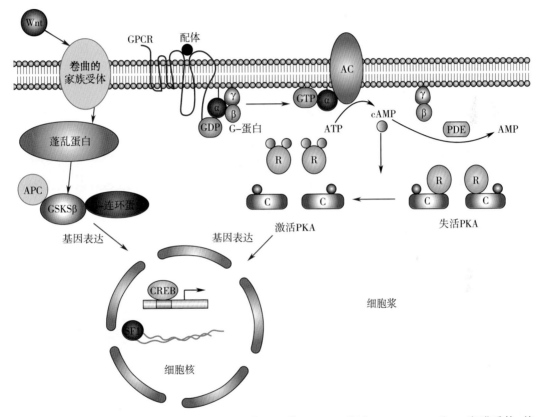

**图 3.1** 良性肾上腺皮质肿瘤的 cAMP 及 Wnt 信号通信。ACTH 激活 MC2R, MC2R 为 7- 穿膜受体,其可以通过 Gsa 亚单位(由 GNAS 编码)激活腺苷酸环化酶(AC)。这一步使 GDP 向 GTP 转换,从而将 ATP 变为 cAMP,进一步激活蛋白激酶 A(PKA)。PKA 是一个四聚体全酶,其由两个同二聚体或者异二聚体调节亚单位(R1α、R1β、R2α 及 R2β)和催化亚单位(Cα、Cβ、Cγ 及 PRKX)构成。cAMP 出现时分离,PKA 靶向磷酸化,进一步影响介导基因细胞生长分化及激素(如皮质醇)产生的基因。Wnt 配体激活一系列 Frizzle 家族受体,再进一步激活磷蛋白,抑制 β 联蛋白。核内 β 联蛋白的聚集导致一系列的重要基因的转录,如 WISP2、CTNNB1 及 GSK3B,这一现象可以在 BPMAH 及 PPNAD 中观察到。两个信号通路都共享对下游癌基因信号的激活通路,但是他们的影响却明显的不同,这取决于肾上腺皮质的病灶。AC,腺苷酸环化酶;C, PKA 催化亚单位;Camp,周期性 AMP;CREB,周期性 AMP 反应元件结合蛋白,一种转录因子;GPCR, G 蛋白耦联受体;Gsa, G 蛋白的刺激亚单位 α;GSK3β,糖元合成激酶 3β;PDE11A,磷酸二酯酶 11A;PKA, cAMP 依赖蛋白激酶;R,调节亚单位;SF1,类固醇合成因子 1;WNT,无翼型 MMTV 整合位点家族。Courtesy of Stratakis Laboratory, NICHD, NIH

A（PKA）。PKA 是由多个基因编码的两个同源或异源二聚体调控亚基（R1α、R1β、R2α 和 R2β）合成的四聚体和催化亚基（Cα、Cβ、Cγ 和 PRKX）共同组成的全酶[9]；在 cAMP 作用下，能使它们分解，从而使 PKA 靶标磷酸化，最终介导基因表达调控细胞生长、分化和分泌激素（例如皮质醇）。PKA 调节亚基的主要功能是当缺少 cAMP 时使催化亚基失活[9]。

在 cAMP 依赖性信号通路中，这些复杂步骤中任何的改变都可能发生 ACT（图 3.2）。在 MAS 患者中首先报道了 GNAS 的突变，然后在 CNC 患者中发现了 PKA 中 PRKAR1A 失活性突变。这些改变增加了 PKA 催化亚单位的作用，导致了信号通路的组成性激活（图 3.2）。然而，PKA 信号传导是抑制还是刺激细胞增殖，取决于其在细胞周期中的具体作用[10,11]。在某种程度上，PKA 在细胞生长控制的可变性，解释了为什么一些具有生化活性的 ACT 却很小并且临床上难以发现。

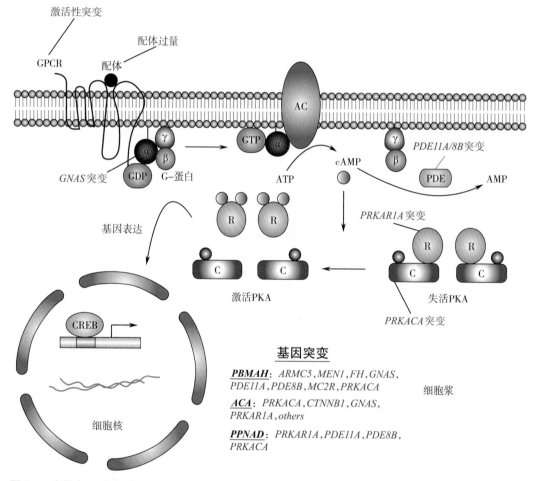

图 3.2　良性肾上腺皮质肿瘤的 cAMP 依赖信号通路异常。首先报道的是 MAS 患者中，可以发现 GNAS 的改变，接下来是 CNC 患者，PKA 的 PRKAR1A 灭活性突变。这就导致了 PKA 催化亚单位的升高，发生信号通路的构成性激活。AC，腺苷酸环化酶；C，PKA 催化亚单位；Camp，周期性 AMP；CNC，卡尼复合体；CREB，周期性 AMP 反应元件结合蛋白，一种转录因子；GPCR，G 蛋白耦联受体；Gsa，G 蛋白的刺激亚单位 α；MAS，McCunne-Albright 综合征；PDE11A，磷酸二酯酶 11A；PKA，cAMP 依赖蛋白激酶；R，调节亚单位。Courtesy of Stratakis Laboratory, NICHD, NIH

*Wnt* 信号传导由两个主要途径组成：β- 链蛋白依赖性的和 β- 链蛋白非依赖性的。*Wnt*/β- 链蛋白信号传导途径由一系列 Frizzled 家族受体（如 LRP6）和配体结合组成，能激活磷酸化蛋白从而抑制 β- 链蛋白磷酸化（图 3.1）。在 PBMAH 和 PPNAD 中，β- 链蛋白的核积累能导致重要基因如 *WISP2*、*CTNNB1* 和 *GSK3B* 的转录[12]。两种信号传导途径共享某些致癌信号的下游激活，但是根据肾上腺皮质病变的不同却导致了不同的影响[13]。这种差异的影响可解释为什么同一信号通路体细胞激活或失活突变却导致了不同类型的 ACT。

## 卡尼复合体

Carney 复合体（Carney complex，CNC）是一种多发性异质性肿瘤综合征，由于 *PRKAR1A*（17q22–24，CNC1）突变导致的常染色体显性遗传疾病，这是一种编码 PKA– R1α 亚单位的抑癌基因[14]。由于在染色体 2p16（CNC2）上存在还没有确认的基因改变，以及 *PRKAR1A* 的扩增，所以 CNC 并不常见。在 PKA 的 R1α 中存在超过一百个种系灭活性突变，并且扩展到整个编码序列，并通过无意或者移码的方式，产生一个不成熟的终止密码子，这种现象大概存在于 80% 的 CNC 患者中[15,16]。在 *PRKAR1A* 突变携带者中，CNC 患者年龄在 50 岁时，总体 CNC 外显率超过 95%。

CNC 的临床表现比较广泛。大概有 60% 的 PPNAD 患者主要表现为 CS。其他一些肿瘤包括心脏黏液瘤、色素沉着（着色斑病，蓝痣）、生长激素垂体腺瘤、睾丸良性大细胞钙化性支持细胞瘤（benign large cell calcifying sertoli cell tumor，LCCSCT）、良性甲状腺结节、分化型甲状腺癌和黑素细胞神经鞘瘤。外显子 3 框内缺失及

c.708+1G>T 突变，似乎赋予了 CNC 更为严重的表型，剪接变异体 c.709（–7-2）del6 及 c.1A>G/p.M1Vp 的交替变换导致了 CNC 的不完全外显[17]。与 *PRKAR1A* 比较，热点 c.491-492delTG 的突变最有可能与心脏黏液瘤、痣及甲状腺肿瘤相关。通常 Riα 突变蛋白的表达与 CNC 的严重性及进展性相关。相反，较晚发病的 CNC2，其心脏黏液瘤、神经鞘瘤、睾丸良性大细胞钙化性支持细胞瘤发生率更低。如果一个患者有 CNC 家族史，有一个或者更多的临床表现，基因检测将会帮助诊断。

一些 i-PPNAD 患者可能临床表现轻微，伴有或者不伴有色素沉着。这种 CNS 亚型通常在 8 岁之前诊断，可能由于 *PRKAR1A* 突变所致，特别是 c.709（–7-2）del6 或者 c.1A>G/p.M1V，大概 50% 的病例存在这样的情况。在后来的研究中发现 *PDE11A* 或者 *PDE8B* 的突变也参与其中。i-PPNAD 的诊断需要完全排除 CNC，并且密切监控 CNC 可能的症状，这些症状的出现有时间相关性。

## 1 型多发性内分泌瘤

1 型多发性内分泌瘤（multiple endocrine neoplasia Type 1，MEN-1）是一种常染色体显性遗传病，由于肿瘤抑制基因 *MEN1*（*menin*，11q13）的杂合灭活性种系突变导致[18]。出现不同年龄相关性的患者中，有 90% 发现突变。呈现三联征的表现：因甲状旁腺增生导致的原发性甲状旁腺亢进（95%）、垂体腺瘤（45%）及神经内分泌瘤（30%）。MEN-1 其他表现包括面部血管纤维瘤、胶原瘤、良性肿瘤及脑膜瘤。非功能性的 ACT 不常见[19]。Gatta-Cherifi 等发现有 20.4%（146/715）MEN-1 患者肾上腺肥大，主要为大结节性 ACT（10.1% 队列研

究）[20]。在功能性 ACT 中，主要为原发性醛固酮增多症及肾上腺库欣综合征[20,21]。

## 先天性肾上腺增生（Congenital Adrenal Hyperplasia，CAH）

先天性肾上腺增生（congenital adrenal hyperplasia，CAH）是一种常染色体遗传病，由于肾上腺皮质中许多酶的缺陷，导致皮质醇合成障碍。这些早期缺陷影响着肾上腺皮质的分化及分带。最为常见的是，超过 90% 病例为 21- 羟化酶的缺陷（CYP21A2），这是一个细胞色素 P450 家族酶[22]。存在有三种 21- 羟化酶的缺陷，包括耗盐型（最严重），简单男性化型及非经典型。

由于垂体促肾上腺皮质激素细胞分泌的 ACTH 代偿性增多，促进肾上腺组织的非克隆性增生，这是 CAH 患者易发生 ACT 的原因。这些病灶常为良性，包括肾上腺皮质腺瘤、髓质脂肪瘤和双侧肾上腺增生。有一项研究发现，与普通人群比较，肾上腺偶发 ACT 的患者杂合 CYP21A2 种系突变（Q318X 点突变及内含子 2 拼接突变）较高[23]。另外一项研究显示，CAH 患者中有更高的 ACT 发生率，纯合子大概为 82%，杂合子大概为 45%，并且与肿瘤大小及血清 17- 羟基黄体酮浓度无相关性[24]。在肾上腺偶发 ACT 患者中，CYP21A2 突变分析是诊断 CAH 最为可靠的方法[25]。因此，在 ACT 患者中检查是否为 CAH，应在所有年龄中进行，因为晚期发病非常少见。CAH 患者中 ACT 的详细分类见 11 章。

## 家族性腺瘤息肉病

家族性腺瘤息肉病（familial adenomatous polyposis，FAP）是一种由于肿瘤抑制基因 APC（5q22.2）缺陷，导致的常染色体显性遗传疾病。APC 蛋白在细胞内，对细胞的增殖、分化及染色体分离发挥重要的作用。APC（种系及体细胞突变共存）等位基因的灭活介导 Wnt /β- 联蛋白信号通路的激活，可导致肿瘤的形成。在普通人群中，FAP 发生率为 1/7500 例。FAP 的典型表现为在 10 岁到 30 岁之间发生癌前病变即结直肠巨大息肉。结肠外表现包括 ACT、乳头状甲状腺癌、脂肪瘤及胰腺癌。不同的 ACT 及增生与 FAP 相关，包括非功能性 ACA、ACC 及 PBMAH，尽管少见，但报道已经确认存在 APC 种系及体细胞突变[26]。与普通人群相比，FAP 患者发生 ACT 的风险增加了 2~4 倍[27,28]。

## 遗传性平滑肌瘤病及肾细胞癌

遗传性平滑肌瘤病及肾细胞癌（hereditary leiomyomatosis and renal cell cancer，HLRCC）是一种常染色体显性遗传病，主要由于肿瘤抑制基因富马酶（FH，1q42.3-43）灭活性突变导致。等位基因 FH 的灭活，导致缺氧诱导因子 1（HIFI）通路的激活，进一步发生糖酵解活性的改变，新生血管的形成及肿瘤组织凋亡的下调，从而形成肿瘤。这些改变容易导致遗传性平滑肌瘤、肾癌及 ACT 发生，ACT 的发生率大概为 8%，包括 PBMAH 或者孤立的肾上腺结节[29]。FH 的杂合缺失仅仅与 HLRCC 患者中 PBMAH 相关[29]。FH 作为家族性或者散发性 PBMAH 的候选基因似乎是合理的，进一步扩展了家族性 ACT 的基因谱。

## 卡尼 - 斯特拉塔基斯综合征

卡尼 - 斯特拉塔基斯综合征（Carney-Stratakis syndrome，CSS）是一常染色体显性遗传疾病，但表现为不完全的外显性。

倾向发生胃肠道间质瘤（GIST）、肺软骨瘤（PGL）和肾上腺皮质肿瘤（ACT）[30]。通常情况表现为胃肠道间质瘤及副神经节瘤二元症状。*SDHB*（1p36）、*SDHC*（1q21）和 *SDHD*（11q23）种系的突变被认为参与了 CSS 发病，这些基因的突变与 PGL 及嗜铬细胞瘤相关，但与家族性 GIST 或者肾上腺皮质肿瘤（ACT）无相关。CSS 更倾向于发生良性肾上腺皮质肿瘤（ACT），包括 PBMAH，但相对比较罕见。

## 卡尼三联征

卡尼三联征（Carney triad, CT）呈现散发性，以女性发病为主。易在多种器官中发生错构瘤（肺软骨瘤、皮肤色素沉着及其他皮肤病灶）、胃肠道间质瘤（GIST）、肉瘤、副神经节瘤（PGL）、食管平滑肌瘤及 ACA。CT 是一种仅知的特殊肾上腺疾病，表现为肾上腺皮质及髓质受累，如 PBMAH 或者 ACA 和嗜铬细胞瘤或者 PGL 共存[31]。到现在卡尼三联征的遗传学仍不清楚，然而已知与 *KIT* 或者 *PDGFRA* 的激活突变无相关性[32]。一项有关 63 例无相关性的卡尼三联征患者的研究，6 例（9.5%）患者出现种系 *SDHA*、*SDHB*，或者 *SDHC* 突变，包括染色体短臂（1p）及长臂（1q）的缺失[33]。与 CSS 不同的是，CT 患者在 *SDHC* 基因座存在反复异常的 DNA 甲基化，导致 *SDHC* 在 mRNA 表达下降，并且与 SDHC 亚单位在蛋白水平的缺失共存[34]。因为大部分卡尼三联征患者都有未知的基因缺陷，有必要进行 *SDHA*，*SDHB* 或者 *SDHC* 的检测，对于携带者可能发生孤立性肾上腺疾病或者偶发其他肿瘤。因此，在少数病例中，卡尼三联征可被视为 CSS 的等位基因；然而在大部分病例中，*SDHC* 基因的表观遗传性灭活是肿瘤形成的合理机制。

## 家族性醛固酮增多症

家族性醛固酮增多症（familial aldosteronism, FH）一种常染色体遗传疾病，大概影响到 2% 的 PA 患者。FH 可分为三种类型。1 型（也称为糖皮质激素介导的醛固酮增多症；GRA）是一种常染色体显性遗传，以 *CYP11B2* 和 *CYP11B1*（8q24.3）的嵌合融合为特征，为 ACTH 调控下的醛固酮合成杂合基因，而与肾素血管紧张素系统无相关性[35]。进一步产生醛固酮及混合类固醇的升高效应，这一效应可以被地塞米松抑制。混合类固醇包括 18- 氧化皮质醇、18- 羟基皮质醇。然而存在明显的表型差异及生化异质性，甚至某些患者永远不会发生高血压。GRA 中也可能发现良性 ACT[36]。对于血浆肾素受到抑制，有 PA 家族史，由于颅内动脉瘤或者出血性脑卒中发生脑出血的年轻患者（小于 40 岁），年轻时出现高血压（小于 20 岁）的患者，要考虑 GRA 的可能性。2 型（7p22）主要影响成年人，是一种由于肾上腺皮质增生，醛固酮分泌腺瘤（APA），或者两者都有而导致的醛固酮增多症。糖皮质激素治疗无效[37,38]。3 型发病更早，在儿童时间出现严重的高血压及代谢紊乱，主要由于 *KCNJ5*（11q2）的杂合突变[39]。

# 肾上腺肿瘤的基因异常

## 肾上腺皮质腺瘤

肾上腺皮质腺瘤（adrenocortical adenomas, ACA）在良性肾上腺皮质肿瘤（ACT）中最为常见，且可分为功能性或非功能性。将近 10% 的肾上腺皮质腺瘤是功能性的，其中又可区分为肾上腺醛固酮腺瘤（aldosterone producing adenomas，APA）和肾上腺皮质醇腺瘤（cortisol producing adenomas，CPA）。大约 5% 的 ACA 患者是因为其他非肾上腺疾病在行影像学检查时意外发现。大部分的 ACA 体积较小（<5cm），界限分明，实质肿瘤因为富含有脂质，所以看起来会呈现亮黄色。ACT 中的一个亚型常见于老年人、高血压或者糖尿病患者，这类 ACT 可能会呈现多病灶性的、或者是双侧结节，可以利用这样的特性跟其他型的 ACA 作区分。因此，同时利用临床、生化检查、影像学检查，对诊断的患者进一步分类，属于哪一个类型的 ACA 很重要。

约 25%~50% 的 ACA 会活化 Wnt/β- 联蛋白信号传导通路，且大部分的患者是因为 CTNNB1（3p22.1）的突变造成的。在一些女性 APA 患者中，特别是孕妇中可发现在磷酸化的位点（p.S33C、p.S45F 和 p.G34C）有低表达，同时异常的黄体生成素 - 绒毛膜促性腺激素（LH-CGR）受体及促性腺激素释放激素受体（GNRHR）高表达，而这可验证为 CTNNB1 失功能性突变。APA 容易影响停经前的女性和超过 50 岁的男性。男性容易发生体积较大的 ACA，可能是因为肾上腺的类固醇激素，以一种不清楚的机制刺激性生长造成的。23% 的 ACA 可看到体细胞等位基因 PRKAR1A 的缺失，导致 PKA 活性的降低[40]。而且，从体内刺激试验也常可以检测到异常的 GPCRs[41]。

KCNJ5（11q24.3）基因的体细胞突变出现在大部分 APA 患者中，约占 30%~65%[42]。这个基因负责钾离子通道（Kir3.4）的编码，而且位于球状带中，位于束状带的外层。在选择性滤器及第二穿膜（TM）结构域上的高保守区（甘氨酸 - 酪氨酸 - 甘氨酸，GYG），超过 90% 的肿瘤可以看见两个体细胞突变热点，分别为 p.G151R 和 p.L168R。Zilbermint 等发现

约 39.3% 的 APA 患者在整个 ARMC5 基因中有遗传性突变。有趣的是，所有突变的 APA 影响非裔美国人后代，这可以解释为什么非裔人群容易发生 PA。除了种系遗传性突变外，ARMC5 的体细胞突变也介导了多克隆性结节肿瘤的形成[43]。这个发现显示 ARMC5 基因在 APA 以及其他 ACT 的发展中扮演重要的角色，且可能代表 FH 的一个新的亚型。

还有其他基因和 APA 相关联。ATP1A1（1p13.1）编码的 Na+/K+ ATPase 的 α1 亚单位，此基因在肾上腺皮质和球状带呈现高表达。大约 8%APA 患者，发现有两个体细胞的替代基因（p.L104R，p.V332G）和一个 ATP1A1（p.F100_L104）的缺失，这种突变在男性患者中更为常见[44,45]。ATP2B3 基因（Xq28）编码钙离子转运体 ATPase 3，且在肾上腺皮质呈现高表达。框内缺失（在 L424 和 V429 氨基酸之间）大约占 APA 的 1.5%，且在女性患者会有较严重的表型[44,45]。另外，一些影响钙离子通道的基因，包括 CACNA1D（3p14.3），也和 APA 有关。此基因编码 L 型电压钙通道 Cav1.3 的 α1 亚单位。CACNA1D 体细胞突变（p.G403R and p.I770M）和自发的种系（p.G403R and p.I770M）突变大约占 3%~11% 的 APA 患者[46]。与由于 KCNJ5 突变导致的 APA 所不一样的是，CACNA1D 突变共存于球状带及束状带中，且较常见于男性。另外一个种系突变（p.M1549V）基因是 CACNA1D（16p13.3），编码 L 型电压钙通道 Cav1.3 的 α1 亚单位，此基因发现存在于早期发病的 PA 患者中，且可能代表 FH 的一个新亚型[47]。

CPA 是 ACA 的一个良性子类，会导致肾上腺库欣综合征。在 cAMP 依赖信号传导通路中基因异常与 CPA 有关。包括 PRKACA（c.617A>G/p.L206R）的体细胞突变，发生率约为 42%[48-50]。PRKACA

的序列缺陷更常发生于 CS 明显的年轻患者中，被认为在肿瘤的形成过程中扮演驱动突变的角色[51]。5%~17%CPA 患者有 *GNAS* 的体细胞突变[52]。23%CPA 患者发生 *PRKAR1A* 等位基因的缺失；这些肿瘤相对较小，在地塞米松抑制试验中，尿皮质醇水平反而升高[40]。主要由于 ACT 患者糖皮质激素受体表达增加所致[53]，而且常见于 c-PPNAD 患者中。有报道发现 *Wnt* 信号的缺失存在于 CPA 患者中，大约 23% 的病例出现 *CTNNB1*（p.S45P，p.S45F）[54]。发生在肾上腺皮质肿瘤生成中的其他分子事件，在 CPA 中也能看见。有一项报道发现，与周围非肿瘤性正常肾上腺组织相比，由于存在 Diminuto/Dwarf1（hDiminuto）的人类同源基因，CPA 患者中会过度表达 MC2R[55]。这一基因与类固醇合成及细胞的延长相关。然而，仍然有许多导致 CPA 形成的基因缺陷没有被发现。

## cAMP 依赖的信号传导通路基因异常

### 原发性大结节性双侧肾上腺皮质增生

原发性大结节性双侧肾上腺皮质增生（primary bilateral macronodular adrenocortical hyperplasia，PBMAH）是一种异质性良性疾病，其特征取决于激素的分泌、肿瘤的大小、结节和脂褐素，脂褐素可决定色素的沉着[56]。PBMAH 常和多年的亚临床库欣综合征有关，在所有内生性库欣综合征中比例不足 2%。在 PBMAH 中可看到各种生化变化，包括明显的库欣综合征，同时分泌醛固酮和皮质醇（或者是类固醇的前体，雌激素），也或者只是分泌醛固酮[26,57]。皮质醇的分泌可能受未突变的异常受体的调节，包括胃肠肽、血管加压素、5-羟色胺、儿茶酚胺、黄体生成素、自分泌和旁分泌的

ACTH[58,59]。虽然它们扮演的角色还不清楚，但这些受体是普遍存在于 PBMAH 中的[60]。相反的，突变的 *MC2R* 基因被发现存在于一些孤立的 PBMAH 病例中[61]。在 PBMAH 中 MC2R 和类固醇合成酶常常是减少的，这可部分解释代偿性机制造成的巨大肾上腺。

超过一半的散发性及家族性 PBMAH 患者有肿瘤抑制基因 *ARMC5* 突变，两者都携带的等位基因都带有一个种系突变及一个体细胞突变[62-64]。例如在 APA 患者中，一个二次体细胞突变，同时合并有 *ARMC5* 种系突变才能导致肿瘤生成，发生多克隆性结节。这种二次体细胞突变要么是 16p 杂合性缺失，要么是在编码区域的体细胞突变[43]。最常见在种系或者体细胞的突变包括移码、终止密码子、错义或者缺失。*ARMC5* 的基因变异并不少见。有一则报道，在 PBMAH 中的 16 个 ACT 患者，每个患者除了种系突变外，还伴有第二个新的、独有的和完全不活化的 *ARMC5* 缺陷（图 3.3）[43]。如果患者有 *ARMC5* 突变，则容易有较大的增生，形成结节及发生严重的皮质醇增多症的可能性增加，很可能由于肿瘤失去凋亡机制[65]。

其他 PBMAH 基因异常前面已经描述过，例如 *GNAS* 的密码子 Arg（201）活化突变，一种组氨酸或丝氨酸的替换，不表现为 MAS 的特征[26,52]；在一位有家族史的 PBMAH 患者发现 p.R867G *PDE11A* 基因变异[26]；还有前面所描述的 *FH*、*MEN1* 和 *APC* 种系突变[26,52]。在大部分的 PBMAH 患者中，存在 PKA 的催化亚单位过度表达，特别是在结节较小且没有 *PRKAR1A* 突变的情况下，因此认为这种激酶在肿瘤生成过程中发挥重要作用[66]。相反，有一报道发现，在一个 PBMAH 家族中，*PRKACA* 种系复制性变异，会导致拷贝数目的异常[48]。

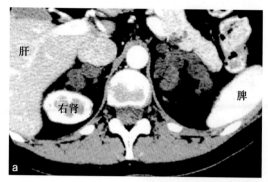
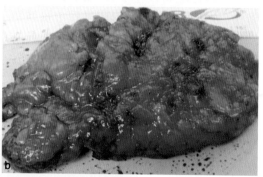
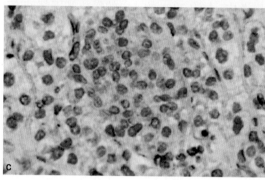

图 3.3　PBMAH 患者左侧肾上腺 CT 成像（a），大体标本（b），ARMC5 免疫组化染色（c）。
（From Correa et al.[43], with permission）

　　PBMAH 中较大的 ACT，逐渐累积基因和转录的异常。PBMAH 从较小的病变进展到较大的病变和染色体 20q13 和 14q23 有关[67]。然而 PBMAH 中 *WISP2*、*BCL2*、*E2F1*、*EGF*、*c-KIT*、*MYB*、*PRKACA* 和 *CTNNB1* 的过度表达，影响各种异常癌基因通路，导致结节多克隆性生长[67]。再者，一篇最近的报道提示，PBMAH 表现为染色质 *DOT1L* 和 *HDAC9* 的下调，这些基因参与调节基因转录和细胞增殖[49]。总之，PBMAH 的临床特征和基因异常表现为异质性，这需要我们进一步的研究其生成的分子机制。

**磷酸二酯酶的改变（PDE）**

　　磷酸二酯酶是通过将 cAMP（PDE 异构体 4、7 和 8）及 cGMP（PDE 异构体 5、6 和 9）分别水解为 AMP 及 GMP 发挥作用的酶[68,69]。磷酸二酯酶有超过 100 个的异构体，来源 21 个基因，这些基因分成 11 个基因家族[68,69]。肾上腺皮质表达磷酸二酯酶异构体。PDE2A 是肾上腺异构体的主要形式，参与下调球状带细胞的醛固酮分泌机制，并上调由 ACTH 诱导的束状带中细胞内 cAMP 的水平[70]。尽管发现 *CTNNB1* 突变的 ACT 中 PDE2A 升高[71]，而且 PPNAD 中也存在 *CTNNB1* 体细胞突变[72,73]，但是到现在还没有报道显示 PDE2 与肾上腺皮质病灶有关。

　　最重要的是 *PDE8B* 和 *PDE11A* 参与了 ACT 的形成。PDE8 包括 *PDE8A* 和 *PDE8B* 两个基因，编码两个与 cAMP 的降解密切相关的高特异性的酶[74]。通过负调节机制，这些异构体在肾上腺、卵巢及睾丸的类固醇生成过程中扮演着重要的作用[74,75]。在一个 2 岁 iMAD 女孩中发现，由于一个新的错义突变（c.914A>C, p.P305H）导致的 *PDE8B*（5q14.1）灭活性突变，她的父亲是携带有同样的基因缺陷的亚临床患者[76]。遗传形式中也可见有关磷酸二酯酶的其他改变[77,78]。在 PBMAH, PPNAD 及功能性或者非功能性 ACA 中，也发现了很多 PDE8B 的变化[79]。高多态性的 PDE11A（2q31.2）编码一个双特异性的磷酸二酯酶，可以对 cAMP 及 cGMP 降解[74]。Horvath 等报道 PPNAD 患者中，存在三个 PDE11A 的灭活性突变。另外一些研究，在 ACT、增生及普通人群中，分别在每一组检测 PDE 的变化情况，发现 ACT 及普通人群组中存在更多的 PDE11A（p.R804H 和 p.R867G）错义突变，而在增生组中发生率较低（1.6%；$X_2$=14.62，$P<0.0001$）[78]。在 PRKAR1A 突变导致的 CNC 中，可以发现更多的 PDE11A 变化，具有很高的 LCCSCT 发生率[80]。部分灭活的 PDE 导致 ACT 发生的机制大部分还不清楚。总之，PDE8B 和 PDE11A 基因的变异可能是低外显性的（与普通人群比较），可能参与了 ACT 的发生。

### McCune–Albright 综合征

McCune-Albright 综合征（McCune-Albright syndrome, MAS）是一种表现多样，受累器官中正常细胞和突变细胞呈现马赛克样分布的疾病。可以导致多发性或单发骨纤维结构不良、皮肤色素沉着、外周性性早熟及过度活跃的病理性内分泌改变。在 ACT 及增生的患者中，第一个报道 cAMP 依赖信号通路发生改变的是 MAS。受累的个体在儿童时期就会发生肾上腺结节性增生，极易发生库欣综合征，而且两种病理状态并存，即弥漫性结节性增生（PBAD，是 PBMAH 的一种），同时合并在增生球状带发生皮质明显的萎缩[81]。基因的缺陷表现为 GNAS 中发生后合子功能获得性点突变，存在于 Gsα 亚单位的 8 个外显子里面，导致构成性 AC 激活[82]。

MAS 的临床表现有很高的多样性，取决于体细胞马赛克样突变对组织的影响。MAS 患者可能也表现为在任何年龄的非功能性 ACA[83]。

### 孤立小结节肾上腺皮质疾病

孤立小结节肾上腺皮质疾病（isolated micronodular adrenocortical Disease, iMAD）是一比较罕见的肾上腺疾病，早期出现为多发的小暗黄色结节，结节周围为均匀的皮质结构。iMAD 表现的中度皮质增生，大部为非色素性结节。遗传学基因主要与 PRKAR1A, PDE11A, PDE8B 突变相关，或者伴有 PRKACA 的种系复制。据报道，第一种灭活性突变发生在 PDE8B，这是一种错义突变（c.914A>C, p.P305H），这例病例为 2 岁的 iMAD 儿童，她父亲是同样基因缺陷的亚临床患者[76]。在 Liddle 试验（1mg/ 一整晚，低或者高剂量的地塞米松试验）中发现，iMAD 可能与反常的糖皮质激素升高有关，在 PPNAD 患者中也能观察到[84]。

## 良性肾上腺皮质肿瘤患者的基因检测

基因学领域的发展，为筛查（adrenocortical tumors, ACT）及肾上腺皮质增生的患者提供了一个重要的临床工具。导致产生 ACT 的突变基因，现在还没有规范的基因检测，也没有针对 ACT 患者或者携带者的诊疗指南，但是临床医生及基因咨询师，可以帮助患者了解基因在病情变化中扮演着重要的作用。这一点在临床实践中非常重要，现在越来越多的患者，是通过对导致 ACT 的突变基因的检测，而不是病理来诊断。在未来我们还需要进一步探索的有：其不确定性的预后、发病率、死亡率、基因筛查阳性者对个体及家庭的影响。

部分良性 ACT 伴随着严重的并发症。其心血管疾病风险的增加降低了患者的生活质量。对这些已经受影响的患者进行筛查并进行早期干预非常有益。对于高危个体,这种筛查可以从婴儿期开始,特别是伴有心脏黏液瘤的 CNS,或者是来源于 MAS 的 iMAD。因此,一个成功的患者筛查及咨询模式,包含患者对自身疾病的评估与态度,强调基因筛查的风险与益处,并提供心理干预及帮助[85]。肾上腺皮质疾病的患者在基因咨询过程中,最重要的方面是关于良性及恶性的决策与沟通[85]。一个好的基因咨询模式还涉及患者的病史,至少四代人的家族史(详细的家谱),由经验丰富的基因咨询师执行的,对遗传状况的分析讲解,并讨论预防及筛查方案。

有几种遗传模式导致良性 ACT 的形成(见表 3.1 及表 3.2)。SDH 亚单位复合体的突变,以一种呈年龄相关性的不全显性的方式遗传。SDHD 显示为亲代遗传,母系印迹。ARMC5 突变,发生在伴有 CA 或者 PA(primary aldosteronism,PA)的 PBMAH 大部分患者中,特别是美国非裔人群中。ARMC5 的家族筛查,应该早期进行,并在突变携带者中进行随访,同时联合与 ACT 及肾上腺增生相关的基因筛查。由于临床表型的重叠,所以在选择候选基因时存在一定的复杂性,要么是单基因检测,或者是基因面板的检测,特别是那些无症状特征的患者需要仔细考虑。现在有很多的测序技术,如下一代的测序或者传统的 Sanger 测序,分析大结构缺陷如基因缺失、转位、倒置,应该考虑传统检测可能会遗漏。需要注意的是,很多 CNC 患者可能存在 PRKAR1A 单一性缺陷,而 Sanger 测序却未能检测到基因组缺陷。在这种情况下,基于阵列的研究对于确诊非常重要[86]。因此,当检测结果为阴性时,临床医生需要在排除这些疾病之前,听取基因检测专家意见。

很多因素影响 ACT 的基因型与表型之间的关系。这些因素不仅仅局限于 ACT 的发生、激素变化及性别相关的差异。在 PRKAR1A 和 PDE11A 突变的病例中,肾上腺皮质组织中正常等位基因的缺失也影响着表型[78]。而且 PDE11A 是 ACT 外显倾向基因中的一个,在总人群中也非常常见[78]。尽管基因型及表型相关性,常常为时间不可预知性,但是提供特异性的筛选及咨询,能够减少患者对疾病不可预知性的焦虑,减少遗传歧视,并保证对疾病的适当的监控。

因为这类遗传性肿瘤对两性的生殖年龄产生影响,所以出现了各种处理措施,包括在胎儿期绒毛绒膜采样、羊膜腔穿刺、终止妊娠、在体外受精中的胚胎植入前基因诊断。一项研究显示,SDHx 的突变的携带状态,不影响年轻夫妻在未来的生育能力[85]。对于这些患者及他们的家族来说,医生做出决策还是有一定的复杂性,因为要兼顾医学及心理综合因素。

当在处理一例 ACT 的年轻患者时,无论家族史如何,都要考虑基因筛查。很多的情况是,那些携带者(ARMC5 及 PBMAH 突变)只有很低的外显性及轻度的相关性,可能还没有被影响。因此那些轻度的已知携带者,建议行基因学咨询。然而,临床医生应该牢记,这些偶然发现的散发 ACT 患者也可能伴有基因突变,如果患者的临床表型符合,则应降低基因检测的门槛。因此一个内科医生必须密切观察基因检测阳性患者,这些患者常常内科检查以及生化检查是正常的,但早期发现这种疾病利于获得更好的预后。进一步评价应基于患者基因突变类型,肿瘤分期以及患者的临床表现。

表 3.2　与良性 ACT 相关的家族性综合征

| 家族性综合征 | 基因（位置） | 遗传形式 | 主要特征 |
|---|---|---|---|
| Carney 复合体 | PRKAR1A（17q22–24, CNC1 位置）PRKACB（2q16, CNC2 位置） | 常染色体显性（AD） | PPNAD<br>心脏黏液瘤<br>皮肤色素沉着（着色斑病，蓝痣）<br>生长激素垂体腺瘤<br>LCCSCT<br>良性甲状腺结节，分化的甲状腺瘤<br>黑素细胞神经鞘瘤<br>ACT 或者少见 ACC |
| 多发性内分泌腺瘤 1 型（MEN1） | MEN1（11q13） | 常染色体显性（AD） | 原发性甲状旁腺瘤<br>垂体腺瘤<br>神经内分泌瘤 |
| 先天性肾上腺增生 | CYP21A2（6p21.3）CYP11B1（8q24）CYP17A1（10q24.32） | 常染色体隐性（AR） | 经典 CAH：耗盐型（常常严重），简单男性性征化<br>非经典型（发病较迟）<br>其他（参考第 11 章） |
| 家族腺瘤性息肉病 | APC（5q22.2） | 常染色体显性（AD） | 在 10 岁到 30 岁之间发生的巨大结直肠息肉癌前病变<br>ACT, ACC<br>乳头状甲状腺癌<br>脂肪瘤<br>腺瘤癌 |
| 遗传性平滑肌瘤病及肾细胞癌 | FH（1q42.3–43） | 常染色体显性（AD） | 遗传性平滑肌瘤病<br>肾细胞癌<br>ACT |

续表

| 家族性综合征 | 基因（位置） | 遗传形式 | 主要特征 |
|---|---|---|---|
| Carney-stratakis 综合征 | *SDHB*（1p36）<br>*SDHC*（1q21）<br>*SDHD*（11q23） | 常染色体显性（AD） | 胃肠道间质瘤（GIST）<br>副神经节瘤（肾上腺外）<br>ACT |
| Carney 三联征 | 未知基因缺陷 | 散发 | 肺软骨瘤<br>皮肤色素沉着<br>胃肠道间质瘤（GIST）<br>肉瘤<br>遗传性副神经节瘤（PGL）<br>食管平滑肌瘤<br>ACT |
| 家族性醛固酮增多症 | 1 型（GRA）：*CYP11B2* 和 *YP11B1*（8q24.3）嵌合型融合<br>2 型：7p22<br>3 型：杂合型突变 *KCNJ5*（11q2） | 常染色体显性（AD） | 1 型：表型明显的患者早期出现严重的高血压，并存在不同的生化表现。部分患者永远无高血压表现。对于早期出现的高血压（小于 20 岁），血浆肾素活性受到抑制，有 PA 家族史，或者由于颅内动脉瘤或者出血性卒中导致的早期脑出血（小于 40 岁）应考虑为 1 型<br>2 型：主要影响成人。由于肾上腺皮质增生或者醛固酮性腺瘤，或者两者兼有所导致的高醛固酮增多症。对糖皮质激素治疗无效<br>3 型：儿童时期发病，伴有严重的高血压和代谢紊乱 |

ACC，肾上腺皮质癌；ACT，肾上腺皮质肿瘤；AD，常染色体显性；AR，常染色体隐性；*APC*，腺瘤性息肉基因；c-PPNAD，CNC 相关的 PPNAD；CNC，carney 复合体；FAP，家族性腺瘤性息肉；FDCS，食物信赖性库欣综合征；GIST，胃肠道间质瘤；GNAS，编码激活的 G 蛋白 α 亚单位（Gsa）；GPCR，G 蛋白偶联受体；GRA，糖皮质激素治疗有效的醛固酮增多症；HLRCS，遗传性平滑肌瘤及肾细胞瘤综合征；i-MAD，孤立小结节 PPNAD；i-PPNAD，孤立 PPNAD；LCCSCT，良性大细胞钙化性支持细胞瘤；MAS，McCune-Albright 综合征；MEN1，1 型多发性内分泌瘤；PBAD，原发性双结节状肾上腺皮质增生；PBMAH，原发性双侧大结节肾上腺皮质增生；*PDE8B*，磷酸二酯酶 8B 基因；*PDE11A*，磷酸二酯酶 11A 基因；PGL，副神经节瘤；PPNAD，原发性色素沉着性小结节肾上腺皮质病；PRKAR1A，蛋白激酶，camp 依赖性，调节性，1 型，α 基因

表 3.3 良性肾上腺肿瘤的外科治疗及围术期的糖皮质激素替代治疗

| 肾上腺皮质病灶 | 外科方法 | 围术期的糖皮质激素治疗 |
| --- | --- | --- |
| • CPA<br>• APA（同时分泌糖皮质激素，或者影像学上可见对侧肾上腺萎缩） | • 单侧肾上腺切除 | • 能够认为肾上腺功能不全（AI）<br>• 术中静脉给予氢化可的松（HC）50mg，然后的 24 小时中，每 8 小时给予 25mg<br>• 术后第 2 天，HC 减量至 25mg，每 12 小时用一次<br>• 如果患者状况良好，耐受口服给药，则改成糖皮质激素口服治疗：$10\sim12mg/m^2$ |
| • PPNAD | • 双侧肾上腺切除（BA） | • 早期进行<br>• 如果单侧肾上腺切除，围术期可能不需要使用糖皮质激素。计划与术后早晨行 ACTH 刺激试验 |
| • PBMAH<br>• FDCS<br>• iMAD<br>• PBAD<br>• 双侧肾上腺病灶 | • BA 或单侧肾上腺切除<br>• 18F-FDG PET/CT 或者 AVS 可能帮助定位病灶侧 | • 如果行双侧肾上腺切除，或者对侧肾上腺影像学显示萎缩，并假定有肾上腺功能不全（AI），则早期治疗，方案同前。需要注意对侧肾上腺大小与 AI 无相关性<br>• 如果 18F-FDG PET/CT 已经定位到一侧肾上腺，并将要行单侧肾上腺切除。早期开始在围术期行糖皮质激素治疗，并计划于接下来的早晨行 ACTH 刺激试验<br>• 如果 18F-FDG PET/CT 定位到双侧肾上腺（任何一侧都没有明显的信号），并将行双侧肾上腺切除。围术期早期应用糖皮质激素 |

AI，肾上腺功能不全；ACTH，促肾上腺皮质激素；APA，分泌醛固酮腺瘤；AVS，肾上腺静脉取样；BA，双侧肾上腺切除；CPA，分泌皮质醇腺瘤；FDCS，食物依赖性库欣综合征；HC，氢化可的松；i-MAD，孤立小结节肾上腺皮质病；PPNAD，原发性色素沉着性小结节肾上腺疾病；PBAD，原发性双态肾上腺皮质病；PBMAH，原发性双侧大结节肾上腺皮质增生

# 良性 ACT 和增生的治疗

我们对 ACT 的诊断和治疗的认识正在不断的提高。ACT 形成的基因分子缺陷，如 cAMP 及 *Wnt* 信号通路的分子缺陷，可能成为抑制剂作用的潜在靶点。例如针对 MC2R 及 PKA 靶点的新药，但还需要进一步临床前及临床研究[87, 88]。

是否考虑行外科手术治疗取决于病灶的特点。在 PBMAH、亚临床皮质醇增多症或者中度皮质醇分泌的患者中，如果其尿游离皮质醇浓度低于最高水平的三倍，而且是一侧肾上腺主导的病变，则选择腹腔镜下单侧巨大肾上腺腺体（肿瘤病灶）切除，这有利于病情的缓解[89]。肾上腺手术的切除需要一个经常丰富的外科医生，因为 PBMAH 患者可能发生肾上腺切除不彻底，因为腺体较大，而且伴有多结节，腺体可能延伸到肾脏中极以下。术后肾上腺功

能不全（AI），是由于对侧肾上腺分泌皮质醇能力被抑制；因此术后要对 AI 的发生进行仔细评估，在围术期使用糖皮质激素替代治疗（表 3.3）。在一些仅表现为 PA 的 PBMAH 患者中，术前就应对其亚临床皮质醇增多症进行评估，因为一个未被诊断的亚临床库欣综合征，手术切除一侧后，对侧肾上腺功能处于抑制状态，可能会在围术期出现肾上腺功能不全，如果不治疗甚至会发生肾上腺危象。因此，对于下面这些患者，如 PBMAH，其他 ACT，特别是临床或者亚临床的库欣综合征，必须进行术前的生化检查，最好是有经验的内分泌医生来评估，这样可以减低肾上腺功能不全或者肾上腺危象带来的并发症及死亡率。由于腹腔镜肾上腺切除被视为一个轻到中度的外科应激，典型病例（非 AI）的皮质醇会反应性增加 25~75mg。一个安全的方案是在术中使用 50mg 的氢化可的松，然后在接下来的 24 小时中，每 8 小时静脉内给予 25mg（见表 3.3）。与 PBMAH 不同的是，iMAD 及 PPNAD 的治疗标准还是双侧肾上腺切除。在 PPNAD 患者中，影像学不能肯定的巨大肾上腺，如果行单侧肾上腺切除，术后库欣综合征的缓解率还是比较低[90]。对于其他的病灶，如 CAP 及 APA，单侧肾上腺切除还是治疗的标准。如果是 CAP，或者是伴随皮质醇激素共分泌的 APA，在围术期需要使用糖皮质激素替代治疗。

肾上腺病变是单侧或者是双侧的评估还存在一些缺陷。这就要求临床医生在行肾上腺静脉采血（adrenal venous sampling，AVS）之前，排除在 APA 背景下伴随的自体皮质醇分泌影响，避免对病灶侧的肾上腺及病灶进行错误的分类[91]。对于在双侧肾上腺存在病灶的背景下，诊断哪一侧为功能性的肿瘤很困难。18F-FDG PET/CT 作为一个无创诊断工具，对目标组织的代谢特征分析后，获得具体的定量参数，应用于双侧肾上腺病灶中功能侧肿瘤的确认。一项研究报道，使用 18F-FDG PET/CT 对 CPA 进行定位时，最大标准摄取值（SUV max）5.33 的敏感性及特异性分别为 50.0% 及 81.8%[92]。还有其他的一些研究评价 AVS 定位肾上腺皮质病灶的效率，如在 APA 及 CPA 中，应用质谱（LC-MS/MS）分析类固醇基本特征来评价[93]。使用 18F-FDG PET/CT 或者 AVS 来定位哪一侧为肾上腺皮质的病灶，应该具有光明的前景。

## 总结

识别导致良性 ACT 形成的许多基因的改变，促进我们理解肾上腺皮质的发生及发病。cAMP 基因及 *Wnt* 信号通路的改变，与肾上腺皮质细胞的增殖相关，为新的药物治疗提供潜在的方向。然而广泛的临床与分子学研究正在进行中，我们需要进一步理解基因型 - 表型 - 生化变化之间关系，关注基因筛查咨询对患者及他们家族的影响。

（李香莹　译，谢建军　校）

## 参考文献

1. Bimpaki EI, Nesterova M, Stratakis CA. Abnormalities of cAMP signaling are present in adrenocortical lesions associated with ACTH-independent Cushing syndrome despite the absence of mutations in known genes. Eur J Endocrinol. 2009;161(1):153-61.
2. Horvath A, Stratakis CA. Unraveling the molecular basis of micronodular adrenal hyperplasia. Curr Opin Endocrinol Diabetes Obes. 2008;15(3):227-33.
3. Stratakis CA, Boikos SA. Genetics of adrenal tumors associated with Cushing's syndrome: a new classification for bilateral adrenocortical hyperplasias. Nat Clin Pract Endocrinol Metab. 2007;3(11):748-57.

4. Saeger W, Reinhard K, Reinhard C. Hyperplastic and tumorous lesions of the adrenals in an unselected autopsy series. Endocr Pathol. 1998;9(3):235–9.

5. Lodish M, Stratakis CA. A genetic and molecular update on adrenocortical causes of Cushing syndrome. Nat Rev Endocrinol. 2016;12(5):255–62.

6. Kirschner MA, Powell Jr RD, Lipsett MB. Cushing's syndrome: nodular cortical hyperplasia of adrenal glands with clinical and pathological features suggesting adrenocortical tumor. J Clin Endocrinol Metab. 1964;24:947–55.

7. Louiset E, Duparc C, Young J, Renouf S, Tetsi Nomigni M, Boutelet I, et al. Intraadrenal corticotropin in bilateral macronodular adrenal hyperplasia. N Engl J Med. 2013;369(22):2115–25.

8. Lefebvre H, Duparc C, Chartrel N, Jegou S, Pellerin A, Laquerriere A, et al. Intraadrenal adrenocorticotropin production in a case of bilateral macronodular adrenal hyperplasia causing Cushing's syndrome. J Clin Endocrinol Metab. 2003;88(7):3035–42.

9. Taylor SS, Ilouz R, Zhang P, Kornev AP. Assembly of allosteric macromolecular switches: lessons from PKA. Nat Rev Mol Cell Biol. 2012;13(10):646–58.

10. Robinson-White A, Meoli E, Stergiopoulos S, Horvath A, Boikos S, Bossis I, et al. PRKAR1A Mutations and protein kinase A interactions with other signaling pathways in the adrenal cortex. J Clin Endocrinol Metab. 2006;91(6):2380–8.

11. Lania AG, Mantovani G, Ferrero S, Pellegrini C, Bondioni S, Peverelli E, et al. Proliferation of transformed somatotroph cells related to low or absent expression of protein kinase a regulatory subunit 1A protein. Cancer Res. 2004;64(24):9193–8.

12. Bourdeau I, Antonini SR, Lacroix A, Kirschner LS, Matyakhina L, Lorang D, et al. Gene array analysis of macronodular adrenal hyperplasia confirms clinical heterogeneity and identifies several candidate genes as molecular mediators. Oncogene. 2004;23(8): 1575–85.

13. Almeida MQ, Azevedo MF, Xekouki P, Bimpaki EI, Horvath A, Collins MT, et al. Activation of cyclic AMP signaling leads to different pathway alterations in lesions of the adrenal cortex caused by germline PRKAR1A defects versus those due to somatic GNAS mutations. J Clin Endocrinol Metab. 2012;97(4): E687–93.

14. Stratakis CA, Kirschner LS, Carney JA. Clinical and molecular features of the Carney complex: diagnostic criteria and recommendations for patient evaluation. J Clin Endocrinol Metab. 2001;86(9):4041–6.

15. Kirschner LS, Carney JA, Pack SD, Taymans SE, Giatzakis C, Cho YS, et al. Mutations of the gene encoding the protein kinase A type I-alpha regulatory subunit in patients with the Carney complex. Nat Genet. 2000;26(1):89–92.

16. Horvath A, Bertherat J, Groussin L, Guillaud-Bataille M, Tsang K, Cazabat L, et al. Mutations and polymorphisms in the gene encoding regulatory subunit type 1-alpha of protein kinase A (PRKAR1A): an update. Hum Mutat. 2010;31(4):369–79.

17. Groussin L, Horvath A, Jullian E, Boikos S, Rene-Corail F, Lefebvre H, et al. A PRKAR1A mutation associated with primary pigmented nodular adrenocortical disease in 12 kindreds. J Clin Endocrinol Metab. 2006;91(5):1943–9.

18. Chandrasekharappa SC, Guru SC, Manickam P, Olufemi SE, Collins FS, Emmert-Buck MR, et al. Positional cloning of the gene for multiple endocrine neoplasia-type 1. Science. 1997;276(5311):404–7.

19. Thakker RV, Newey PJ, Walls GV, Bilezikian J, Dralle H, Ebeling PR, et al. Clinical practice guidelines for multiple endocrine neoplasia type 1 (MEN1). J Clin Endocrinol Metab. 2012;97(9):2990–3011.

20. Gatta-Cherifi B, Chabre O, Murat A, Niccoli P, Cardot-Bauters C, Rohmer V, et al. Adrenal involvement in MEN1. Analysis of 715 cases from the Groupe d'etude des Tumeurs Endocrines database. Eur J Endocrinol. 2012;166(2):269–79.

21. Simonds WF, Varghese S, Marx SJ, Nieman LK. Cushing's syndrome in multiple endocrine neoplasia type 1. Clin Endocrinol. 2012;76(3):379–86.

22. Speiser PW, Azziz R, Baskin LS, Ghizzoni L, Hensle TW, Merke DP, et al. Congenital adrenal hyperplasia due to steroid 21-hydroxylase deficiency: an Endocrine Society clinical practice guideline. J Clin Endocrinol Metab. 2010;95(9):4133–60.

23. Baumgartner-Parzer SM, Pauschenwein S, Waldhausl W, Polzler K, Nowotny P, Vierhapper H. Increased prevalence of heterozygous 21-OH germline mutations in patients with adrenal incidentalomas. Clin Endocrinol. 2002;56(6):811–6.

24. Jaresch S, Kornely E, Kley HK, Schlaghecke R. Adrenal incidentaloma and patients with homozygous or heterozygous congenital adrenal hyperplasia. J Clin Endocrinol Metab. 1992;74(3):685–9.

25. Falhammar H, Torpy DJ. Congenital adrenal hyperplasia due to 21-hydroxylase deficiency presenting as adrenal incidentaloma: a systematic review and meta-analysis. Endocr Pract. 2016;22(6):736–52.

26. Hsiao HP, Kirschner LS, Bourdeau I, Keil MF, Boikos SA, Verma S, et al. Clinical and genetic heterogeneity, overlap with other tumor syndromes, and atypical glucocorticoid hormone secretion in adrenocorticotropin-independent macronodular adrenal hyperplasia compared with other adrenocortical tumors. J Clin Endocrinol Metab. 2009;94(8):2930–7.

27. Gaujoux S, Pinson S, Gimenez-Roqueplo AP, Amar L, Ragazzon B, Launay P, et al. Inactivation of the APC gene is constant in adrenocortical tumors from patients with familial adenomatous polyposis but not frequent in sporadic adrenocortical cancers. Clin Cancer Res. 2010;16(21):5133–41.

28. Berthon A, Martinez A, Bertherat J, Val P. Wnt/beta-catenin signalling in adrenal physiology and tumour development. Mol Cell Endocrinol. 2012;351(1): 87–95.

29. Matyakhina L, Freedman RJ, Bourdeau I, Wei MH, Stergiopoulos SG, Chidakel A, et al. Hereditary leiomyomatosis associated with bilateral, massive, macronodular adrenocortical disease and atypical cushing syndrome: a clinical and molecular genetic investigation. J Clin Endocrinol Metab. 2005;90(6):3773–9.

30. Carney JA, Stratakis CA. Familial paraganglioma and gastric stromal sarcoma: a new syndrome distinct from the Carney triad. Am J Med Genet. 2002;108(2):132–9.

31. Carney JA, Sheps SG, Go VL, Gordon H. The triad of gastric leiomyosarcoma, functioning extra-adrenal paraganglioma and pulmonary chondroma. N Engl J Med. 1977;296(26):1517–8.

32. Matyakhina L, Bei TA, McWhinney SR, Pasini B, Cameron S, Gunawan B, et al. Genetics of carney triad: recurrent losses at chromosome 1 but lack of germline mutations in genes associated with paragangliomas and gastrointestinal stromal tumors. J Clin Endocrinol Metab. 2007;92(8):2938–43.

33. Boikos SA, Xekouki P, Fumagalli E, Faucz FR, Raygada M, Szarek E, et al. Carney triad can be (rarely) associated with germline succinate dehydrogenase defects. Eur J Hum Genet. 2016;24(4):569–73.

34. Haller F, Moskalev EA, Faucz FR, Barthelmess S, Wiemann S, Bieg M, et al. Aberrant DNA hypermethylation of SDHC: a novel mechanism of tumor development in Carney triad. Endocr Relat Cancer. 2014;21(4):567–77.

35. Lifton RP, Dluhy RG, Powers M, Rich GM, Cook S, Ulick S, et al. A chimaeric 11 beta-hydroxylase/aldosterone synthase gene causes glucocorticoid-remediable aldosteronism and human hypertension. Nature. 1992;355(6357):262–5.

36. Jeunemaitre X, Charru A, Pascoe L, Guyene TT, Aupetit-Faisant B, Shackleton CH, et al. Hyperaldosteronism sensitive to dexamethasone with adrenal adenoma. Clinical, biological and genetic study. Presse Med. 1995;24(27):1243–8. Article in French.

37. Torpy DJ, Gordon RD, Lin JP, Huggard PR, Taymans SE, Stowasser M, et al. Familial hyperaldosteronism type II: description of a large kindred and exclusion of the aldosterone synthase (CYP11B2) gene. J Clin Endocrinol Metab. 1998;83(9):3214–8.

38. Lafferty AR, Torpy DJ, Stowasser M, Taymans SE, Lin JP, Huggard P, et al. A novel genetic locus for low renin hypertension: familial hyperaldosteronism type II maps to chromosome 7 (7p22). J Med Genet. 2000;37(11):831–5.

39. Geller DS, Zhang J, Wisgerhof MV, Shackleton C, Kashgarian M, Lifton RP. A novel form of human mendelian hypertension featuring nonglucocorticoid-remediable aldosteronism. J Clin Endocrinol Metab. 2008;93(8):3117–23.

40. Bertherat J, Groussin L, Sandrini F, Matyakhina L, Bei T, Stergiopoulos S, et al. Molecular and functional analysis of PRKAR1A and its locus (17q22-24) in sporadic adrenocortical tumors: 17q losses, somatic mutations, and protein kinase A expression and activity. Cancer Res. 2003;63(17):5308–19.

41. Reznik Y, Lefebvre H, Rohmer V, Charbonnel B, Tabarin A, Rodien P, et al. Aberrant adrenal sensitivity to multiple ligands in unilateral incidentaloma with subclinical autonomous cortisol hypersecretion: a prospective clinical study. Clin Endocrinol. 2004; 61(3):311–9.

42. Choi M, Scholl UI, Yue P, Bjorklund P, Zhao B, Nelson-Williams C, et al. K+ channel mutations in

adrenal aldosterone-producing adenomas and hereditary hypertension. Science. 2011;331(6018):768–72.

43. Correa R, Zilbermint M, Berthon A, Espiard S, Batsis M, Papadakis G, et al. The ARMC5 gene shows extensive genetic variance in primary macronodular adrenocortical hyperplasia. Eur J Endocrinol. 2015; 173(4):435–50.

44. Beuschlein F, Boulkroun S, Osswald A, Wieland T, Nielsen HN, Lichtenauer UD, et al. Somatic mutations in ATP1A1 and ATP2B3 lead to aldosterone-producing adenomas and secondary hypertension. Nat Genet. 2013;45(4):440–4. 4e1-2.

45. Williams TA, Monticone S, Schack VR, Stindl J, Burrello J, Buffolo F, et al. Somatic ATP1A1, ATP2B3, and KCNJ5 mutations in aldosterone-producing adenomas. Hypertension. 2014;63(1):188–95.

46. Scholl UI, Goh G, Stolting G, de Oliveira RC, Choi M, Overton JD, et al. Somatic and germline CACNA1D calcium channel mutations in aldosterone-producing adenomas and primary aldosteronism. Nat Genet. 2013;45(9):1050–4.

47. Scholl UI, Stolting G, Nelson-Williams C, Vichot AA, Choi M, Loring E, et al. Recurrent gain of function mutation in calcium channel CACNA1H causes early-onset hypertension with primary aldosteronism. eLife. 2015;4:e06315.

48. Beuschlein F, Fassnacht M, Assie G, Calebiro D, Stratakis CA, Osswald A, et al. Constitutive activation of PKA catalytic subunit in adrenal Cushing's syndrome. N Engl J Med. 2014;370(11):1019–28.

49. Cao Y, He M, Gao Z, Peng Y, Li Y, Li L, et al. Activating hotspot L205R mutation in PRKACA and adrenal Cushing's syndrome. Science. 2014;344 (6186):913–7.

50. Goh G, Scholl UI, Healy JM, Choi M, Prasad ML, Nelson-Williams C, et al. Recurrent activating mutation in PRKACA in cortisol-producing adrenal tumors. Nat Genet. 2014;46(6):613–7.

51. Wilmot Roussel H, Vezzosi D, Rizk-Rabin M, Barreau O, Ragazzon B, Rene-Corail F, et al. Identification of gene expression profiles associated with cortisol secretion in adrenocortical adenomas. J Clin Endocrinol Metab. 2013;98(6):E1109–21.

52. Fragoso MC, Domenice S, Latronico AC, Martin RM, Pereira MA, Zerbini MC, et al. Cushing's syndrome secondary to adrenocorticotropin-independent macronodular adrenocortical hyperplasia due to activating mutations of GNAS1 gene. J Clin Endocrinol Metab. 2003;88(5):2147–51.

53. Louiset E, Stratakis CA, Perraudin V, Griffin KJ, Libe R, Cabrol S, et al. The paradoxical increase in cortisol secretion induced by dexamethasone in primary pigmented nodular adrenocortical disease involves a glucocorticoid receptor-mediated effect of dexamethasone on protein kinase A catalytic subunits. J Clin Endocrinol Metab. 2009;94(7):2406–13.

54. Thiel A, Reis AC, Haase M, Goh G, Schott M, Willenberg HS, et al. PRKACA mutations in cortisol-producing adenomas and adrenal hyperplasia: a single-center study of 60 cases. Eur J Endocrinol. 2015;172(6):677–85.

55. Sarkar D, Imai T, Kambe F, Shibata A, Ohmori S, Siddiq A, et al. The human homolog of Diminuto/Dwarf1 gene (hDiminuto): a novel ACTH-responsive gene overexpressed in benign cortisol-producing adrenocortical adenomas. J Clin Endocrinol Metab. 2001;86(11):5130–7.

56. Lacroix A. ACTH-independent macronodular adrenal hyperplasia. Best Pract Res Clin Endocrinol Metab. 2009;23(2):245–59.

57. Bourdeau I, Lampron A, Costa MH, Tadjine M, Lacroix A. Adrenocorticotropic hormone-independent Cushing's syndrome. Curr Opin Endocrinol Diabetes Obes. 2007;14(3):219–25.

58. Bourdeau I, D'Amour P, Hamet P, Boutin JM, Lacroix A. Aberrant membrane hormone receptors in incidentally discovered bilateral macronodular adrenal hyperplasia with subclinical Cushing's syndrome. J Clin Endocrinol Metab. 2001;86(11):5534–40.

59. Lacroix A, Bourdeau I, Lampron A, Mazzuco TL, Tremblay J, Hamet P. Aberrant G-protein coupled receptor expression in relation to adrenocortical overfunction. Clin Endocrinol. 2010;73(1):1–15.

60. Fragoso MC, Alencar GA, Lerario AM, Bourdeau I, Almeida MQ, Mendonca BB, et al. Genetics of primary macronodular adrenal hyperplasia. J Endocrinol. 2015;224(1):R31–43.

61. Swords FM, Baig A, Malchoff DM, Malchoff CD, Thorner MO, King PJ, et al. Impaired desensitization of a mutant adrenocorticotropin receptor associated with apparent constitutive activity. Mol Endocrinol. 2002;16(12):2746–53.

62. Assie G, Libe R, Espiard S, Rizk-Rabin M, Guimier A, Luscap W, et al. ARMC5 mutations in macronodular adrenal hyperplasia with Cushing's syndrome. N Engl J Med. 2013;369(22):2105–14.

63. Faucz FR, Zilbermint M, Lodish MB, Szarek E, Trivellin G, Sinaii N, et al. Macronodular adrenal hyperplasia due to mutations in an armadillo repeat containing 5 (ARMC5) gene: a clinical and genetic investigation. J Clin Endocrinol Metab. 2014;99(6):E1113–9.

64. Alencar GA, Lerario AM, Nishi MY, Mariani BM, Almeida MQ, Tremblay J, et al. ARMC5 mutations are a frequent cause of primary macronodular adrenal Hyperplasia. J Clin Endocrinol Metab. 2014;99(8):E1501–9.

65. Espiard S, Drougat L, Libe R, Assie G, Perlemoine K, Guignat L, et al. ARMC5 mutations in a large cohort of primary macronodular adrenal hyperplasia: clinical and functional consequences. J Clin Endocrinol Metab. 2015;100(6):E926–35.

66. Bourdeau I, Matyakhina L, Stergiopoulos SG, Sandrini F, Boikos S, Stratakis CA. 17q22-24 chromosomal losses and alterations of protein kinase a subunit expression and activity in adrenocorticotropin-independent macronodular adrenal hyperplasia. J Clin Endocrinol Metab. 2006;91(9):3626–32.

67. Almeida MQ, Harran M, Bimpaki EI, Hsiao HP, Horvath A, Cheadle C, et al. Integrated genomic analysis of nodular tissue in macronodular adrenocortical hyperplasia: progression of tumorigenesis in a disorder associated with multiple benign lesions. J Clin Endocrinol Metab. 2011;96(4):E728–38.

68. Francis SH, Blount MA, Corbin JD. Mammalian cyclic nucleotide phosphodiesterases: molecular mechanisms and physiological functions. Physiol Rev. 2011;91(2):651–90.

69. Azevedo MF, Faucz FR, Bimpaki E, Horvath A, Levy I, de Alexandre RB, et al. Clinical and molecular genetics of the phosphodiesterases (PDEs). Endocr Rev. 2014;35(2):195–233.

70. Spiessberger B, Bernhard D, Herrmann S, Feil S, Werner C, Luppa PB, et al. cGMP-dependent protein kinase II and aldosterone secretion. FEBS J. 2009;276(4):1007–13.

71. Durand J, Lampron A, Mazzuco TL, Chapman A, Bourdeau I. Characterization of differential gene expression in adrenocortical tumors harboring beta-catenin (CTNNB1) mutations. J Clin Endocrinol Metab. 2011;96(7):E1206–11.

72. Tadjine M, Lampron A, Ouadi L, Horvath A, Stratakis CA, Bourdeau I. Detection of somatic beta-catenin mutations in primary pigmented nodular adrenocortical disease (PPNAD). Clin Endocrinol. 2008;69(3):367–73.

73. Gaujoux S, Tissier F, Groussin L, Libe R, Ragazzon B, Launay P, et al. Wnt/beta-catenin and 3′,5′-cyclic adenosine 5′-monophosphate/protein kinase A signaling pathways alterations and somatic beta-catenin gene mutations in the progression of adrenocortical tumors. J Clin Endocrinol Metab. 2008;93(10):4135–40.

74. Lakics V, Karran EH, Boess FG. Quantitative comparison of phosphodiesterase mRNA distribution in human brain and peripheral tissues. Neuropharmacology. 2010;59(6):367–74.

75. Tsai LC, Shimizu-Albergine M, Beavo JA. The high-affinity cAMP-specific phosphodiesterase 8B controls steroidogenesis in the mouse adrenal gland. Mol Pharmacol. 2011;79(4):639–48.

76. Horvath A, Mericq V, Stratakis CA. Mutation in PDE8B, a cyclic AMP-specific phosphodiesterase in adrenal hyperplasia. N Engl J Med. 2008;358(7):750–2.

77. Horvath A, Boikos S, Giatzakis C, Robinson-White A, Groussin L, Griffin KJ, et al. A genome-wide scan identifies mutations in the gene encoding phosphodiesterase 11A4 (PDE11A) in individuals with adrenocortical hyperplasia. Nat Genet. 2006;38(7):794–800.

78. Horvath A, Giatzakis C, Robinson-White A, Boikos S, Levine E, Griffin K, et al. Adrenal hyperplasia and adenomas are associated with inhibition of phosphodiesterase 11A in carriers of PDE11A sequence variants that are frequent in the population. Cancer Res. 2006;66(24):11571–5.

79. Rothenbuhler A, Horvath A, Libe R, Faucz FR, Fratticci A, Raffin Sanson ML, et al. Identification of novel genetic variants in phosphodiesterase 8B (PDE8B), a cAMP-specific phosphodiesterase highly expressed in the adrenal cortex, in a cohort of patients with adrenal tumours. Clin Endocrinol (Oxf). 2012;77(2):195–9.

80. Libe R, Horvath A, Vezzosi D, Fratticci A, Coste J, Perlemoine K, et al. Frequent phosphodiesterase 11A gene (PDE11A) defects in patients with Carney complex (CNC) caused by PRKAR1A mutations: PDE11A may contribute to adrenal and testicular tumors in CNC as a modifier of the phenotype. J Clin Endocrinol Metab. 2011;96(1):E208–14.

81. Kirk JM, Brain CE, Carson DJ, Hyde JC, Grant DB. Cushing's syndrome caused by nodular adrenal hyperplasia in children with McCune-Albright syndrome. J Pediatr. 1999;134(6):789–92.

82. Weinstein LS, Shenker A, Gejman PV, Merino MJ, Friedman E, Spiegel AM. Activating mutations of the stimulatory G protein in the McCune-Albright syndrome. N Engl J Med. 1991;325(24):1688–95.

83. Carney JA, Young WF, Stratakis CA. Primary bimorphic adrenocortical disease: cause of hypercortisolism in McCune-Albright syndrome. Am J Surg Pathol. 2011;35(9):1311–26.

84. Husebye ES, Allolio B, Arlt W, Badenhoop K, Bensing S, Betterle C, et al. Consensus statement on the diagnosis, treatment and follow-up of patients with primary adrenal insufficiency. J Intern Med. 2014;275(2):104–15.

85. Raygada M, King KS, Adams KT, Stratakis CA, Pacak K. Counseling patients with succinate dehydrogenase subunit defects: genetics, preventive guidelines, and dealing with uncertainty. J Pediatr Endocrinol Metab. 2014;27(9-10):837–44.

86. Salpea P, Horvath A, London E, Faucz FR, Vetro A, Levy I, et al. Deletions of the PRKAR1A locus at 17q24.2-q24.3 in Carney complex: genotype-phenotype correlations and implications for genetic testing. J Clin Endocrinol Metab. 2014;99(1):E183–8.

87. Calebiro D, Hannawacker A, Lyga S, Bathon K, Zabel U, Ronchi C, et al. PKA catalytic subunit mutations in adrenocortical Cushing's adenoma impair association with the regulatory subunit. Nat Commun. 2014; 5:5680.

88. Lacroix A. Heredity and cortisol regulation in bilateral macronodular adrenal hyperplasia. N Engl J Med. 2013;369(22):2147–9.

89. Debillon E, Velayoudom-Cephise FL, Salenave S, Caron P, Chaffanjon P, Wagner T, et al. Unilateral adrenalectomy as a first-line treatment of Cushing's syndrome in patients with primary bilateral macronodular adrenal hyperplasia. J Clin Endocrinol Metab. 2015;100(12):4417–24.

90. Vezzosi D, Tenenbaum F, Cazabat L, Tissier F, Bienvenu M, Carrasco CA, et al. Hormonal, radiological, NP-59 scintigraphy, and pathological correlations in patients with Cushing's syndrome due to primary pigmented nodular adrenocortical disease (PPNAD). J Clin Endocrinol Metab. 2015;100(11): 4332–8.

91. Goupil R, Wolley M, Ahmed AH, Gordon RD, Stowasser M. Does concomitant autonomous adrenal cortisol overproduction have the potential to confound the interpretation of adrenal venous sampling in primary aldosteronism? Clin Endocrinol. 2015;83(4): 456–61.

92. Patel D, Gara SK, Ellis RJ, Boufraqech M, Nilubol N, Millo C, et al. FDG PET/CT Scan and functional adrenal tumors: a pilot study for lateralization. World J Surg. 2016;40(3):683–9.

93. Eisenhofer G, Dekkers T, Peitzsch M, Dietz AS, Bidlingmaier M, Treitl M, et al. Mass spectrometry-based adrenal and peripheral venous steroid profiling for subtyping primary aldosteronism. Clin Chem. 2016;62(3):514–24.

# 肾上腺皮质癌遗传学

**4**

Guillaume Assié, Jérome Bertherat

　　肾上腺皮质癌（adrenocortical cancer，ACC）是一种罕见的肿瘤，每年新发病例为1~2例/100万[1]。肾上腺皮质癌的特点主要表现在皮质醇和雄激素的过度分泌，也可在肿瘤出现症状后或在肾上腺"偶发肿瘤"的随访中被诊断。肾上腺皮质癌预后不佳，五年生存率不足35%[2]。对这种侵袭性肿瘤的分子遗传学的认识，有助于识别遗传易感因素、开发更好的分子分类工具、探索新的治疗靶点。

　　由于遗传物质改变产生的单克隆肿瘤细胞，这种肿瘤细胞获得了特殊的生长优势。杂合子女性组织 X 染色体失活模型的初步研究，证实肾上腺皮质癌是单克隆性的，这也表明在单个细胞中可能发生初始的遗传学或表观遗传学改变，从而使肿瘤细胞获得发生及发展的能力[3,4]。这些初步研究极大地促进了对肾上腺皮质癌分子改变的认知。与这些分子改变相关的基因可以分为原癌基因的激活和抑癌基因的抑制。

　　肾上腺皮质癌的遗传学研究最初是通过对一种候选基因进行研究。这种方法主要基于可观察到的具有临床表现的肾上腺皮质肿瘤，对其肿瘤综合征的研究，如 Li-Fraumeni 和 Beckwith-Wiedemann 综合征，还有 1 型多发性内分泌腺瘤或家族性腺瘤性息肉病等。随后，对散发性肿瘤的相同

遗传改变的研究，进一步衍生出了对肾上腺皮质癌的研究，包括对各种体细胞分子遗传学改变的鉴定。最近，基因组学工具的飞速发展，增加了发现新的肾上腺皮质癌分子变化的可能，并且在过去十年取得了巨大进展。本综述将总结关于肾上腺皮质癌分子遗传学研究的三个不同方面。

## 遗传性瘤变综合征及候选基因治疗（表 4.1）

### Beckwith-Wiedemann 综合征和 IGF-Ⅱ（Insulin-Like Growth Factor Ⅱ，胰岛素样生长因子Ⅱ）基因座

　　位于 11p15 的 IGF-Ⅱ 基因编码一个重要的胎儿生长因子，是母体印记，因此只从父系等位基因表达[5]。11p15 区包含了 IGF-Ⅱ、H19 和 CDKNIC（p57kip2）基因。H19 和 p57kip2 基因是父系印记，因而只从母系等位基因表达。11p15 区印记的遗传学或表观遗传学改变导致了 IGF-Ⅱ 基因的表达增加，p57kip2 基因的突变也被证明与 Beckwith-Wiedemann 综合征有关。这类遗传变化会导致过度的生长，可以表现

49

表 4.1  与多发性肿瘤遗传综合征及肾上腺皮质肿瘤相关的基因

| 基因,染色体位置和染色体改变类型 | 相关的遗传疾病和 MIM 参考号码 | 与种系缺陷相关的肿瘤与非肿瘤表现形式 | 在散发性肾上腺皮质肿瘤中发现的体细胞遗传缺陷 |
|---|---|---|---|
| *TP53*（17p13） | Li-Fraumeni 综合征 | 软组织肉瘤,乳腺癌,脑肿瘤,白血病,ACC（3%） | TP53 体细胞突变发生在散发 ACC（30%）<br>17p13 LOH 在散发性 ACC（>80%） |
| *Menin*（11q13） | 1 型多发性内分泌腺瘤 | 甲状旁腺,垂体,胰腺肿瘤,肾上腺皮质（25%~40%）包括 ACA,增生和罕见 ACC（<1%） | 散发性肾上腺皮质肿瘤中体细胞 Menin 基因突变非常罕见<br>ACC 中 11q13 LOH 频发（90%） |
| *11p15*（IGF2）基因座改变<br>*P57kip2*（CDKN1C）（遗传学缺陷）<br>*KCNQ10T*（表观遗传学缺陷）<br>*H19*（表观遗传学缺陷） | Beckwith-Wiedemann 综合征 | 脐膨出,巨舌症,巨大儿,偏身肥大,肾母细胞瘤,ACC（3%） | ACC:11p15 LOH（>80%）<br>ACC:IGF2 过表达（>80%） |
| *APC*（5q12-22） | 家族性腺瘤性息肉病 | 多发性腺瘤性息肉和结直肠癌。<br>可能的结肠外表现:<br>壶腹周围癌,甲状腺肿瘤,肝母细胞瘤,罕见的 ACC,ACA,多发或双侧 ACA<br>先天性视网膜色素上皮肥厚也会发生 | 转录组分析显示<br>Wnt- 信号通路激活发生在 AIMAH,PPNAD 和 ACC<br>β- 链蛋白相关的体细胞突变发生在 ACA 和 ACC（30%） |

ACA 肾上腺皮质腺瘤,ACC 肾上腺皮质癌,AIMAH 肾上腺非激素依赖性结节性增生,APC 腺瘤性息肉病,IGF2 胰岛素样生长因子 2,LOH 杂合性缺失

此表描述了与 ACC 相关的遗传疾病及其相关的肿瘤及非肿瘤表现形式。前三列介绍了各种家族综合征的遗传学特点。在第三列中,表现按患病顺序列出,肾上腺疾病以粗体突出显示。最后一列描述了在明显散发的肾上腺皮质肿瘤中观察到的相同基因或基因座的改变

为巨大儿、巨舌症、器官肿大、发育异常（特别是伴有先天性脐疝的腹壁缺陷）和包括肾母细胞瘤、肾上腺皮质癌[6,7]、神经母细胞瘤和肝母细胞瘤在内的胚胎性肿瘤。

IGF-Ⅱ与肾上腺皮质的发育有关[8-10]。多项研究显示 IGF-Ⅱ通常在恶性肾上腺皮质肿瘤中过表达,这种过表达也在约 90% 的肾上腺皮质癌中被检测到[11,12]。

对于肾上腺皮质肿瘤的转录组分析显示，与肾上腺皮质腺瘤或者正常肾上腺相比，IGF-Ⅱ是肾上腺皮质癌中过表达最明显的基因[13-16]。IGF-Ⅱ的过表达机制是通过父系遗传（母系等位基因的丢失和父系等位基因的重复），或更少见于印记缺失[17]（保留双亲等位基因但仅维持父系样 IGF-Ⅱ基因表达模式）[12]（图 4.1）。过度表达的 IGF-Ⅱ被认为是通过胰岛素样生长因子 1受体（insulin-like growth factor 1 receptor，IGF1R）以旁分泌的形式来支持肿瘤生长与增殖。

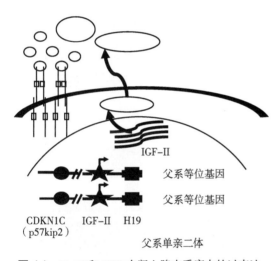

图 4.1 11p15 和 IGF2 在肾上腺皮质癌中的过表达

## Li-Fraumeni 综合征和 TP53

Li-Fraumeni 综合征（Li-Fraumeni syndrome，LFS）是一种常染色体显性遗传疾病，这些患者同时易感乳腺癌、软组织肉瘤、脑瘤、骨肉瘤、白血病及肾上腺皮质癌[18]。LFS 的临床诊断标准通常是 45 岁以前诊断为骨或软组织肉瘤的先证者，大于 45 岁癌症患者的一级亲属和 45 岁以下癌症患者的一级或二级亲属，或在任何年龄被诊断为肉瘤的患者。LFS 的癌症风险在 30 岁之前估计有 50%，到 60 岁

估计为 90%。在北美和欧洲的散发肾上腺皮质癌患儿中，50%~80% 观察到 TP53 发生种系突变[19,20]。巴西南部地区的儿童肾上腺皮质癌发病率较世界其他地区高约 10 倍，而几乎在所有病例中都发现了 TP53 基因外显子 10（R337H）上的异种系突变[21,22]。对于这项突变的分子学研究表明，由于在 TP53 的四聚体结构域中组氨酸置换了精氨酸，从而导致这项突变可能具有 PH 依赖性的组织特异作用[23]。巴西南部地区巴拉那州的一项系统性新生儿筛查，结果显示有 171 649 例新生儿发现了 TP53 R337R 突变。这项研究首次将新生儿基因组 DNA 检测用于监测一个特定的恶性肿瘤，并在出现临床症状之前，诊断肾上腺皮质肿瘤[24]。成人 TP53 的种系突变频率据报道为 3%~6%，相比而言偏低[25,26]。然而，这些数据表明对年轻人进行基因检测和 TP53 突变筛查可能是合理的。

通过候选基因研究发现，在散发的肾上腺皮质癌成人患者中，发生体细胞 TP53 基因突变的病例占 25%，突变绝大多数发生于外显子 5 和外显子 8[27-29]。TP53 基因座（17p13）的杂合性缺失（loss of heterozygosity，LOH）在肾上腺皮质癌中比较常见，而在肾上腺皮质腺瘤中则少见[10]。在早期开发诊断性分子标记物的尝试中，发现肾上腺皮质癌彻底手术切除后，17p13 LOH 是复发的独立预测因子[10]。

## 林奇综合征和 DNA 错配修复基因

林奇综合征（Lynch syndrome，LS）是一种可以增加许多种肿瘤风险的遗传性疾病，尤其与结直肠癌相关。LS 是由发生在 DNA 错配修复基因（missmatch-repair，

MMR）MLH1（mutL homolog1），MSH2（mutS homolog 2），MSH6（mutS homolog 6）和 PMS2（postmeiotic segregation increased 2）上的种系突变引起。LS 患者患子宫内膜癌、卵巢癌、甲状腺癌、肺癌、小肠癌、肝癌、中枢神经系统癌症、皮肤癌和肾上腺皮质癌的风险增加。Karamurzin 等人首次报道了 4 例具有林奇综合征的肾上腺皮质癌病例[30]。最近，Raymond 等人报道了三例具有 LS 家族倾向的肾上腺皮质癌病例[31]。从这三例病例的家族中发现了 MMR 基因的突变。肾上腺皮质癌患者以及个人或家族具有 LS 相关肿瘤病史者都可以作为肾上腺皮质癌遗传学检测和筛查的对象。

## 1 型多发性内分泌瘤和 Menin

抑癌基因 *MEN1* 位于 11q13 基因座。*MEN1* 的杂合性失活种系突变在 90% 的 1 型多发性内分泌瘤（multiple endocrine neoplasia type 1，MEN 1）家族中被发现。临床中主要观察到的内分泌肿瘤包括：甲状旁腺瘤（90%）、内分泌胰腺瘤（45%）和垂体肿瘤（45%）[32]。25%~40% 的 MEN 1 患者中也发现了肾上腺皮质肿瘤和（或）增生[33]。在大多数病例中，这类肾上腺肿瘤是无功能的肾上腺皮质腺瘤，可以通过放化疗的保守方式治疗。MEN1 患者中肾上腺皮质癌患者极其少见，但最近一项研究报道了 715 名 MEN1 患者中发现了 8 例肾上腺皮质癌。候选基因方法和桑格测序都表明 *MEN1* 突变在肾上腺皮质肿瘤中少见[34,35]。相比之下，*MEN1* 基因座（11q13）的杂合性缺失（LOH）在 90% 的肾上腺皮质癌中检出，而在肾上腺皮质腺瘤中却不到 20%[34-36]。肾上腺皮质癌中的 LOH 几乎涉及整个 11q 结构域。

## β- 链蛋白和 Wnt-β- 链蛋白信号通路

Wnt 信号通路在各种组织的生长中起重要作用，包括肾上腺皮质。Wnt 信号通路通常在胚胎发育时期被激活，而 β- 链蛋白是这个信号通路的重要组成部分。β- 链蛋白能促进细胞间黏附，同时也与 T 细胞因子 / 淋巴刺激因子（T cell factor/lymphoid enhancer factor，TCF/LEF）共同调节 Wnt 信号通路的基因激活[37]（图 4.2）。

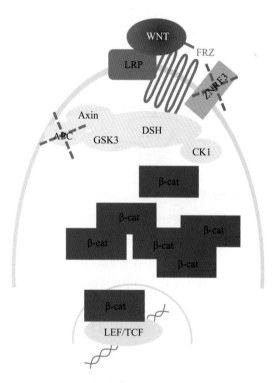

**图 4.2**　肾上腺皮质癌中 Wnt/β- 链蛋白信号通路的激活

### 从家族腺瘤性息肉病到 CTNNB1（编码 β- 链蛋白）的变异

有关 Wnt 信号通路的遗传改变，最早报道在家族腺瘤性息肉病（familial adenomatous polyposis coli，FAP）中，随后也出现在一系列恶性肿瘤报道中[38]。家族性腺瘤性息肉病中,也有同时患肾上腺皮质肿瘤的病例报道[39]。除此之外,伴有能使 Wnt 信号通路激活的 APC 基因种系突变的 FAP 患者,也可能产生肾上腺皮质肿瘤[40]。

鉴于这些证据,Tissier 等人研究肾上腺皮质癌中的特异性 β- 链蛋白[41]。他们在 13 例肾上腺皮质癌中发现异常的 β- 链蛋白定位和遗传改变。免疫组化的结果显示,在其中的 11 例肾上腺皮质癌样本中出现了细胞质及(或)细胞核内的 β- 链蛋白异常聚集(图 4.3)。与 β- 链蛋白异常聚集有关的体细胞,β- 链蛋白基因 CTNNB1 突变的激活也在其中 4 例样本中被发现[41]。这种现象在约 1/4 的散发性肾上腺皮质癌病例中得到了基因组研究的证实(见下一节)。值得注意的是,1/4 的肾上腺皮质腺瘤以及其他良性肾上腺肿瘤中都发现了这些突变[41-44]。在 β- 链蛋白基因的外显子 3 中,所有这些突变都影响特定的丝氨酸和苏氨酸残基,以及与它们相邻的

氨基酸,而这些氨基酸对于 β- 链蛋白的靶向降解是必需的。

## β- 链蛋白激活对于肾上腺皮质肿瘤发展的影响

H295R 细胞系是最常用的肾上腺皮质癌的细胞模型。H295R 细胞系显示有 β- 链蛋白的激活性突变。T 细胞因子依赖的转录途径,证实了在这些细胞中 Wnt/β- 链蛋白途径被激活[41]。Doghman 等证实 Wnt/β- 链蛋白抑制剂 PKF115-584 能够抑制 H295R 人肾上腺皮质癌细胞系的增殖[45]。流式细胞分析发现 PKF115-584 将 H295R 细胞从整体细胞群中清除,并增加了细胞凋亡。

CTNNB1 突变的发现,引发了在同一肿瘤内,可能存在不同进展阶段的思考。部分肿瘤在同一腺体内,良性恶性并存的罕见肾上腺皮质肿瘤病例,更印证了这一假设[46,47]。然而,偶然发现的肾上腺皮质腺瘤占多数,肾上腺皮质癌相比而言十分罕见,如果确实存在多阶段肿瘤进展,也极为罕见。

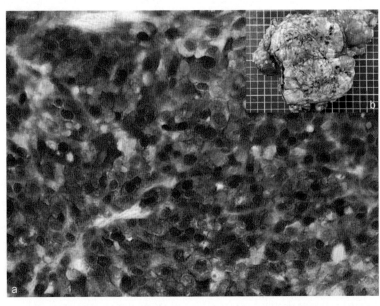

**图 4.3**　肾上腺皮质癌的 β- 链蛋白免疫组化结果。CTNNB1 激活突变促使细胞质染色,使 β- 链蛋白在细胞核中聚集(a)。肿瘤大体观(b)

### 肾上腺皮质癌中使 Wnt 激活的 *CTNNB1* 突变替代途径

在 1/4 的肾上腺皮质癌中，Wnt/β–链蛋白途径的激活可以用体细胞编码 β–链蛋白的 *CTNNB1* 基因突变来解释。但免疫组化以及基因分析研究提示，这种途径存在更普遍的激活方式。在这条通路的候选基因中，APC 突变在肾上腺皮质癌中有过报道，但是比较少见[48,49]。近期，通过单核苷酸多态性阵列（single nucleotide polymorphism array，SNP array）及外显子组测序，发现 *ZNRF3* 突变以及纯合缺失，被认为是肾上腺皮质癌中体细胞发生的最普遍现象。ZNRF3 被认为是 Wnt/β–链蛋白途径的负性调节因素。因此 *ZNRF3* 也被认为是新的肿瘤抑制基因，也是 CTNNB1 突变激活 Wnt/β–链蛋白途径的替代途径（见下一节）。

## 肾上腺皮质癌的基因组学

自 2004 年以来，产生了 40 多项关于肾上腺皮质癌基因组学的多角度原创研究，包括转录组学分析、miRNA 组学分析、甲基化、染色体改变和外显子测序。近期两大组织发表了关于肾上腺皮质癌的综合概述，将上述各方面关于肾上腺皮质癌的研究归纳总结。其中一部分由欧洲肾上腺肿瘤联盟（European Network for the Study of Adrenal Tumors，ENSAT）和法国抗癌联盟[50]联合发表，另一部分由癌症基因组图谱组织（The Cancer Genome Atlas，TCGA）发表。

### 转录组学

有近 15 项关于肾上腺皮质癌转录组学的原创研究[13,15,16,50-61]（表 4.2）。第一项关于肾上腺皮质癌与 ACA 比较的转录组学研究发表于 2003 年[13]。所有这些研究都是基于 DNA 芯片技术，除了最近 TCGA 发表的基于 RNA 测序的研究[51]。大部分研究在肿瘤的分类及转录组学特征中都表现出了较好的一致性（图 4.4）。

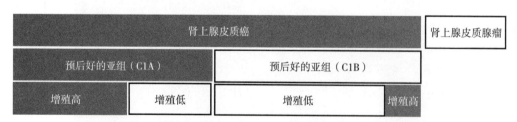

**图 4.4**　肾上腺皮质癌的一般分类，基于非监督转移组的分类

### 恶性肿瘤标记

肾上腺皮质肿瘤的转录组学，最显著的特征是能够区分良恶性肿瘤，可以通过使用转录相关鉴别工具比如主要成分分析、层次聚类及聚类聚合来实现。一些学者通过比较良恶性肿瘤间有差异表达的特定基因来实现这种分类，而那些未被事先证明与肿瘤相关的基因也在良恶性肿瘤之间表现出了差异。而这种良恶性相关的基因特性，是最显著的转录组学特征。2 项 meta 分析证实了这一观点[63,64]。

肾上腺皮质癌与 ACA 中不同表达的基因数以千计。这些基因也可以被叫做恶性肿瘤标记。这个标记对应两个不同类别的基因：一种是一般的增殖标记基因，在各种癌症类型中都相同；另一种是肾上腺皮质肿瘤特异相关的。

一般的增殖标记基因主要由细胞周期调节因子与效应因子组成[65]。除此之外，增殖标记基因还包括细胞周期蛋白相关基因，表现在许多 G1/S 过渡期相关的基因。其他增殖基因与染色体重塑，有丝分裂的其他方面有关，包括 DNA 复制、染色体分离和凋亡相关的基因。

肾上腺特异性的恶性肿瘤标记，表现在特定生长因子通路的过度表达，其中包括胰岛素样生长因子Ⅱ（IGF2）通路。多项转录分析证实，在大量肾上腺皮质癌中存在 IGF2 的过表达，而且 IGF2 相关基因是过表达程度最高的基因（见表 4.2）。IGF2 通路的其他成员也在肾上腺皮质癌中有表达，包括 IGF1 受体（调节 IGF2 的生长效应[66]）和 IGF2 结合蛋白。研究显示调节 IGF2 营养效应的 IGF1 受体在良恶性肿瘤中有几乎一致的表达水平。多项体外研究显示 IGF2 通路对肾上腺的增殖具有重要作用[67,68]。许多其他生长因子或生长因子受体例如 FGFR1 或 FGFR4（表 4.2）也在肾上腺皮质癌中过表达，但其功能相关性尚未阐明。

**肾上腺皮质癌的两种主要分子学亚型及其不同的预后**

通过非监督分类策略，根据不同的转录概况，多项研究显示出 2 种不同类型的肾上腺皮质癌[16,50,51,59]。更有意义的是这两种不同分型的预后不同。在一项调查中[16]，预后较好的一组五年生存率有 91% 而预后较差组只有 20%（log-rank 分析，P<0.05）。从病理学角度分析，预后较差组的 Weiss 恶性肿瘤评分更高，因为其具有更高的增殖率。Giordano 等通过不同的肾上腺皮质癌分类将转录组与增殖相关联[59]。但病理学并没有完美地契合转录组学。确实有低 Weiss 恶性肿瘤评分和低增殖能力的病例在预后较差的一组中被发现，同样，在预后较好的一组

也有高 Weiss 恶性肿瘤评分和高增殖能力的病例。预后较差组的肿瘤似乎更有转移可能。基于转录组学的评估方法，对肿瘤转移及特异性生存有一个较好的预测[16]。

数千个基因能区分这两种不同的亚组。预后较差的一组与非特异性增殖特征相关，包括大量的有丝分裂细胞周期相关基因，例如 CDK6、细胞分裂周期 $G_1$ 期到 S 期，$G_2$ 期到 M 期的相关基因和细胞周期蛋白 B2[16,59]。最近的转录研究证实，预后较差的一组有明显的类固醇相关基因的转录增加，而预后较好的一组炎性基因转录更多[51]。

**进一步将肾上腺皮质癌分成亚组**

最近的有一项转录组的研究，对 78 例肾上腺皮质癌进行了 RNA 测序[51]。研究想通过增殖的强度将肾上腺皮质癌进一步分成亚组。使得预后较差组分成了低增殖组与高增殖组。值得注意的是，作者在预后较好的一组内的 2 例肾上腺皮质癌中发现了高增殖标记，而这两例肾上腺皮质癌对应了未分化肾上腺皮质癌的不常见的形式（肾上腺皮质肉瘤）[51]。这项发现重述了之前的观点：增殖特征与肾上腺皮质癌的不同预后分组不能完美契合。

# MiRNA 组学

小分子 RNA（MicroRNAs, miRNAs）由两条 RNA 链构成，在转录后水平调节基因的表达。miRNAs 通过序列互补，靶向作用于 mRNA[69]。被靶向作用的 mRNA 序列减少，从而导致了基因的低水平表达。共有约 2000 种 miRNA。其中一些可以作为恶性肿瘤的诊断和预后的理想标志物[70]。有 9 项研究致力于通过不同的技术来研究肾上腺皮质癌中的 miRNA 表达情况[50,51,57,61,71-75]（表 4.3），这些技术包括：DNA 芯片、定量 PCR 或者 miRNA 测序。

表 4.2　肾上腺皮质癌的转录组学分析

| 研究组 | 主要结论 | 转录平台 | 主要分析方法 | ACC (N) | 其他样本类型 (N) |
|---|---|---|---|---|---|
| Giordano 等[13] | 与正常组织及 ACA 相比，91 种基因在 ACC 种显示出了 3 倍的表达差异 | Affymetrix HG_U95Av2 ~10 000 genes | 非监督分类 | 11 | ACA（4），MH（1），NA（3） |
|  | 在 ACC 中表达增加：IGF2, SPP, STK15, TOP2A, KI-67 |  | 组间比较（恶性 vs 良性） |  |  |
| de Fraipont 等[15] | 2 个基因簇—IGF2 基因簇（8 个基因）和类固醇基因簇（14 个基因）—可以预测恶性肿瘤。14 组基因（包括 ITGB2, GZMA 和 ATF1）可以预测转移性复发 | Custom array with 230 cDNA clones | 监督分类（在一组选定的基因上进行分层聚类） | 24 | ACA（33） |
|  |  |  | 生存分析 |  |  |
|  | 在 ACC 中表达增加：IGF2, TGFβ, FGFR1, FGFR4, MST1R, TGFBR1, KCNQ1OT1, GAPD | | 组间比较（恶性 vs 良性） | | |
|  | 在 ACC 中表达减少：SAR, CYP11A, HSD3B1, CYP11B1, CYP21A2, CYP17 | | | | |
| Velázquez-Fernández 等[52] | 将 ACC 与 ACA 进行非监督分类。与 ACA 相比，571 种基因在 ACC 中显示出了 2 倍以上的表达差异 | Ultra gAPS slides (Corning, Corning, NY) with a QArray (Genetix, New Milton, UK) ~10 000 genes | 非监督分类 | 7 | ACA（13） |
|  | 在 ACC 中表达增加：USP4, UFD1L, IGF2, IGF2R, IGFBP3, IGFBP6 |  | 组间比较（恶性 vs 良性） |  |  |
|  | 在 ACC 中表达减少：CXCL10, RARRES2, ALDH1A1, CYBRD1, GSTA4, CDH2 | | | | |
| Slater 等[53] | 与正常组织相比，42 项基因在 ACC 中显示 4 倍以上的表达。而与 ACA 相比则有 21 项基因 | IMT H. sapiens cDNA 11.5k Chip | 监督分类 | 10 | ACA（10），NA（10） |
|  | 在 ACC 中表达增加：IGF2 |  | 组间比较 |  |  |

续表

| 研究组 | 主要结论 | 转录平台 | 主要分析方法 | ACC(N) | 其他样本类型(N) |
|---|---|---|---|---|---|
| Lombardi 等[54] | 与ACA相比。4项基因在ACC中显示了1.5倍以上的表达<br>在ACC中表达增加：HSP-60, CCND1, TOP1<br>在ACC中表达减少：JUN | Atlas Technologies cDNA expression arrays 82 genes | 组间比较 | 7 | ACA(7) |
| Fernandez-Ranvier 等[55] | 与ACA相比,在ACC中25项位于11q13染色体上的基因表达下调<br>在ACC中表达减少：SERPING1, MRPL48, TM7SF2, DDB1, NDUSF8, PRDX5 | Affymetrix U133 plus 2.0 Analysis restricted to the 314 genes located in 11q13 | 组间比较<br>监督分类 | 11 | ACA(43) |
| Fernandez-Ranvier 等[56] | 与ACA相比,在ACC中37项位基因表现出8倍以上的表达,以下五种基因最有可能区别ACC和ACA。<br>在ACC中表达增加：IL13RA2, CCNB2<br>在ACC中表达减少：HTR2B, RARRES2, SLC16A9 | Affymetrix U133 plus 2.0~47 000 transcripts, ~20,000 genes | 组间比较(恶性 vs 良性)<br>监督分类 | 5 | ACA(74) |
| Tömböl 等[57] | 与ACA及正常肾上腺相比,614项基因在ACC中显示出异常表达<br>在ACC中表达增加：TOP2A, IGF-2, CCNB2, CDC2, CDC25C<br>在ACC中表达减少：CDKN1C | 44K Whole human genome microarrays (Agilent Tech. Inc) ~44 000 transcripts | 组间比较(恶性 vs 良性) | 7 | ACA(19), NA(10) |
| Soon 等[58] | 与ACA相比,177项基因在ACC中显示出异常表达。<br>在ACC中表达增加：IGF2, MAD2L1, CCNB1<br>在ACC中表达减少：ABLIM1, NAV3, SEPT4, RPRM | Affymetrix U133 plus 2.0~47,000 transcripts, ~20,000 genes | 监督与非监督分类<br>组间比较(恶性 vs 良性) | 12 | ACA(16), NA(6) |

续表

| 研究组 | 主要结论 | 转录平台 | 主要分析方法 | ACC（N） | 其他样本类型（N） |
|---|---|---|---|---|---|
| Giordano 等[59] | 与 ACA 相比, 1890 项基因在 ACC 中显示出 1.5 倍的异常表达。聚类分析显示 ACC 的 2 个亚型和不同的有丝分裂计数有关<br>ACC 亚型 1: 高分裂等级<br>ACC 亚型 2: 低分裂等级 | Affymetrix U133 plus 2.0~47,000 transcripts, ~20,000 genes | 非监督分类<br>生存分析 | 33 | ACA（22）, NA（10） |
| de Reyniès 等[16] | 聚类分析将 ACC 与 ACA 区分开来, 并提示 ACC 的 C1A 和 C1B 亚型与不同的结果有关。提出了分析学生存预测因子<br>无疾病预测因子: 基于 DLG7 和 PINK1 表达的 RT-qPCR<br>生存预测因子: 基于 BUB1B 和 PINK1 表达的 RT-qPCR | Affymetrix U133 plus 2.0~47,000 transcripts, ~20,000 genes | 非监督分类（层次聚类）<br>生存分析 | 35 | ACA（57） |
| Laurell 等[60] | 聚类分析将 ACC 于 ACA 区分, 并显示不同结果与 ACC 亚型相关<br>在 ACC 中表达减少: ALDH1A1<br>在 ACC 中表达增加: IGF2, FGFR1, FGFR4, USP4, UBE2C, UFD1L | Ultra GAPS slides (Corning, Lowell) ~30 000 transcripts ~19 000 genes | 非监督分类（层次聚类）<br>生存分析 | 11 | ACA（17）, NA（4） |
| Assié 等[50] | 根据 de Reyniès 2009[16]年的研究, 将 ACC 分为 C1A 和 C1B | Affymetrix Human Gene 2.0 ST arrays | 非监督分类 | 44（13 例新增; 31 例与 de Reyniès[16]相同） | 0 |
| Gara 等[61] | 聚类分析将 ACC 与 ACA 以及正常肾上腺区分。ACC 最有可能的特征表现是基因下调 | Affymetrix U133 plus 2.0~47 000 transcripts, ~20 000 genes | 非监督分类 | 20 | 75 |
| Zheng 等[51] | 根据类固醇表型特征以及增值特征将 ACC 分为 4 组 | Illumina RNA sequencing | 非监督分类 | 78 | 0 |

表 4.3 肾上腺皮质癌的 miRNA 组学分析

| 研究组 | 主要结论 | 基因学方法 | 主要分析方法 | ACC (N) | 其他样本种类 (N) |
|---|---|---|---|---|---|
| Soon 等[71] | 23 种 miRNA 在 ACC 与 ACA 中有表达差异。MiR-195 高表达和 miR-483-5p 高表达的 ACC 预后不佳。 ACC 中高表达：miR-483-5p | miRCURY LNA array v10.0（Exiqon） | 非监督分类（层次聚类） | 22 | ACA（27）, NA（6） |
|  | ACC 中低表达：miR-195, miR-335 | ~850 miRs | 组间比较 |  |  |
|  |  |  | 生存分析 |  |  |
| Tömböl 等[57] | 6 种 miRNA 在 ACC 与 ACA 及正常肾上腺中差异表达。miR-511 和 miR-503 可以用以区别 ACC 和 ACA。 ACC 中高表达：miR-184, miR-503 | Taqman Low Density Array（TLDA）Human MicroRNA Panel v1.0（Applied Biosystems） | 监督分类（基于基因差异表达） | 4 | ACA（8）, NA（4） |
|  | ACC 中低表达：miR-511, miR-214 | ~400 miRs | 组间比较 |  |  |
| Patterson 等[72] | 23 种 miRNA 在 ACC 与 ACA 中有表达差异。MiR-483 座位于 IGF-2 基因座，两者表达具有相关性。 ACC 中高表达：miR-483-5p | miRCURY LNA miRNA arrays v. 11.0（Exiqon） | 非监督分类（层次聚类） | 10 | ACA（26）, NA（21） |
|  | ACC 中低表达：miR-100, miR-125b, miR-195 | ~2000 miRNA | 组间比较 |  |  |
| Schmitz 等[73] | 248 种 miRNA 在 ACC 与 ACA 中有表达差异。MiR-675 和 miR-335 的低表达与恶性肿瘤相关 | TaqMan MicroRNA Array v2.0（Applied Biosystems） | 监督分类（在一组选定的基因上进行分层聚类） | 4 | ACA（9）, NA（4） |
|  | ACC 中低表达：miR-675, miR-139-3p, miR-335 | ~700 miRNA |  |  |  |

续表

| 研究组 | 主要结论 | 基因学方法 | 主要分析方法 | ACC（N） | 其他样本种类（N） |
|---|---|---|---|---|---|
| Ōzata 等[74] | 72 种 miRNA 在 ACC 与 ACA 中有表达差异。MiR-503，miR-1202，miR-1275 的高表达与预后不良有关 | Human Agilent's miRNA microarray system | 非监督分类（层次聚类） | 22 | ACA（26） |
| | ACC 中高表达：miR-483-3p，miR-483-5p，miR-210，miR-21；ACC 中低表达：miR-195，miR-497，miR-1974 | ~900 miRs | 组间比较 | | |
| Chabre 等[75] | 12 种 miRNA 在 ACC 与 ACA 中有表达差异。29 种 miRNA 在侵袭性 ACC（转移或者 3 年内复发）与非侵袭性 ACC（3 年内未复发）中有表达差异。MiRNA 不仅能区分 ACC 和 ACA，还能区分侵袭性 ACC 和非侵袭性 ACC。部分 miRNA 可在血清中被检出，可能具有诊断及判断预后的价值 | miRXplore™ Microarrays（Miltenyi Biotec, Bergisch Gladbach, Germany） | 生存分析 | 12 | ACA（6） |
| | ACC 中高表达：miR-483-5p；在侵袭性 ACC 中高表达：miR-139-5p，miR-376a；ACC 中低表达：miR-195，miR-335 | ~1900 miRs | 组间比较；生存分析 | | |
| Assié 等[50] | 根据 2 簇 miRNA 的表达情况可以将 ACC 分为 3 组。 | miRNA sequencing（Illumina） | 非监督分类 | 45 | 0 |
| | MiRNA-506-514 簇：11 种 miRNA 位于染色体 Xq27.3，与 C1A 相比在 C1B 的 ACC 中过表达；DLK1-MEG3 簇：38 种 miRNA 位于染色体 14q32.2，在 C1B 的一种亚型中表达不足 | | | | |
| Zheng 等[51] | 区分出 6 组 ACC，与预后无关 | miRNA sequencing（Illumina） | 非监督分类 | 79 | 0 |

ACC，肾上腺皮质癌；ACA，肾上腺皮质腺瘤

## miRNA 相关的恶性肿瘤标记

研究表明,通过对 miRNA 表达水平的无监督分类可将 ACC 和 ACA 进行区分(见表 4.3)。这种区分方法,主要基于在 ACC 和 ACA 中的 miRNA 不同表达。在这些 miRNA 中,有些 miRNA 表现得非常强势,例如 miR-483-5(见表 4.3)。有趣的是,这个 miRNA 由 IGF2 基因座表达,而 IGF2 又是肾上腺皮质癌中过表达最显著的基因。这个 miRNA 的表达与 IGF2 正相关。MiR-195 和 MiR-335 则是低表达(见表 4.3)。

## 肾上腺皮质癌亚组

有三项研究希望通过识别标记 miRNA,来区分肾上腺皮质癌的预后[50,74,75],但没有一种单一的 miRNA,被证实与预后发生显著相关。一些被称为 miRNA 簇的 miRNA 集合,是从彼此靠近的基因座编码,并且一起表达。通过 miRNA 测序技术,ENSAT 的一项研究发现在肾上腺皮质癌预后较好的亚组中,其中一簇称为 DLK1MEG3 的 miRNA(染色体 14q32.2)表达下调[50]。这个 miRNA 簇属于亲本印记,从母系等位基因特异性表达。它的低表达与母系等位基因缺失的 LOH 有关。这项研究也发现,另一个位于染色体 Xq27.3 的 miR-506-514 簇,在预后不佳的肾上腺皮质癌中低表达[50]。然而这些结果没有在 TCGA 最近发表的文章中被证实。这种差异可能与统计学因素有关,比如样本量不够大,也可能与实验方法有关,比如双方的 miRNA 制备方法不同。还需要以后更深入的研究。

## miRNA 与复杂的生物学

miRNA 的主要功能是下调靶基因的表达[69]。而预测 miRNA 的靶向目标却并不简单,因为靶目标不仅仅由互补配对决定,也受到细胞类型和细胞分化的影响。每个 miRNA 的靶向选择都需要进行体外细胞培养的验证。因此,迄今为止还没有对 ACC 中的 miRNA 正向或负向调控的基因进行详尽的评估。

miRNA 的另一个吸引人的生物学特点是它的远距离作用,它可以通过细胞分泌并以旁分泌的形式作用于远处细胞。体循环中的 ACC 相关 miRNA 已经被发现[75,76]。它们隐藏的生物学特性仍待研究。

# 外显子测序

随着下一代测序技术(next-generation sequencing, NGS)的进展,使得我们能对整个基因组进行测序。通过与自体白细胞比较,或者与正常组织的基因序列比较,可以发现肿瘤中的突变基因。

## 有限的肾上腺皮质癌驱动基因研究

有三份杂志报道了肾上腺皮质癌的外显子全测序[50,51,77]。在这些测序中肾上腺皮质癌外显子与体细胞(白细胞或邻近的无瘤组织)进行比较。肾上腺皮质癌中有近 20 个基因被证实为循环突变(表 4.4)。2014 年 ENSAT 首次报道了关于 45 例的肾上腺皮质癌的外显子研究。外显子测序与 SNP 阵列结合,SNP 阵列是另一种基因分型技术,便于检测纯合缺失和高水平扩增。45 例肾上腺皮质癌的外显子研究,后来研究队列扩大到了 122 例,包含有 77 例由特定 NGS 及 SNP 阵列新检测出的肾上腺皮质癌。有针对性的 NGS 被设计成能识别 45 种肿瘤中的至少 3 种肿瘤的全部基因。ZNRF3 是最常发生突变的基因之一,表达的是一种 E3- 泛素连接酶,而在此项研究之前从未在癌症中检出。Juhlin 等在 2015 年用类似的方法,分析了 41 例肾上腺皮质癌的外显子[77]（图 4.5）。在 2016 年，TCGA 发表了通过外显子测序、RNA 测序以及 SNP 阵列对 90 例肾上腺皮质癌的分析[51]，发现了新的突变基因。另外两项研究使用 NGS 来分析肾上腺皮质癌中的基因突变，对有限数量的癌症相关基因进行变异分析[78,79]。

最显著的是在肾上腺皮质癌中，少于 20 个基因反复改变（见表 4.4），因而这些基因被认为是肾上腺皮质癌肿瘤发生的驱动因素。这些驱动基因在约 50% 的肾上腺皮质癌中发生突变。值得注意的是，另外一半的肾上腺皮质癌中，没有显示这些基因的任何改变。在剩下的这 50% 中，确实发生了突变，但不是重复发生的突变（可以理解成私密突变）。在肾上腺皮质癌外显子测序中发现的驱动基因中，ZNRF3 是最常见改变的基因之一，在超过 20% 的

病例中被证实。ZNRF3 是一种 Wnt/β- 链蛋白信号通路的负向调节因子[80]。在肾上腺皮质癌中，ZNRF3 主要因纯合子缺失而不被激活（较小可能因为突变）。这表明 ZNRF3 的非激活状态，是上调 Wntx/β- 链蛋白通路的一种途径。Wntx/β- 链蛋白通路也可以由 CTNNB1 激活突变直接激活（CTNNB1 激活突变编码 β- 链蛋白，存在于 15% 的肾上腺皮质癌）。有趣的是，ZNRF3 和 CTNNB1 突变，在肾上腺皮质癌中是相互排斥的（见图 4.5）。其他被反复改变的突变基因与细胞周期调节有关。这些基因包括约 15% 肾上腺皮质癌中的 TP53 突变，肿瘤抑制因子 CDKN2A 和 RB1，核糖体蛋白 RPL22，以及致癌基因 MDM2 和 CDK4。通常在恶性肿瘤中发现这些基因的改变，并且能广泛地调节细胞周期，这也是恶性肿瘤增殖的关键因素之一[50,51]。

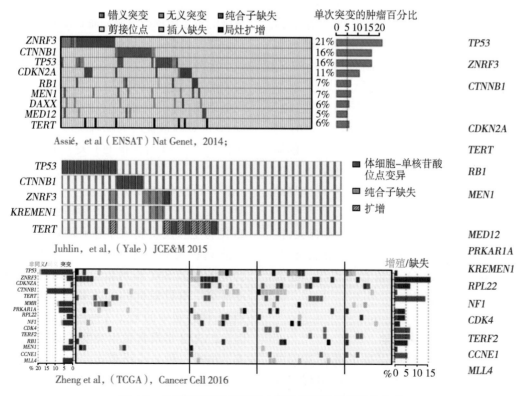

图 4.5　外显子测序发现的肾上腺皮质癌中的复发性突变

表 4.4 外显子测序发现的 ACC 中的体细胞突变

| 基因 | 通路 | 功能 | 变异类型 | 频率（%） |
|------|------|------|----------|-----------|
| ZNRF3 | Wnt/β- 链蛋白 | E3 泛素连接酶,通过促进 LRP5/ 卷曲蛋白受体周转来负调节 Wnt /β- 链蛋白途径。表达的缺失可激活 Wnt /β- 链蛋白途径 | 失活突变和纯合缺失 | ~20 |
| CTNNB1 | | 编码 Wnt /β- 链蛋白通路的关键调控因子 β- 链蛋白。激活该基因能诱导该途径的异常激活 | 激活突变 | ~15 |
| APC | | Wnt/β- 链蛋白通路的重要负调控因子。灭活该基因诱导该途径的异常激活 | 失活突变 | <1 |
| KREMEN1 | | 膜受体。激活后负向调控 Wnt/β- 链蛋白途径 | 纯合缺失 | ~1 |
| TP53 | 细胞周期,TP53/Rb | 编码 p53,细胞凋亡的关键正调节因子,与细胞周期停滞、DNA 修复有关 | 失活突变 | ~20 |
| CDKN2A | | 编码两种蛋白质的肿瘤抑制基因,通过激活 p53 和 pRB 起作用 | 失活突变和纯合缺失 | ~10 |
| CDK4 | | 癌基因,通过磷酸化抑制 pRB（由 RB1 编码） | 由高水平放大效应激活 | ~5 |
| MDM2 | | E3 泛素连接酶,通过导致 p53 蛋白的蛋白酶体降解负性调节 p53 蛋白 | 高水平放大效应 | ~1 |
| RB1 | | 编码 pRB,细胞周期的负性调节因子 | 失活突变和纯合缺失 | ~7 |
| CCNE1 | | 原癌基因,调节 G1 期 /S 期过渡 | 由高水平放大效应激活 | ~3 |
| RPL22 | | 编码 60S 核糖体蛋白 L22。涉及 MDM2 介导的 p53 泛素化和降解 | 失活突变 | ~3 |
| TERT | 染色质重塑 / 端粒维护 | 端粒酶复合体的逆转录酶。维持癌细胞中的染色体长度 | 由高水平放大效应激活 | ~10 |
| TERF2 | | 构成端粒酶复合物 | 由高水平放大效应激活 | ~5 |
| MEN1 | | 通过协调染色质重塑来调节转录 | 失活突变 | ~7 |

续表

| 基因 | 通路 | 功能 | 变异类型 | 频率（%） |
|---|---|---|---|---|
| *DAXX* | 染色质重塑/端粒维护 | 涉及染色质重塑,端粒延长和细胞凋亡 | 失活突变 | ~2 |
| *ATRX* | | 涉及染色质重塑,端粒延长 | 失活突变 | ~1 |
| *MLL4* | | 组蛋白修饰酶 | 失活突变 | ~3 |
| *PRKAR1A* | | 蛋白激酶 A 的负调节亚单位。失活通过去阻遏诱导 PKA 活化 | 失活突变 | ~5 |
| *MED12* | | 构成转录起始复合物 | 失活突变 | ~3 |
| *NF1* | | RAS 信号通路的负调控因子 | 失活突变和纯合缺失 | ~5 |

对肿瘤细胞而言,染色体维护也是至关重要的。*TERT* 和 *TERF2* 在肾上腺皮质癌中反复扩增,特别是在肾上腺皮质癌中,发现了一些 *TERT* 启动子突变[51,81]。在与染色质重塑相关的基因中,也发现了反复发生的突变,包括已经鉴定的神经内分泌肿瘤中相关的基因突变(*MEN1*,*DAXX*,*ATRX*),以及组蛋白修饰物。此外,端粒的维持在癌细胞中也至关重要,肾上腺皮质癌中出现了 *TERT* 或者 *TERF2* 的扩增,而这两者正是端粒复合物的一部分。值得注意的是,在 *DAXX* 或 *ATRX* 突变的肾上腺皮质癌中,可以观察到延长的端粒,是一种与 TERT 无关的端粒维持的机制[50,51]。

肾上腺皮质癌中,也存在 *PRKAR1A* 的复发性突变[51]。PRKAR1A 编码 PKA 的调节亚基,而 PKA 是 cAMP/PKA 途径的负性调节因子。cAMP/PKA 途径活化,是分泌皮质醇的良性肾上腺肿瘤的关键过程。PRKAR1A 种系突变,容易导致原发性色素性结节性肾上腺发育不良(Primary Pigmented Nodular Adrenal Dysplasia, PPNAD),也会导致库欣综合征[82]。因此,这些伴有 *PRKAR1A* 突变的肾上腺皮质癌,引出了有关 cAMP/PKA 途径在肾上腺皮质癌中潜在作用,以及良性肿瘤转化为肾上腺皮质癌的可能性。然而 *PRKAR1A* 突变,至少在一半的肿瘤中报道为晚期体细胞事件[51]。

最后,还有其他许多基因也被发生了改变,但是没有反复发生(可以当作"私密"突变)。这些基因在肾上腺皮质癌病理生理学中的重要性还有待阐明。

**除基因之外 ACC 的一般突变特征**

肾上腺皮质癌的中位体细胞突变率在 0.6~0.9/Mb 之间,与胰腺癌相当,但为甲状腺癌的两倍之多[50,51,77]。这种突变率是可变的,并且与预后相关(突变率越高,预后则越差)。值得注意的是,在肾上腺皮质癌中发现了一些高突变肿瘤(>10 个突变/Mb)的特殊例子,其高突变与预后并无相关性[50,51]。

在大多数实体瘤中,肾上腺皮质癌中的大多数突变是 C>T 转变[50,51]。可以通过突变周围的核苷酸背景来鉴定突变特征[83]。最常见的突变特征是，Signature 1（一种 CG 序列中的 C>T 替换）以年龄和 DNA 错配修复缺陷相关。在大多数胃肠癌中也可以发现此类特征。另一个突变特征是，Signature 4（一种 CG 序列中的 C>A 替换）与吸烟相关，也存在于腺癌和肺鳞状细胞癌。还有一个突变特征是，Signature 2（一个更为复杂的替代组合）在肾上腺皮质癌中同样常见，但没有明显的诱因[51]。

### 小儿肾上腺皮质癌的驱动基因

2015 年，Pinto 等报道 37 名儿童肾上腺皮质癌患者的基因组改变[84]，发现了 3 项驱动基因。最常见的是 TP53 突变，37 人中有 28 人发生了此项突变（76%），包括 25 例种系突变（12/25 表现为巴西人频发的 R332H 突变）和 3 例体细胞突变。

ATRX 是一种与染色体重塑有关的基因，是儿童肾上腺皮质癌中第二常见的突变基因。可以在 32% 的病例中发现。ATRX 突变与端粒延长有关。3 例肾上腺皮质癌患者中，发现了体细胞 CTNNB1 突变。结合 TP53 和 ATRX 突变，可以将突变类型分为三组：两者同时突变，仅 TP53 突变和无突变，也分别对应着不同预后：差、可变和好的预后。

## 染色体改变

染色体改变包括拷贝数变化、LOH、染色体结构改变和染色体倍数的改变。对肾上腺皮质癌中的染色体拷贝数目研究，从比较基因组杂交（comparative genomic hybridization，CGH）[85-89]（表 4.5）发展到 CGH 阵列分析[63,90,91]。后来，通过 SNP 阵列分析肾上腺皮质癌染色体改变，更注重于 LOH 和倍数改变[50,51]。

### 肾上腺皮质癌中染色体改变

与 ACA 相比，肾上腺皮质癌表现为大量染色体改变的累积效应。这项结果首先通过常规 CGH 发现[85-89]，其中包括大量的染色体增加，主要在 5、7、12 和 17 号染色体，在 1p，2q 和 3 号染色体上的缺失也有发生。但是，这些研究的结果有时并不一致（如 8q 染色体缺失只出现在 3 例研究中）。通过 CGH 阵列分析得到了更具有一致性的结果[63,90,91]（见表 4.5）。尤其是 5、7、12、19 染色体的复制增加和 22 号染色体缺失的报道。而相比之下，ACA 中的染色体数量改变非常少（见表 4.5）。

### 肾上腺皮质癌亚组

有两项研究致力于运用 SNP 阵列分析染色体改变[50,51]（见表 4.5）。用来识别具有特定特征的肾上腺皮质癌亚类。发现超过半数的染色体发生了延长的 LOH，其中一些染色体总是被影响，这些染色体如 1、2、6、11、13、14、15、17、8 和 22 号染色体（图 4.6）[50,51]。在 TCGA 的研究中，这些类型的肾上腺皮质癌被称为"染色体相关"肾上腺皮质癌[51]。资料中显示，半数肾上腺皮质癌的染色体缺失与 LOH 有关。由于失去了很大一部分基因，这些肿瘤就不再是二倍体，而是亚二倍体。然而另一半具有延伸 LOH 的肾上腺皮质癌，并没有染色体缺失。实际上这些肿瘤似乎对应于后者的后期阶段：许多亚二倍体的肾上腺皮质癌，复制了他们的基因，从而变成了延长 LOH 的二倍体。还有少部分肾上腺皮质癌，对自身基因进行了多次复制，变成了多倍体，但是仍保留大范围的杂合缺失。有意思的是，与没有自身复制的染色体相关肾上腺皮质癌比较，有基因组复制的"染色体相关"肾上腺皮质癌预后不佳[51]。

表 4.5　CGH 和 SNP 阵列证实的染色体改变

| 研究者 | 主要结论 | 基因组技术 | 主要分析方法 | ACC (N) | 其他样本类型 (N) |
|---|---|---|---|---|---|
| Zhao 等[85] | 在肾上腺皮质肿瘤进展中，SAS/SDK4 及 MDM2 共增殖（12q）中可能发挥的作用<br>在 ACC 中获得：5q, 12q, 20q | CGH [阵列]（AmpliOnco™ I Microarray）<br>174P1, PAC, 或者 BAC 探针 58 区域靶标 | 限于基因组的 58 个区域的变更映射（描述性） | 5 | ACA (4) |
| Stephan 等[90] | 在 ACC 中几个经常性获得或者缺失（看后者）。分散于基因组中几个孤立的 CGH 探针与生存期相关，联合这些探针可以将 ACC 分成三个不同生存期的组<br>在 ACC 中获得：5, 7, 12, 16q, 20<br>在 ACC 中缺失：1, 3p, 10q, 11, 14q, 15q, 17, 22q | Agilent 44K 人类基因组 CGH 阵列 | 变更映射（描述性）<br>生存分析 | 25 | 0 |
| Szabó 等[63] | 在 ACC 中被识别的几项经常性获得（见下）<br>在 ACC 中获得：5, 7, 12, 19q | Agilent 44K 人类基因组 CGH 阵列 | 变更映射（描述性） | 4 | 0 |
| Barreau 等[91] | 比较 ACC 及 ACA 之间发生改变的大部分基因组。推荐一个基于 PCR 的诊断工具。染色体改变也包含有预测信息。<br>在 ACC 中获得：5, 7, 12, 16, 19 及 20<br>在 ACC 中缺失：13, 22 | CGH [阵列]（IntegraChip, IntegraGen）<br>4400 BAC 探针 | 变更映射（描述性）<br>生存分析 | 52 | ACA (86) |
| Assié 等[50] | 发现两种类型的 ACC，一些具有延长 LOH，另一些是亚染色体改变；延长的 LOH 与亚二倍体相关，导致残留基因组复制的潜在作用 | 基因多态性阵列（Illumina） | 变更映射（描述性） | 120 | 0 |
| de Martino 等[78] | 在 ACC 中，识别了有儿种常见的获得，与 Stephan 等[91] 及 Barreau 等[91] 一致 | CGH [阵列] 180K（Agilent） | 变更映射（描述性） | 28 | 0 |
| Zheng 等[51] | 三种不同类型的 ACC 被识别：染色体性的 ACC 具有延长 LOH。嘈杂 ACC 具有亚染色体改变，安静 ACC 改变的数量减少。嘈杂 ACC 提示不良预后 | 基因多态性阵列（affymetrix SNP6） | 变更映射（描述性）及生存分析 | 89 | 0 |

另一组肾上腺皮质癌,并不拥有这些延长 LOH,但也存在许多染色体改变[50,51],因而被命名为"嘈杂肾上腺皮质癌"(见图 4.6)。与"染色体相关"肾上腺皮质癌相比,嘈杂肾上腺皮质癌预后更差。最近报道显示,还有一些肾上腺皮质癌并没有太多的染色体改变,因而被称为"安静"肾上腺皮质癌[51](见表 4.6)。

### 染色体改变导致的病理生理学结果

DNA 复制的数量,影响着基因表达水平,特别是高水平的复制与癌基因的激活有关。影响 12 号(包括 CDK4 基因)及 5 号染色体的高水平复制,在 ACC 中还是相对比较少[50,51,78,91]。通常可以在编码端粒酶的 TERT 位点,可以观察到病灶染色体。病灶染色体的高水平复制与 TERT 的持续表达有关,因此导致染色体变长。还有一类与端粒酶相关的基因被称为 TERF,也常常出现在肾上腺皮质癌[50,51]。这些如染色

体相关性的,嘈杂的,安静的基因染色体改变,其所带来的病理生理学改变有待进一步研究。

## DNA 甲基化

表观遗传是指因独立发生的原发 DNA 序列改变,导致在基因表达层面的遗传性改变。在这些改变中,DNA 的甲基化似乎扮演着重要的作用,通过影响转录调节导致各种疾病,包括恶性肿瘤。DNA 甲基化主要机制是在胞嘧啶鸟嘌呤(CG)二核苷酸中,DNA 甲基化酶对 C 进行甲基化,形成 CpG 的二核苷酸。大 CpG 簇群称为 CpG 岛,常富集于启动子区域。在恶性肿瘤中有两种形式的甲基化:一种是整体低甲基化诱导的基因不稳定、亲代印迹丢失、转位因子的再活化。另一种是位于肿瘤抑制基因的启动子区域 CpG 岛的高甲基化[92]。

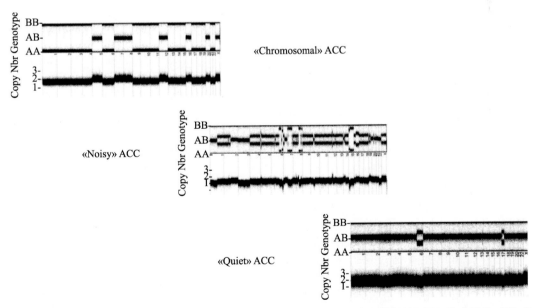

图 4.6 SNP 阵列显示不同的肾上腺皮质癌种类:具有延伸 LOH 的"染色体相关"肾上腺皮质癌,有许多亚染色体改变的"嘈杂"肾上腺皮质癌,以及染色体改变较少的"安静"肾上腺皮质癌。AA、AB 和 BB:SNP 的基因型(AB 是杂合,AA 和 BB 是纯合);Copy Nbr 表示 DNA 拷贝数量

表 4.6　使用甲基化阵列的 DNA 甲基化研究

| 研究 | 作者主要结论 | 基因组技术 | 主要分析方法 | ACC（N） | 其他样本类型（N） |
|---|---|---|---|---|---|
| Rechache 等[95] | 甲基化辨别 ACC 及 ACA。其他基因间区域，ACC 整体低甲基化 | Infinium HumanMethylation450 BeadChip（Illumina） | 非监督式分类（层次聚类分析及主成分分析） | 20 | ACA（48），NA（19） |
| | 发现 52 个甲基化及下调基因（包括 RARRES2，SLC16A9 和 GATA6） | 485 000 个体的 CpG | | | |
| Fonseca 等[94] | 启动子区域中 212 个 CpG 岛的研究，ACC 与 ACA 比较甲基化明显增加。从 212 个基因中选择 6 个基因，在 ACC 中表达较低 | Infinium HumanMethylation 27 BeadChip（Illumina） | 组间比较 | 15 | ACA（27），NA（6） |
| | ACC 中（CDKN2A,GATA4,DLEC1,HDAC10,PYCARD 及 SCGB3A1/HIN1）甲基化高低 | 27 600 个 CpG | | | |
| Barreau 等[93] Assie 等[50] | 研究基因启动子区域的 CpG 岛甲基化水平，将 ACC 分为两类，一类为高甲基化，另一类没有。高甲基化与不良预后相关 | Infinium HumanMethylation 27k BeadChip（Illumina） | 非监督式分类（分层聚类） | 51 | ACA（84） |
| | 转录组 / 甲基化相关显示 1741 基因负相关性（包括 H19,PLAGL-1、G0S2 及 NDRG2） | 27 600 个 CpG | 生存分析 | | |
| Zheng 等[51] | 非监督分类识别三种 ACC，主要通过他们基因启动子区域的 CpG 岛甲基化水平分辨，引起 CIMP。CIMP 与不良预后相关 | Infinium HumanMethylation450k BeadChip（Illumina） | 非监督式分类（分层聚类）生存分析 | 79 | |

ACA,肾上腺皮质腺瘤；ACC,肾上腺皮质癌；LOH,杂合性丢失；CIMP,CpG 岛甲基化表型

DNA 甲基化可以通过 DNA 微阵列、潜在甲基化的靶向胞嘧啶来研究。研究基本策略是，在 DNA 阵列基因分型前，通过亚硫酸氢钠处理 DNA，这样甲基化的胞嘧啶会变成胞嘧啶，而未甲基化的胞嘧啶变成尿嘧啶。因此，基因型一种是胞嘧啶，一种是尿嘧啶来显示胞嘧啶的甲基化。最近五项研究，焦点集中在肾上腺皮质癌全基因组的 DNA 甲基化特征（表 4.6）[50,51,93-95]。

### 肾上腺皮质癌的 DNA 甲基化

Rechache 等研究 450 000 DNA 区域，主要为基因间的区域。他们发现与 ACA 相比，肾上腺皮质癌具有相对低甲基化的特征[95]。另外，使用非监督式的分类，甲基化能够将肾上腺皮质癌从 ACA 中区分开来，以及辨别出原发肿瘤的转移灶。

### 肾上腺皮质癌的 CpG 岛的甲基化表型（CIMP）

Barreau 等发现在肾上腺皮质癌中，基因启动子区域的 CpG 岛甲基化水平有很大差异，部分 ACC 与 ACA 有相似的甲基化水平，另一部分则显示高甲基化水平[50,93]。在其他一些恶性肿瘤中，也有报道显示高甲基化水平，被称为 CpG 岛的甲基化表型（CpG island methylator phenotype，CIMP），这一现象也只是局限于一个独立的队列研究[51]。在结肠癌中，CIMP 为预后不良的标志[96]。与结肠癌类似，高甲基化与肾上腺皮质癌的不良预后相关。

### DNA 甲基化导致的病理生理学改变

在基因启动子处的 DNA 甲基化，影响着基因的表达。一项研究显示，甲基化能够解释肾上腺皮质癌的 1/3 的基因下调性表达[93]。因此，DNA 甲基化是肾上腺皮质癌转录组特征形成的一个主要原因。

DNA 甲基化的机制并不完全清楚，最近一项研究发现，一种被称为 EZH2 的组蛋白甲基转移酶的过度表达，参与了肾上腺皮质癌中 CIMP 发生机制[97]。DNA 甲基化也影响着增生。实际上有几项研究可以显示，肾上腺皮质癌 NCI-H295R 细胞在使用去甲基化试剂后，可以提高沉默基因的表达，似乎可以抑制细胞的增殖、皮质醇的分泌及细胞的侵袭[98]。DNA 甲基化与组蛋白甲基化及表观遗传相关。DNA 甲基化分析可能仅仅是肾上腺皮质癌表观遗传研究的开始。

## 联合的组学研究

在两个独立国际队列研究中，有两项较大的研究，显示了肾上腺皮质癌全基因组特征[50,51]。每个肿瘤都进行转录组、miRNA 组、染色体改变、甲基化及外显子序列的研究。将这些组学研究联合，得到一个全面的分子学分类，而且这两项研究的结果具有高度的一致性（图 4.7）。

肾上腺皮质癌主要的三个分子学分组如下：

第一组：大部分肾上腺皮质癌显示预后差的转录组特征、嘈杂的染色体改变、在 CpG 岛中更高的甲基化水平以及在那些很少发生突变的基因中发生突变。

第二组：肾上腺皮质癌显示预后差的基因表达特征、染色体外形改变的特征、CpG 岛中间甲基化及那些经常发生突变的基因中发生突变。

第三组：肾上腺皮质癌显示预后较好的基因表达特征、染色体外形改变的特征、CpG 岛中无高甲基化水平以及那些经常发生突变的基因无突变发生。

有意思的是，三组的预后不尽相同：第一组预后差，第三组预后较好，第二组介于两者之间。

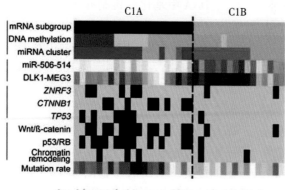

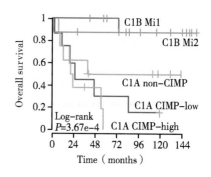

Assié et al, Nature Genetics 2014

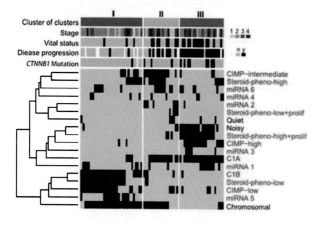

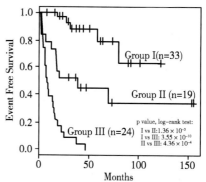

Zheng et al, Cancer Cell 2016

图 4.7　肾上腺皮质癌的整合基因组分类,来源于肾上腺肿瘤研究欧洲网络及癌症基因组队列研究图

# 展望

## 在临床中的肿瘤分子学特征

肾上腺皮质癌的分子生物学特征,提供了除病理及免疫组化以外的更多信息,通过这些信息可以进一步的分类,而这种分类与预后有明显相关性。最近分子学分类还是基于泛基因组特性。如今已经开始尝试并简化整体信息,并向靶向分子特征的研究方向进行努力。

## 转录组学

因为转录组特征可以辨别肾上腺皮质癌预后的好坏,有一项研究通过尝试归纳全转录组信息,来减少目标基因的数量[16]。推荐一个最小化的分类器,这一分类器基于2个基因的表达水平,一个是在差预后的肾上腺皮质癌中高表达基因(BUB1B),另一个是差预后肾上腺皮质癌中低表达的基因(PINK1)。因此,预后差的肾上腺皮质癌显示有更大的差异,而预后好的肾上腺皮质癌显示较少的差异。这一分类被另外两个独立的多中心的病例对列研究所证实[16,99]。在其他的疾病中,这一分类也显示出了独立的预测能力。通过

检测 *GLG7-PINK1* 的途径,可以用来预测肾上腺皮质癌术后复发的可能性[16,99]。还有其他的一些基因表达存在差异,但需要进一步的验证。

### miRNA 组学

特异性的 miRNA 也与预后相关。Soon 等评估 miR483-5p 及 miR-195,他们发现高 miR483-5p 及低 miR-195 预后更差[71]。这些结果以及之间的最佳组合需要进一步的验证。

### 甲基化组学

甲基化的研究显示 CpG 岛的甲基化与预后显著相关。Barreau 等建议简化甲基化组学,使用商业试剂盒检测 MS-MLPA 来检查靶目标[93]。良好的相关性已经得到报道,但仍需要单中心队列研究来证实。

### 哪些会是要检测的终极靶分子?

终极靶分子的检测,必须是具有预测性的特征,包括与生存期显著相关,不要太广泛,容易操作的特点。这种检测是来源于单一组学或者多组学联合,还需要进一步的研究。在这些初步的研究材料中,还有其他的一些重要问题,如分子学检测是在 RNA 中还是 DNA 中? DNA 比 RNA 更实用,因为可以从被甲醛溶液固定或者石蜡包埋的样本中提取。然而,基于 DNA 的分子预测与基于 RNA 的分子预测,所得到的信息是否一致仍存在争议。最后,在推荐使用分子标志物之前,我们必须考虑其在非分子预测因子中的定位。

基于病理的恶性肿瘤诊断具有很高的效能。对于诊断来说,分子学分类是否具有更多的好处? 可能例子比较少,在一项肾上腺皮质肿瘤的转录组学研究中,Weiss 评分为 2 的 2 个肿瘤和 Weiss 评分为 3 的

4 个肿瘤,在恶性肿瘤组中均归类到恶性肿瘤[16]。其中 1 例术后复发,但是其他 5 例未有复发。如果这 5 例的肿瘤没有手术切除,是不是意味着这些肿瘤会进展或者向肾上腺以外的其他部位转移? 不得而知。然而,其他分子生物学特征(包括 IGF2 的过度表达及染色体改变)提示这些肿瘤是癌而不是腺瘤。

为了评估预后,肿瘤的增殖指数被证实也是肾上腺皮质癌的主要独立预测因子[100]。按 ENSAT 分期系统,肿瘤的分期也是一个重要的预测因子。分子标志物是如何精确地与这些病理及临床特征相互作用,以及预测预后还需要进一步研究。

## 面向体液的活检

### 检测游离肿瘤细胞 DNA

现在已经能够通过检测癌症患者血中的分子标志物,得到患者肿瘤的分子特征。最直接的方法就是检测患者血浆中,游离肿瘤细胞的 DNA,在血浆中检测已知肿瘤的特异性突变[101]。在肾上腺皮质癌中,已经发现了一组 20 个反复突变的基因。超过半数的肿瘤具有这些基因的突变。这些在数量上经过精减的基因,可以用于在肾上腺皮质癌患者的血浆中进行筛选。血浆中特异性肾上腺皮质癌突变的检测有不同的应用,如果有足够的敏感性,则术前可以用于恶性肿瘤的无创性诊断,在术后可以评估是否有肿瘤的残留。另外,对于残留肿瘤的患者,可以用来监控体内负荷肿瘤的演变,提供一种具有可重复性的定量方法。最后,游离肿瘤细胞 DNA 检测,通过发现新突变的发生,在理论上是一种可以监控肿瘤克隆性演变的无创方法。然而,肾上腺皮质癌的克隆性特征还没有广泛的

研究,甚至在肿瘤样本中也没有。

### 检测循环 miRNA

Chabre 等最近检测循环 miRNA 的水平[75]。他们发现在肾上腺皮质癌患者的血清中,低 miR-95 及高 miR-483-5p 与不良预后相关。然而这一结果只是在 12 例肾上腺皮质癌病例研究中获得,还需要进一步的独立队列研究来验证[76]。

## 肾上腺皮质癌基因组如何影响肾上腺皮质癌治疗

### 通过基因组发现新的治疗靶点

肾上腺皮质癌基因组学研究提供了一张全基因组图,经过筛选后,发现了一组数量较少的发生变化的信号通路。Wnt/β 链蛋白通路的激活及通路的分子调控变化,是肾上腺皮质癌最常见的特征[102]。然而,考虑到这一通路的在体内的普遍存在,还不清楚其抗肿瘤的好处,如果利用这一通路来控制肿瘤,是否可以克服其可能带来的全身性影响。在同一通路中,ZNRF3 被发现是肾上腺皮质癌的一种新肿瘤抑制基因。ZNRF3 的改变是否成为靶点现在还存在争议。甲基化研究显示,肾上腺皮质癌中 CIMP 表型与差预后相关。这里提出一个问题,是否去甲基化试剂如地西他滨会影响患者的预后,几项体外研究显示,去甲基化试剂可以使肾上腺皮质癌细胞珠 H295R 在体外增殖减少[98]。最近 TCGA 的研究推荐一个在肾上腺皮质癌中,发生改变的潜在靶基因列表,这些作者基于他们的药物临床试验或者应用那些已经被许可的药物,他们在 22/90 肾上腺皮质癌患者中[51],发现 51 个潜在靶基因改变,包括与 DNA 修复相关的细胞周期依赖激酶及蛋白。

### 分子分型对患者分层的潜在影响

分子分型可以识别不同类型的肾上腺皮质癌。基于个体的,在术后对每个肿瘤进行分型,可以为患者的治疗提供更多信息。特别对于那些术后分子类型提示为不良预后的患者,可以建议联合治疗。而对于分子类型显示为预后良好的,则不需要建议其联合治疗。相似的,在术后肿瘤复发或者转移的患者中,或者对于提示不良预后的患者建议进行全身化疗;而对于分子类型提示为良好预后的肾上腺皮质癌患者,可以建议再次手术或者肿瘤局部治疗。当然,这种策略在应用于临床前,还需要在临床试验中进一步验证。

### 评估疗效的预测因子

少数患者对米托坦及全身化疗敏感。尽管很少,但是这些反应非常重要,可以用来寻找可以预测疗效的分子标志物。在未来,基因组学方法可以帮助回答这些问题。

## 遗留的病理生理学问题

基因组学研究,为理解肾上腺皮质癌病理生理学行为提供重要的一环。然而仍然存在很多问题。首先,1/3 的肾上腺皮质癌在常见性驱动基因中没有任何突变,那么是什么因素在控制着这些肿瘤? 我们如何观察这些改变? 他们是某种表观遗传事件吗? 另外,一些与表型相关的基因组位点被发现,包括 DNA 甲基化改变,染色质重塑基因突变。对肾上腺皮质癌表型的特异性研究,可能是这一领域未来面临的挑战。基因组学研究还没有开始探索肾上腺皮质癌的克隆性。在甲基化的研究中,Rechache 等能够在原发肿瘤与转移瘤之间发现不同的特征[95]。还有一个问题,即在肾上腺皮质癌不同的区域,各种组学的表达存在多少差异。另外,在疾病诊断,或者评估预后的相关分子标志物时,选择肿瘤的哪一部分送检是否有影响。最后一项研究报道了转录组炎症特征[51]。炎症是否影响肾上腺皮质癌的肿瘤发生? 如何影响? 肾上腺皮质癌患者是否存在潜在的免疫治疗方案,至少适用部分患者。肾上腺皮质癌的基因组学的许多方面值得进一步研究。

（张琦 译,张大宏 校）

# 参考文献

1. Grumbach MM, Biller BMK, Braunstein GD, Campbell KK, Carney JA, Godley PA, et al. Management of the clinically inapparent adrenal mass ("incidentaloma"). Ann Intern Med. 2003;138(5):424–9.
2. Fassnacht M, Johanssen S, Quinkler M, Bucsky P, Willenberg HS, Beuschlein F, et al. Limited prognostic value of the 2004 International Union Against Cancer staging classification for adrenocortical carcinoma: proposal for a revised TNM classification. Cancer. 2009;115(2):243–50.
3. Beuschlein F, Reincke M, Karl M, Travis WD, Jaursch-Hancke C, Abdelhamid S, et al. Clonal composition of human adrenocortical neoplasms. Cancer Res. 1994;54(18):4927–32.
4. Gicquel C, Bertagna X, Schneid H, Francillard-Leblond M, Luton JP, Girard F, Le Bouc Y. Rearrangements at the 11p15 locus and overexpression of insulin-like growth factor-II gene in sporadic adrenocortical tumors. J Clin Endocrinol Metab. 1994;78(6):1444–53.
5. DeChiara TM, Robertson EJ, Efstratiadis A. Parental imprinting of the mouse insulin-like growth factor II gene. Cell. 1991;64(4):849–59.
6. Wiedemann HR, Burgio GR, Aldenhoff P, Kunze J, Kaufmann HJ, Schirg E. The proteus syndrome. Partial gigantism of the hands and/or feet, nevi, hemihypertrophy, subcutaneous tumors, macrocephaly or other skull anomalies and possible accelerated growth and visceral affections. Eur J Pediatr. 1983;140(1):5–12.
7. Hertel NT, Carlsen N, Kerndrup G, Pedersen IL, Clausen N, Hahnemann JMD, Jacobsen BB. Late relapse of adrenocortical carcinoma in Beckwith-Wiedemann syndrome. Clinical, endocrinological and genetic aspects. Acta Paediatr. 2003;92(4):439–43.
8. Mesiano S, Mellon SH, Jaffe RB. Mitogenic action, regulation, and localization of insulin-like growth factors in the human fetal adrenal gland. J Clin Endocrinol Metab. 1993;76(4):968–76.
9. Gicquel C, Bertagna X, Le Bouc Y. Recent advances in the pathogenesis of adrenocortical tumours. Eur J Endocrinol. 1995;133(2):133–44.
10. Gicquel C, Bertagna X, Gaston V, Coste J, Louvel A, Baudin E, et al. Y. Molecular markers and long-term recurrences in a large cohort of patients with sporadic adrenocortical tumors. Cancer Res. 2001;61(18):6762–7.
11. Boulle N, Logié A, Gicquel C, Perin L, Le Bouc Y. Increased levels of insulin-like growth factor II (IGF-II) and IGF-binding protein-2 are associated with malignancy in sporadic adrenocortical tumors. J Clin Endocrinol Metab. 1998;83(5):1713–20.
12. Gicquel C, Raffin-Sanson ML, Gaston V, Bertagna X, Plouin PF, Schlumberger M, et al. Structural and functional abnormalities at 11p15 are associated with the malignant phenotype in sporadic adrenocortical tumors: study on a series of 82 tumors. J Clin Endocrinol Metab. 1997;82(8):2559–65.
13. Giordano TJ, Thomas DG, Kuick R, Lizyness M, Misek DE, Smith AL, et al. Distinct transcriptional profiles of adrenocortical tumors uncovered by DNA microarray analysis. Am J Pathol. 2003;162(2):521–31.
14. Bourdeau I, Antonini SR, Lacroix A, Kirschner LS, Matyakhina L, Lorang D, et al. Gene array analysis of macronodular adrenal hyperplasia confirms clinical heterogeneity and identifies several candidate genes as molecular mediators. Oncogene. 2004;23(8):1575–85.
15. de Fraipont F, El Atifi M, Cherradi N, Le Moigne G, Defaye G, Houlgatte R, et al. Gene expression profiling of human adrenocortical tumors using complementary deoxyribonucleic Acid microarrays identifies several candidate genes as markers of malignancy. J Clin Endocrinol Metab. 2005;90(3):1819–29.
16. de Reyniès A, Assié G, Rickman DS, Tissier F, Groussin L, René-Corail F, et al. Gene expression profiling reveals a new classification of adrenocortical tumors and identifies molecular predictors of malignancy and survival. J Clin Oncol. 2009;27(7):1108–15.
17. Ogawa O, Eccles MR, Szeto J, McNoe LA, Yun K, Maw MA, et al. Relaxation of insulin-like growth factor II gene imprinting implicated in Wilms' tumour. Nature. 1993;362(6422):749–51.
18. Hisada M, Garber JE, Fung CY, Fraumeni JF, Li FP. Multiple primary cancers in families with Li-Fraumeni syndrome. J Natl Cancer Inst. 1998;90(8):606–11.
19. Wagner J, Portwine C, Rabin K, Leclerc JM, Narod SA, Malkin D. High frequency of germline p53 mutations in childhood adrenocortical cancer. J Natl Cancer Inst. 1994;86(22):1707–10.
20. Varley JM, McGown G, Thorncroft M, James LA, Margison GP, Forster G, et al. Are there low-penetrance TP53 Alleles? evidence from childhood

adrenocortical tumors. Am J Hum Genet. 1999;65(4): 995–1006.

21. Ribeiro RC, Sandrini F, Figueiredo B, Zambetti GP, Michalkiewicz E, Lafferty AR, et al. An inherited p53 mutation that contributes in a tissue-specific manner to pediatric adrenal cortical carcinoma. Proc Natl Acad Sci U S A. 2001;98(16):9330–5.

22. Latronico AC, Pinto EM, Domenice S, Fragoso MC, Martin RM, Zerbini MC, et al. An inherited mutation outside the highly conserved DNA-binding domain of the p53 tumor suppressor protein in children and adults with sporadic adrenocortical tumors. J Clin Endocrinol Metab. 2001;86(10):4970–3.

23. DiGiammarino EL, Lee AS, Cadwell C, Zhang W, Bothner B, Ribeiro RC, et al. A novel mechanism of tumorigenesis involving pH-dependent destabilization of a mutant p53 tetramer. Nat Struct Biol. 2002;9(1):12–6.

24. Custódio G, Parise GA, Kiesel Filho N, Komechen H, Sabbaga CC, Rosati R, et al. Impact of neonatal screening and surveillance for the TP53 R337H mutation on early detection of childhood adrenocortical tumors. J Clin Oncol. 2013;31(20):2619–26.

25. Herrmann LJM, Heinze B, Fassnacht M, Willenberg HS, Quinkler M, Reisch N, et al. TP53 germline mutations in adult patients with adrenocortical carcinoma. J Clin Endocrinol Metab. 2012;97(3): E476–85.

26. Raymond VM, Else T, Everett JN, Long JM, Gruber SB, Hammer GD. Prevalence of germline TP53 mutations in a prospective series of unselected patients with adrenocortical carcinoma. J Clin Endocrinol Metab. 2013;98(1):E119–25.

27. Reincke M, Karl M, Travis WH, Mastorakos G, Allolio B, Linehan HM, Chrousos GP. p53 mutations in human adrenocortical neoplasms: immunohistochemical and molecular studies. J Clin Endocrinol Metab. 1994;78(3):790–4.

28. Libè R, Groussin L, Tissier F, Elie C, René-Corail F, Fratticci A, et al. Somatic TP53 mutations are relatively rare among adrenocortical cancers with the frequent 17p13 loss of heterozygosity. Clin Cancer Res. 2007;13(3):844–50.

29. Ohgaki H, Kleihues P, Heitz PU. p53 mutations in sporadic adrenocortical tumors. Int J Cancer. 1993;54(3):408–10.

30. Karamurzin Y, Zeng Z, Stadler ZK, Zhang L, Ouansafi I, Al-Ahmadie HA, et al. Unusual DNA mismatch repair-deficient tumors in Lynch syndrome: a report of new cases and review of the literature. Hum Pathol. 2012;43(10):1677–87.

31. Raymond VM, Everett JN, Furtado LV, Gustafson SL, Jungbluth CR, Gruber SB, et al. Adrenocortical carcinoma is a lynch syndrome-associated cancer. J Clin Oncol. 2013;31(24):3012–8.

32. Thakker RV. Multiple endocrine neoplasia—syndromes of the twentieth century. J Clin Endocrinol Metab. 1998;83(8):2617–20.

33. Gatta-Cherifi B, Chabre O, Murat A, Niccoli P, Cardot-Bauters C, Rohmer V, et al. Adrenal involvement in MEN1. Analysis of 715 cases from the Groupe d'etude des Tumeurs Endocrines database. Eur J Endocrinol. 2012;166(2):269–79.

34. Heppner C, Reincke M, Agarwal SK, Mora P, Allolio B, Burns AL, et al. MEN1 gene analysis in sporadic adrenocortical neoplasms. J Clin Endocrinol Metab. 1999;84(1):216–9.

35. Schulte KM, Mengel M, Heinze M, Simon D, Scheuring S, Köhrer K, Röher HD. Complete sequencing and messenger ribonucleic acid expression analysis of the MEN I gene in adrenal cancer. J Clin Endocrinol Metab. 2000;85(1):441–8.

36. Kjellman M, Roshani L, Teh BT, Kallioniemi OP, Höög A, Gray S, et al. Genotyping of adrenocortical tumors: very frequent deletions of the MEN1 locus in 11q13 and of a 1-centimorgan region in 2p16. J Clin Endocrinol Metab. 1999;84(2):730–5.

37. Huber O, Bierkamp C, Kemler R. Cadherins and catenins in development. Curr Opin Cell Biol. 1996;8(5):685–91.

38. Kikuchi A. Tumor formation by genetic mutations in the components of the Wnt signaling pathway. Cancer Sci. 2003;94(3):225–9.

39. Naylor EW, Gardner EJ. Adrenal adenomas in a patient with Gardner's syndrome. Clin Genet. 1981;20(1):67–73.

40. Bläker H, Sutter C, Kadmon M, Otto HF, Von Knebel-Doeberitz M, Gebert J, Helmke BM. Analysis of somatic APC mutations in rare extracolonic tumors of patients with familial adenomatous polyposis coli. Genes Chromosomes Cancer. 2004;41(2):93–8.

41. Tissier F, Cavard C, Groussin L, Perlemoine K, Fumey G, Hagneré AM, et al. Mutations of beta-catenin in adrenocortical tumors: activation of the Wnt signaling pathway is a frequent event in both benign and malignant adrenocortical tumors. Cancer Res. 2005;65(17):7622–7.

42. Tadjine M, Lampron A, Ouadi L, Horvath A, Stratakis CA, Bourdeau I. Detection of somatic beta-catenin mutations in primary pigmented nodular adrenocortical disease (PPNAD). Clin Endocrinol (Oxf). 2008;69(3):367–73.

43. Tadjine M, Lampron A, Ouadi L, Bourdeau I. Frequent mutations of beta-catenin gene in sporadic secreting adrenocortical adenomas. Clin Endocrinol. 2008;68(2):264–70.

44. Bonnet S, Gaujoux S, Launay P, Baudry C, Chokri I, Ragazzon B, et al. Wnt/β-catenin pathway activation in adrenocortical adenomas is frequently due to somatic CTNNB1-activating mutations, which are associated with larger and nonsecreting tumors: a study in cortisol-secreting and -nonsecreting tumors. J Clin Endocrinol Metab. 2011;96(2): E419–26.

45. Doghman M, Cazareth J, Lalli E. The T cell factor/ beta-catenin antagonist PKF115-584 inhibits proliferation of adrenocortical carcinoma cells. J Clin Endocrinol Metab. 2008;93(8):3222–5.

46. Bernard MH, Sidhu S, Berger N, Peix JL, Marsh DJ, Robinson BG, et al. A case report in favor of a mul-

tistep adrenocortical tumorigenesis. J Clin Endocrinol Metab. 2003;88(3):998–1001.

47. Gaujoux S, Tissier F, Groussin L, Libé R, Ragazzon B, Launay P, et al. Wnt/beta-catenin and 3′,5′-cyclic adenosine 5′-monophosphate/protein kinase A signaling pathways alterations and somatic beta-catenin gene mutations in the progression of adrenocortical tumors. J Clin Endocrinol Metab. 2008;93(10): 4135–40.

48. Seki M, Tanaka K, Kikuchi-Yanoshita R, Konishi M, Fukunari H, Iwama T, Miyaki M. Loss of normal allele of the APC gene in an adrenocortical carcinoma from a patient with familial adenomatous polyposis. Hum Genet. 1992;89(3):298–300.

49. Gaujoux S, Pinson S, Gimenez-Roqueplo A-P, Amar L, Ragazzon B, Launay P, et al. Inactivation of the APC gene is constant in adrenocortical tumors from patients with familial adenomatous polyposis but not frequent in sporadic adrenocortical cancers. Clin Cancer Res. 2010;16(21):5133–41.

50. Assié G, Letouzé E, Fassnacht M, Jouinot A, Luscap W, Barreau X, et al. Integrated genomic characterization of adrenocortical carcinoma. Nat Genet. 2014;46(6):607–12.

51. Zheng S, Cherniack AD, Dewal N, Moffitt RA, Danilova L, Murray BA, Hammer GD, Giordano TJ, Verhaak RGW, Cancer Genome Atlas Research Network. Comprehensive pan-genomic characterization of adrenocortical carcinoma. Cancer Cell. 2016;29(5):723–36.

52. Velázquez-Fernández D, Laurell C, Geli J, Höög A, Odeberg J, Kjellman M, et al. Expression profiling of adrenocortical neoplasms suggests a molecular signature of malignancy. Surgery. 2005;138(6): 1087–94.

53. Slater EP, Diehl SM, Langer P, Samans B, Ramaswamy A, Zielke A, Bartsch DK. Analysis by cDNA microarrays of gene expression patterns of human adrenocortical tumors. Eur J Endocrinol. 2006;154(4):587–98.

54. Lombardi CP, Raffaelli M, Pani G, Maffione A, Princi P, Traini E, et al. Gene expression profiling of adrenal cortical tumors by cDNA macroarray analysis. Results of a preliminary study. Biomed Pharmacother. 2006;60(4):186–90.

55. Fernandez-Ranvier GG, Weng J, Yeh R-F, Shibru D, Khafnashar E, Chung KW, et al. Candidate diagnostic markers and tumor suppressor genes for adrenocortical carcinoma by expression profile of genes on chromosome 11q13. World J Surg. 2008;32(5): 873–81.

56. Fernandez-Ranvier GG, Weng J, Yeh R-F, Khanafshar E, Suh I, Barker C, et al. Identification of biomarkers of adrenocortical carcinoma using genomewide gene expression profiling. Arch Surg. 2008;143(9):841–6. discussion 846.

57. Tömböl Z, Szabó PM, Molnár V, Wiener Z, Tölgyesi G, Horányi J, et al. Integrative molecular bioinformatics study of human adrenocortical tumors: microRNA, tissue-specific target prediction, and

pathway analysis. Endocr Relat Cancer. 2009; 16(3):895–906.

58. Soon PS, Gill AJ, Benn DE, Clarkson A, Robinson BG, McDonald KL, Sidhu SB. Microarray gene expression and immunohistochemistry analyses of adrenocortical tumors identify IGF2 and Ki-67 as useful in differentiating carcinomas from adenomas. Endocr Relat Cancer. 2009;16(2):573–83.

59. Giordano TJ, Kuick R, Else T, Gauger PG, Vinco M, Bauersfeld J, et al. Molecular classification and prognostication of adrenocortical tumors by transcriptome profiling. Cliin Cancer Res. 2009;15(2): 668–76.

60. Laurell C, Velázquez-Fernández D, Lindsten K, Juhlin C, Enberg U, Geli J, et al. Transcriptional profiling enables molecular classification of adrenocortical tumours. Eur J Endocrinol. 2009;161(1):141–52.

61. Gara SK, Wang Y, Patel D, Liu-Chittenden Y, Jain M, Boufraqech M, et al. Integrated genome-wide analysis of genomic changes and gene regulation in human adrenocortical tissue samples. Nucleic Acids Res. 2015;43(19):9327–39.

62. Santos C, Sanz-Pamplona R, Nadal E, Grasselli J, Pernas S, Dienstmann R, et al. Intrinsic cancer subtypes—next steps into personalized medicine. Cell Oncol (Dordr). 2015;38(1):3–6.

63. Szabó PM, Tamási V, Molnár V, Andrásfalvy M, Tömböl Z, Farkas R, et al. Meta-analysis of adrenocortical tumour genomics data: novel pathogenic pathways revealed. Oncogene. 2010;29(21): 3163–72.

64. Zsippai A, Szabó DR, Szabó PM, Tömböl Z, Bendes MR, Nagy Z, et al. P. mRNA and microRNA expression patterns in adrenocortical cancer. Am J Cancer Res. 2011;1(5):618–28.

65. Whitfield ML, George LK, Grant GD, Perou CM. Common markers of proliferation. Nat Rev Cancer. 2006;6(2):99–106.

66. Gicquel C, Le Bouc Y. Hormonal regulation of fetal growth. Horm Res. 2006;65 Suppl 3:28–33.

67. Almeida MQ, Fragoso MC, Lotfi CF, Santos MG, Nishi MY, Costa MH, et al. Expression of insulin-like growth factor-II and its receptor in pediatric and adult adrenocortical tumors. J Clin Endocrinol Metab. 2008;93(9):3524–31.

68. Barlaskar FM, Spalding AC, Heaton JH, Kuick R, Kim AC, Thomas DG, et al. Preclinical targeting of the type 1 insulin-like growth factor receptor in adrenocortical carcinoma. J Clin Endocrinol Metab. 2009;94(1):204–12.

69. Bartel DP. MicroRNAs: genomics, biogenesis, mechanism, and function. Cell. 2004;116(2): 281–97.

70. Lu J, Getz G, Miska EA, Alvarez-Saavedra E, Lamb J, Peck D, Sweet-Cordero A, Ebert BL, Mak RH, Ferrando AA, Downing JR, Jacks T, Horvitz HR, Golub TR. MicroRNA expression profiles classify human cancers. Nature. 2005;435(7043):834–8.

71. Soon PS, Tacon LJ, Gill AJ, Bambach CP, Sywak MS, Campbell PR, et al. miR-195 and miR-483-5p

identified as predictors of poor prognosis in adreno-cortical cancer. Clin Cancer Res. 2009;15(24): 7684–92.

72. Patterson EE, Holloway AK, Weng J, Fojo T, Kebebew E. MicroRNA profiling of adrenocortical tumors reveals miR-483 as a marker of malignancy. Cancer. 2011;117(8):1630–9.

73. Schmitz KJ, Helwig J, Bertram S, Sheu SY, Suttorp AC, Seggewiss J, et al. Differential expression of microRNA-675, microRNA-139-3p and microRNA-335 in benign and malignant adrenocortical tumours. J Clin Pathol. 2011;64(6):529–35.

74. Özata DM, Caramuta S, Velázquez-Fernández D, Akçakaya P, Xie H, Höög A, et al. The role of microRNA deregulation in the pathogenesis of adre-nocortical carcinoma. Endocr Relat Cancer. 2011;18(6):643–55.

75. Chabre O, Libé R, Assie G, Barreau O, Bertherat J, Bertagna X, et al. Serum miR-483-5p and miR-195 are predictive of recurrence risk in adrenocortical cancer patients. Endocr Relat Cancer. 2013;20(4): 579–94.

76. Szabó DR, Luconi M, Szabó PM, Tóth M, Szücs N, Horányi J, et al. Analysis of circulating microRNAs in adrenocortical tumors. Lab Invest. 2014;94(3): 331–9.

77. Juhlin CC, Goh G, Healy JM, Fonseca AL, Scholl UI, Stenman A, et al. Whole-exome sequencing characterizes the landscape of somatic mutations and copy number alterations in adrenocortical carci-noma. J Clin Endocrinol Metab. 2015;100(3): E493–502.

78. De Martino MC, Al Ghuzlan A, Aubert S, Assié G, Scoazec J-Y, Leboulleux S, et al. Molecular screen-ing for a personalized treatment approach in advanced adrenocortical cancer. J Clin Endocrinol Metab. 2013;98(10):4080–8.

79. Ross JS, Wang K, Rand JV, Gay L, Presta MJ, Sheehan CE, et al. Next-generation sequencing of adrenocortical carcinoma reveals new routes to tar-geted therapies. J Clin Pathol. 2014;67(11):968–73.

80. Hao HX, Xie Y, Zhang Y, Charlat O, Oster E, Avello M, et al. ZNRF3 promotes Wnt receptor turnover in an R-spondin-sensitive manner. Nature. 2012;485(7397):195–200.

81. Liu T, Brown TC, Juhlin CC, Andreasson A, Wang N, Bäckdahl M, et al. The activating TERT promoter mutation C228T is recurrent in subsets of adrenal tumors. Endocr Relat Cancer. 2014;21(3):427–34.

82. Kirschner LS, Carney JA, Pack SD, Taymans SE, Giatzakis C, Cho YS, et al. Mutations of the gene encoding the protein kinase A type I-alpha regula-tory subunit in patients with the Carney complex. Nat Genet. 2000;26(1):89–92.

83. Alexandrov LB, Nik-Zainal S, Wedge DC, Aparicio SA, Behjati S, Biankin AV, et al. Signatures of muta-tional processes in human cancer. Nature. 2013; 500(7463):415–21.

84. Pinto EM, Chen X, Easton J, Finkelstein D, Liu Z, Pounds S, et al. Genomic landscape of paediatric adrenocortical tumours. Nat Commun. 2015;6:6302.

85. Zhao J, Roth J, Bode-Lesniewska B, Pfaltz M, Heitz PU, Komminoth P. Combined comparative genomic hybridization and genomic microarray for detection of gene amplifications in pulmonary artery intimal sarcomas and adrenocortical tumors. Genes Chromosomes Cancer. 2002;34(1):48–57.

86. Kjellman M, Kallioniemi OP, Karhu R, Höög A, Farnebo LO, Auer G, et al. Genetic aberrations in adrenocortical tumors detected using comparative genomic hybridization correlate with tumor size and malignancy. Cancer Res. 1996;56(18):4219–23.

87. Zhao J, Speel EJ, Muletta-Feurer S, Rütimann K, Saremaslani P, Roth J, et al. Analysis of genomic alterations in sporadic adrenocortical lesions. Gain of chromosome 17 is an early event in adrenocortical tumorigenesis. Am J Pathol. 1999;155(4):1039–45.

88. Dohna M, Reincke M, Mincheva A, Allolio B, Solinas-Toldo S, Lichter P. Adrenocortical carci-noma is characterized by a high frequency of chro-mosomal gains and high-level amplifications. Genes Chromosomes Cancer. 2000;28(2):145–52.

89. Sidhu S, Marsh DJ, Theodosopoulos G, Philips J, Bambach CP, Campbell P, et al. Comparative genomic hybridization analysis of adrenocortical tumors. J Clin Endocrinol Metab. 2002;87(7): 3467–74.

90. Stephan EA, Chung T-H, Grant CS, Kim S, Von Hoff DD, Trent JM, Demeure MJ. Adrenocortical carci-noma survival rates correlated to genomic copy num-ber variants. Mol Cancer Ther. 2008;7(2):425–31.

91. Barreau O, de Reyniès A, Wilmot-Roussel H, Guillaud-Bataille M, Auzan C, René-Corail F, et al. Clinical and pathophysiological implications of chromosomal alterations in adrenocortical tumors: an integrated genomic approach. J Clin Endocrinol Metab. 2012;97(2):E301–11.

92. Kulis M, Esteller M. DNA methylation and cancer. Adv Genet. 2010;70:27–56.

93. Barreau O, Assié G, Wilmot-Roussel H, Ragazzon B, Baudry C, Perlemoine K, et al. Identification of a CpG island methylator phenotype in adrenocortical carcinomas. J Clin Endocrinol Metab. 2013;98(1): E174–84.

94. Fonseca AL, Kugelberg J, Starker LF, Scholl U, Choi M, Hellman P, et al. Comprehensive DNA methylation analysis of benign and malignant adre-nocortical tumors. Genes Chromosomes Cancer. 2012;51(10):949–60.

95. Rechache NS, Wang Y, Stevenson HS, Killian JK, Edelman DC, Merino M, et al. DNA methylation profiling identifies global methylation differences and markers of adrenocortical tumors. J Clin Endocrinol Metab. 2012;97(6):E1004–13.

96. Simons CC, Hughes LA, Smits KM, Khalid-de Bakker CA, de Bruïne AP, Carvalho B, et al. A novel classification of colorectal tumors based on micro-satellite instability, the CpG island methylator phe-notype and chromosomal instability: implications for prognosis. Ann Oncol. 2013;24(8):2048–56.

97. Drelon C, Berthon A, Mathieu M, Ragazzon B, Kuick R, Tabbal H, et al. EZH2 is overexpressed in adrenocortical carcinoma and is associated with disease progression. Hum Mol Genet. 2016. pii: ddw136. [Epub ahead of print].

98. Assié G, Jouinot A, Bertherat J. The "omics" of adrenocortical tumours for personalized medicine. Nat Rev Endocrinol. 2014;10(4):215–28.

99. Fragoso MC, Almeida MQ, Mazzuco TL, Mariani BMP, Brito LP, Gonçalves TC, et al. Combined expression of BUB1B, DLGAP5, and PINK1 as predictors of poor outcome in adrenocortical tumors: validation in a Brazilian cohort of adult and pediatric patients. Eur J Endocrinol. 2012;166(1):61–7.

100. Beuschlein F, Weigel J, Saeger W, Kroiss M, Wild V, Daffara F, et al. Major prognostic role of Ki67 in localized adrenocortical carcinoma after complete resection. J Clin Endocrinol Metab. 2015;100(3): 841–9.

101. Diaz LA, Bardelli A. Liquid biopsies: genotyping circulating tumor DNA. J Clin Oncol. 2014;32(6): 579–86.

102. Boone JD, Arend RC, Johnston BE, Cooper SJ, Gilchrist SA, Oelschlager DK, et al. Targeting the Wnt/β-catenin pathway in primary ovarian cancer with the porcupine inhibitor WNT974. Lab Invest. 2016;96(2):249–59.

# 5

# 嗜铬细胞瘤及副神经节瘤的遗传学特征

Bruna Babic, Naris Nilubol

## 引言

嗜铬细胞瘤（pheochromocytomas，PCC）及副神经节瘤（paragangliomas，PGL）是罕见的神经嵴源性肿瘤，每年发病率为 2~5 例 /100 万人[1]。PCC 起源于肾上腺髓质的嗜铬细胞，而 PGL 起源于交感或者副交感的副神经节。起源于交感副神经节的 PCC 及 PGL 均可分泌儿茶酚胺。

PCC 及 PGL 多为散发，部分为遗传性，其遗传性患者约占为 10%。迄今为止，大约 40% 的 PCC 或者 PGL 患者在 14 个敏感基因中至少存在一个基因发生生种系突变[2]。在儿童患者中，种系突变率高达 70%[3,4]。突变率增高的原因包括：①新型敏感基因的发现导致更多的突变识别；②对疾病遗传性的知晓；③基因检测技术的发展。PCC/PGL 相关的常染色体显性遗传性综合征包括：von Hippel–Lindau（VHL）病、2 型多发内分泌肿瘤病（multiple endocrine neoplasia type 2，MEN2）、1 型神经纤维瘤病（neurofibromatosis type 1，NF1）及遗传性 / 家族性副神经节瘤病（PGLs 1~4）。相关基因分别为 *VHL*、*RET*、*NF1* 和琥珀酸脱氢酶（succinate dehydrogenase，SDH）。其他存在种系突变的基因包括 *MAX* 和 *TMEM127*，但这两个基因不存在突变相关特异性综合征。

随着对基因型 – 表型相关性理解的深入，对 PCC/PGL 患者的临床处理可以面向这些致病基因的靶向治疗。这不仅有助于诊断，同时可鉴别疾病的恶变及复发风险，优化对患者及家属的治疗及随访。除此之外，对肿瘤发生、发生机制的认知可以有助于优化对散发性及遗传性 PCC/PGL 患者的治疗决策。

本章概述了目前关于 PCC/PGL 易感基因的文献。首先介绍的是遗传性综合征相关性易感基因，其次是新近发现的种系突变但没有相关特异性遗传综合征，最后是对具有特定种系突变的 PCC/PGL 患者的个体化临床处理。

## PCC/PGL 中种系易感基因

图 5.1[2] 总结了 PCC/PGL 患者中种系突变频率。基于基因表达水平及驱动突变相关的异常通路，遗传性 PCC/PGL 相关易感基因可以分为两类[2]。

1 簇或者伪缺氧簇（pseudo–hypoxia cluster）：该簇基因参与了缺氧诱导因子（hypoxic–inducible factor，HIF）的非氧稳定及下游促癌信号通路的活化。这些易感

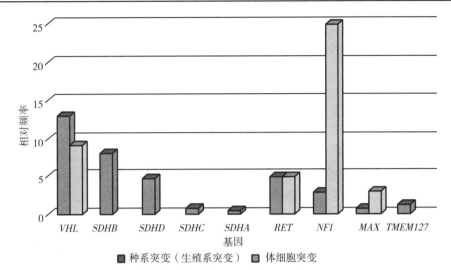

**图 5.1** 嗜铬细胞瘤（PCC）及副神经节瘤（PGL）的特异性基因种系突变及体细胞突变的相对频率。种系突变显示为暗带，体细胞突变显示为亮带。VHL，希佩尔－林道综合征；SDH，琥珀酸脱氢酶；NF1，神经纤维瘤蛋白 1；MAX，MYC 相关因子 X；TMEM127，跨膜蛋白 127

基因包括了 HIF 稳定性转录后调控因子如 VHL 及少数病例中的丙基羟化酶（propyl hydroxylase，PHD2 或 EGLN1）[5,6]。除此之外，三羧酸循环相关基因如 SDH 的四个亚基（SDHA-SDHD）、SDH 配体（SDHAF2）及延胡索酸水合酶（fumarate hydratase，FH）的突变可导致细胞内代谢产物的聚集，进而抑制 PHD2 的功能[7-12]。这些基因突变可导致伪组织缺氧效应，进而促进 HIF 转录因子的过度聚集。HIF 由 HIF1A 和 HIF2A 组成，以二聚体形式发挥转录因子功能，促进机体对缺氧的适应（图 5.2）。当基因突变发生时，这些分子机制紊乱后，将出现组织血管再生[13]。

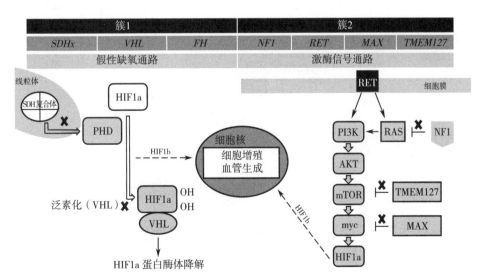

**图 5.2** 嗜铬细胞瘤（PCC）及副神经节瘤（PGL）相关的两组易感基因及信号通路。实箭头：正常通路。虚箭头：在低氧及（或）基因突变下的信息通路。十字叉：突变影响的信息通路。HIF1a，低氧诱导因子 1α；PHD，脯氨酸羟化酶；SDHx，琥珀酸脱氢酶；NF1，1 型神经纤维瘤病；PI3K，磷脂酰肌醇 3- 激酶

2 簇或者激酶通路簇：该簇包括了酪氨酸激酶受体及下游信号通路活化相关基因，如 RET、神经纤维瘤蛋白 1（neurofibromin 1, NF1）、跨膜蛋白 127（transmembrane protein 127, TMEM127）、MYC 相关因子 X（MYC-associated factor X, MAX）和 KIF1Bβ[14-18]。酪氨酸激酶受体及下游信号通路如 PI3K-AKT-mTOR 及 MYC 的激活，可以影响糖酵解及蛋白、核酸、氨基酸及脂肪酸的合成，促进细胞生长（图 5.2）[2]。

## SDH 相关基因突变及家族性副神经节瘤综合征

编码 SDH 复合体即线粒体复合体Ⅱ亚基基因的突变可导致家族性副神经节瘤综合征。线粒体复合体Ⅱ参与了三羧酸循环及线粒体中电子转运系统，后者通过线粒体膜上电化学梯度产生 ATP。线粒体复合体Ⅱ可催化琥珀酸氧化生成延胡索酸，减少辅酶 Q 至泛醇的转化。该复合体的核心包括两个亚基：一个黄素蛋白（SDHA）及一个铁硫蛋白（SDHB），通过另外两个亚基（SDHC 和 SDHD）锚向线粒体内面。SDH 复合体催化琥珀酸氧化生成延胡索酸，同时通过电子传递链传递电子至辅酶 Q（图 5.3）。

*SDH* 基因突变导致 SDH 蛋白异常，其半衰期缩短。SDH 复合体的短缺导致线粒体中琥珀酸的积聚造成伪性缺氧。过多的琥珀酸转运至细胞质中，其可以稳定 HIF1A，同时通过抑制 PHD 介导的 HIF1A 羟基化减少其降解。稳定的 HIF1A 转运至细胞核中形成 HIF 异二聚体，激活伪性缺氧反应[19]。

家族性副神经瘤综合征患者，不同的 *SDH* 突变具有不同的临床症状。首先发现的基因是 *SDHD*，其次是 *SDHC*、*SDHB* 和 *SDHA*[7,9-12]。近期发现了其他 *SDH* 相关基因，如编码辅因子的 SDHAF1 和 SDHAF2[20]。

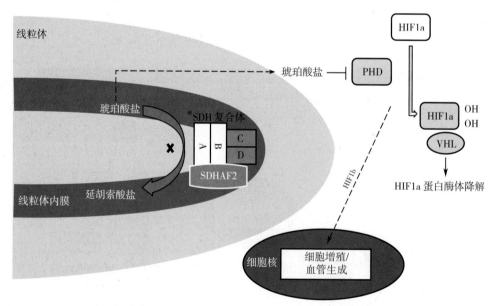

**图 5.3** 家族性副神经节瘤（PGL）的发病机制。PGL 是由于 *SDH* 基因突变形成 SDH 复合体，也称为线粒体复合体Ⅱ（*）。过多的琥珀酸导致伪性缺氧反应。实箭头：正常信号通路。虚线箭头：在低氧及（或）基因突变下的信息通路。实 X 标记：突变影响的信息通路。SDH，琥珀酸脱氢酶；PHD，脯氨酸羟化酶；HIF1a，低氧诱导因子 1α

因为该病的罕见性,携带 *SDHA*、*SDHC* 和 *SDHAF2* 突变患者的临床信息非常有限。*SDH* 突变经常发现于无家族史患者中,可能是因为较低的外显率。同时,*SDHD* 和 *SDHAF2* 突变患者中存在母系印迹,这种表观遗传学改变可掩盖家族遗传性[21]。*SDH* 突变可诱发 PCC 及肾上腺外 PGL,如头颈部 PGL。其他 *SDH* 突变相关肿瘤有肾细胞癌和胃肠道间质瘤。既往报道,*SDHB*、*SDHC* 和 *SDHD* 突变患者发现肾细胞癌,其中 *SDHB* 突变携带者预计有 14% 可发生肾细胞癌[22-24]。Carney-Stratakis 二联征包括 PCC/PGL 和胃肠道间质瘤,而 Carney 三联征还包括肺软骨瘤[25,26]。Carney-Stratakis 二联征患者中存在 *SDHB*、*SDHC* 和 *SDHD* 的种系突变,但 Carney 三联征相关基因突变目前尚不清楚[27]。既往报道发现 *SDH* 突变患者可发生垂体腺瘤和神经母细胞瘤[28,29]。表 5.1 总结了 *SDH* 种系突变患者的临床特征[30]。

**表 5.1** PCC/PGL 相关的遗传性疾病特征(Adapted from Dahia[2], and from Favier et al.[30], with permission)

| 疾病 | 基因 | 蛋白功能 | 位置 | 表型特征 | 单/多病灶 |
|---|---|---|---|---|---|
| 希佩尔-林道综合征(VHL) | *VHL* | E2 泛素配体 | 3p25.3 | 中枢神经系统和(或)视网膜血管母细胞瘤,肾细胞癌,PCC,PGL,胰腺神经内分泌瘤及囊肿,内淋巴囊肿瘤,附睾或者阔韧带的乳头状囊腺瘤 | 多发 |
| 2 型多发性内分泌瘤(MEN2) | *RET* | 酪胺酸激酶受体 | 10q11.21 | (2A)髓质甲状腺癌,甲状旁腺亢进,PCC;(2B)髓质甲状腺癌,马凡体质,黏膜及皮肤的神经瘤,胃肠道的神经节细胞瘤,PCC | 多发 |
| 1 型神经内分泌瘤(NF1) | *NF1* | GTP 酶激活蛋白 | 17q11.2 | 咖啡牛奶斑,腋窝及腹股沟雀斑,Lisch 结节,神经纤维瘤,骨性病灶,视神经胶质瘤,PCC | 单发 |
| 家族性遗传性 PGL 综合征 | *SDHx* | 琥珀酸脱氢酶/线粒体复合体 | | PCC,PGL | |
| -PGL 1 | *SDHD* | 锚定亚单位 | 11q23.1 | 头颈部 PGL,罕见的肾上腺外 PGL 或 PCC | 多发 |
| -PGL 2 | *SDHAF2* | 装配因子 | 11q12.2 | 头颈部 PGL | 多发 |
| -PGL 3 | *SDHC* | 锚定亚单位 | 1q23.3 | 头颈部 PGL,罕见的肾上腺外 PGL 或 PCC | 多发 |

续表

| 疾病 | 基因 | 蛋白功能 | 位置 | 表型特征 | 单/多病灶 |
|---|---|---|---|---|---|
| –PGL 4 | *SDHB* | 催化亚单位 | 1p36.13 | 肾上腺外 PGL, 罕见 PCC 或头颈部 PGL | 多发 |
| –PGL 5 | *SDHA* | 催化亚单位 | 5p15.33 | 肾上腺外 PGL 或 PCC | 单发 |
| 遗传性嗜铬细胞瘤（PCC） | *MAX* | 转录因子 | 14q23.3 | PCC | 单发 |
| 遗传性嗜铬细胞瘤（PCC） | *TMEM127* | mTOR 相关跨膜蛋白 | 2q11.2 | PCC | 单发 |

### 琥珀酸脱氢酶亚基 D

2000 年首次在遗传性头颈部（主要在颈动脉窦）PGL 患者中发现 *SDHD* 突变。*SDHD* 突变可诱发 1 型家族性副神经节瘤综合征。该基因位于 11q23 染色体，编码蛋白存在于 Ⅱ 型复合体的疏水键部分。SDHD 蛋白作为细胞色素 b 的亚基，与 SDHC 一起将 SDHA 和 SDHA 锚向线粒体内膜。具体而言，SDHC 与 SDHB 相互作用，将线粒体复合体 Ⅱ 固定于线粒体内膜。这类突变大多是父系遗传[31]，尽管目前有母系遗传的报道[32]。

携带 *SDHD* 种系突变患者的肿瘤通常为无功能头颈部 PGL。进一步研究发现这类患者鲜有 PCC 或者腹腔内肾上腺外 PGL[33]。具有 SDHD 突变的 PCC/PGL 患者出现恶性肿瘤风险较低。

### 琥珀酸脱氢酶亚基 C

*SDHD* 的发现促使了其余的 SDH 亚基被鉴别。SDHC 紧随 SDHD 被发现，其基因突变与 3 型家族性副神经瘤综合征（PGL3）密切相关。SDHC 突变是所有 SDH 突变中最为少见的，但临床上主要和头颈部 PGL 相关，在肾上腺外 PGL 亦有报道[11,34]。*SDHC* 基因位于染色体 1q21，编码 SDH 复合体中细胞色素 b 的大亚基（cybL）[11]。*SDHC* 突变不像 *SDHD* 可父系遗传，该类肿瘤大多数为良性，很少多灶性病变[35]。

### 琥珀酸脱氢酶亚基 B

在 SDHD 之后，SDHB 突变被发现。SDHB 是 SDH 亚基中最为常见的突变，通常与腹部及肾上腺外 PGL 相关[2]。SDHB 位于染色体 1q36，SDHB 蛋白由三个铁硫簇构建了亲水域。SDHB 与 SDHA 蛋白结合成核，随后与 SDHC 和 SDHD 结合以锚定核心至线粒体内膜。SDHB 突变患者的临床表型主要为肾上腺外 PGL。SDHB 种系突变患者，一般在年轻时即表现为多种同时发生的或者序贯发生的肿瘤。SDHB 突变与转移高风险及差的预后相关[36-38]。但是，与 PCC/PGL 患者相比，其他 PGL 综合征患者中 SDHB 突变的外显率较低，前者 40 岁前发生率为 45%，而后者 80 岁前为 30%[23,36,39]。

### 琥珀酸脱氢酶亚基 A

*SDHA* 位于染色体 5p15.33，可编码

SDH 复合体中一个大的亲水蛋白亚基。尽管已经发现多年，但仍未发现其种系突变，并进一步证实与临床遗传性 PCC 或 PGL 相关。1951 年首次报道 SDHA 突变与 Leigh 综合征相关，亦称儿童亚急性坏死性脑脊髓病。与 SDH 相关的 PGL 不同的是，Leigh 综合征为隐性遗传，需 SDHA 等位基因同时存在突变。该病为一种遗传性神经代谢性疾病，可影响中枢神经系统，导致渐进性肌无力。直到 2011 年，Burnichon 等在一例肾上腺外 PGL 患者中发现一个种系突变[40]。在一个大型队列研究中，SDHA 突变占 PGL 及 PCC 种系突变的 4.5%[40]。PCC，头颈部 PGL，肾上腺外的 PGL 及垂体腺瘤都有报道有关 SDHA 种系的突变[40-42]。

## SDHAF2

SDHAF2 是位于染色体 11q12.1 处的 SDH 相关性基因。其编码的蛋白参与 SDHA 形成的装配蛋白，是一种黄素蛋白，需要 SDHAF2 进行黄素化而激活。SDHAF2 突变，通过失黄素化导致 SDHA 灭活。SDHAF2 突变的个体会发生头颈部 PGL[12]，目前至少发现 15 例因突变导致的发生在副交感神经节的 PGL，45 岁时的外显率为 100%[43,44]。

## SDHAF1

琥珀酸脱氢酶复合体装配因子 1（succinate dehydrogenase complex assembly factor 1，SDHAF1）是一种参与 SDH 复合体组装的蛋白。这种因子并不直接参与 PCC/PGL 的形成。突变主要与线粒体复合体缺陷相关，2009 年报道其与小儿白质脑病有关[45]。

## 希佩尔 – 林道综合征

VHL 突变导致希佩尔 – 林道综合征（von Hippel–Lindau disease，VHL）的发生，这是一种常染色体显性遗传、家族性的癌综合征。这种疾病最初的临床表现为视网膜或者神经系统的血管母细胞瘤。还可能发生在其他的肿瘤包括 PCC、胰腺神经内分泌瘤、内淋巴囊肿瘤[46]及非常少见的头颈部的 PGL[47]。出现这些肿瘤中的其中一个，并伴有家族史的患者可以作出 VHL 诊断。在没有家族史的患者中，诊断需要具备至少两个血管母细胞瘤，或者血管母细胞瘤合并其他种类的一种肿瘤；在这些患者中，VHL 种系突变的可能性非常大[48]。

VHL 综合征有不同的临床亚型（1，2A，2B，2C），每个亚型的临床特征，都是基于每个肿瘤的外显程度。表 5.2 概述了每个肿瘤的临床表现。VHL 也会发生肾上腺外 PGL[47,49]。然而，主要发生的肿瘤还是 PCC[48]。与发生 PCC 的 2 型 VHL 相比，1 型 VHL 不会发生 PCC。2C 型通常只表现为 PCC，而 2A 及 2B 型之间的不同在于是否发生肾透明细胞癌。与 2B 型相比，

**表 5.2** 不同的希佩尔 – 林道综合征的临床特征（1，2A，2B，2C）

| 疾病亚型 | 突变型 | 表型 |
|---|---|---|
| 1 | 基因缺失，无义突变，移码突变 | 肾透明细胞癌，血管母细胞瘤 |
| 2A | 错义突变 | 血管母细胞瘤，嗜铬细胞瘤 |
| 2B | 错义突变 | 肾透明细胞癌，血管母细胞瘤，嗜铬细胞瘤 |
| 2C | 错义突变 | 嗜铬细胞瘤 |

每个亚型的临床特征，都是基于每个肿瘤的外显程度

2A 型发生风险较低[50]。VHL 患者发生典型的分泌去甲肾上腺素及去甲变肾上腺素的 PCC，而且同时或者分别发生两侧 PCC 的可能性非常大。VHL 患者发生 PCC/PGL 年龄大约在 30 岁。尽管 VHL 患者的 PCC/PGL 罕有恶变，但却容易复发或者多发。

1993 年首先发现 VHL 种系突变，其位于染色体 3p25.3，包括三个外显子，编码二种肿瘤抑制蛋白[51]。VHL 编码的蛋白形成一个复合体，参与蛋白的降解。VHL 蛋白复合体导致底物的多泛素化，进一步使蛋白水解。两个泛素化的底物为 HIF1A 和 HIF2A。VHL 突变的肿瘤，HIF1α 及 HIF2α 降解的减少，导致 HIF 聚集并诱导下游的多个目标[50]。HIF2A 有很多癌基因特征，可以促进癌基因 MYC 蛋白的活性。体外试验中发现，与 HIF1A 相比，大部分 VHL 突变会选择性阻碍 HIF2A 亚单位的降解，而不是 HIF1A[52]。在 VHL 突变的 PCC/PGL 患者中，HIF2A 选择性的上调[53-55]。HIF1A 在 PCC/PGL 中扮演的作用还不清楚。与肾细胞癌不同的是，散发的 PCC/PGL 并没有发现 HIF1A 的突变或者缺失[56]。HIF1A 在癌中的发挥的作用，可能取决于所在组织，或者是一种表观遗传性的调节。不像肾癌相关性的 VHL 突变，这是一缺失或者截断式的突变，可以严重影响 VHL 蛋白的功能，而 PCC/PGL 相关性的 VHL 突变，主要是错义突变[50]。

尽管 HIF 在 VHL 相关性肿瘤形成中的作用机制明确，但是 VHL 的突变可不依赖 HIF 的激活而发挥致瘤作用[57]。HIF 无关性的 VHL 突变，最初在 2C 型 VHL 患者发现，这种类型仅仅发生 PCC，而没有其他 VHL 相关性的临床表现[58]。

# 2 型多发性内分泌瘤

2 型多发性内分泌瘤（multiple endocrine neoplasia type 2，MEN2）是一种少见的常染色体遗传疾病，因 RET 原癌基因的激活性突变致病。这种突变的发生率为 1/3 万至 1/5 万之间[59-62]。由于 RET 编码一种跨膜的酪氨酸激酶受体，所以对 RET 的研究，观察酪氨酸激酶信号异常激活产生的致瘤效应，有助于研制应用于临床治疗的酪氨酸激酶抑制剂。另外，对基因型 – 表型相关性的研究，根据患者发生髓质甲状腺癌、PCC 及其他表型的风险，对不同 RET 突变的患者采用不同的处置方式（表 5.3）[63]。

表 5.3  RET 原癌基因的基因型 – 表型相关性，发生 PCC、髓质甲状腺癌及其他表型的风险

| RET 突变 | PCC 发生率（%） | 髓质甲状腺癌风险 | 甲状旁腺亢进风险（%） | CLA/HD |
|---|---|---|---|---|
| 533 | 10 | + | – | N/N |
| 609 | 10~30 | + | 10 | N/Y |
| 611 | 10~30 | + | 10 | N/Y |
| 618 | 10~30 | + | 10 | N/Y |
| 620 | 10~30 | + | 10 | N/Y |
| 630 | 10~30 | + | 10 | N/N |
| 631 | ~50 | + | – | N/N |
| 634 | ~50 | ++ | 10~30 | Y/N |
| 666 | 10 | + | – | N/N |
| 768 | – | + | – | N/N |
| 790 | 10 | + | – | N/N |
| V804L | 10 | + | 10 | N/N |

续表

| RET 突变 | PCC 发生率（%） | 髓质甲状腺癌风险 | 甲状旁腺亢进风险（%） | CLA/HD |
|---|---|---|---|---|
| V804M | 10 | + | 10 | Y/N |
| 883 | ~50 | ++ | – | N/N |
| 891 | 10 | + | 10 | N/N |
| 912 | – | + | – | N/N |
| 918 | ~50 | +++ | – | N/N |

CLA,皮肤地衣淀粉样变性;HD,先天性巨结肠症; +,中度风险;++,高风险;+++,极高风险;Y,表现;N,无表现

Adapted from Wells et al.[63]

1993 年研究发现 RET 突变与 MEN2 具有相关性[64],RET 基因位于染色体 10q11.2,由 21 个外显子组成。编码酪氨酸激酶受体,一个半胱氨酸富集(外显子 10 及 11)的配体结合点;一个跨膜结构域,一个包含有两个酪氨酸激酶域(外显子 13-15)的胞内部分,以及一个胞内催化中心(外显子 16)(图 5.4)[60,65]。RET 在神经及神经内分泌细胞中表达,如甲状腺 C 细胞,肾上腺髓质嗜铬细胞及甲状旁腺细胞[66]。RET 参与神经嵴细胞迁移;肠道神经系统的发育;一旦到达迁移目标,将参与这些细胞的增殖、分化和生长[67]。RET 是一种可溶性神经营养配体家族的受体,这种配体是神经胶质细胞源性的营养因子(GDNFs)。当受体与配体结合后,RET 形成二聚体,使胞内酪氨酸激酶残基募集受体自发性发生磷酸化,信号蛋白进一步激活下游的信号通路,如 PI3K/AKT/mTOR 及 RAS/MAPK/ERK[67]。因此,RET 组成性激活,可导致甲状腺 C 细胞,肾上腺髓质及甲状旁腺细胞的增殖。不同突变对细胞转化能力的影响也不相同,胞内催化中

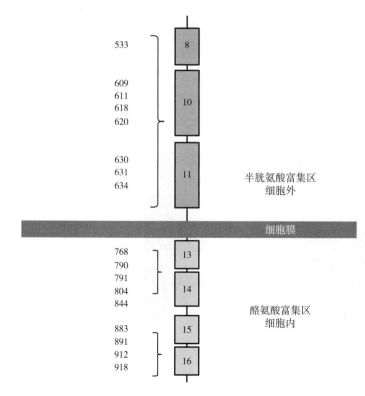

图 5.4　RET 酪氨酸激酶受体,包括一个胞外结构域,半胱氨酸富集(外显子 10 及 11)的配体结合点;一个跨膜结构域,一个包含有两个酪氨酸激酶域(外显子 13-15)的胞内部分,以及一个胞内催化中心(外显子 16)

心（密码子 918 的突变，经典 MEN2B 基因型）的改变具有很高的转化能力；破坏配体非依赖性二聚体及交叉磷酸化（密码子 609、611、618、630 和 634 的突变）的突变具有中等转化能力；干扰 ATP 结合（密码子 768、790、791、804 和 891 的突变）的突变其转化能力相对较低[65,68]。这导致了发生髓质甲状腺癌风险的差异性，也产生了明显不同的 MEN2 临床表现。MEN2A 型 *RET* 突变发生在 RET 胞外结构域，可导致配体非依赖性的同二聚体形成，PI3K-AKT、RAS、p38 MAPK 和 JUN N- 端粒激酶信号通路异常激活，进一步刺激细胞的生长、分化及存活[69,70]。除了 PCC 外，MEN2A 型也可以导致双侧髓质甲状腺癌及继发于甲状旁腺增生的甲状旁腺亢进。与 MEN2A 型比较，MEN2B 型的突变密码

子很少影响激酶的催化点及导致底物特异性的缺失[70]。除了 PCC 及双侧髓质甲状腺癌外，MEN2B 型临床表现也存在差异性，包括黏膜神经瘤，肠道神经节细胞瘤及骨骼异常（如马凡体质）（图 5.5）[71]。在 *RET* 密码子 634 突变的 PCC 患者中，20 岁时外显率为 20%，50 岁时外显率 67%。在同一个队列研究中，有 21% 的患者，会在髓质甲状腺癌发生前出现 PCC[72]。这一观察的重要性在于，尽管这些病例表现为甲状腺结节及髓质甲状腺癌更为常见，但是对于单独出现的 PCC 也应该考虑行 *RET* 突变检查。MEN2B 型患者中 *RET* 种系突变占 95%，MEN2A 型患者中 *RET* 种系突变占 4%~10%[73]。MEN2 常常发生双侧 PCC[74]。然而，发生恶性转化的非常少，因此在这样一些病例中，推荐行保留皮

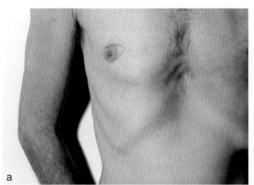
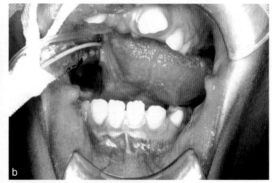
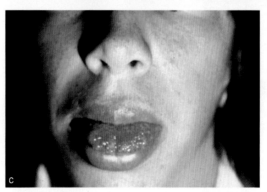

图 5.5    MEN2B 体格检查特征。包括马凡（Marfanoid）体质、漏斗胸（a）、牙齿缺陷（b）和黏膜神经瘤（c）。（From Kebebew et al.[71] with permission）

质功能的肾上腺部分切除。

## 1型神经纤维瘤

神经纤维瘤（neurofibromatosis，NF）分为1型（NF1）及2型（NF2）。NF1是一种相对比较常见的常染色体显性遗传疾病，发生率约为1/3000[75]。NF1被称为von Recklinghausen神经纤维瘤病，或者称为外周神经纤维瘤病，约占神经纤维瘤90%。NF1除了容易形成恶性肿瘤外，发生外周或者中枢神经系统的良恶性肿瘤风险也是增加的。与NF1相关的肿瘤，包括：视通道的神经胶质瘤，神经胶质母细胞瘤，恶性神经鞘瘤，胃肠道间质瘤，乳腺瘤，白血病，PCC，十二指肠良性肿瘤及横纹肌肉瘤[76]。NF2是一种常染色体显性遗传疾病，由于不同的基因突变导致，发生率约1/5万。NF2主要为听觉系统及中枢性神经纤维瘤，与PCC无相关性。

NF1的诊断主要依靠临床表现，进一步指导基因检测。NF1基因检测通常用于出现不常见的临床表现者或者需要作生育决策的患者[76]。NF1的诊断标准可参考美国国立卫生研究院在1987年形成的共识[77]。如果存在以下两个或者两个以上的临床表现可诊断为NF1：6个或6个以上的斑疹；两个或者两个以上的神经纤维瘤；腋窝或者腹股沟区雀斑；视神经胶质瘤；两个或者两个以上虹膜错构瘤（Lisch结节）；一个骨性病灶或者长骨变细；或者一度NF1[78]。NF1中不到1%发生PCC，而且单侧发病为主（84%）[79]。发病年龄与那些散发的情况相似，主要在40~50岁之间[80]。

NF1主要由于NF1基因突变导致，这一基因位于17q11.2，由60个外显子编码220kDa细胞质GTP酶激活蛋白，称为神经纤维瘤蛋白[81]。神经纤维瘤蛋白是RAS原癌基因的负调节因子。神经纤维瘤蛋白将鸟嘌呤核苷三磷酸结合Ras，转换为非活性的鸟嘌呤核苷二磷酸结合结构。当神经纤维蛋白表达下降或者突变继发性缺失时，活性Ras不受控制性表达，上调细胞生长，导致肿瘤的形成[82]。mTOR是一种重要的降调节信号分子，在NF1基因缺陷的恶性外周神经鞘瘤及PCC/PGL中，mTOR异常激活[83,84]。

目前，在NF1患者中进行PCC的筛查还没有可依据的指南。之前认为如果出现高血压，则需要进行PCC的筛查，因为研究显示会有20%~56%的患者可能是PCC[75]。然而一项小样本队列研究显示，在诊断为PCC的NF1患者中，约1/6的NF1患者具有高血压。这提示在NF1患者中进行PCC的筛查应先于高血压的发生[85]。

## PCC与TMEN127突变的相关性

TMEN127编码跨膜蛋白，调节mTOR相关信号通路。Qin等[16]最初在2010年描述了TMEN127，在之前未检测基因突变的103例PCC病例中，他们发现TMEN127是一个位于染色体2q11.2处的跨膜编码基因。先前TMEN127基因被称为家族性PCC的FP基因，是一个通过连锁分析识别，以肿瘤抑制基因失活性突变为特征的基因。Qin等的研究显示，TMEN127基因种系突变，在家族性PCC患者中发生率为30%，而在散发性PCC患者中为3%[16]。TMEN127基因突变的PCC转录特征类似于RET及NF1突变的PCC患者[16,86]。TMEN127基因被认为与mTOR通路有关；人类TMEN127基因突变的PCC患者，以及TMEN127基因敲除细胞株中，mTOR的信号上调[87,88]。TMEN127 基因缺失导致内涵体转运异常,溶酶体生化合成增强,影响 mTOR 的分布[88]。TMEN127 的功能以及如何影响 mTOR 信号的机制现在还不完全清楚,目前大约有 30 个 MEN127 种系突变被发现[2]。这些突变包括插入或者缺失,无意义或者剪接位点突变,最终导致 TMEM127 蛋白的缩短[16,86]。

尽管没有特征性症状与 MEN127 种系突变相关,但早先一些研究观察过这种突变的特征。MEN127 的外显率低,仅仅 20% 的 MEN127 种系突变患者有家族史[89]。在 PCC 患者中 MEN127 突变比较显著[89,90]。尽管后来的一些研究显示,MEN127 突变携带者可能发生肾上腺外的 PGL,包括头颈部的 PGL[91]。双侧 PCC 比较常见[16,86],但大部分是单侧的,而且发病年龄与散发的相似(分别为 42.8 岁及 43.2 岁)。MEN127 突变患者中,发生恶性 PCC/PGL 非常少见[89]。

## PCC 与 MAX 突变的相关性

2011 年有研究描述了异质性 PCC 与 MYC 相关因子 X(MAX)基因的关系[17]。MAX 位于 14 号染色体,编码一种转录因子,这种转录因子属于螺旋-环-螺旋亮氨酸拉链样结构蛋白(bHLHZ)。与 MEN127 突变相似的是,MAX 的突变也没有特异性的症状。通常,MAX 突变导致早期的终止密码子,出现外显子跳跃。这些突变影响了 MYC/MAX/MXDI 复合体内 MYC 与 MAX 的互相作用;MYC 是一种与许多人类肿瘤相关的癌蛋白。MAX 能够形成一种复合体,与其他 bHLHZ 蛋白结合,来拮抗 MYC 介导的活性以及抑制细胞生长,促进细胞分化[92]。使用 PCC 异种移植物的体内研究显示,在 MAX 敲除的肿瘤细胞中,再次给予 MAX,可以抑制肿瘤生长,提示 MAX 具有抑瘤功能[92,93]。在大多数情况下,MAX 突变是父系等位基因的突变。在研究组中发现,首先受突变影响的 3/8 家族成员发生转移,提示 MAX 突变可能与疾病更严重的进展相关[17]。总之,MAX 种系突变率较低(1.12%),主要发生在双侧肾上腺 PCC 患者,或者发生在单侧肾上腺上的多发性 PCC 患者(68.4%)[94]。

## 其他与 PCC/PGL 相关的疾病

其他一些综合征也与 PGL 存在相关性,有一部分伴随着基因的突变,则另一部分并没有发生突变。

Carney 三联征在 1977 年被发现。表现为胃间质瘤、肺软骨瘤以及腹部 PGL。诊断需要至少两种肿瘤的出现。其他肿瘤类型,包括食管平滑肌瘤及肾上腺皮质肿瘤,也被描述在其中[95],其中一些可能是有功能的[96]。

女性 Carney 三联征发病率较高。在年轻的患者中,第一个被发现的肿瘤通常是胃肠道的间质瘤(GIST)。建议年轻的患者,在诊断为胃肠道的间质瘤时,应当进一步常规筛查随访发生其他肿瘤的可能性[97]。到目前为止,还没有发现 Carney 三联征的致病基因。最近一些研究在分析 SDH 复合体突变;尽管没有发现有相关性,但是可以确认,Carney 三联征与线粒体复合体的改变相关[98]。

Carney-Strataks 综合征表现为胃肠道间质瘤(GIST)以及肾上腺外的副神经节瘤(PGL)[99]。GIST 被认为是这一对症状综合征的一部分,分为两类,一是野生型 GIST,另一种是缺少常见的 KIT 及 PDGFRA 的突变型。在 Carney-Strataks 二联症中,有报道发现,其与 SDHB,SDHC,

*SDHD* 种系基因突变有关[27]。二联症中的 GIST 与 *SDHx* 缺陷有关[100]。

## 遗传性 PCC/PGL 患者的生化特征

存在于血浆中或者尿中的肾上腺素异构体,是用于筛查 PCC/PGL 的常规检查,有着很高的敏感性与特异性。另外,根据临床表现以及生化的特征,来帮助选择合适的基因检测。因为那些 VHL 综合征的患者,苯基乙醇胺 N- 甲基转移酶(PNMT)低表达,患者常常增高是去甲肾上腺素及去甲变肾上腺素,而不是肾上腺及去甲变肾上腺素[101,102]。相反的,MEN2 相关的 PCC 常常 *PNMT* 过表达,患者主要表现为肾上腺素的增高[102]。*SDHx* 突变的患者,表现为以去甲变肾上腺素明显变化为主的生化特征。另外,*SDHx* 种系突变的患者,表现为多巴胺及甲氧酪胺水平升高[102]。而头颈部的 PGL 通常没有生化活性。*TMEM127*、*SDHA* 及 *MAX* 突变相关的 PCC/PGL,其生化特征暂未查到相关的文献记录。

## PCC/PGL 患者体细胞突变

散发性的 PCC/PGL 定义为无家族史的患者,无可疑基因的种系突变。在散发的 PCC/PGL 患者中,可以检测到 *NF1*、*VHL*、*RET*、*HIF2A*、*HRAS*、*BRAF*、*TP53* 及 *MAX* 的体细胞突变[2,103]。散发 PCC 中的 NF1 患者,体细胞突变最常见,大约占 PCC 患者的 20%~40%[104,105]。在这种肿瘤中,体细胞变异主要为缺失性改变,常伴随着野生型等位基因的缺失[105]。在体细胞 *RET* 或者 *VHL* 突变的肿瘤中,常发生 NF1 突变。在散发的 PCC/PGL 患者中,体细胞 *RET* 或者 *VHL* 突变占 14%[106],*HRAS* 突变占 7%[103,107]。*HRAS* 突变肿瘤仅发现在男性中;所有的良性肿瘤伴随着升高的去甲肾上腺素,和(或)者肾上腺素的分泌[107]。在遗传性 PCC/PGL 患者中,没有发现有 *HRAS*,*BRAF* V600E 或者 *TP53* 的体细胞突变,提示这些突变可能相互排斥。散发的 PCC/PGL 患者中,*BRAF* V600E 和 *TP53* 突变发生率分别为 1.2% 及 2.3%[103],*HIF2A* 体细胞突变占 12%。体细胞 *HIF2A* 突变的肿瘤,显示为一种伪缺氧基因表达的模式[108,109]。在多发 PCC/PGL 及先天性红细胞增多症患者中,存在 *HIF2A* 的嵌合性的改变[109]。

## 基因检测

基因检测在最近的数年中已经得到应用。第一代基因测序,也称为 Sanger 测序,在 1977 年被 Frederick Sanger 等提出[110]。这一种方法需要单股 DNA 模板,DNA 引物,正常及设计过的脱氧核苷酸(ddNTPs)。设计过的脱氧核苷酸在 PCR 反应中复制延长 DNA,并将 DNA 片段分离并进行测序。在 20 世纪 90 年代后期,下一代基因测序(next-generation sequencing)出现,并且已经应用十余年。与之相似的是 Sanger 基因测序也是通过加入额外的核苷酸进行合成。但下一代基因测序速度更快,花费更少。这些进展促进了基因检测在临床中更为便利的应用。

为了降低成本以及保持有效性,PCC/PGL 患者的基因检测,应基于以下情况:有家族史的患者,有临床表现的遗传性 PCC/PGL 患者,认为有生化特征的患者。这一原则列于图 5.6。

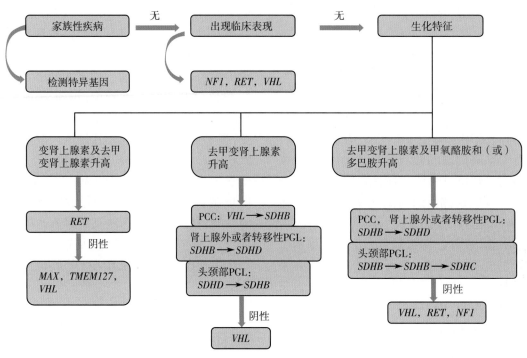

**图 5.6** 嗜铬细胞瘤（PCC）/ 副神经节瘤（PGL）患者的基因检测流程

1. 如果变肾上腺素及去甲变肾上腺同时升高：

－ 患者没有 1 型神经纤维瘤（NF1）的临床表现，应该首先行 *RET* 原癌基因检测，然后再行 *MAX*，*TMEM127* 及 *VHL* 基因。

2. 如果甲氧酪胺和（或）多巴胺升高：

－ 患者应该行 *SDHx* 突变检测（头颈部 PGL 首先检测 *SDHD*，然后是 *SDHB*。如果是 PCC，肾上腺外 PGL 或者转移性 PCC/PGL 则检测 *SDHB*，然后检测 *SDHD*）

－ PCC 患者，甲氧酪胺升高但是 *SDHx* 没有发生突变，则进一步检测 *RET*，*VHL* 和 *NF1* 突变。

3. 如果去甲变肾上腺素都升高：

－ PCC 患者首先检测 VHL 突变，然后是 SDHB。

－ PGL 患者首先检测 SDHx 突变（头颈部 PGL 首先检测 *SDHD*，然后是 *SDHB*。肾上腺外 PGL 或者转移性 PCC/PGL 则检测 *SDHB*，然后检测 *SDHD*），然后检测 *VHL*。

尽管早期的检测需要更多的花费及时间。但下一代测序[111]用于 PCC/PGL 种系突变检测后，检测变得更为快捷，而且同时可以检测多个基因，且敏感度达到 98.7%[112]。

尽管内分泌协会 PCC/PGL 临床诊疗指南推荐，对所有 PCC/PGL 患者实行种系突变检测[113]，但对于一些年龄较大的，没有家族史的，单侧发病的，没有证据显示有转移的 PCC 患者来说，很可能不存在种系突变。基于此，出于对经济效益及基因检测价值有限性的考虑，现在的指南不推荐对所有人进行基因检测[113]。然而有研究显示,尽管没有家族史,或者被划为散发的病例,也有可能存在种系突变。Neumann等发现没有家族史的患者,种系突变也高达24%[3]。在散发的,定义为缺少家族史,缺少临床表现,或者表现为单独的PCC或者PGL的病例中,14%患者存在种系突变,PGL比单独PCC的发生率高(分别为28.7%及4.5%)。在同样的一个队列研究中,体细胞突变占43%[114]。随时下一代测序的发展,这种方法花费越来越少,在临床中的常规进行种系突变的检测成为可能。

## 基于基因信息的PCC/PGL患者处置

对于PCC/PGL患者的处置应该是多学科的。一旦诊断为PCC/PGL后,应该在药物或者手术治疗前行基因检测。因为需要对肿瘤的恶性风险、多灶发病、疾病是处于复发或者是持续状态的情况进行考虑,对疾病的干预时间,治疗方案的选择以及外科治疗都是不同的。例如,在颈动脉体瘤的患者中,与SDHD突变的患者比较,SDHB突变的患者恶性发生率更高,而且无瘤生存期更差,所以后者应该早期进行手术切除[115]。对于SDHB突变的肾上腺外PGL患者,推荐一并切除肿瘤周围区域淋巴结。对于VHL或者MEN2综合征患者,考虑微创下的保留肾上腺切除,因为恶性风险较低,以避免长期的皮质醇激素替代治疗[116]。与PCC/PGL相关的其他一些疾病,如合并有MEN2综合征的甲状腺髓质癌,能够从基因信息中受益。基因检测有益于评估患者发生恶性的风险、疾病复发的风险,指导PCC/PGL术后的积极监测,特别对于那些没有明显家族史或者无明显临床表现的患者更为重要。

近期欧洲内分泌协会指南推荐患者的随访,每年进行生化、形态学、功能学评估,检查血浆或者尿中的变肾上腺素水平,监测疾病的复发,持续时间至少10年。形态学检查需要在术后3个月开始进行,持续时间最少10年。这一推荐基于欧洲肾上腺肿瘤的随访数据,5年的随访复发率为10%。对于高复发率的PCC/PGL患者,如年轻患者,那些基因发生种系突变的患者,或者是恶性患者(淋巴结转移或者远处转移),或者是巨大PCC/PGL患者,推荐终生积极随访[117]。

对于散发病例,有一种主张是在40~60岁之间出现临床表现的患者也可能是需要随访的。这些患者中,仍然有7%在5年之内有可能复发,而种系突变的患者复发率为17%[117]。在儿童到30岁之间的患者中,是否存在种系突变或者体细胞突变,现在还没有完整的评估资料。

（葛余正　译,谢建军　校）

## 参考文献

1. Mazzaglia PJ. Hereditary pheochromocytoma and paraganglioma. J Surg Oncol. 2012;106(5):580–5.
2. Dahia PL. Pheochromocytoma and paraganglioma pathogenesis: learning from genetic heterogeneity. Nat Rev Cancer. 2014;14(2):108–19.
3. Neumann HP, Bausch B, McWhinney SR, Bender BU, Gimm O, Franke G, et al. Germ-line mutations in nonsyndromic pheochromocytoma. N Engl J Med. 2002;346(19):1459–66.
4. Cascón A, Inglada-Pérez L, Comino-Méndez I, de Cubas AA, Letón R, Mora J, et al. Genetics of pheochromocytoma and paraganglioma in Spanish pediatric patients. Endocr Relat Cancer. 2013;20(3):L1–6.
5. Kaelin Jr WG. The von Hippel-Lindau tumour suppressor protein: O2 sensing and cancer. Nat Rev Camcer. 2008;8(11):865–73.
6. Ladroue C, Carcenac R, Leporrier M, Gad S, Le Hello C, Galateau-Salle F, et al. PHD2 mutation and congenital erythrocytosis with paraganglioma. N Engl J Med. 2008;359(25):2685–92.

7. Selak MA, Armour SM, MacKenzie ED, Boulahbel H, Watson DG, Mansfield KD, et al. Succinate links TCA cycle dysfunction to oncogenesis by inhibiting HIF-alpha prolyl hydroxylase. Cancer Cell. 2005;7(1):77–85.

8. Clark GR, Sciacovelli M, Gaude E, Walsh DM, Kirby G, Simpson MA, et al. Germline FH mutations presenting with pheochromocytoma. J Clin Endocrinol Metab. 2014;99(10):E2046–50.

9. Astuti D, Latif F, Dallol A, Dahia PL, Douglas F, George E, et al. Gene mutations in the succinate dehydrogenase subunit SDHB cause susceptibility to familial pheochromocytoma and to familial paraganglioma. Am J Hum Genet. 2001;69(1):49–54.

10. Baysal BE, Ferrell RE, Willett-Brozick JE, Lawrence EC, Myssiorek D, Bosch A, et al. Mutations in SDHD, a mitochondrial complex II gene, in hereditary paraganglioma. Science. 2000;287(5454):848–51.

11. Niemann S, Muller U. Mutations in SDHC cause autosomal dominant paraganglioma, type 3. Nat Genet. 2000;26(3):268–70.

12. Hao HX, Khalimonchuk O, Schraders M, Dephoure N, Bayley JP, Kunst H, et al. SDH5, a gene required for flavination of succinate dehydrogenase, is mutated in paraganglioma. Science. 2009;325(5944): 1139–42.

13. Dahia PL, Ross KN, Wright ME, Hayashida CY, Santagata S, Barontini M, et al. A HIF1alpha regulatory loop links hypoxia and mitochondrial signals in pheochromocytomas. PLoS Genet. 2005;1(1):72–80.

14. Mulligan LM, Kwok JB, Healey CS, Elsdon MJ, Eng C, Gardner E, et al. Germ-line mutations of the RET proto-oncogene in multiple endocrine neoplasia type 2A. Nature. 1993;363(6428):458–60.

15. Ferner RE. Neurofibromatosis 1. Eur J Hum Genet. 2007;15(2):131–8.

16. Qin Y, Yao L, King EE, Buddavarapu K, Lenci RE, Chocron ES, et al. Germline mutations in TMEM127 confer susceptibility to pheochromocytoma. Nat Genet. 2010;42(3):229–33.

17. Comino-Mendez I, Gracia-Aznarez FJ, Schiavi F, Landa I, Leandro-Garcia LJ, Leton R, et al. Exome sequencing identifies MAX mutations as a cause of hereditary pheochromocytoma. Nat Genet. 2011;43(7):663–7.

18. Schlisio S, Kenchappa RS, Vredeveld LC, George RE, Stewart R, Greulich H, et al. The kinesin KIF1Bbeta acts downstream from EglN3 to induce apoptosis and is a potential 1p36 tumor suppressor. Genes Dev. 2008;22(7):884–93.

19. Belinsky MG, Rink L, von Mehren M. Succinate dehydrogenase deficiency in pediatric and adult gastrointestinal stromal tumors. Front Oncol. 2013;3:117.

20. Hoekstra AS, Bayley JP. The role of complex II in disease. Biochim Biophys Acta. 2013;1827(5): 543–51.

21. Martucci VL, Pacak K. Pheochromocytoma and paraganglioma: diagnosis, genetics, management, and treatment. Curr Probl Cancer. 2014;38(1):7–41.

22. Papathomas TG, Gaal J, Corssmit EP, Oudijk L, Korpershoek E, Heimdal K, et al. Non-pheochromocytoma (PCC)/paraganglioma (PGL) tumors in patients with succinate dehydrogenase-related PCC-PGL syndromes: a clinicopathological and molecular analysis. Eur J Endocrinol. 2014;170(1):1–12.

23. Ricketts CJ, Forman JR, Rattenberry E, Bradshaw N, Lalloo F, Izatt L, et al. Tumor risks and genotype-phenotype-proteotype analysis in 358 patients with germline mutations in SDHB and SDHD. Hum Mutat. 2010;31(1):41–51.

24. Ricketts C, Woodward ER, Killick P, Morris MR, Astuti D, Latif F, et al. Germline SDHB mutations and familial renal cell carcinoma. J Natl Cancer Inst. 2008;100(17):1260–2.

25. Ayala-Ramirez M, Callender GG, Kupferman ME, Rich TA, Chuang HH, Trent J, et al. Paraganglioma syndrome type 1 in a patient with Carney-Stratakis syndrome. Nat Rev Endocrinol. 2010;6(2):110–5.

26. Pasini B, McWhinney SR, Bei T, Matyakhina L, Stergiopoulos S, Muchow M, et al. Clinical and molecular genetics of patients with the Carney-Stratakis syndrome and germline mutations of the genes coding for the succinate dehydrogenase subunits SDHB, SDHC, and SDHD. Eur J Hum Genet. 2008;16(1):79–88.

27. Stratakis CA, Carney JA. The triad of paragangliomas, gastric stromal tumours and pulmonary chondromas (Carney triad), and the dyad of paragangliomas and gastric stromal sarcomas (Carney-Stratakis syndrome): molecular genetics and clinical implications. J Intern Med. 2009;266(1):43–52.

28. Xekouki P, Szarek E, Bullova P, Giubellino A, Quezado M, Mastroyannis SA, et al. Pituitary adenoma with paraganglioma/pheochromocytoma (3PAs) and succinate dehydrogenase defects in humans and mice. J Clin Endocrinol Metab. 2015;100(5):E710–9.

29. Schimke RN, Collins DL, Stolle CA. Paraganglioma, neuroblastoma, and a SDHB mutation: resolution of a 30-year-old mystery. Am J Med Genet A. 2010;152A(6):1531–5.

30. Favier J, Amar L, Gimenez-Roqueplo AP. Paraganglioma and phaeochromocytoma: from genetics to personalized medicine. Nat Rev Endocrinol. 2015;11(2):101–11.

31. Gimenez-Roqueplo AP, Favier J, Rustin P, Mourad JJ, Plouin PF, Corvol P, et al. The R22X mutation of the SDHD gene in hereditary paraganglioma abolishes the enzymatic activity of complex II in the mitochondrial respiratory chain and activates the hypoxia pathway. Am J Hum Genet. 2001;69(6):1186–97.

32. Yeap PM, Tobias ES, Mavraki E, Fletcher A, Bradshaw N, Freel EM, et al. Molecular analysis of pheochromocytoma after maternal transmission of SDHD mutation elucidates mechanism of parent-of-origin effect. J Clin Endocrinol Metab. 2011;96(12): E2009–13.

33. Cascon A, Ruiz-Llorente S, Cebrian A, Telleria D, Rivero JC, Diez JJ, et al. Identification of novel

SDHD mutations in patients with phaeochromocytoma and/or paraganglioma. Eur J Hum Genet. 2002;10(8):457–61.

34. Mannelli M, Ercolino T, Giache V, Simi L, Cirami C, Parenti G. Genetic screening for pheochromocytoma: should SDHC gene analysis be included? J Med Genet. 2007;44(9):586–7.

35. Schiavi F, Boedeker CC, Bausch B, Peczkowska M, Gomez CF, Strassburg T, et al. Predictors and prevalence of paraganglioma syndrome associated with mutations of the SDHC gene. JAMA. 2005;294(16):2057–63.

36. Benn DE, Gimenez-Roqueplo AP, Reilly JR, Bertherat J, Burgess J, Byth K, et al. Clinical presentation and penetrance of pheochromocytoma/paraganglioma syndromes. J Clin Endocrinol Metab. 2006;91(3):827–36.

37. van Hulsteijn LT, Dekkers OM, Hes FJ, Smit JW, Corssmit EP. Risk of malignant paraganglioma in SDHB-mutation and SDHD-mutation carriers: a systematic review and meta-analysis. J Med Genet. 2012;49(12):768–76.

38. Brouwers FM, Eisenhofer G, Tao JJ, Kant JA, Adams KT, Linehan WM, et al. High frequency of SDHB germline mutations in patients with malignant catecholamine-producing paragangliomas: implications for genetic testing. J Clin Endocrinol Metab. 2006;91(11):4505–9.

39. Schiavi F, Milne RL, Anda E, Blay P, Castellano M, Opocher G, et al. Are we overestimating the penetrance of mutations in SDHB? Hum Mutat. 2010;31(6):761–2.

40. Burnichon N, Briere JJ, Libe R, Vescovo L, Riviere J, Tissier F, et al. SDHA is a tumor suppressor gene causing paraganglioma. Hum Mol Genet. 2010;19(15):3011–20.

41. Korpershoek E, Favier J, Gaal J, Burnichon N, van Gessel B, Oudijk L, et al. SDHA immunohistochemistry detects germline SDHA gene mutations in apparently sporadic paragangliomas and pheochromocytomas. J Clin Endocrinol Metab. 2011;96(9):E1472–6.

42. Dwight T, Benn DE, Clarkson A, Vilain R, Lipton L, Robinson BG, et al. Loss of SDHA expression identifies SDHA mutations in succinate dehydrogenase-deficient gastrointestinal stromal tumors. Am J Surg Pathol. 2013;37(2):226–33.

43. Welander J, Soderkvist P, Gimm O. Genetics and clinical characteristics of hereditary pheochromocytomas and paragangliomas. Endocr Relat Cancer. 2011;18(6):R253–76.

44. Kunst HP, Rutten MH, de Monnink JP, Hoefsloot LH, Timmers HJ, Marres HA, et al. SDHAF2 (PGL2-SDH5) and hereditary head and neck paraganglioma. Clin Cancer Res. 2011;17(2):247–54.

45. Ghezzi D, Goffrini P, Uziel G, Horvath R, Klopstock T, Lochmuller H, et al. SDHAF1, encoding a LYR complex-II specific assembly factor, is mutated in SDH-defective infantile leukoencephalopathy. Nat Genet. 2009;41(6):654–6.

46. Maher ER, Neumann HP, Richard S. von Hippel-Lindau disease: a clinical and scientific review. Eur J Hum Genet. 2011;19(6):617–23.

47. Boedeker CC, Erlic Z, Richard S, Kontny U, Gimenez-Roqueplo AP, Cascon A, et al. Head and neck paragangliomas in von Hippel-Lindau disease and multiple endocrine neoplasia type 2. J Clin Endocrinol Metab. 2009;94(6):1938–44.

48. Richards FM, Payne SJ, Zbar B, Affara NA, Ferguson-Smith MA, Maher ER. Molecular analysis of de novo germline mutations in the von Hippel-Lindau disease gene. Hum Mol Genet. 1995;4(11):2139–43.

49. Martucci VL, Lorenzo ZG, Weintraub M, del Rivero J, Ling A, Merino M, et al. Association of urinary bladder paragangliomas with germline mutations in the SDHB and VHL genes. Urol Oncol. 2015;33(4):167.e13–20.

50. Kim WY, Kaelin WG. Role of VHL gene mutation in human cancer. J Clin Oncol. 2004;22(24):4991–5004.

51. Latif F, Tory K, Gnarra J, Yao M, Duh FM, Orcutt ML, et al. Identification of the von Hippel-Lindau disease tumor suppressor gene. Science. 1993;260(5112):1317–20.

52. Rechsteiner MP, von Teichman A, Nowicka A, Sulser T, Schraml P, Moch H. VHL gene mutations and their effects on hypoxia inducible factor HIFalpha: identification of potential driver and passenger mutations. Cancer Res. 2011;71(16):5500–11.

53. Eisenhofer G, Huynh TT, Pacak K, Brouwers FM, Walther MM, Linehan WM, et al. Distinct gene expression profiles in norepinephrine- and epinephrine-producing hereditary and sporadic pheochromocytomas: activation of hypoxia-driven angiogenic pathways in von Hippel-Lindau syndrome. Endocr Relat Cancer. 2004;11(4):897–911.

54. Pollard PJ, El-Bahrawy M, Poulsom R, Elia G, Killick P, Kelly G, et al. Expression of HIF-1alpha, HIF-2alpha (EPAS1), and their target genes in paraganglioma and pheochromocytoma with VHL and SDH mutations. J Clin Endocrinol Metab. 2006;91(11):4593–8.

55. Favier J, Briere JJ, Burnichon N, Riviere J, Vescovo L, Benit P, et al. The Warburg effect is genetically determined in inherited pheochromocytomas. PLoS One. 2009;4(9), e7094.

56. Toledo RA, Qin Y, Srikantan S, Morales NP, Li Q, Deng Y, et al. In vivo and in vitro oncogenic effects of HIF2A mutations in pheochromocytomas and paragangliomas. Endocr Relat Cancer. 2013;20(3):349–59.

57. Hoffman MA, Ohh M, Yang H, Klco JM, Ivan M, Kaelin Jr WG. von Hippel-Lindau protein mutants linked to type 2C VHL disease preserve the ability to downregulate HIF. Hum Mol Genet. 2001;10(10):1019–27.

58. Barontini M, Dahia PL. VHL disease. Best Pract Res Clin Endocrinol Metab. 2010;24(3):401–13.

59. Mulligan LM, Eng C, Healey CS, Clayton D, Kwok JB, Gardner E, et al. Specific mutations of the RET proto-oncogene are related to disease phenotype in MEN 2A and FMTC. Nat Genet. 1994;6(1):70–4.

60. Kouvaraki MA, Shapiro SE, Perrier ND, Cote GJ, Gagel RF, Hoff AO, et al. RET proto-oncogene: a review and update of genotype-phenotype correlations in hereditary medullary thyroid cancer and associated endocrine tumors. Thyroid. 2005;15(6):531–44.

61. Raue F, Frank-Raue K. Multiple endocrine neoplasia type 2: 2007 update. Horm Res. 2007;68 Suppl 5:101–4.

62. Callender GG, Rich TA, Perrier ND. Multiple endocrine neoplasia syndromes. Surg Clin North Am. 2008;88(4):863–95. viii.

63. Wells Jr SA, Asa SL, Dralle H, Elisei R, Evans DB, Gagel RF, et al. Revised American Thyroid Association guidelines for the management of medullary thyroid carcinoma. Thyroid. 2015;25(6):567–610.

64. Donis-Keller H, Dou S, Chi D, Carlson KM, Toshima K, Lairmore TC, et al. Mutations in the RET proto-oncogene are associated with MEN 2A and FMTC. Hum Mol Genet. 1993;2(7):851–6.

65. Machens A, Dralle H. DNA-based window of opportunity for curative pre-emptive therapy of hereditary medullary thyroid cancer. Surgery. 2006;139(3): 279–82.

66. Airaksinen MS, Saarma M. The GDNF family: signalling, biological functions and therapeutic value. Nat Rev Neurosci. 2002;3(5):383–94.

67. Mulligan LM. RET revisited: expanding the oncogenic portfolio. Nat Rev Cancer. 2014;14(3):173–86.

68. Eng C. Seminars in medicine of the Beth Israel Hospital, Boston. The RET proto-oncogene in multiple endocrine neoplasia type 2 and Hirschsprung's disease. N Engl J Med. 1996;335(13):943–51.

69. Asai N, Iwashita T, Matsuyama M, Takahashi M. Mechanism of activation of the ret proto-oncogene by multiple endocrine neoplasia 2A mutations. Mol Cell Biol. 1995;15(3):1613–9.

70. Santoro M, Carlomagno F, Romano A, Bottaro DP, Dathan NA, Grieco M, et al. Activation of RET as a dominant transforming gene by germline mutations of MEN2A and MEN2B. Science. 1995;267(5196): 381–3.

71. Kebebew E, Gosnell JE, Reiff E. Multiple endocrine neoplasia type 2B. In: Ruggieri M, Pascual-Castroviejo I, Di Roccco C, editors. Neurocutaneous disorders phakomatoses and hamartoneoplastic syndromes. New York/Vienna: Springer/Wien; 2008. p. 695–702.

72. Milos IN, Frank-Raue K, Wohllk N, Maia AL, Pusiol E, Patocs A, et al. Age-related neoplastic risk profiles and penetrance estimations in multiple endocrine neoplasia type 2A caused by germ line RET Cys634Trp (TGC>TGG) mutation. Endocr Relat Cancer. 2008;15(4):1035–41.

73. Schuffenecker I, Ginet N, Goldgar D, Eng C, Chambe B, Boneu A, et al. Prevalence and parental origin of de novo RET mutations in multiple endocrine neoplasia type 2A and familial medullary thyroid carcinoma. Le Groupe d'Etude des Tumeurs a Calcitonine. Am J Hum Genet. 1997;60(1):233–7.

74. Tsang VH, Tacon LJ, Learoyd DL, Robinson

BG. Pheochromocytomas in multiple endocrine neoplasia type 2. Recent Results Cancer Res. 2015;204:157–78.

75. Goldberg Y, Dibbern K, Klein J, Riccardi VM, Graham Jr JM. Neurofibromatosis type 1—an update and review for the primary pediatrician. Clin Pediatr (Phila). 1996;35(11):545–61.

76. Hirbe AC, Gutmann DH. Neurofibromatosis type 1: a multidisciplinary approach to care. Lancet Neurol. 2014;13(8):834–43.

77. National Institutes of Health Consensus Development Conference Statement. Neurofibromatosis. Bethesda, MD, USA. Neurofibromatosis. 1988;1(3):172–8. Accessed 13–15 July 1987.

78. National Institutes of Health Consensus Development Conference Statement. Neurofibromatosis. 1987;6(12):1–7.

79. Walther MM, Herring J, Enquist E, Keiser HR, Linehan WM. von Recklinghausen's disease and pheochromocytomas. J Urol. 1999;162(5):1582–6.

80. Walther MM, Keiser HR, Linehan WM. Pheochromocytoma: evaluation, diagnosis, and treatment. World J Urol. 1999;17(1):35–9.

81. Wallace MR, Marchuk DA, Andersen LB, Letcher R, Odeh HM, Saulino AM, et al. Type 1 neurofibromatosis gene: identification of a large transcript disrupted in three NF1 patients. Science. 1990;249(4965): 181–6.

82. Zhu Y, Parada LF. Neurofibromin, a tumor suppressor in the nervous system. Exp Cell Res. 2001;264(1):19–28.

83. Johannessen CM, Reczek EE, James MF, Brems H, Legius E, Cichowski K. The NF1 tumor suppressor critically regulates TSC2 and mTOR. Proc Natl Acad Sci U S A. 2005;102(24):8573–8.

84. Johannessen CM, Johnson BW, Williams SM, Chan AW, Reczek EE, Lynch RC, et al. TORC1 is essential for NF1-associated malignancies. Curr Biol. 2008;18(1):56–62.

85. Shinall MC, Solorzano CC. Pheochromocytoma in neurofibromatosis type 1: When should it be suspected? Endocr Pract. 2014;20(8):792–6.

86. Burnichon N, Lepoutre-Lussey C, Laffaire J, Gadessaud N, Molinie V, Hernigou A, et al. A novel TMEM127 mutation in a patient with familial bilateral pheochromocytoma. Eur J Endrocinol. 2011;164(1):141–5.

87. Jiang S, Dahia PL. Minireview: the busy road to pheochromocytomas and paragangliomas has a new member, TMEM127. Endocrinology. 2011;152(6): 2133–40.

88. Qin Y, Deng Y, Ricketts CJ, Srikantan S, Wang E, Maher ER, et al. The tumor susceptibility gene TMEM127 is mutated in renal cell carcinomas and modulates endolysosomal function. Hum Mol Genet. 2014;23(9):2428–39.

89. Yao L, Schiavi F, Cascon A, Qin Y, Inglada-Perez L, King EE, et al. Spectrum and prevalence of FP/ TMEM127 gene mutations in pheochromocytomas and paragangliomas. JAMA. 2010;304(23):2611–9.

90. Toledo SP, Lourenco Jr DM, Sekiya T, Lucon AM, Baena ME, Castro CC, et al. Penetrance and clinical features of pheochromocytoma in a six-generation family carrying a germline TMEM127 mutation. J Clin Endocrinol Metab. 2015;100(2):E308–18.

91. Neumann HP, Sullivan M, Winter A, Malinoc A, Hoffmann MM, Boedeker CC, et al. Germline mutations of the TMEM127 gene in patients with paraganglioma of head and neck and extraadrenal abdominal sites. J Clin Endocrinol Metab. 2011;96(8):E1279–82.

92. Cascón A, Robledo M. MAX and MYC: a heritable breakup. Cancer Res. 2012;72(13):3119–24.

93. Ribon V, Leff T, Saltiel AR. c-Myc does not require max for transcriptional activity in PC-12 cells. Mol Cell Neurosci. 1994;5(3):277–82.

94. Burnichon N, Cascon A, Schiavi F, Morales NP, Comino-Mendez I, Abermil N, et al. MAX mutations cause hereditary and sporadic pheochromocytoma and paraganglioma. Clin Cancer Res. 2012;18(10):2828–37.

95. Carney JA. Carney triad. Front Horm Res. 2013;41:92–110.

96. Carney JA, Stratakis CA, Young Jr WF. Adrenal cortical adenoma: the fourth component of the Carney triad and an association with subclinical Cushing syndrome. Am J Surg Pathol. 2013;37(8):1140–9.

97. Carney JA. Gastric stromal sarcoma, pulmonary chondroma, and extra-adrenal paraganglioma (Carney Triad): natural history, adrenocortical component, and possible familial occurrence. Mayo Clin Proc. 1999;74(6):543–52.

98. Szarek E, Ball ER, Imperiale A, Tsokos M, Faucz FR, Giubellino A, et al. Carney triad, SDH-deficient tumors, and Sdhb+/− mice share abnormal mitochondria. Endocr Relat Cancer. 2015;22(3):345–52.

99. Carney JA, Stratakis CA. Familial paraganglioma and gastric stromal sarcoma: a new syndrome distinct from the Carney triad. Am J Med Genet. 2002;108(2):132–9.

100. Wang YM, Gu ML, Ji F. Succinate dehydrogenase-deficient gastrointestinal stromal tumors. World J Gastroenterol. 2015;21(8):2303–14.

101. Eisenhofer G, Huynh TT, Hiroi M, Pacak K. Understanding catecholamine metabolism as a guide to the biochemical diagnosis of pheochromocytoma. Rev Endocr Metab Disord. 2001;2(3):297–311.

102. Eisenhofer G, Huynh TT, Elkahloun A, Morris JC, Bratslavsky G, Linehan WM, et al. Differential expression of the regulated catecholamine secretory pathway in different hereditary forms of pheochromocytoma. Am J Physiol Endocrinol Metab. 2008;295(5):E1223–33.

103. Luchetti A, Walsh D, Rodger F, Clark G, Martin T, Irving R, et al. Profiling of somatic mutations in phaeochromocytoma and paraganglioma by targeted next generation sequencing analysis. Int J Endocrinol. 2015;2015:138573.

104. Welander J, Larsson C, Backdahl M, Hareni N, Sivler T, Brauckhoff M, et al. Integrative genomics reveals frequent somatic NF1 mutations in sporadic pheochromocytomas. Hum Mol Genet. 2012;21(26):5406–16.

105. Burnichon N, Buffet A, Parfait B, Letouze E, Laurendeau I, Loriot C, et al. Somatic NF1 inactivation is a frequent event in sporadic pheochromocytoma. Hum Mol Genet. 2012;21(26):5397–405.

106. Burnichon N, Vescovo L, Amar L, Libe R, de Reynies A, Venisse A, et al. Integrative genomic analysis reveals somatic mutations in pheochromocytoma and paraganglioma. Hum Mol Genet. 2011;20(20):3974–85.

107. Crona J, Delgado Verdugo A, Maharjan R, Stalberg P, Granberg D, Hellman P, et al. Somatic mutations in H-RAS in sporadic pheochromocytoma and paraganglioma identified by exome sequencing. J Clin Endocrinol Metab. 2013;98(7):E1266–71.

108. Welander J, Andreasson A, Brauckhoff M, Backdahl M, Larsson C, Gimm O, et al. Frequent EPAS1/HIF2alpha exons 9 and 12 mutations in non-familial pheochromocytoma. Endocr Relat Cancer. 2014;21(3):495–504.

109. Comino-Mendez I, de Cubas AA, Bernal C, Alvarez-Escola C, Sanchez-Malo C, Ramirez-Tortosa CL, et al. Tumoral EPAS1 (HIF2A) mutations explain sporadic pheochromocytoma and paraganglioma in the absence of erythrocytosis. Hum Mol Genet. 2013;22(11):2169–76.

110. Sanger F, Nicklen S, Coulson AR. DNA sequencing with chain-terminating inhibitors. Proc Natl Acad Sci U S A. 1977;74(12):5463–7.

111. McInerney-Leo AM, Marshall MS, Gardiner B, Benn DE, McFarlane J, Robinson BG, et al. Whole exome sequencing is an efficient and sensitive method for detection of germline mutations in patients with phaeochromcytomas and paragangliomas. Clin Endocrinol. 2014;80(1):25–33.

112. Rattenberry E, Vialard L, Yeung A, Bair H, McKay K, Jafri M, et al. A comprehensive next generation sequencing-based genetic testing strategy to improve diagnosis of inherited pheochromocytoma and paraganglioma. J Clin Endocrinol Metab. 2013;98(7):E1248–56.

113. Lenders JW, Duh QY, Eisenhofer G, Gimenez-Roqueplo AP, Grebe SK, Murad MH, et al. Pheochromocytoma and paraganglioma: an endocrine society clinical practice guideline. J Clin Endocrinol Metab. 2014;99(6):1915–42.

114. Curras-Freixes M, Inglada-Perez L, Mancikova V, Montero-Conde C, Leton R, Comino-Mendez I, et al. Recommendations for somatic and germline genetic testing of single pheochromocytoma and paraganglioma based on findings from a series of 329 patients. J Med Genet. 2015;52(10):647–56.

115. Ellis RJ, Patel D, Prodanov T, Nilubol N, Pacak K, Kebebew E. The presence of SDHB mutations should modify surgical indications for carotid body

paragangliomas. Ann Surg. 2014;260(1):158–62.

116. Volkin D, Yerram N, Ahmed F, Lankford D, Baccala A, Gupta GN, et al. Partial adrenalectomy minimizes the need for long-term hormone replacement in pediatric patients with pheochromocytoma and von Hippel-Lindau syndrome. J Pediatr Surg. 2012;47(11):2077–82.

117. Plouin PF, Amar L, Dekkers OM, Fassnacht M, Gimenez-Roqueplo AP, Lenders JW, et al. European Society of Endocrinology Clinical Practice Guideline for long-term follow-up of patients operated on for a phaeochromocytoma or a paraganglioma. Eur J Endocrinol. 2016;174(5): G1–g10.

# 肾上腺皮质肿瘤的影像学检查　6

Iuliana D. Bobanga，Christopher R. McHenry

## 引言

由于胸部和腹部高分辨率影像的广泛使用,肾上腺病变被越来越多地偶然发现。同时,人口老龄化也使无功能性肾上腺腺瘤的发现不断增多。在评估一些生化异常患者、有原发恶性肿瘤病史的患者及其他一些不相关病变的过程中,放射学检查常会发现肾上腺肿瘤[1]。偶然发现的大于 1cm 的肾上腺肿块称为肾上腺偶发瘤( adrenal incidentaloma, AI ),影像检查中发生率约 4%~6%[2,3]。一个超过 87 000 例大样本的解剖学研究表明肾上腺腺瘤的整体发病率为 6%( 1%~32% )[4]。在 CT 检查中, AI 的发生率随着年龄的增加而增高。20~29 岁人群的发病率为 0.2%,而 70 岁以上人群的发病率为 7%[5]。

肾上腺病变可分为良性或恶性,原发性或转移性,有功能性或无功能性。约 95% 的 AI 起源于肾上腺皮质,其中大部分为良性或非肿瘤性的[2]。94% 的良性肾上腺腺瘤是无功能性的,约 6% 可自主分泌醛固酮、儿茶酚胺、皮质醇或性激素[2,3,5]。其他肾上腺肿块还包括脂肪瘤、囊肿、出血、血管瘤、淋巴管瘤、神经节细胞瘤、肉芽肿性疾病。恶性肾上腺病变占 AI 的 2%~5%,发病率随着年龄的增加而增加[2,5]。原发性肾上腺皮质癌较转移癌少见。已知恶性肿瘤患者中,约 50% 的 AI 为转移瘤[2]。其他罕见的恶性肾上腺病变包括原发性淋巴瘤、神经母细胞瘤和血管肉瘤[6]。

几乎所有的肾上腺肿块都可以单独使用影像学和生化检查来明确其特征。平扫 CT( unenhanced computed tomography, UCT )密度、CT 造影剂廓清测试、化学位移成像( chemical shift imaging, CSI )磁共振( magnetic resonance imaging, MRI )和 F-18 脱氧葡萄糖正电子发射计算机断层显像( fluorodeoxyglucose positron emission computed tomography([ FDG ]PET/CT )是有鉴别良恶性肾上腺肿瘤的主要检查。对于大多数患者来说,单个影像学检查足够获得肾上腺肿块特征,常不需要进一步影像检查[7]。选择性肾上腺静脉采血( adrenal vein sampling, AVS )和影像引导下穿刺活检比较少用,只针对有特殊适应证的病例。在临床实践中,也报道了一些对临床治疗方案无影响、或者认为是不必要的影像检查[7]。

帮助制定治疗方案的关键因素包括既往有无恶性肿瘤病史、肿块是否有功能、影像表现是否提示良性或恶性病变[8]。肾上腺切除的手术指征包括:功能性肾上腺肿块、肾上腺孤立性转移瘤、≥4cm 的肾上腺肿瘤、6 月内增大超过 0.5cm 的肿块[7]。影像学检查有助于鉴别肾上腺肿块的良恶性[9]。有一些肾上腺肿块具有非常明确的影像学特征,可较容易的通过某项影像学检查显示出来,还有一些肿块的诊断则具有挑战性。

根据临床情况,CT、MRI 和 PET/CT 可单独或联合使用来描述肾上腺肿块的特征,并确定处理方案[7]。某些肾上腺病变,如脂肪瘤、囊肿、出血,根据影像即可作出明确诊断,不需进一步评估或干预。表 6.1 介绍了最常见的肾上腺肿块的影像表现。在这一章中,我们将回顾肾上腺皮质肿瘤的影像学检查,一些特殊的放射学特征可有助于鉴别肾上腺皮质肿块。

## 正常解剖及影像学特征

正常肾上腺呈倒 Y 形结构,位于肾脏的前上方,被肾筋膜包裹。正常肾上腺的长度为 10~12mm,侧肢厚度为 5~6mm。边缘光滑、平直或轻度内凹[1]。CT 图像中,正常肾上腺表现为两侧对称,质地均匀的软组织密度影(图 6.1)。右侧肾上腺静脉短小,汇入下腔静脉后外侧。少数情况下,右侧肾上腺也可通过副静脉汇入右肾静脉或肝右静脉。左侧肾上腺静脉汇入左肾静脉,它常常和膈下静脉汇合,形成共同通道回流至左肾静脉[1,10]。肾上腺的动脉供血更为多样,由肾上腺上、中、下动脉发出的无数小动脉供血,肾上腺上、中、下动脉分别为膈下动脉、主动脉和肾动脉的分支。在 T1 加权(T1w)MRI 上,正常腺体呈中等信号,T2 加权(T2w)信号等于或稍低于肝脏。在[FDG]PET 上,肾上腺的正常摄取量从无摄取到中度摄取不等,通常与肝背景相似或稍低[1]。

## 肾上腺影像诊断原则

根据现代影像技术的检查结果,大多数肾上腺病变可准确地分成良性和恶性两类。影像引导下穿刺活检很少必须使用,通常仅对已知原发恶性肿瘤患者使用,或者在鉴别小于 4cm 的孤立性肿块为无功能性腺瘤还是转移瘤时使用。重要的肾上腺影像学特征包括病变大小、形态、脂质成分、静脉造影剂廓清特征和代谢活动[11]。

肾上腺病变的大小与恶性肿瘤的发病率有直接关系[2,5]。在一篇 887 例 AI 的报告中,直径大于 4cm 对预测肾上腺皮质癌的敏感性为 90%,但特异性较差,4cm 以上病变为恶性的几率仅为 24%[6]。不超过 4cm 的肾上腺皮质病变的恶性肿瘤风险为 2%,4.1~6cm 为 6%,大于 6cm 为 25%[12]。

大小对肾上腺皮质癌的肿瘤分期和预后也有预测作用[5,13]。肾上腺病变的大小变化是一个重要的特征,有助于诊断和选择治疗方案。病灶在超过 6 个月或更长时间内保持稳定提示良性病变,如增加大于 0.5cm 需要进一步检查和治疗[5]。然而,并非所有增大的肾上腺肿块都表示为恶性肿瘤。良性肾上腺腺瘤可以缓慢生长。外伤性或自发性(如脂肪瘤)肾上腺出血也可致肾上腺突然增大[2]。

提示恶性肾上腺肿瘤的形态学特征包括边缘不规则、出血和坏死。边缘光整的病变更可能是良性的。单纯性肾上腺囊肿通常以均匀性和同质性为其形态学特征,而复杂性囊肿难与其他病变鉴别[2]。肾上腺病变内的脂质成分和静脉廓清特征可以通过 CT 或 MRI 评估,PET 显像可评估其代谢活性。

表 6.1 各种肾上腺病变的影像学表现（改编[2, 5, 39]）

| 肾上腺病变（AI 发病率） | 大小 | 形状和质地 | 生长速度 | 血管丰富 | 平扫 CT 值 HU | 15 分钟 CT 廓清 | MRI | PET |
|---|---|---|---|---|---|---|---|---|
| 腺瘤（50%~80%） | 小，<3cm | 圆形，椭圆形，边缘光整，均质 | 慢，每年<1cm | 否 | 70%≤10HU | RPW>40，APW>60 | CSI-反相位信号减低。T2w-与肝脏等信号 | 阴性 |
| 肾上腺皮质癌（<5%） | 大，>4cm | 不规则，不均质，坏死和钙化致密度混杂 | 快，每年>2cm | 是 | >10，常常>25HU | RPW<40 | T2w-信号高于肝脏。出血和坏死致不均质 | 阳性 |
| 嗜铬细胞瘤（5%） | 大，>3cm | 圆形，椭圆形，边缘光整，囊变和出血致不均质 | 慢，每年0.5~1cm | 是 | >10，常常>25HU | RPW<40 | T2w-信号明显高于肝脏。 | 通常阳性 |
| 转移瘤（2.5%） | 多变，<3cm | 椭圆形或不规则形，边缘不清晰，不均质，混杂密度，偶尔出血 | 多变 | 是 | >10，常常>25HU | RPW<40 | T2w-信号高于肝脏 | 阳性 |
| 髓样脂肪瘤（5%~10%） | 1~5cm | 光整，圆形，质地多变伴可见脂肪 | 慢 | 否 | <0，常常<-50 | | T1w 高信号 | 阴性 |
| 血肿（1%） | 多变 | 光整 | 快 | | >10HU，有时>50HU | | 多变 | 阴性 |
| 囊肿（1%） | 多变 | 光整，圆形 | 稳定 | | | 不强化 | T2w-信号高于肝脏 | 阴性 |

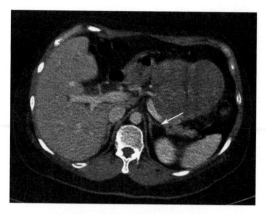

图6.1 平扫 CT 横断位图像示
正常左肾上腺（箭头）

## CT

CT 可用来描述肾上腺病变的大小、形态、脂质成分和灌注特点。肾上腺肿块的 CT 评估需要进行多期研究，包括平扫 CT，一分钟动态增强扫描以及 15 分钟延迟扫描，横断位和冠状面图像行 2~3mm 重建[10]。平扫 CT（unenhanced CT, UCT）上，大部分肾上腺腺瘤的密度具有一定特征。由于脂肪含量和 UCT 上的密度呈反比，与非腺瘤（平均 28.9HU）相比，富脂腺瘤的 CT 值更低（平均 −2.2HU）[14,15]。测量密度时，将感兴趣区（region of interest, ROI）置于肾上腺上，包含病灶中心和其面积 1/2 至 2/3 的区域，并避开坏死或出血区，从而得出 CT 值[2,15]。通过 CT 密度鉴别肾上腺大腺瘤和癌，特别是大于 3cm 的病灶时，ROI 的位置显著影响其诊断的敏感性和特异性。为了提高 CT 鉴别大腺瘤和癌的敏感性，ROI 大于肿块的一半面积具有最高的灵敏度和特异性[16]。10HU 的阈值诊断肾上腺腺瘤的敏感性为 71%，特异性为 98%[17]。由于特异性很高，平扫 CT 上小于 10HU 的肾上腺肿块不需要进一步的检查。这对于避免额外的射线辐射和降低成本很重要。

30% 以上的肾上腺病变是乏脂性的，平扫 CT 值多大于 10HU。这些肾上腺病变归为不能定性的病变，需要通过增强 CT（contrast enhanced CT, CECT）来进一步描述病变的灌注和造影剂廓清特点。良性病变的造影剂廓清速度快于恶性病变[11]。通过测量 10 或 15 分钟延迟扫描和最初 1 分钟动态增强的肾上腺密度比，可更加准确的显示病变特征[18,19]。如果有平扫 CT，可计算出绝对廓清比（absolute percentage washout, APW）（表 6.2）。如果没有 CT 平扫（比如因其他适应证而仅做了 CECT 扫描），可计算相对廓清比（relative percentage washout, RPW）（见表 6.2）。这两种方法都可准确鉴别腺瘤和恶性肿瘤[20,21]。其他方法如 UCT 直方图和双能 UCT 也可评估肾上腺肿块，CT 直方图已被证明可以提高腺瘤诊断的敏感性[22]。但这两种方法都不常用。

表6.2  绝对廓清比（APW）和相对廓清比（RPW）的 CT 计算

$$APW = \frac{[ECT(HU) - DCT(HU)] \times 100}{[ECT(HU) - UCT(HU)]}$$

$$RPW = \frac{[ECT(HU) - DCT(HU)] \times 100}{ECT(HU)}$$

ECT，增强 CT 早期；DCT，增强 CT 延迟期；UCT，平扫 CT；HU，亨氏单位

CT 评估肾上腺肿块的优点是检查方便、快速，并可根据脂质成分和造影剂廓清有效地显示肿块特征。CT 的缺点包括造影剂过敏、肾功能不全和辐射暴露，射线辐射会轻度增加患癌风险，尤其对年轻患者。对 CT 值大于 10HU 的肾上腺肿块，CECT 或 MRI 化学位移成像（chemical shift imaging, CSI）可帮助进一步获得其影像特征。比较这两种检查对 CT 值大于 10HU

的肿块的良恶性鉴别价值发现,增强 CT15 分钟延迟扫描较 MRI CSI 序列更加准确[23]。MRI CSI 序列的敏感性随腺瘤 CT 值的增加而下降。另外,肿块每增加 1cm,CT 值每增加 10HU,包括恶性肿瘤在内的病因(除了无功能性腺瘤)的可能性增加近三倍[23]。

## MRI

MRI 能有效地显示软组织肿块特征而无电离辐射。它的价格比 CT 贵很多,但在少年儿童、育龄妇女、造影剂过敏或肾功能不全患者中使用更合适。MRI 主要使用 CSI 序列来评估肾上腺肿块,这个序列能有效地识别脂肪[11]。CSI 能鉴别组织中的脂肪和水分子。由于患者位于强磁场中,质子的轴和自旋得到重排。当射频脉冲和质子自旋频率相同时,能量被吸收。当射频脉冲停止,质子在返回原始状态过程中释放出能量,这个能量被接受而转化成图像,图像根据化学结构不同而不同。水和脂肪质子具有不同的共振频率,这种差异是旋转轴方向改变是所必需的。由于它们以不同的频率旋转,水和质子只有几毫秒的时间同步或同相位,一半时间里它们处于相反或反相位状态。当他们处于反相位时,水和质子在 MR 体素内相互抵消,反相位较同相位图像信号丢失(富脂腺瘤在反相位图像上信号降低)。因此,信号强度的减少程度取决于体素内脂肪和水的质子比例[2,11,24]。这一特点使 MRI CSI 序列成为鉴别富脂腺瘤和其他病变的有效的影像方法。

MRI 的 CSI 序列与平扫 CT 有相似的敏感性和特异性,但评估 CT 值小于 30HU 的病变 CSI 可能存在优势。高于这个阈值时,CSI 的敏感性和特异性下降,乏脂性腺

瘤可能不能确定[25,26]。化学位移可以通过测量信号强度指数(signal intensity index, SII)和肾上腺 - 脾脏比(adrenal-to-spleen ratio, ASR)来量化(表 6.3)。但是,由于计算很繁琐,这些定量技术在临床实践中没有常规使用。放射科医生更依赖于化学位移的图像特征,这被证明与定量方法一样有效[2,27]。

**表 6.3　化学位移成像磁共振成像参数**

$$SII = \frac{SI_{IP}\,肾上腺 - SI_{OP}\,肾上腺}{SI_{IP}\,肾上腺} \times 100$$

$$ASR = \frac{\dfrac{SI_{OP}\,肾上腺}{SI_{OP}\,脾脏}}{\dfrac{SI_{IP}\,肾上腺}{SI_{IP}\,脾脏}}$$

SII,信号强度指数;ASR,肾上腺 - 脾脏比;$SI_{IP}$,同相位信号强度;$SI_{OP}$,反相位信号强度

钆剂增强 MRI 也可以用来进一步显示病变特征。类似 CECT,良性肾上腺腺瘤强化快且弱,廓清快,而恶性病变强化明显,廓清较慢[11]。尽管有这些一般性特征,但钆剂增强图像尚未显示出显示肾上腺肿块特征的可靠性[28]。常规自旋回波 MRI 可获得 T1 加权(T1-weighted, T1w)和 T2 加权(T2-weighted, T2w)图像。腺瘤需与嗜铬细胞瘤鉴别,后者通常在 T2w 上呈高信号,称为"灯泡征"[11]。然而,腺瘤和非腺瘤在 MRI 常规自旋回波 T1w 和 T2w 序列的影像表现有很大的重叠性,因此这两种序列不常规用于肾上腺皮质肿瘤的检查。传统 MRI 在确定后腹膜巨大肿块来源和恶性肾上腺肿瘤分期方面起着重要作用[28]。其他 MRI 技术,包括弥散加权成像,动态增强成像和光谱成像不作为评价肾上腺病变的常规检查,因为这些检查对腺瘤的敏感性较差[22]。

## [ FDG ] PET

PET 扫描可用于评估组织的代谢活性。由于癌细胞较正常细胞糖酵解增加，大多数恶性病变放射性标记的葡萄糖类似物的摄取增加[29]。PET 显像对肾上腺皮质肿瘤的作用通常局限于明确已知肾上腺外恶性肿瘤或肾上腺皮质癌患者是否存在转移扩散。PET 对怀疑肾上腺转移的肿瘤患者也有价值。合理选择肾上腺转移瘤治疗方案时，确定肾上腺是否为唯一的转移部位很重要。孤立的肾上腺转移瘤可行肾上腺切除手术，而弥漫性转移则采用非手术治疗。

对 21 篇研究的荟萃分析表明，[ FDG ] PET 对肾上腺疾病良恶性鉴别的准确性非常好（98%），特异性为 97%，敏感性为 91%[30]。FDG 摄取小于肝脏是良性病变的特征，而恶性病变 FDG 摄取类似或大于肝脏。据报道，约 5% 肾上腺腺瘤的 FDG 摄取类似或大于肝脏，造成了 PET 的假阳性[31]。只有把比肝脏摄取大很多的病灶考虑为恶性才会提高 [ FDG ] PET 的特异性。

大多数情况下，[ FDG ] PET 上发现肾上腺肿块后不需要 CT 或 MRI 检查来进一步获得病变特征。多项研究报道了 [ FDG ] PET 在鉴别肾上腺良恶性疾病方面的准确性[30,32-35]。[ FDG ] PET 可以与 CT 相结合，获得更好的解剖学和形态学数据，并将 CT 密度和增强廓清数据纳入分析，使诊断准确性提高到近 100%[34]。

在临床实践中，当已有的影像研究如 CT 密度或造影剂廓清分析结果不确定时，才需要做 [ FDG ] PET 检查[2,7]。标准摄取值（standard uptake values, SUV）和标准摄取比（相对肝脏的肾上腺信号定量值）是半定量的参数，有助于量化 [ FDG ] PET 结果[34,36]。肾上腺病变 PET-CT 的假阳性率为 5%~16%，这是由于其他一些病变也会摄取 FDG，包括某些腺瘤、内皮囊肿、炎症和感染性病变[5,34]。与恶性病变高摄取相比，这些病变对 FDG 亲和力常较弱，诊断不能明确，需要结合其他影像检查[36]。一些恶性病变在 [ FDG ] PET 上也可漏诊，如小于 1cm 的结节，明显出血或坏死的结节，或原发灶对 PET 不敏感的肾上腺转移癌（如类癌，肺支气管肺泡癌）。

$^{11}$C- 美托咪酯（metomidate, MTO）PET 可以用来鉴别肾上腺原发性和转移性恶性病变[37]。放射性示踪剂 $^{11}$C-MTO 是 11β- 羟化酶和醛固酮合成酶的有效抑制剂，也是肾上腺皮质肿瘤的特异性标志物。近年来，MTO-PET 被认为可以取代肾上腺静脉采血诊断醛固酮腺瘤[38]。但由于缺乏常规使用的支持数据和广泛的实用性，且检查价格昂贵，MTO-PET 的普及受到了限制[5]。

# 肾上腺皮质肿瘤及其影像特征

## 皮质腺瘤

偶发的肾上腺病变中最常见的是良性肾上腺皮质腺瘤，其中大部分是无功能性的[2,9]。功能性和非功能性肾上腺皮质腺瘤的放射学表现相似，需要通过生化检查鉴别。肾上腺腺瘤通常表现为界限清楚、均质的实性肿块，其大小不一，边缘光整，脂质成分多[39]。组织病理学上，肾上腺皮质腺瘤细胞内含有淡染的脂质丰富的胞浆。约 70% 的肾上腺皮质腺瘤含富脂胞浆，30% 为乏脂性的[15,40]。UCT 上，病变的 CT 密度与脂质含量成反比。富脂腺瘤常常质地均匀，边缘规则，UCT 密度小于 10HU（图 6.2）[1,10]。

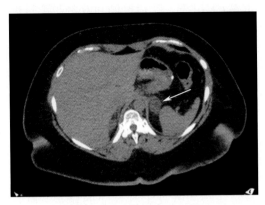

**图 6.2**　平扫 CT 横断位图像示
左肾上腺富脂腺瘤（箭头）

　　一项荟萃分析研究表明，平扫 CT 可以准确地诊断富脂腺瘤。10HU 或更小的 CT 值作为阈值的诊断敏感性为 71%，特异性为 98%[17]。因此，如肿块质地均匀且 CT 值小于 10HU，平扫 CT 即可确诊富脂腺瘤。然而，高达 30% 的腺瘤是乏脂性的，通过 UCT 和 MRI 的 CSI 序列很难与原发肿瘤或转移瘤鉴别[5,41]。对 CT 值大于 10HU 的不能确诊的肾上腺肿块，需要根据临床情况进一步影像评估，包括 CT 造影剂廓清测试，MRI CSI 序列扫描或 PET-CT 检查[1]。

　　CT 造影剂廓清研究有助于进一步鉴别肾上腺病变。廓清值通过肾上腺增强 CT 三期扫描来计算，包括平扫，一分钟增强期，和 10 或 15 分钟的延迟增强期。使用表 6.2 中给出的公式，可以计算出绝对廓清比（APW）和相对廓清比（RPW）[10,22]。几乎所有的腺瘤都表现为快速增强，在 1 分钟内达到峰值，CT 值可达 80~90HU，在延迟扫描造影剂廓清超过 50%。然而，原发性肾上腺皮质癌、嗜铬细胞瘤和转移瘤呈持续强化，造影剂无廓清。嗜铬细胞瘤强化可超过 100HU，可用来鉴别腺瘤[42]。APW 大于 60% 或 RPW 大于 40% 对肾上腺腺瘤诊断的敏感性

为 88%~96%，特异性为 96%~100%，这些数值因病变大小而不同[20]。大于 3cm 的腺瘤通常质地更不均匀，CT 对良性腺瘤的诊断敏感性降低，因此难以区分大腺瘤和癌[16,22]。

　　CSI 是一种快速、可靠描述富脂腺瘤特征的 MRI 序列[22,43]。由于细胞内脂质和水质子存在于同一个体素内，且两者存在频率差，富脂瘤在同相位表现为高信号，而在反相位图像上表现为低高信号[22]。反相位图像中信号丢失是富脂腺瘤的特点。与平扫 CT 相比，MRI CSI 序列在诊断肾上腺腺瘤的优势在于它对细胞内脂质具有更高的敏感性，且没有电离辐射[43]。肾上腺 – 脾脏比（aadrenal–to–spleen ratio, ASR）和信号强度指数（signal intensity index, SII）是有用的定量 MRI 参数（见表 6.3）。ASR<0.71 和 SII>16.5% 对肾上腺腺瘤有诊断价值[44]。

　　MRI CSI 序列的敏感性根据 UCT 表现不同而不同。平扫 CT 值 <20HU 的肾上腺病变中，CSI 对腺瘤的敏感性高达 100%，而对 CT 值 >20HU 的病变的敏感性为 64%[44]。对平扫 CT 值为 10~20HU 的不能确诊的肾上腺肿块，可选择 MRI 代替 CT 造影剂廓清测试，尤其是对肾功能不全、造影剂过敏患者，或需避免辐射暴露的年轻患者。CT 造影剂廓清测试对乏脂腺瘤的敏感性较高，可以用来分析平扫 CT 值 >20HU 的肾上腺病变[44]。

　　[FDG]PET 有助于鉴别肾上腺疾病的良恶性。对于存在已知恶性肿瘤、怀疑或已知肾上腺转移瘤的患者来说，排除其他部位的转移很重要。最常用的放射性药物是 F18 脱氧葡萄糖（$^{18}$F[FDG]）。在 FDG 摄取的定量分析中，腺瘤与恶性病变的摄取值存在一定的重叠。但通常腺瘤和其他良性病变的摄取小于肝脏，而恶性病变的摄取等于或大于肝脏[22]。在有关[FDG]PET 影

像的报道中,极少数良性腺瘤的 FDG 摄取等于或大于肝脏,假阳性率为 5%[22]。在一个荟萃分析中,$^{18}$F[FDG]PET 或 PET/CT 鉴别良恶性肾上腺病变的敏感性为 97%,特异性为 91%[30]。

良性非功能性皮质腺瘤患者的随访建议主要根据专家意见制定,并不断完善。美国临床内分泌协会和美国内分泌外科协会对 AI 的管理指南建议:<4cm 的无功能性肾上腺肿块如影像学符合腺瘤,需要 3~6 个月后重新放射学评估,并 1~2 年内每年随访一次,同时 5 年内每年激素评估一次[8]。亚临床库欣综合征是最常见的功能性疾病,可由早期激素水平不高的腺瘤发展而来。如肾上腺肿块 6 个月内增大 0.5cm 或一年内增大 1cm 或激素水平增高,应考虑行肾上腺切除手术[7,8]。

## 醛固酮腺瘤

偶发肾上腺病变中约 1% 为醛固酮腺瘤(aldosterone-producing adenomas, APA)[5]。约 30%~35% 原发性醛固酮增多症由 APA 引起,60%~65% 的病因是双侧肾上腺增生[45]。单侧肾上腺增生、血管紧张素 II 反应性腺瘤、醛固酮生成性肾上腺皮质癌、家族性醛固酮增多症 I 型(糖皮质激素可抑制性醛固酮增多症)、II 型和 III 型是原发性醛固酮增多症的罕见原因[45]。原发性醛固酮增多症患者的高血压症往往是严重的,需要 3 个或更多的抗高血压药物,还可能存在低钾血症[8,45,46]。单侧发病的原发性醛固酮增多症可以通过肾上腺切除治愈。

原发性醛固酮增多症是否要外科手术治疗需结合实验室和影像学检查来确定。这些检查通常包括检测血清醛固酮与血浆肾素活性比、盐水负荷试验以及肾上腺高分辨率 CT 扫描。鉴别单侧和双侧激素过度分泌的金标准是肾上腺静脉采血(adrenal venous sampling, AVS)[46]。APA 平均直径为 1.5~2cm,常单发,极少数双侧发病[47]。单侧原发性肾上腺增生由小结节或大结节状增生结节组成,介于肾上腺腺瘤和增生之间的一种表现。这种表现有助于诊断,同时需要行 AVS 检查来确定亚型[8]。

原发性醛固酮增多症中醛固酮过度分泌在很大程度上独立于的肾素 – 血管紧张素系统。可对疑似原发性醛固酮增多症的患者使用醛固酮 / 肾素比(aldosterone/renin ratio, ARR)做筛选测试,通过测定血浆醛固酮浓度(ng/dl)与血浆肾素活性(ng/mL)比例(PAC/PRA)来计算[8,45,46,48]。这个比例的正常值依赖于实验室设备,各个机构可不相同,但大于 20:1 一般考虑为异常[45]。需要处理一些干扰因素以确保结果的有效性,包括:检查前盐皮质激素受体阻滞剂停药 4~6 周,按照特定的标准姿势进行测试,一天中检查的时间,高钾血症[46]。如果 ARR 提示原发性醛固酮增多症,需要进行验证实验来确诊。三种最常用的实验是静脉盐水负荷试验、口服盐水负荷试验、氟氢可的松抑制试验[46]。

为鉴别原发性醛固酮增多症的亚型,目前指南推荐的影像学检查是 CT 扫描[8,46,49]。需要使用层厚为 3mm 的高分辨率 CT 实施肾上腺检查方案,包括平扫 CT 和静脉造影剂增强 CT 扫描。APA 常常较小,大小 0.5~2cm 不等,平均 CT 值 –2.2HU[14]。然而,外科手术可纠正的原发性醛固酮增多症包括存在正常可见的肾上腺,一侧肾上腺结节伴对侧肾上腺增厚(图 6.3),一侧肾上腺多发性结节,或双侧肾上腺结节。

一些研究分析了 CT 和 MRI 对生化证实的 APA 的检出价值,发现 CT 的敏感性和特异性分别为 53%~100% 和 33%~100%,

MRI 的敏感性和特异性分别为 74%~100% 和 64%~92%[50]。虽然 CT 是检测肾上腺偶发结节和原发性醛固酮增多症使用最广泛的影像技术,但也有一定的局限性。CT 不是总能准确地鉴别 APA 与双侧肾上腺增生[51]。三个主要因素造成了 CT 检测 APA 的敏感性不足:识别小于 1cm 的 APA 困难;当 APA 和对侧无功能性腺瘤同时存在时诊断缺乏特异性(见图 6.3);将双侧肾上腺增生的主要结节误诊为 APA[46,51]。这些因素随着年龄的增长而变得更加明显,因为 AI 的发病率随着年龄而增加。

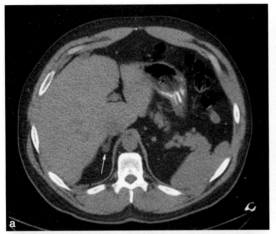
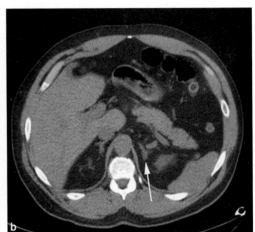
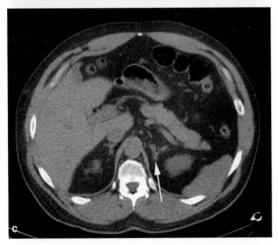

| 激素 | 低位 IVC | 高位 IVC | 右肾静脉 | 左肾静脉 |
|---|---|---|---|---|
| 醛固酮(ng/dl) | 37.3 | 56.3 | 81.2 | 4134 |
| 皮质醇(μg/dl) | 16.5 | 21.4 | 1106.4 | 476.4 |
| 醛固酮 – 皮质醇比 | 2.26 | 2.63 | 0.07 | 8.68 |

d

图 6.3 (a)48 岁原发性醛固酮增多症患者,CT 图像显示右侧肾上腺 1.4cm 肿块,CT 值为 3HU(箭)。(b,c)来自同一患者,CT 图像显示左侧肾上腺增厚,没有明确的肿块。(d)肾上腺静脉采血结果显示左肾上腺醛固酮分泌优势,检查中使用了促肾上腺皮质激素连续刺激。患者的醛固酮增多症通过腹腔镜下左肾上腺切除术治愈。IVC,下腔静脉

AVS 是鉴别单侧和双侧肾上腺醛固酮增多症的最佳方法。梅奥诊所一项 203 例原发性醛固酮增多症患者的研究中,95% 的患者进行了 AVS 和 CT 检查。仅根据 CT 表现,21% 本该手术的患者被错误地排除了,而 25% 的患者进行了不必要或不适当的肾上腺切除术[52]。作者认为,明确原发性醛固酮增多症患者醛固酮过度分泌是单侧还是双侧时,AVS 是必不可少的诊断步骤(见图 6.3)。但如果患者小于 40 岁,CT 影像显示单侧孤立性腺瘤大于 1cm,且对侧肾上腺形态正常时,可以不做 AVS 检查。这些患者有较高的生化和临床治愈率,AVS 检查不是必需的[8,52]。如原发性醛固酮增多症患者拒绝手术或不适宜手术,AVS 也可以不做,而使用醛固酮拮抗剂药物治疗。

由于右侧肾上腺静脉插管困难,AVS 检查具有一定挑战性。成功的 AVS 检查高度依赖于操作者的经验。在一篇系统地回顾 47 例文献的报告中,右侧肾上腺静脉插管的成功率为 74%[45,53],在拥有较多病例的大中心,由于经验增加,其成功率可超过 95%[52,54]。在 AVS 检查之前,依普利酮和螺内酯须分别停药 4 周或 6 周。据报道,腺瘤极少数情况下(<1%)可同时分泌醛固酮和皮质醇。由于自主大量分泌的皮质醇会极大影响 AVS 结果,所以 AVS 检查之前需排除亚临床皮质醇增多症[46]。根据各家机构的检查规范,促肾上腺皮质激素可在检查前或检查过程中使用来增加 APA 患者的醛固酮–皮质醇比。一旦肾上腺静脉插管成功,在每侧的肾上腺静脉中测量醛固酮和皮质醇的浓度,然后将一侧的醛固酮–皮质醇比除以另一侧的。不同的机构对这个比例的临界参考值不同,一般而言,大于 4:1 表示醛固酮过度分泌为单侧来源,可将单侧肾上腺手术切除[8,45]。

## 皮质醇腺瘤

皮质醇腺瘤是最常见的肾上腺功能性肿瘤,占偶发性肾上腺结节的 5.3%[5]。肾上腺原发肿瘤致皮质醇过度分泌引起显性或亚临床库欣综合征(subclinical Cushing's syndrome, SCS)。偶然发现的腺瘤比库欣综合征检查中发现的腺瘤更容易引起 SCS[8]。皮质醇腺瘤患者并不总是有明确的临床症状、体征或库欣综合征表现。实验室筛查对诊断库欣综合征很重要,还需要通过验证试验来确定一些特殊病因(如中枢性、周围性或罕见异位的)。

约 20% 的库欣综合征由原发性肾上腺皮质醇增多症引起,也可产生于肾上腺皮质腺瘤、肾上腺皮质癌或原发性肾上腺皮质增生[55]。库欣综合征的筛选和验证试验检查用于评估三种病理生理改变:①皮质醇过度分泌(24 小时尿游离皮质醇测定);②在促肾上腺皮质激素(ACTH)分泌受到抑制的情况下仍有皮质醇自主分泌(地塞米松抑制试验);③皮质醇正常的昼夜分泌节律消失,夜间皮质醇分泌异常增高(过夜皮质醇分泌试验)[8,40,55]。

库欣综合征实验室生化检查确诊后,潜在的亚型还必须通过放射学检查来明确,以制定最佳治疗方案。CT 影像检查可用对皮质腺瘤定位和鉴别,明确引起库欣综合征的潜在病因是皮质腺瘤、肾上腺皮质癌还是原发性小结节或大结节性皮质增生[55-58]。

肾上腺增生的放射学表现无特异性,表现为腺体增大或大小正常。罕见的原发性色素结节性肾上腺皮质病(primary pigmented nodular adrenocortical disease, PPNAD)的影像表现为多发的小于 5mm 的低密度小结节[58,59]。ACTH 非依赖性肾上腺大结节样增生(ACTH-independent macronodular adrenal hyperplasia, AIMAH)表现为双侧肾上腺多发无色素沉着的姜样大结节,大小为1~5cm[58,60]。皮质醇腺瘤与其他良性无功能性肾上腺皮质腺瘤的影像学表现类似,结节质地均匀,小于4cm,边缘光整,平扫CT值小于10HU,CT廓清测试APW>60%[39,58]。由于过多的皮质醇抑制ACTH分泌,致肾上腺皮质变薄,对侧肾上腺萎缩[61]。

## 髓样脂肪瘤

髓样脂肪瘤是由肉眼可见脂肪和造血组织(主要是髓系和红系细胞)组成的罕见的良性肾上腺病变[39]。肿块通常是无功能性的,无临床症状。大的脂肪瘤可表现为疼痛或罕见的腹膜后出血[40]。肿块内肉眼可见的脂肪是确诊的影像学依据。在平扫CT上,髓样脂肪瘤内的脂肪与腹膜后脂肪密度相仿,肿块边界清楚,CT值为-30~0HU(图6.4)。平扫CT诊断髓样脂肪较增强CT(contrast-enhanced CT,CECT)更敏感,这是由于CECT可能存在假性强化效应[1]。MRI上,髓样脂肪瘤在无脂肪抑制的T1W和T2W图像上呈高信号,在脂肪抑制的T1W和T2W图像上呈低信号。在T1WI反相位图像上,肿块内脂-液界面出现的特征性的印度墨影征是髓样脂肪瘤的特征性表现[1]。肾上腺髓质脂肪瘤中假包膜常见,24%可钙化[10]。PET扫描中FDG不异常摄取[39]。

## 囊肿和假性囊肿

肾上腺囊肿和假性囊肿是罕见良性病变,常常为偶然发现。表现为界限清楚,质地均匀,无强化的病灶。CT值为0~20HU,与水的密度接近(图6.5)。MRI上呈水样信号,有助于囊肿确诊(见图6.5)。肾上腺囊肿内部没有强化,但薄的囊壁可能会强化[10]。囊肿偶尔可出现周边钙化或内部分隔。复杂性囊肿可存在不规则的区域,囊壁增厚无强化。如果囊性肾上腺肿块内增厚的或结节样的间隔出现强化,则需要手术切除[1]。肾上腺假性囊肿由既往出血引起,可表现为复杂性囊肿,呈高密度,出现内部分隔和钙化[10]。

## 肾上腺皮质癌

肾上腺皮质癌(adrenal cortical carcinoma,ACC)(图6.6)是一种罕见的恶性肿瘤,每年发病率为每百万人1~2例[10,39]。它是一种侵袭性肿瘤,因此早期诊断和治疗对预后影响很大。大多数ACC患者有类固醇激素过多的症状、体征或者肿块引起的腹胀症状,但15%的ACC患者无症状,为偶然发现[62]。ACCS占所有AI的4.7%[5]。ACC生长速度较良性病灶快,也可增大不迅速。肾上腺偶发瘤筛查方案的目的是要尽早找出所有的ACC。推荐指南建议对发现的AI 3~6个月后再次进行放射学评估,并在1~2年内每年评估一次。发现病变时进行一次激素评估,并在5年内每年评估一次[8]。

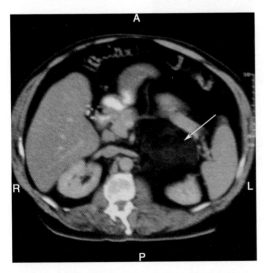

图6.4　增强CT偶发右肾上腺巨大髓样脂肪瘤

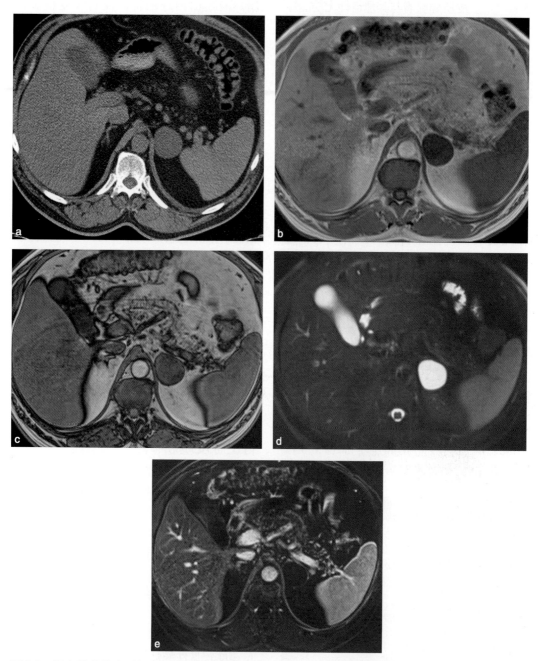

**图 6.5** 肾上腺囊肿在平扫 CT 和 MRI 各序列的表现。（a）平扫 CT 显示左侧肾上腺均匀低密度肿块，约 4.7cm，CT 值为 16~20HU。（b）无增强的 T1W 同相位 MRI 图像显示左侧肾上腺肿块。（c）与同相位图像相比，左侧肾上腺肿块在反相位的信号没有降低。（d）T2W 图像上左侧肾上腺肿块呈高信号。（e）MRI 增强图像上肿块无强化，确诊为肾上腺囊肿

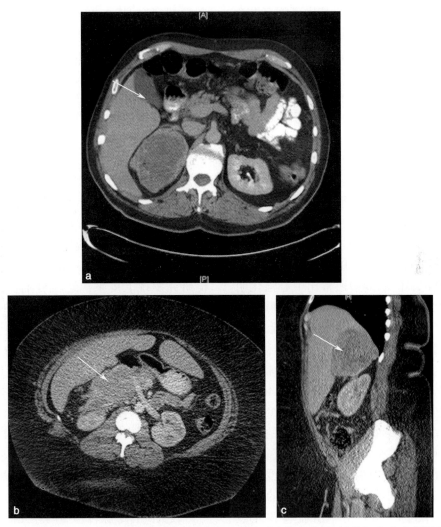

**图 6.6**　肾上腺皮质癌。(a) CT 横断位图像示右侧肾上腺皮质癌伴中央坏死(箭)。(b) 右侧肾上腺皮质癌(箭),边缘不规则,十二指肠和右肾移位并受侵犯可能。(c) 冠状位示右侧肾上腺皮质癌(箭)侵犯肝脏可能

AI 中出现的 ACC 几率与肿瘤的大小有关:≤ 4cm 的病变 ACC 几率为 2%,4.1~6cm 的为 6%,≥6cm 的为 25%[12]。意大利全国肾上腺肿瘤研究小组指出,4cm 的阈值诊断恶性疾病的敏感性为 93%,特异性为 24%[6]。60% 的 ACC 是功能性的,可分泌皮质醇(最常见)、醛固酮或性激素[10,13]。一些肿瘤也可分泌多种类固醇激素[40]。

大体病理检查中,ACC 体积较大,成分复杂,平均大小约 12cm(范围 2~25cm),边缘不规则,常出现囊变、出血,30% 可钙化[10,39,63,64]。虽然肾上腺病变的放射学检查常常不能明确诊断 ACC,但可发现一些疑似特征来提示 ACC。转移及疑似转移性病变的影像表现为是恶性肿瘤的证据[64]。影像表现为恶性的或≥4cm 的任何肾上腺肿块都应手术切除,因为其 ACC 的可能性很大[5,8]。怀疑恶性肿瘤的影像表现为肿块边缘不规则、瘤内坏死或出血、不均匀强化、侵犯邻近结构、静脉扩张和

钙化（图 6.6）[64]。一些肿瘤内可能存在含细胞内脂肪的区域，这是由于有激素分泌功能的肿瘤内存在皮质醇及相关的脂肪前体[65]。手术是 ACC 的主要治疗手段，也是治愈这种侵袭性癌症的唯一机会。

ACC 的 UCT 表现为伴坏死的质地不均的肿块，CT 值 >10HU，邻近结构可出现移位或浸润（见图 6.6）[39]。坏死在 UCT 上表现为瘤内低密度区，常广泛出现在大于 6cm 的肿块内，而较小的肿瘤在 UCT 上可表现为质地均匀[64]。CECT 上，ACC 表现为周边显著的不均质强化，造影剂廓清慢于腺瘤（APW<60%，RPW<40%）[39]。由于肿瘤中央坏死，周边通常比中心强化明显。恶性肿瘤的其他征象包括肾静脉和下腔静脉（inferior vena cava, IVC）瘤栓、区域和主动脉旁淋巴结肿大以及远处转移[39]。CT 在鉴别转移灶中也很有价值，常常转移至区域和主动脉旁淋巴结（25%~46%）、肺（45%~97%）、肝（48%~96%）和骨（11%~33%）[64]。据报道，9%~19% 的 ACC 侵犯下腔静脉[66]。

MRI 评估邻近结构侵犯和静脉受累情况被认为优于 CT[13,63,64]。在 MRI 的 T1W 和 T2W 序列上，ACC 由于出血和坏死表现为质地不均[39]。ACC 在 MRI T1W 图像的信号常等于或稍低于肝脏，T2WI 序列上高于肝脏，出血、坏死区信号不均。ACC 内出血或胞浆内脂肪分别表现为 T1 高信号或化学位移成像反相位信号丢失[39,62,64]。与良性病变相比，ACC 的代谢活性增加，PET 成像中 18-FDG 呈高摄取，肾上腺和肝脏的最大 SUV 值之比 >1.45[67]。[FDG] PET 联合 CECT 对检出恶性肾上腺病变的敏感性为 100%，特异性为 87%~97%。类似恶性肿瘤的腺瘤可出现假阳性结果[64]。$^{11}$C-美托咪酯是新的 PET 示踪剂，可检出对示踪剂呈高摄取的肾上腺皮质起源的病变，其中 ACC 的摄取最高[39,64]。这种示踪剂可以鉴别肾上腺皮质病变和对示踪剂摄取呈阴性的嗜铬细胞瘤和转移瘤[64]。PET 扫描最主要的作用是评估转移性疾病，据报道，1/3ACC 患者可发生转移[64]。影像检查在随访中也是很重要，它比激素监测更敏感[63]。

## 转移瘤

肾上腺血供丰富，是肺、皮肤（黑色素瘤）、肾、结肠、乳腺、胰腺、食道、肝脏和胃的原发肿瘤转移的常见部位[10,39,68]。尸检研究发现上皮来源恶性肿瘤的肾上腺转移率高达 27%[40]。一项包含 2005 名患者的研究中，2.5% 的 AI 是转移瘤[5]。而在有恶性肿瘤病史的患者中，大约一半的肾上腺病变是转移性的[69]。肾上腺转移通常为双侧的[5,39]。转移灶早期体积小，质地均匀，与腺瘤表现类似，CT 或 MRI 上难以与无功能性腺瘤和其他肾上腺病变鉴别[2,10]。肾细胞癌和肝细胞癌转移瘤的强化模式与良性腺瘤类似，与腺瘤鉴别困难[70]。

较大的肾上腺转移瘤因坏死而质地不均，边缘不规则。UCT 上，转移灶的 CT 值常大于 10HU。CECT 上，造影剂廓清延迟，APW<60%，RPW<40%[10]。MRI 上，大多数转移瘤 T1W 序列为等低信号，T2W 呈高信号，CSI 反相位无信号减低[10]。

PET 比其他常规影像检查更容易识别转移灶。[FDG]PET 对恶性肿瘤的转移灶具有较高的敏感性和特异性，转移灶的 FDG 摄取和活性均较肝脏增加[10,39]。PET 显像也可出现假阳性和假阴性结果，这是由于 16% 的良性肾上腺病变为亲 PET 显像，而恶性病变有时由于出血、坏死和结节小于 1cm 而不能在 PET 扫描中显影[39]。

另外，PET 不能鉴别转移瘤和 ACC[8]。整体上，PET 鉴别良性和恶性肾上腺病变的敏感性为 97%，特异性为 91%[30]。使用 PET/CT 显示恶性肿瘤患者的肾上腺肿块，诊断其为恶性病变的敏感性和特异性分别提高到 100% 和 99%。所以，PET/CT 是检测肾上腺转移瘤的最准确方法[31]。细针穿刺（FNA）活检可以用来明确转移性瘤的诊断，鉴别肾上腺和非肾上腺组织。对于有恶性肿瘤病史的患者，FNA 有助于诊断疑似肾上腺转移而难与良性病变鉴别的小于 4cm 的肿块。据报道，FNA 的并发症为 2.8%，包括血肿、脓肿、腹痛、血尿、胰腺炎、气胸和活检针道内肿瘤种植[5,8,71]。在 FNA 检查之前需要生化评估来排除嗜铬细胞瘤，以免发生致命性高血压危象的风险[72,73]。

# 结论

越来越多地肾上腺病变被断层影像检查检出。现代影像学检查可以获得准确的肾上腺病变特征，而不需要进行组织学诊断。大多数肾上腺病变可以通过一种影像学检查来充分显示其病变特征，包括 CT 多期扫描、MRI CSI 序列或［FDG］PET-CT 检查。病史、体格检查和对肾上腺病变的功能评估是必需的。少数病例需要多种影像学检查，AVS 或经皮穿刺活检来帮助诊断和制订治疗方案。如果不需要手术切除，建议 3~6 个月后影像学复查，1~2 年内每年影像随访，5 年内每年激素评估。图 6.7 显示了评估偶发肾上腺病变建议的程序。

（陈颖 译，黄敏 校）

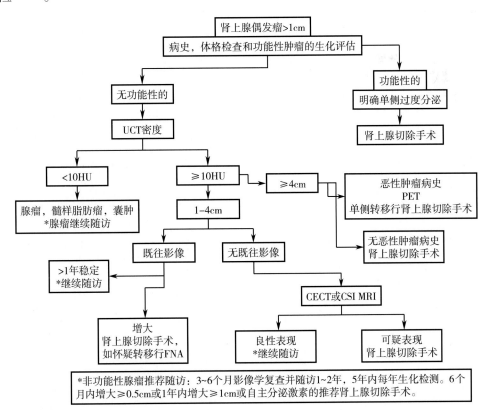

*非功能性腺瘤推荐随访：3~6 个月影像学复查并随访 1~2 年，5 年内每年生化检测。6 个月内增大≥0.5cm 或 1 年内增大≥1cm 或自主分泌激素的推荐肾上腺切除手术。

图 6.7 处理偶发肾上腺病变的推荐流程。CECT，增强 CT；CSI MRI，化学位移磁共振成像；FNA，细针穿刺；HU，亨氏单位；PET，正电子放射体层摄影术；UCT，平扫 CT

# 参考文献

1. Allen BC, Francis IR. Adrenal imaging and intervention. Radiol Clin North Am. 2015;53(5):1021–35.
2. Boland GW, Blake MA, Hahn PF, Mayo-Smith WW. Incidental adrenal lesions: principles, techniques, and algorithms for imaging characterization. Radiology. 2008;249(3):756–75.
3. Bovio S, Cataldi A, Reimondo G, Sperone P, Novello S, Berruti A, et al. Prevalence of adrenal incidentaloma in a contemporary computerized tomography series. J Endocrinol Invest. 2006;29(4):298–302.
4. Kloos RT, Gross MD, Francis IR, Korobkin M, Shapiro B. Incidentally discovered adrenal masses. Endocr Rev. 1995;16(4):460–84.
5. Young WF. Clinical practice. The incidentally discovered adrenal mass. N Engl J Med. 2007;356(6): 601–10.
6. Angeli A, Osella G, Alì A, Terzolo M. Adrenal incidentaloma: an overview of clinical and epidemiological data from the National Italian Study Group. Horm Res. 1997;47(4-6):279–83.
7. Lou I, Schneider DF, Leverson GE, Sippel RS, Chen H. Do additional imaging studies change operative management in patients undergoing adrenalectomy? Surgery. 2015;158(4):1003–9. discussion 9-11.
8. Zeiger MA, Thompson GB, Duh Q-Y, Hamrahian AH, Angelos P, Elaraj D, et al. American Association of Clinical Endocrinologists and American Association of Endocrine Surgeons medical guidelines for the management of adrenal incidentalomas. Endocr Pract. 2009;15 Suppl 1:1–20.
9. McDermott S, O'connor OJ, Blake MA. Update on imaging of the adrenal cortex. Curr Opin Endocrinol Diabetes Obes. 2011;18(3):186–92.
10. Song JH, Mayo-Smith WW. Current status of imaging for adrenal gland tumors. Surg Oncol Clin N Am. 2014;23(4):847–61.
11. McCarthy CJ, McDermott S, Blake MA. Adrenal imaging: magnetic resonance imaging and computed tomography. Front Horm Res. 2016;45:55–69.
12. NIH state-of-the-science statement on management of the clinically inapparent adrenal mass ("incidentaloma"). NIH Consens State Sci Statements. 2002;19(2):1–25.
13. Allolio B, Fassnacht M. Clinical review: adrenocortical carcinoma: clinical update. J Clin Endocrinol Metab. 2006;91(6):2027–37.
14. Lee MJ, Hahn PF, Papanicolaou N, Egglin TK, Saini S, Mueller PR, et al. Benign and malignant adrenal masses: CT distinction with attenuation coefficients, size, and observer analysis. Radiology. 1991;179(2):415–8.
15. Korobkin M, Giordano TJ, Brodeur FJ, Francis IR, Siegelman ES, Quint LE, et al. Adrenal adenomas: relationship between histologic lipid and CT and MR findings. Radiology. 1996;200(3):743–7.
16. Park SY, Park BK, Park JJ, Kim CK. CT sensitivities for large (≥3 cm) adrenal adenoma and cortical carcinoma. Abdom Imaging. 2015;40(2):310–7.
17. Boland GW, Lee MJ, Gazelle GS, Halpern EF, McNicholas MM, Mueller PR. Characterization of adrenal masses using unenhanced CT: an analysis of the CT literature. Am J Roentgenol. 1998;171(1):201–4.
18. Korobkin M. CT characterization of adrenal masses: the time has come. Radiology. 2000;217(3):629–32.
19. Szolar DH, Kammerhuber FH. Adrenal adenomas and nonadenomas: assessment of washout at delayed contrast-enhanced CT. Radiology. 1998;207(2):369–75.
20. Caoili EM, Korobkin M, Francis IR, Cohan RH, Platt JF, Dunnick NR, et al. Adrenal masses: characterization with combined unenhanced and delayed enhanced CT. Radiology. 2002;222(3):629–33.
21. Peña CS, Boland GW, Hahn PF, Lee MJ, Mueller PR. Characterization of indeterminate (lipid-poor) adrenal masses: use of washout characteristics at contrast-enhanced CT. Radiology. 2000;217(3):798–802.
22. Park JJ, Park BK, Kim CK. Adrenal imaging for adenoma characterization: imaging features, diagnostic accuracies and differential diagnoses. Br J Radiol. 2016;20151018.
23. Koo HJ, Choi HJ, Kim HJ, Kim SO, Cho KS. The value of 15-minute delayed contrast-enhanced CT to differentiate hyperattenuating adrenal masses compared with chemical shift MR imaging. Eur Radiol. 2014;24(6):1410–20.
24. Hood MN, Ho VB, Smirniotopoulos JG, Szumowski J. Chemical shift: the artifact and clinical tool revisited. Radiographics. 1999;19(2):357–71.
25. Haider MA, Ghai S, Jhaveri K, Lockwood G. Chemical shift MR imaging of hyperattenuating (>10 HU) adrenal masses: does it still have a role? Radiology. 2004;231(3):711–6.
26. Schieda N, Al Dandan O, Kielar AZ, Flood TA, McInnes MD, Siegelman ES. Pitfalls of adrenal imaging with chemical shift MRI. Clin Radiol. 2014;69(11): 1186–97.
27. Mayo-Smith WW, Lee MJ, McNicholas MM, Hahn PF, Boland GW, Saini S. Characterization of adrenal masses (<5 cm) by use of chemical shift MR imaging: observer performance versus quantitative measures. Am J Roentgenol. 1995;165(1):91–5.
28. Hussain HK, Korobkin M. MR imaging of the adrenal glands. Magn Reson Imaging Clin N Am. 2004;12(3): 515–44. vii.
29. Gross MD, Avram A, Fig LM, Fanti S, Al-Nahhas A, Rubello D. PET in the diagnostic evaluation of adrenal tumors. Q J Nucl Med Mol Imaging. 2007;51(3): 272–83.
30. Boland GW, Dwamena BA, Jagtiani Sangwaiya M, Goehler AG, Blake MA, Hahn PF, et al. Characterization of adrenal masses by using FDG PET: a systematic review and meta-analysis of diagnostic test performance. Radiology. 2011;259(1):117–26.
31. Boland GW, Blake MA, Holalkere NS, Hahn PF. PET/ CT for the characterization of adrenal masses in patients with cancer: qualitative versus quantitative accuracy in 150 consecutive patients. Am J Roentgenol. 2009;192(4):956–62.
32. Elaini AB, Shetty SK, Chapman VM, Sahani DV, Boland GW, Sweeney AT, et al. Improved detection

and characterization of adrenal disease with PET-CT. Radiographics. 2007;27(3):755–67.

33. Blake MA, Slattery JM, Kalra MK, Halpern EF, Fischman AJ, Mueller PR, et al. Adrenal lesions: characterization with fused PET/CT image in patients with proved or suspected malignancy--initial experience. Radiology. 2006;238(3):970–7.

34. Lee HJ, Lee J. Differential diagnosis of adrenal mass using imaging modality: special emphasis on f-18 fluoro-2-deoxy-d-glucose positron emission tomography/computed tomography. Endocrinol Metab (Seoul). 2014;29(1):5–11.

35. Dong A, Cui Y, Wang Y, Zuo C, Bai Y. (18)F-FDG PET/CT of adrenal lesions. Am J Roentgenol. 2014;203(2):245–52.

36. Boland GW. Adrenal imaging: from addison to algorithms. Radiol Clin North Am. 2011;49(3):511–28. vii.

37. Hennings J, Lindhe O, Bergström M, Långström B, Sundin A, Hellman P. [11C]metomidate positron emission tomography of adrenocortical tumors in correlation with histopathological findings. J Clin Endocrinol Metab. 2006;91(4):1410–4.

38. Burton TJ, Mackenzie IS, Balan K, Koo B, Bird N, Soloviev DV, et al. Evaluation of the sensitivity and specificity of (11)C-metomidate positron emission tomography (PET)-CT for lateralizing aldosterone secretion by Conn's adenomas. J Clin Endocrinol Metab. 2012;97(1):100–9.

39. Shin YR, Kim KA. Imaging features of various adrenal neoplastic lesions on radiologic and nuclear medicine imaging. Am J Roentgenol. 2015;205(3):554–63.

40. Ctvrtlik F, Koranda P, Tichy T. Adrenal disease: a clinical update and overview of imaging. A review. Biomed Pap Med Fac Univ Palacky Olomouc Czech Repub. 2014;158(1):23–34.

41. Szolar DH, Korobkin M, Reittner P, Berghold A, Bauernhofer T, Trummer H, et al. Adrenocortical carcinomas and adrenal pheochromocytomas: mass and enhancement loss evaluation at delayed contrast-enhanced CT. Radiology. 2005;234(2):479–85.

42. Dackiw APB. Adrenal incidentaloma. In: Cameron JL, Cameron AM, editors. Current surgical therapy. 11th ed. Philadelphia: Elsevier Saunders; 2014. p. 625–9.

43. Davarpanah AH, Israel GM. MR imaging of the kidneys and adrenal glands. Radiol Clin North Am. 2014;52(4):779–98.

44. Seo JM, Park BK, Park SY, Kim CK. Characterization of lipid-poor adrenal adenoma: chemical-shift MRI and washout CT. Am J Roentgenol. 2014;202(5):1043–50.

45. Chao CT, Wu VC, Kuo CC, Lin YH, Chang CC, Chueh SJ, et al. Diagnosis and management of primary aldosteronism: an updated review. Ann Med. 2013;45(4):375–83.

46. Viola A, Tizzani D, Monticone S, Crudo V, Galmozzi M, Burrello J, et al. Diagnosis and treatment of unilateral forms of primary aldosteronism. Curr Hypertens Rev. 2013;9(2):156–65.

47. Rossi GP, Sacchetto A, Chiesura-Corona M, De Toni R, Gallina M, Feltrin GP, et al. Identification of the etiology of primary aldosteronism with adrenal vein

sampling in patients with equivocal computed tomography and magnetic resonance findings: results in 104 consecutive cases. J Clin Endocrinol Metab. 2001;86(3):1083–90.

48. Montori VM, Young WF. Use of plasma aldosterone concentration-to-plasma renin activity ratio as a screening test for primary aldosteronism. A systematic review of the literature. Endocrinol Metab Clin North Am. 2002;31(3):619–32. xi.

49. Funder JW, Carey RM, Fardella C, Gomez-Sanchez CE, Mantero F, Stowasser M, et al. Case detection, diagnosis, and treatment of patients with primary aldosteronism: an endocrine society clinical practice guideline. J Clin Endocrinol Metab. 2008;93(9): 3266–81.

50. Lingam RK, Sohaib SA, Rockall AG, Isidori AM, Chew S, Monson JP, et al. Diagnostic performance of CT versus MR in detecting aldosterone-producing adenoma in primary hyperaldosteronism (Conn's syndrome). Eur Radiol. 2004;14(10):1787–92.

51. Patel SM, Lingam RK, Beaconsfield TI, Tran TL, Brown B. Role of radiology in the management of primary aldosteronism. Radiographics. 2007;27(4):1145–57.

52. Young WF, Stanson AW, Thompson GB, Grant CS, Farley DR, van Heerden JA. Role for adrenal venous sampling in primary aldosteronism. Surgery. 2004;136(6):1227–35.

53. Young WF, Klee GG. Primary aldosteronism. Diagnostic evaluation. Endocrinol Metab Clin North Am. 1988;17(2):367–95.

54. Daunt N. Adrenal vein sampling: how to make it quick, easy, and successful. Radiographics. 2005;25 Suppl 1:S143–58.

55. Duan K, Hernandez KG, Mete O. Clinicopathological correlates of adrenal Cushing's syndrome. Postgrad Med J. 2015;91(1076):331–42.

56. Newell-Price J, Bertagna X, Grossman AB, Nieman LK. Cushing's syndrome. Lancet. 2006;367(9522): 1605–17.

57. Ilias I, Sahdev A, Reznek RH, Grossman AB, Pacak K. The optimal imaging of adrenal tumours: a comparison of different methods. Endocr Relat Cancer. 2007;14(3):587–99.

58. Rockall AG, Babar SA, Sohaib SA, Isidori AM, Diaz-Cano S, Monson JP, et al. CT and MR imaging of the adrenal glands in ACTH-independent cushing syndrome. Radiographics. 2004;24(2):435–52.

59. Vezzosi D, Tenenbaum F, Cazabat L, Tissier F, Bienvenu M, Carrasco CA, et al. Hormonal, tadiological, NP-59 scintigraphy, and pathological correlations in patients with cushing's syndrome due to primary pigmented nodular adrenocortical disease (PPNAD). J Clin Endocrinol Metab. 2015;100(11): 4332–8.

60. Su HC, Dai J, Huang X, Zhou WL, Huang BX, Cao WL, et al. Classification, diagnosis and treatment of ACTH-independent macronodular adrenal hyperplasia. Can Urol Assoc J. 2013;7(9–10):E594–7.

61. Reznek RH, Armstrong P. The adrenal gland. Clin Endocrinol (Oxf). 1994;40(5):561–76.

62. Libé R. Adrenocortical carcinoma (ACC): diagnosis,

prognosis, and treatment. Front Cell Dev Biol. 2015;3:45.

63. Herr K, Muglia VF, Koff WJ, Westphalen AC. Imaging of the adrenal gland lesions. Radiol Bras. 2014;47(4):228–39.

64. Bharwani N, Rockall AG, Sahdev A, Gueorguiev M, Drake W, Grossman AB, et al. Adrenocortical carcinoma: the range of appearances on CT and MRI. Am J Roentgenol. 2011;196(6):W706–14.

65. Schlund JF, Kenney PJ, Brown ED, Ascher SM, Brown JJ, Semelka RC. Adrenocortical carcinoma: MR imaging appearance with current techniques. J Magn Reson Imaging. 1995;5(2):171–4.

66. Ng L, Libertino JM. Adrenocortical carcinoma: diagnosis, evaluation and treatment. J Urol. 2003;169(1): 5–11.

67. Groussin L, Bonardel G, Silvéra S, Tissier F, Coste J, Abiven G, et al. 18 F-Fluorodeoxyglucose positron emission tomography for the diagnosis of adrenocortical tumors: a prospective study in 77 operated patients. J Clin Endocrinol Metab. 2009;94(5):1713–22.

68. Hess KR, Varadhachary GR, Taylor SH, Wei W, Raber MN, Lenzi R, et al. Metastatic patterns in adenocarcinoma. Cancer. 2006;106(7):1624–33.

69. Lenert JT, Barnett CC, Kudelka AP, Sellin RV, Gagel RF, Prieto VG, et al. Evaluation and surgical resection of adrenal masses in patients with a history of extraadrenal malignancy. Surgery. 2001;130(6):1060–7.

70. Choi YA, Kim CK, Park BK, Kim B. Evaluation of adrenal metastases from renal cell carcinoma and hepatocellular carcinoma: use of delayed contrast-enhanced CT. Radiology. 2013;266(2):514–20.

71. Welch TJ, Sheedy PF, Stephens DH, Johnson CM, Swensen SJ. Percutaneous adrenal biopsy: review of a 10-year experience. Radiology. 1994;193(2):341–4.

72. Casola G, Nicolet V, vanSonnenberg E, Withers C, Bretagnolle M, Saba RM, et al. Unsuspected pheochromocytoma: risk of blood-pressure alterations during percutaneous adrenal biopsy. Radiology. 1986;159(3):733–5.

73. McCorkell SJ, Niles NL. Fine-needle aspiration of catecholamine-producing adrenal masses: a possibly fatal mistake. Am J Roentgenol. 1985;145(1):113–4.

# 嗜铬细胞瘤和副神经节瘤的成像模式

7

David Taieb, Aoife Kilcoyne, Ingo Janssen, Katherine I. Wolf, Michael Austin Blake, Karel Pacak

## 肿瘤起源

嗜铬细胞瘤（pheochromocytoma, PHEO）和交感神经相关副神经节瘤（sympathetic-associated paragangliomas, symp–PGL）起源于肾上腺髓质细胞或肾上腺外嗜铬细胞。20 世纪以来嗜铬细胞的胚胎发生受到了极大的关注，一些研究小组试图寻找肾上腺髓质和交感神经元起源的证据，但最终是 Le Douarin 及其同事利用鹌鹑/小鸡嵌合体的工作得出了神经嵴（neural crest, NC）起源的答案[1]。随后的免疫组织化学研究、原位杂交、转基因动物研究以及使用荧光神经嵴祖细胞的单细胞电穿孔方法进一步明确了交感肾上腺谱系的确定、迁移及分化机制[2]。嗜铬细胞和交感神经元来源于一种常见的交感肾上腺（sympathoadrenal, SA）祖细胞，其在主动脉背侧聚集并分化为儿茶酚胺能神经元。随后，细胞从腹侧迁移入胎儿肾上腺皮质，形成肾上腺髓质并在背外侧构成交感神经节。大多数肾上腺外嗜铬细胞通过细胞凋亡而退化。祖克坎德儿体（the organ of Zuckerkandl, OZ）构成了胚胎中最大的嗜铬副神经节，并在出生后经由自噬而退化[3]。肾上腺髓质和位于腹膜后和后纵隔的持久肾上腺外嗜铬细胞代表成人嗜铬细胞系统。这些胚胎学基础解释了为什么嗜铬细胞瘤和交感神经相关副神经节瘤可以广泛分布于全身。

## 遗传综合征谱

分子遗传学研究已经发现了与副神经节系统肿瘤相关的 18 个易感基因。大多数（>90%）嗜铬细胞瘤是散发的，而大多数交感神经相关副神经节瘤与种系发生的突变有关。按肿瘤部位分类，常见的基因突变有：①单侧嗜铬细胞瘤：琥珀酸脱氢酶复合物亚基 B（SDHB），von Hippel-Lindau 肿瘤抑制因子（VHL）；②双侧嗜铬细胞瘤：SDHB，Ret 原癌基因（RET），VHL，神经纤维蛋白 1（NF1），MYC 相关因子 X（MAX），跨膜蛋白 127（TMEM127）；③具有或不具有嗜铬细胞瘤的交感神经相关副神经节瘤：SDHB，琥珀酸脱氢酶复合物亚基 D（SDHD），VHL，缺氧诱导因子 2-α（也称为 EPAS1（HIF2A））。其他基因只在少数病例中发现，肿瘤测序也促成了大量嗜铬细胞瘤和副神经节瘤中体细胞突变的鉴定。

## 临床表现

嗜铬细胞瘤 / 副神经节瘤临床罕见（年发生率 0.1~0.6/10 万），在肾上腺偶发瘤中约占 4%，在尸检中发病率较高。嗜铬细胞瘤和交感神经相关副神经节瘤通常引起儿茶酚胺过度分泌症状（例如持续或阵发性的血压升高、头痛、阵发性大量出汗、心悸、脸色苍白以及焦虑或恐惧等）。

## 影像学检查

### 计算机断层扫描成像（CT）

#### 患者准备和成像方法

在我们研究中心，患者被要求在扫描前禁食 2 小时[4]。为了使嗜铬细胞瘤能够明确诊断，肾上腺结节扫描应包括三个计划的腹部图像—平扫、造影增强扫描（60 秒时）和延迟扫描（15 分钟时），并在三组图像上分别测量肾上腺结节的 CT 值[4]。如果嗜铬细胞瘤发生部位不清，但在临床或生化检查方面可疑，则需要进行胸、腹及盆腔的 CT 平扫，必要的话可以静脉注射碘帕醇（Isovue）60 秒后进行 CT 增强扫描（剂量：体重 <82kg 为 80ml，<127kg 为 100ml，>127kg 为 120ml）。既往曾经认为含碘造影剂是嗜铬细胞瘤患者的相对禁忌证，但是一项回顾性分析证实，使用非离子型造影剂可确保患者进行静脉造影时的安全，即使在没有接受 α 或 β 阻滞剂的患者中也是如此[5]。另外一项小型前瞻性研究也显示了非离子型造影剂的安全性[6]。因此，我们现在已常规使用非离子型造影剂进行 CT 检查。如果在疑似嗜铬细胞瘤的患者中 CT 平扫发现有肾上腺肿块或沿交感神经链生长的肿块，为了明确诊断或拟进行手术治疗，我们会采用 CT 或 MRI 造影增强扫描，后者将完全避免使用含碘造影剂可能导致的危害。

既往我们的 CT 扫描是在 120kV 的电压下进行。现在我们执行基于体重的新方案，对于体重不足 90kg 的患者，我们使用 100kV 的较低电压，电流通常为 300mA。

### 正常表现与异常

肾上腺是一对位于腹膜后、薄而呈倒 V 或 Y 形的器官，边缘扁平或有凹陷[7]。肾上腺长度为 2~4cm，内外侧肢的横截面约为 4mm[8]。

在 CT 平扫图像上，嗜铬细胞瘤表现各异，可以表现为软组织密度或低密度，其中三分之二的嗜铬细胞瘤为实性肿块，其他则成分比较复杂，部分可发生囊性变[9]。依靠 CT 平扫图像很难区分肾上腺腺瘤与嗜铬细胞瘤。一般嗜铬细胞瘤的密度高于腺瘤，但在嗜铬细胞瘤含脂肪的情况下，其 CT 值可能与腺瘤相似[10]。嗜铬细胞瘤伴有出血时 CT 值会增高[11]，少数病例可见钙化[12]。在 CT 增强图像上，嗜铬细胞瘤通常表现为显著性强化[13]，因此当肿瘤的 CT 值超过 130HU 时可排除腺瘤的可能[14]。此外，当病变内出现坏死或囊性变时，肿瘤可呈不均匀强化。有时嗜铬细胞瘤 CT 增强表现不典型，和腺瘤或肾上腺转移瘤难以鉴别[10,15-16]，大约有 33% 的嗜铬细胞瘤 CT 增强表现类似于腺瘤[17]。

### 诊断准确度

CT 诊断肾上腺嗜铬细胞瘤的敏感性为 76%~100%[18-21]，但特异性只有 50%[18,20-21]。CT 对于异位嗜铬细胞瘤，以及复发、残留或转移瘤的总体敏感性可低至 57%[20,22-24]，特异性也仅有 50%[25]。

# 磁共振成像（MRI）

## 患者准备和成像方法

在转诊时,临床医师必须确定患者没有任何禁忌证才进行 MRI,在检查当天也要求患者再次确认。对于疑似嗜铬细胞瘤,MRI 计划包括冠状屏气 HASTE 序列 $T_2$ 加权成像、轴位屏气化学位移同反相 GRE 序列 $T_1$ 加权成像及轴位屏气脂肪抑制 FSE 序列 $T_2$ 加权成像,动态增强采用轴位屏气 3D GRE 序列 $T_1$ 加权成像。检查范围从膈顶水平至主动脉分叉处。对疑有异位副神经节瘤者,扫描范围应包括盆腔。由于 MRI 没有电离辐射,不会对患者造成辐射损害,这对于年轻患者或需要多次检查的患者特别有利。

## 正常表现和异常

在 T1 和 T2 加权成像中,正常的肾上腺显示低到中等信号[26]。嗜铬细胞瘤在 T2 加权成像中的典型表现为"灯泡"样高信号,但这种特征性表现的发生率并不高,文献报道在 1%~65% 之间[27-29];有 30% 的嗜铬细胞瘤在 T2 加权成像上表现出中等或较低的信号强度[13,30]。虽然脂肪或出血的存在可能导致 T1 上高信号表现,但是嗜铬细胞瘤在 T1 加权成像上通常表现为低信号[13]。由于嗜铬细胞瘤通常不含脂肪,因此反相位梯度回波图像上不会出现信号的改变[31]。在极少数情况下,它们可能含有微小脂肪而导致化学位移信号的丢失[13]。静脉注射钆造影剂后,嗜铬细胞瘤通常表现出显著的增强效果[28,32],与 CT 增强相似（图 7.1~ 图 7.3）。磁共振弥散加权成像（diffusion weighted imaging,DWI）可以为嗜铬细胞瘤的诊断提供有用的附加信息,已有研究证明嗜铬细胞瘤具有比肾上腺皮质腺瘤和恶性肿瘤相对更高表观的弥散系数（apparent diffusion coefficient,ADC）

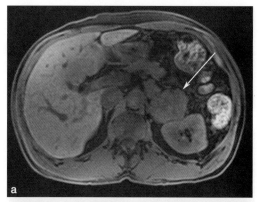
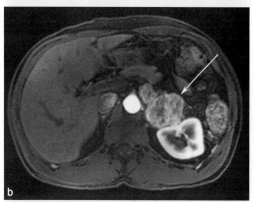
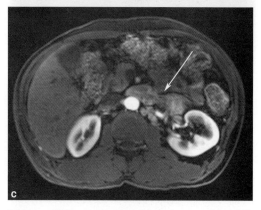

图 7.1　男性,52 岁,高血压病史。a. 平扫轴位压脂 $T_1$ 加权成像示左侧肾上腺肿块（箭）;b. 增强轴位压脂 $T_1$ 加权成像示肿块不均匀强化（箭）;c. 增强轴位压脂 $T_1$ 加权成像示左侧肾静脉受侵（箭）。病理证实为嗜铬细胞瘤

值[33]。磁共振波谱（magnetic resonance spectroscopy,MRS）成像作为一项新技术,已在小型队列研究中显示了其潜在的价值,使用 2D PACE 单体素 MRS 成像证实了在

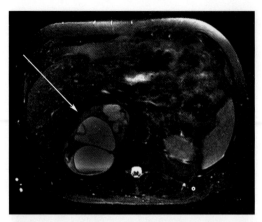

**图 7.2** 男性，70 岁。偶然发现右肾上腺肿块。轴位 FSE 压脂 $T_2$ 加权成像示右侧巨大信号不均肿块，伴有出血及囊变（箭）。手术证实为嗜铬细胞瘤

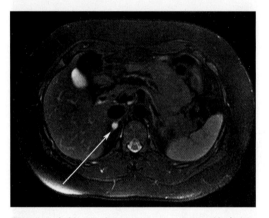

**图 7.3** 女性，26 岁，von Hippel–Lindau 综合征，有左侧肾上腺嗜铬细胞瘤切除病史。轴位 $T_2$ 加权成像示右侧肾上腺高信号小结节（箭），病理证实为嗜铬细胞瘤

腺瘤中并没有检测到嗜铬细胞瘤的独特波谱信号[34]。当然，仍需要进行更多的病例研究来评估这种技术的可行性。

### 诊断准确性

MRI 诊断肾上腺嗜铬细胞瘤的敏感性达 91%~100%，特异性约为 50%~97%[18, 19, 23, 28, 35]。其对于肾上腺和肾上腺外的副神经节瘤的诊断敏感性为 93%，特异性为 50%~100%[25, 36]。已有报道表明 MRI 对于异位肾上腺肿瘤的检测优于

CT[21, 37–38]。

### 恶性嗜铬细胞瘤

在没有发现转移性病变的情况下，MRI 难以诊断恶性嗜铬细胞瘤[12]。出现血管或包膜浸润在恶性嗜铬细胞瘤中更常见，但并不是恶性肿瘤的病理特征[39]。DWI 在描述淋巴结转移和肝转移方面可能存在一定价值，其与间碘苄胍（metaiodobenzylguanidine，MIBG）闪烁成像或氟葡萄糖（fluoroglucose，FDG）正电子发射断层扫描（positron emission tomography，PET）相比，具有更高的转移病灶检出率[40]。

## 放射性核素成像和代谢分型

核素成像的主要优势在于提供肿瘤和正常组织之间的高视觉对比度，从而检测出可能被常规成像遗漏的肿瘤。除了其定位价值之外，这种成像方式可在分子水平上对这些肿瘤进行特征描述（例如儿茶酚胺合成、转运蛋白表达、生长抑素受体表达、葡萄糖代谢等），在活体内即可反映组织的病理学变化[41]。目前已有许多有效的放射性药物可以实现这一点，这些放射性药物的靶向功能和分子途径往往反映了嗜铬细胞瘤 / 副神经节瘤的不同遗传背景。

### 123I 间碘苄胍和儿茶酚胺能表型

#### 细胞摄取和干扰

间碘苄胍是胍乙啶的芳烷衍生物，其结构类似于去甲肾上腺素。它被细胞通过去甲肾上腺素转运蛋白吸收，并通过囊泡单胺转运蛋白 1 和转运蛋白 2 储存在神经分泌颗粒中。许多药物能影响间碘苄胍的吸收和储存，如阿片类药物、三环类抗抑郁

药、拟交感神经药、抗精神病药及一些抗高血压药（如拉贝洛尔）。

### 患者准备、成像方法及剂量

在示踪剂注射前一天开始甲状腺阻滞，在 $^{123}$I-MIBG 扫描后持续 2 天，在 $^{131}$I-MIBG 扫描中持续 5 天。所有干扰 MIBG 摄取和保留的药物必须在影像学检查前停用 1~3 天，而拉贝洛尔和持久型抗精神病药物建议停药时间为 1 个月。$^{123}$I-MIBG 闪烁成像优于 $^{131}$I-MIBG 闪烁成像，因为它能提供更高质量的图像和辐射量更低。在注射示踪剂（200~400 兆贝克）24 小时后，可获得由平面静态图像组成的 $^{123}$I-MIBG 闪烁成像。对于成人，应用 SPECT/CT 可同时进行定位与定性诊断。$^{123}$I-MIBG 的有效剂量为 0.013 毫西弗（Millisievert, mSv）/ 兆贝克（megabecquerel, MBQ），当在 SPECT/CT 中使用 CT 成像时，辐射剂量较高。

### 正常分布和异常模式

通常情况下在心肌、唾液腺、甲状腺（如果没有足够的甲状腺阻滞）、肝、肺、肾上腺和肠道等器官组织中均可以观察到 $^{123}$I-MIBG 的正常摄取。棕色脂肪组织的摄取也被认为是 MIBG 的正常分布，尽管这在儿童中可能比成人更常见。如果肾上腺的 $^{123}$I-MIBG 摄取是轻度（小于或等于肝脏摄取）、对称的，并且腺体在 CT 上不显示增大时，则认为是正常的。当肾上腺摄取强度高于肝脏强度或一侧肾上腺摄取不均匀，则认为是异常的。不能被正常的生理解释的肾上腺外吸收部位也被认为是异常。

### 诊断准确度

嗜铬细胞瘤和交感神经相关副神经节瘤在成像上表现为儿茶酚胺能表型。$^{123}$I-MIBG 闪烁扫描诊断原发性肿瘤的敏感性为 83%~100%，特异性为 98%~100%。但在小肿瘤、SDHx 相关嗜铬细胞瘤 / 副神经节瘤、转移性嗜铬细胞瘤 / 副神经节瘤及头颈部副神经节瘤中的敏感性较低[42-48]。

## $^{18}$F- 氟多巴（$^{18}$F-DOPA）和氨基酸摄取表型

### 细胞摄取和干扰

二羟苯丙氨酸是儿茶酚胺的前体。$^{18}$F-DOPA 通过中性氨基酸转运蛋白（主要是 LAT-1 和 2）被摄取，并被胞质芳香族 L- 氨基酸脱羧酶（amino acid decarboxylase, AADC）脱羧成 $^{18}$F-DOPA。在嗜铬细胞瘤和副神经节瘤中目前尚未有药物相互影响的报道。

### 患者准备、成像方法和剂量

患者在注射药物前至少禁食 3 小时。研究显示在 $^{18}$F-DOPA 注射之前 1~2 小时给予 200mg 卡比多巴能增加肿瘤摄取[49]。扫描范围从颅底到大腿中部（或根据临床要求扫描全身），示踪剂注射后 30~60 分钟获得显像。为了克服由于示踪剂生理消除而对位于肝胆系统附近的腹部副神经节瘤进行定位的困难，可以在腹部进行额外的早期图像采集（在示踪剂注射后 10 分钟）。成人的有效剂量当量范围从 0.0199~0.0539mSv/MBQ，当与 CT 相结合时，辐射剂量会更高。

### 正常分布和异常模式

生理分布包括纹状体、肾脏、输尿管、膀胱、胰腺、肝脏、胆囊、胆道和十二指肠，肾上腺隐约可见。任何非生理状态的肾上腺外局部摄取，不对称肾上腺摄取伴有腺体增大，或肾上腺摄取强于肝脏并伴有腺体增大时，都应该被认为是异常的。

## 诊断准确度

嗜铬细胞瘤和交感神经相关副神经节瘤显示氨基酸摄取表型。$^{18}$F-DOPA PET/CT诊断嗜铬细胞瘤的敏感性接近100%,对交感神经相关副神经节瘤具有非常高的特异性(95%),但对 SDHx-PHEO/symp-PGL 的敏感性较低。

## $^{68}$Ga DOTA 偶联的生长抑素激动剂和生长抑素受体表达表型

### 细胞摄取和干扰

DOTA 偶联的生长抑素激动剂与生长抑素受体(somastotatin, SST)结合并诱导配体/受体复合物的快速内化。目前可用的 3 种激动剂对生长激素抑制素受体2:DOTATOC(Tyr3-奥曲肽)、DOTATATE(Tyr3-辛酸盐)和 DOTANOC(Nal3-奥曲肽)具有很好的亲和力。DOTATATE 对生长激素抑制素受体 2 的亲和力比 DOTATOC和 DOTANOC 高约 10 倍。DOTANOC 特异性结合生长激素抑制素受体5,尽管嗜铬细胞瘤/副神经节瘤肿瘤仅在少数病例中表达这种亚型。

### 患者准备、成像方法和剂量

$^{68}$Ga 结合肽可作为"自制放射性示踪剂"随时使用,注射前不需要禁食,并建议停止奥曲肽治疗(短效分子停 1 天,长效类似物停 3~4 周)。扫描通常在从颅底到大腿中部(或根据临床要求扫描全身),示踪剂注射 45~90 分钟后获得显像。当使用CT 时,有效剂量范围为 0.0042~0.015uSv/MBQ,辐射剂量更高。

### 正常分布和异常模式

在脾脏(包括副脾)、肾脏、输尿管、膀胱、肾上腺、唾液腺和垂体中可以观察到较强的生理性放射聚集,而肝脏中的摄取通常少于脾脏,甲状腺隐约可见。另外,在胰腺中经常发现可变的示踪剂摄取,特别是在钩状突中。前列腺和乳房腺体组织可能表现弥漫性低度摄取。

### 诊断准确度

嗜铬细胞瘤和交感神经相关副神经节瘤几乎总是显示生长抑素受体表达表型。$^{68}$Ga-DOTA-SSA 较其他示踪剂对转移性嗜铬细胞瘤/副神经节瘤和头颈部副神经节瘤更敏感(基于病变的检测率接近100%)[50-52]。相比其他遗传性病例(如VHL),非转移性嗜铬细胞瘤/交感神经相关副神经节瘤的相关研究较少。在一项研究中,$^{68}$Ga-DOTATATE 诊断散发性嗜铬细胞瘤的敏感性为 80%[53]。$^{68}$Ga-DOTA-SSAPET 在各类淋巴转移瘤、脑膜瘤及其他中枢神经、炎症以及罕见的纤维发育不良等疾病中可以呈假阳性[53]。不过,这通常不是一个严重的问题,因为头颈部的副神经节瘤通常具有特定的位置并呈现高摄取值[54]。

## $^{18}$F-FDG PET 和葡萄糖代谢表型

### 细胞摄取和干扰

$^{18}$F-FDG 被肿瘤细胞通过葡萄糖膜转运蛋白吸收并被己糖激酶磷酸化成$^{18}$F-FDG-6 磷酸。$^{18}$F-FDG-6 磷酸不遵循进一步的酶途径,并且与糖酵解细胞速率成比例地积累。三羧酸循环(tricarboxylic acid cycle, TCA)缺陷相关的肿瘤(琥珀酸脱氢酶突变)$^{18}$F-FDG 的摄取会显著增加。

### 患者准备、成像方法和剂量

患者必须禁食至少 6 小时,有继发性糖尿病的嗜铬细胞瘤患者需要特定的葡萄糖调控指导。扫描通常在药物注射 60 分钟后（45~90 分钟）进行，有效的剂量当量为 $2 \times 10^{-2}$mSv/MBQ。

### 正常分布和异常模式

生理分布包括大脑皮层、唾液腺、Waldeyer 环（咽淋巴环）的淋巴组织、肌肉、棕色脂肪、心肌、肝脏、肾脏、膀胱、胃肠道、睾丸、子宫和卵巢（绝经前）。棕色脂肪组织（Brown Adipose Tissue，BAT）的 [18]F-FDG 的生理摄取主要在分泌去甲肾上腺素的嗜铬细胞瘤 / 副神经节瘤患者中存在。任何非生理状态下，肾上腺外局部摄取或肾上腺摄取强于肝脏并伴有腺体增大的均应视为异常。

### 诊断准确度

嗜铬细胞瘤和交感神经相关副神经节瘤表现为葡萄糖代谢表型。[18]F-FDG PET 的摄取模式主要受肿瘤部位和遗传状态的影响，SDHx 相关转移和非转移嗜铬细胞瘤 / 副神经节瘤患者的摄取值明显增加[55-57]。大约 80% 的原发嗜铬细胞瘤在 [18]F-FDG PET 中呈阳性，但肾上腺肿块出现 [18]F-FDG 高摄取的情况下应该考虑多个潜在的可能诊断。

### 其他示踪剂

目前还使用其他的一些示踪剂，如 [99m]Tc- 肼基烟酰胺 -Tyr（3）- 奥曲肽，[18]F-FDA（氟多巴胺）PET 和 [11]C- 羟基麻黄碱（[11]C-HED），但这些并不常见。

### 放射性药物之间的比较

#### [18]F-FDOPA、[68]Ga-DOTA-SSA 对 [123]I-MIBG

在转移性 / 多灶性嗜铬细胞瘤 / 副神经节瘤的病例中，发现 [18]F-FDOPA 和 [68]Ga-DOTA-SSA 优于 [123]I/[131]I-MIBG[44,58-60]。

#### [68]Ga-DOTA-SSA 对 [18]F-FDG

在 17 例转移性 SDHB 相关嗜铬细胞瘤 / 副神经节瘤中，[68]Ga-DOTATATE 比 [18]F-FDG 发现了更多的病灶（病变检出率为 98.6% 与 85.8%）[52]。在散发转移病例和头颈部副神经节瘤中，[68]Ga-DOTATATE 也优于 [18]F-FDG[51]。

#### [68]Ga-DOTA-SSA 对 [18]F-FDOPA

与胃肠胰神经内分泌肿瘤的研究相比，目前在嗜铬细胞瘤 / 副神经节瘤中使用 [68]Ga-DOTA-SSA 的研究较少，仅有 5 项研究对 [68]Ga-DOTA-SSA 和 [18]F-FDOPA PET 进行了比较：一项来自因斯布鲁克医科大学的回顾性研究（[68]Ga-DOTATOC 用于 20 例未知遗传背景的患者）[61]，3 例来自美国国立卫生研究院（SDHB，头颈部副神经节瘤和散发性转移性疾病）的前瞻性研究（[68]Ga-DOTATATE 用于 17 例和 20 例患者）[50-52]，和 La Timone 大学医院的一项前瞻性研究（[68]Ga-DOTATATE 用于 30 例患者）。在这些研究中，[68]Ga-DOTA-SSA PET/CT 比 [18]F-FDOPA PET/CT 检测到更多的原发性头颈部副神经节瘤以及与 SDHx 相关的副神经节瘤[53]。相反，对于散发性嗜铬细胞瘤，[18]F-FDOPA PET/CT 可能比 [68]Ga-DOTATATE 会检测到更多的病灶[53]。[68]Ga-DOTA-SSA 的主要缺点之一是正常的肾上腺有非常高的生理摄取[62]。

## 目前的成像技术对嗜铬细胞瘤 / 副神经节瘤的作用

嗜铬细胞瘤 / 副神经节瘤的成功成

像需要跨学科的团队合作,精确识别患者的临床情况和遗传状态使得可以个性化地应用功能成像模式。现今,我们建议采用基于肿瘤位置、生化表型和任何已知遗传背景的诊断算法的定制方法选择成像模式(表 7.1)[41,63]。然而,应该强调的是,使用算法来选择适当的成像路径本身就具有挑战性,因为它需要的信息在疑似嗜铬细胞瘤/副神经节瘤时不一定存在。

**表 7.1** 嗜铬细胞瘤/副神经节瘤分子成像方法的选择

| 定位 | 基因 | 首选 | 次选 |
| --- | --- | --- | --- |
| *PHEO* | *MEN2(RET)*, *SDHx*, *VHL*, *NF1*, *TMEM127*, *MAX* | $^{18}$F-FDOPA | $^{68}$Ga-DOTATATE |
| Symp-PGL | *VHL*, *SDHx*, *Carney triad*, *HIF2A*, *PHD1/2* | $^{68}$Ga-DOTATATE | $^{18}$F-FDOPA |
| *Parasymp*-PGL | *SDHx*, *SDHAF2* | $^{68}$Ga-DOTATATE | $^{18}$F-FDOPA |
| 转移性 *PGL* | *SDHx(B>D)*, *FH* | $^{68}$Ga-DOTATATE | $^{18}$F-FDG in SDHx<br>$^{18}$F-FDOPA in sporadic |

注:PHEO,嗜铬细胞瘤;Symp-PGL,交感神经相关副神经节瘤;Parasymp-PGL,副交感神经相关副神经节瘤

## 嗜铬细胞瘤/交感神经相关副神经节瘤的诊断

### 肾上腺肿块

嗜铬细胞瘤的临床诊断主要依靠检测各种肾上腺素异构体的异常分泌。功能成像仅用于少数病例,如 CT/MRI 疑似无功能性嗜铬细胞瘤、肾上腺肿块合并肾上腺素轻度升高、危重症患者出现急性心血管并发症、出血性肾上腺肿块以及肾功能不全时肾上腺髓质素增高。儿茶酚胺还可以通过 $^1$H-MRS 在体内检测到,使用 $^{18}$F-FDOPA PET 或 $^{68}$Ga-DOTA-SSA 的 PET 成像也高度敏感。

### 腹膜后异位肾上腺肿块

如果发现腹膜后异位肾上腺肿块,要将副神经节瘤与其他肿瘤或淋巴结受累(包括转移)区分开。由于活检可能带有高血压危象和快速性心律失常的高风险,因此活检并不常用,甚至不推荐使用。只

有在任何出现儿茶酚胺过量症状和体征的患者中排除了嗜铬细胞瘤/副神经节瘤,才能进行活检。特定的功能成像研究对于区分副神经节瘤和其他肿瘤非常有用,但需在生化结果明确后方可进行。$^{68}$Ga-DOTA-SSA 可作为首选,因为大多数患者预期都具有 SDHx 突变。

## 恶性肿瘤的诊断

目前尚没有可靠的细胞学、组织学、免疫组织化学、分子学或成像标准来确定恶性肿瘤[64]。恶性肿瘤的诊断仍然严格基于发现了嗜铬细胞通常不存在的转移性病灶,例如淋巴结转移、肺转移,骨转移或肝转移。

结构影像学检查似乎足以定位嗜铬细胞瘤。符合以下标准的患者术前检查可能不需要功能性影像学检查:超过 40 岁、无家族史、主要分泌肾上腺素的小(<3.0cm)嗜铬细胞瘤和阴性基因检测。功能成像主

要用于排除大的肾上腺肿瘤（>6.0cm）和 SDHB 患者的转移性肿瘤。目前已经公认具有潜在 SDHB 突变的肿瘤，与侵袭性行为、转移性疾病的发展，以及最终死亡的风险相关联。对于存在 SDHB 突变的患者，使用 $^{68}$Ga–DOTA–SSA 具有明显的优势，优于 $^{123}$I–MIBG SPECT，甚至 $^{18}$F–FDG。

## 分期

### 遗传和交感神经相关副神经节瘤

除了恶性肿瘤风险之外，遗传性（尤其是 SDHx 和 VHL）或交感神经相关副神经节瘤也会引发多灶性的问题。根据最近公布的数据，预计 $^{68}$Ga–DOTA–SSA 将迅速在这个研究中取得领先地位。如果没有可用的 $^{68}$Ga–DOTA–SSA，在 SDHx 患者中 $^{18}$F–FDG 应优于 $^{18}$F–FDOPA（图 7.4），但 $^{18}$F–FDOPA 似乎在其他基因型和散发性病例中是很好的一线成像工具（图 7.5）。

### 转移性肿瘤

对于转移性肿瘤的患者，恰当的分期和早期发现是其选择合适的治疗方案、随访和转归的关键，其中 CT、全身 MRI 和 PET 成像提供了最有用的补充信息。SDHx 突变的存在显著影响 $^{18}$F–FDG 和 $^{18}$F–FDOPA PET/CT 的敏感性。不管遗传背景如何，$^{68}$Ga–DOTA–SSA 似乎具有更好的敏感性（表 7.2）。迄今为止，对于没有 SDHB 突变或遗传状态未知的转移性肿瘤患者，$^{18}$F–FDOPA PET 或 $^{68}$Ga–DOTA–SSA 可能是可供选择的成像模式，而 $^{68}$Ga–DOTA–SSA 或 $^{18}$F–FDG PET 应被视为 SDHx 相关病例的参考成像模式（图 7.6）。

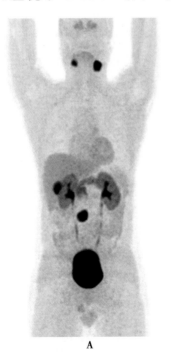
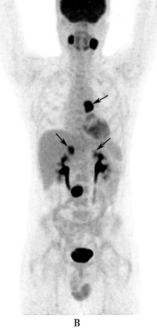

A    B

图 7.4 多灶性 SDHx 相关嗜铬细胞瘤 / 副神经节瘤患者，与 $^{18}$F–FDOPA（a）相比，$^{18}$F–FDG（b）清楚显示更多的病灶

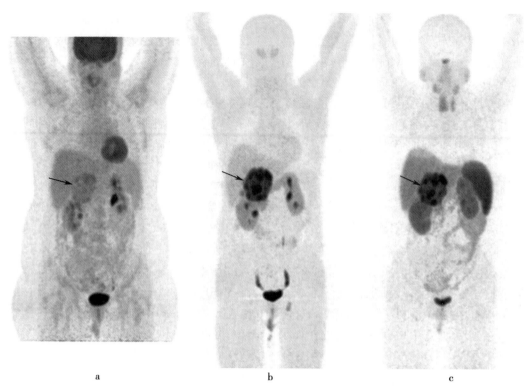

a                                    b                                    c

**图 7.5**    散发性嗜铬细胞瘤患者 [18]F-FDG（a）、[18]F-FDOPA（b）及
[68]Ga-DOTATATE（c）的相互比较，FDG 摄取低于其他放射性药物

**表 7.2**    [68]Ga-DOTATATE、[18]F-FDG、[18]F-FDOPA、[8]F-FDA-PET/CT 及 CT/MRI 对转移性 SDHB 相关嗜铬细胞瘤 / 副神经节瘤病变检出的比较

|  | [68]Ga-DOTATATE | [18]F-FDG | [18]F-FDOPA | [18]F-FDA | CT/MRI |
|---|---|---|---|---|---|
| 所有间室 | 294/298<br>98.7% | 257/298<br>86.2% | 175/285<br>61.4% | 148/285<br>51.9% | 254/298<br>85.2% |
| 纵隔 | 65/65<br>100% | 57/65<br>87.7% | 39/65<br>60.0% | 39/65<br>60.0% | 55/65<br>84.6% |
| 肺 | 62/63<br>98.4% | 45/63<br>71.4% | 45/63<br>71.4% | 18/63<br>28.6% | 62/63<br>98.4% |
| 腹 | 49/49<br>100% | 46/49<br>93.9% | 31/43<br>72.1% | 19/43<br>44.2% | 38/49<br>77.6% |
| 肝脏 | 5/5<br>100% | 3/5<br>60.0% | 4/5<br>80.0% | 0/5<br>0.0% | 5/5<br>100% |
| 骨 | 96/99<br>97.0% | 92/99<br>92.9% | 41/94<br>43.6% | 57/94<br>60.6% | 83/99<br>83.8% |

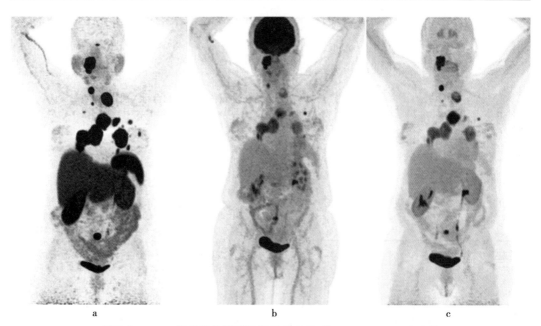

图 7.6　SDHB 相关转移性副神经节瘤患者，$^{68}$Ga–DOTATATE（a）较
$^{18}$F–FDG（b）和 $^{18}$F–FDOPA（c）显示病灶更有优势

## 基于影像的嗜铬细胞瘤 / 副神经节瘤的治疗

### 肾上腺保留手术

　　在 MEN2、NF1 或 VHL 中，肾上腺次全切除术（皮质保留）是一个有效的选择。在双侧嗜铬细胞瘤的情况下，这种策略提供潜在的避免类固醇长期补充的优势。因此，除了进行生化检测以确定皮质保留手术的最佳时间之外，对已知嗜铬细胞瘤进行常规成像随访亦至关重要。相对于 MRI，CT 具有更高的分辨率，提供了肾上腺内肿瘤扩展的详细解剖位置，还能显示 MEN2 患者肾上腺髓质内的肿瘤数目。另一方面，MRI 对 CT 的优势在于无电离辐射的风险，这是遗传性病例能够持续随访的重要因素。在可供选择的情况下，除了结构成像之外，还可以使用功能成像。由于在正常的肾上腺中缺乏显著的摄取，$^{18}$F–FDOPA PET 比 MIBG 和其他特定的 PET 示踪剂有明显的优势[65]。另外，

$^{18}$F–FDOPA PET 也能鉴别出持续性高钙血症的甲状腺髓样癌转移。

### 治疗诊断学

　　$^{123}$I–MIBG 闪烁扫描被用作辅助显像剂有助于放射性核素治疗的选择。与 $^{18}$F–FDOPA 不同的是，标记的 SSAs 的特殊优点是它们可以用于肿瘤的放射性治疗（作为治疗剂）。迄今为止，已经有少量的嗜铬细胞瘤 / 副神经节瘤病例进行了 $^{90}$Y/$^{177}$Lu– 标记的生长抑素激动剂的肽受体 – 放射性核素治疗（peptide receptor-radionuclide therapy，PRRT）[66-68]。评估结果显示应答率（主要是部分答复）为 30%~60%，治疗后病情相对稳定，其原因是这些肿瘤往往表现出缓慢的生长模式。当然仍需要进行更大规模的包括各种遗传性和非遗传性嗜铬细胞瘤 / 副神经节瘤在内的研究，确定哪种嗜铬细胞瘤 / 副神经节瘤可以应用这种疗法。同时还要确定 PRRT 是应该与其他方法一起使用，还是作

为其他治疗方式的"替代"方式使用。最近的研究报道显示，与放射性标记的 SST 拮抗剂相比，细胞内化可能缩短肿瘤细胞内 $^{177}$Lu 的残留时间。SST 拮抗剂对 SST 受体的亲和力也高于激动剂，内化率较低，导致细胞膜上的保留时间较长。根据这些观察，生长抑素拮抗剂可能被认为是 PRRT 激动剂的替代品。

（陈双庆　译，蔡庆　校）

# 参考文献

1. Le Douarin N, Kalcheim C. The neural crest. 2nd ed. Cambridge, UK: Cambridge University Press; 1999.
2. Unsicker K, Huber K, Schober A, Kalcheim C. Resolved and open issues in chromaffin cell development. Mech Dev. 2013;130(6–8):324–9.
3. Schober A, Parlato R, Huber K, Kinscherf R, Hartleben B, Huber TB, et al. Cell loss and autophagy in the extra-adrenal chromaffin organ of Zuckerkandl are regulated by glucocorticoid signalling. J Neuroendocrinol. 2013;25(1):34–47.
4. Pena CS, Boland GW, Hahn PF, Lee MJ, Mueller PR. Characterization of indeterminate (lipid-poor) adrenal masses: use of washout characteristics at contrast-enhanced CT. Radiology. 2000;217(3):798–802.
5. Bessell-Browne R, O'Malley ME. CT of pheochromocytoma and paraganglioma: risk of adverse events with i.v. administration of nonionic contrast material. Am J Roentgenol. 2007;188(4):970–4.
6. Baid SK, Lai EW, Wesley RA, Ling A, Timmers HJ, Adams KT, et al. Brief communication: radiographic contrast infusion and catecholamine release in patients with pheochromocytoma. Ann Intern Med. 2009;150(1):27–32.
7. Kawashima A, Sandler CM, Fishman EK, Charnsangavej C, Yasumori K, Honda H, et al. Spectrum of CT findings in nonmalignant disease of the adrenal gland. Radiographics. 1998;18(2):393–412.
8. Elsayes KM, Mukundan G, Narra VR, Lewis Jr JS, Shirkhoda A, Farooki A, et al. Adrenal masses: mr imaging features with pathologic correlation. Radiographics. 2004;24 Suppl 1:S73–86.
9. Park BK, Kim CK, Kwon GY, Kim JH. Re-evaluation of pheochromocytomas on delayed contrast-enhanced CT: washout enhancement and other imaging features. Eur Radiol. 2007;17(11):2804–9.
10. Blake MA, Krishnamoorthy SK, Boland GW, Sweeney AT, Pitman MB, Harisinghani M, et al. Low-density pheochromocytoma on CT: a mimicker of adrenal adenoma. Am J Roentgenol. 2003;181(6):1663–8.
11. Brown H, Goldberg PA, Selter JG, Cabin HS, Marieb NJ, Udelsman R, et al. Hemorrhagic pheochromocytoma associated with systemic corticosteroid therapy and presenting as myocardial infarction with severe hypertension. J Clin Endocrinol Metab. 2005;90(1):563–9.
12. Leung K, Stamm M, Raja A, Low G. Pheochromocytoma: the range of appearances on ultrasound, CT, MRI, and functional imaging. Am J Roentgenol. 2013;200(2):370–8.
13. Blake MA, Kalra MK, Maher MM, Sahani DV, Sweeney AT, Mueller PR, et al. Pheochromocytoma: an imaging chameleon. Radiographics. 2004;24 Suppl 1:S87–99.
14. Northcutt BG, Trakhtenbroit MA, Gomez EN, Fishman EK, Johnson PT. Adrenal adenoma and pheochromocytoma: comparison of multidetector ct venous enhancement levels and washout characteristics. J Comput Assist Tomogr. 2016;40(2):194–200.
15. Caoili EM, Korobkin M, Francis IR, Cohan RH, Platt JF, Dunnick NR, et al. Adrenal masses: characterization with combined unenhanced and delayed enhanced CT. Radiology. 2002;222(3):629–33.
16. Szolar DH, Kammerhuber FH. Adrenal adenomas and nonadenomas: assessment of washout at delayed contrast-enhanced CT. Radiology. 1998;207(2):369–75.
17. Patel J, Davenport MS, Cohan RH, Caoili EM. Can established CT attenuation and washout criteria for adrenal adenoma accurately exclude pheochromocytoma? Am J Roentgenol. 2013;201(1):122–7.
18. Alderazi Y, Yeh MW, Robinson BG, Benn DE, Sywak MS, Learoyd DL, et al. Phaeochromocytoma: current concepts. Med J Aust. 2005;183(4):201–4.
19. Neumann HP, Berger DP, Sigmund G, Blum U, Schmidt D, Parmer RJ, et al. Pheochromocytomas, multiple endocrine neoplasia type 2, and von Hippel-Lindau disease. N Engl J Med. 1993;329(21):1531–8.
20. Quint LE, Glazer GM, Francis IR, Shapiro B, Chenevert TL. Pheochromocytoma and paraganglioma: comparison of MR imaging with CT and I-131 MIBG scintigraphy. Radiology. 1987;165(1):89–93.
21. Velchik MG, Alavi A, Kressel HY, Engelman K. Localization of pheochromocytoma: MIBG [correction of MIGB], CT, and MRI correlation. J Nucl Med. 1989;30(3):328–36.
22. Welch TJ, Sheedy 2nd PF, van Heerden JA, Sheps SG, Hattery RR, Stephens DH. Pheochromocytoma: value of computed tomography. Radiology. 1983;148(2):501–3.
23. Jalil ND, Pattou FN, Combemale F, Chapuis Y, Henry JF, Peix JL, et al. Effectiveness and limits of preoperative imaging studies for the localisation of pheochromocytomas and paragangliomas: a review of 282 cases. French Association of Surgery (AFC), and The French Association of Endocrine Surgeons (AFCE). Eur J Surg. 1998;164(1):23–8.
24. Sahdev A, Sohaib A, Monson JP, Grossman AB, Chew SL, Reznek RH. CT and MR imaging of unusual locations of extra-adrenal paragangliomas (pheochromocytomas). Eur Radiol. 2005;15(1):85–92.
25. Ilias I, Pacak K. Current approaches and recom-

mended algorithm for the diagnostic localization of pheochromocytoma. J Clin Endocrinol Metab. 2004;89(2):479–91.

26. Blake MA, Cronin CG, Boland GW. Adrenal imaging. Am J Roentgenol. 2010;194(6):1450–60.

27. Jacques AE, Sahdev A, Sandrasagara M, Goldstein R, Berney D, Rockall AG, et al. Adrenal phaeochromocytoma: correlation of MRI appearances with histology and function. Eur Radiol. 2008;18(12):2885–92.

28. Varghese JC, Hahn PF, Papanicolaou N, Mayo-Smith WW, Gaa JA, Lee MJ. MR differentiation of phaeochromocytoma from other adrenal lesions based on qualitative analysis of T2 relaxation times. Clin Radiol. 1997;52(8):603–6.

29. Raja A, Leung K, Stamm M, Girgis S, Low G. Multimodality imaging findings of pheochromocytoma with associated clinical and biochemical features in 53 patients with histologically confirmed tumors. Am J Roentgenol. 2013;201(4):825–33.

30. Mayo-Smith WW, Boland GW, Noto RB, Lee MJ. State-of-the-art adrenal imaging. Radiographics. 2001;21(4):995–1012.

31. Elsayes KM, Narra VR, Leyendecker JR, Francis IR, Lewis Jr JS, Brown JJ. MRI of adrenal and extraadrenal pheochromocytoma. Am J Roentgenol. 2005;184(3):860–7.

32. Mitchell DG, Crovello M, Matteucci T, Petersen RO, Miettinen MM. Benign adrenocortical masses: diagnosis with chemical shift MR imaging. Radiology. 1992;185(2):345–51.

33. Tsushima Y, Takahashi-Taketomi A, Endo K. Diagnostic utility of diffusion-weighted MR imaging and apparent diffusion coefficient value for the diagnosis of adrenal tumors. J Magn Reson Imaging. 2009;29(1):112–7.

34. Kim S, Salibi N, Hardie AD, Xu J, Lim RP, Lee VS, et al. Characterization of adrenal pheochromocytoma using respiratory-triggered proton MR spectroscopy: initial experience. Am J Roentgenol. 2009;192(2):450–4.

35. Maurea S, Cuocolo A, Reynolds JC, Neumann RD, Salvatore M. Diagnostic imaging in patients with paragangliomas. Computed tomography, magnetic resonance and MIBG scintigraphy comparison. Q J Nucl Med. 1996;40(4):365–71.

36. Ilias I, Alesci S, Pacak K. Current views on imaging of adrenal tumors. Horm Metab Res. 2004;36(6):430–5.

37. McGahan JP. Adrenal gland: MR imaging. Radiology. 1988;166(1 Pt 1):284–5.

38. Mayo-Smith WW, Lee MJ, McNicholas MM, Hahn PF, Boland GW, Saini S. Characterization of adrenal masses (<5 cm) by use of chemical shift MR imaging: observer performance versus quantitative measures. Am J Roentgenol. 1995;165(1):91–5.

39. Thompson LD. Pheochromocytoma of the Adrenal gland Scaled Score (PASS) to separate benign from malignant neoplasms: a clinicopathologic and immunophenotypic study of 100 cases. Am J Surg Pathol. 2002;26(5):551–66.

40. Takano A, Oriuchi N, Tsushima Y, Taketomi-Takahashi A, Nakajima T, Arisaka Y, et al. Detection of metastatic lesions from malignant pheochromocytoma and paraganglioma with diffusion-weighted magnetic resonance imaging: comparison with 18F-FDG positron emission tomography and 123I-MIBG scintigraphy. Ann Nucl Med. 2008;22(5):395–401.

41. Taïeb D, Timmers HJ, Hindie E, Guillet BA, Neumann HP, Walz MK, et al. EANM 2012 guidelines for radionuclide imaging of phaeochromocytoma and paraganglioma. Eur J Nucl Med Mol Imaging. 2012;39(12):1977–95.

42. Ilias I, Chen CC, Carrasquillo JA, Whatley M, Ling A, Lazurova I, et al. Comparison of 6-18F-fluorodopamine PET with 123I-metaiodobenzylguanidine and 111in-pentetreotide scintigraphy in localization of nonmetastatic and metastatic pheochromocytoma. J Nucl Med. 2008;49(10):1613–9.

43. Timmers HJ, Eisenhofer G, Carrasquillo JA, Chen CC, Whatley M, Ling A, et al. Use of 6-[18 F]-fluorodopamine positron emission tomography (PET) as first-line investigation for the diagnosis and localization of non-metastatic and metastatic phaeochromocytoma (PHEO). Clin Endocrinol (Oxf). 2009;71(1):11–7.

44. Timmers HJ, Chen CC, Carrasquillo JA, Whatley M, Ling A, Havekes B, et al. Comparison of 18F-fluoro-L-DOPA, 18F-fluoro-deoxyglucose, and 18F-fluorodopamine PET and 123I-MIBG scintigraphy in the localization of pheochromocytoma and paraganglioma. J Clin Endocrinol Metab. 2009;94(12):4757–67.

45. Fiebrich HB, Brouwers AH, Kerstens MN, Pijl ME, Kema IP, de Jong JR, et al. 6-[F-18]Fluoro-L-dihydroxyphenylalanine positron emission tomography is superior to conventional imaging with (123) I-metaiodobenzylguanidine scintigraphy, computer tomography, and magnetic resonance imaging in localizing tumors causing catecholamine excess. J Clin Endocrinol Metab. 2009;94(10):3922–30.

46. Kaji P, Carrasquillo JA, Linehan WM, Chen CC, Eisenhofer G, Pinto PA, et al. The role of 6-[18F]fluorodopamine positron emission tomography in the localization of adrenal pheochromocytoma associated with von Hippel-Lindau syndrome. Eur J Endocrinol. 2007;156(4):483–7.

47. Hoegerle S, Nitzsche E, Altehoefer C, Ghanem N, Manz T, Brink I, et al. Pheochromocytomas: detection with 18 F DOPA whole body PET—initial results. Radiology. 2002;222(2):507–12.

48. Fonte JS, Robles JF, Chen CC, Reynolds J, Whatley M, Ling A, et al. False-negative 123I-MIBG SPECT is most commonly found in SDHB-related pheochromocytoma or paraganglioma with high frequency to develop metastatic disease. Endocr Relat Cancer. 2012;19(1):83–93.

49. Timmers HJ, Hadi M, Carrasquillo JA, Chen CC, Martiniova L, Whatley M, et al. The effects of carbidopa on uptake of 6-18F-Fluoro-L-DOPA in PET of pheochromocytoma and extraadrenal abdominal paraganglioma. J Nucl Med. 2007;48(10):1599–606.

50. Janssen I, Chen CC, Taieb D, Patronas NJ, Millo CM, Adams KT, et al. 68Ga-DOTATATE PET/CT in the

localization of head and neck paragangliomas compared with other functional imaging modalities and CT/MRI. J Nucl Med. 2016;57(2):186–91.

51. Janssen I, Chen CC, Millo CM, Ling A, Taieb D, Lin FI et al. PET/CT comparing Ga-DOTATATE and other radiopharmaceuticals and in comparison with CT/MRI for the localization of sporadic metastatic pheochromocytoma and paraganglioma. Eur J Nucl Med Mol Imaging. 2016. [Epub ahead of print].

52. Janssen I, Blanchet EM, Adams K, Chen CC, Millo CM, Herscovitch P, et al. Superiority of [68Ga]-DOTATATE PET/CT to other functional imaging modalities in the localization of SDHB-associated metastatic pheochromocytoma and paraganglioma. Clin Cancer Res. 2015;21(17):3888–95.

53. Archier A, Varoquaux A, Garrigue P, Montava M, Guerin C, Gabriel S, et al. Prospective comparison of (68)Ga-DOTATATE and (18)F-FDOPA PET/CT in patients with various pheochromocytomas and paragangliomas with emphasis on sporadic cases. Eur J Nucl Med Mol Imaging. 2016;43(7):1248–57.

54. Hofman MS, Lau WF, Hicks RJ. Somatostatin receptor imaging with 68Ga DOTATATE PET/CT: clinical utility, normal patterns, pearls, and pitfalls in interpretation. Radiographics. 2015;35(2):500–16.

55. Taïeb D, Timmers HJ, Shulkin BL, Pacak K. Renaissance of (18)F-FDG positron emission tomography in the imaging of pheochromocytoma/paraganglioma. J Clin Endocrinol Metab. 2014;99(7):2337–9.

56. Timmers HJ, Chen CC, Carrasquillo JA, Whatley M, Ling A, Eisenhofer G, et al. Staging and functional characterization of pheochromocytoma and paraganglioma by 18 F-fluorodeoxyglucose (18F-FDG) positron emission tomography. J Natl Cancer Inst. 2012;104(9):700–8.

57. Timmers HJ, Kozupa A, Chen CC, Carrasquillo JA, Ling A, Eisenhofer G, et al. Superiority of fluorodeoxyglucose positron emission tomography to other functional imaging techniques in the evaluation of metastatic SDHB-associated pheochromocytoma and paraganglioma. J Clin Oncol. 2007;25(16):2262–9.

58. Sharma P, Dhull VS, Arora S, Gupta P, Kumar R, Durgapal P, et al. Diagnostic accuracy of (68)Ga-DOTANOC PET/CT imaging in pheochromocytoma. Eur J Nucl Med Mol Imaging. 2014;41(3):494–504.

59. Naswa N, Sharma P, Nazar AH, Agarwal KK, Kumar R, Ammini AC, et al. Prospective evaluation of (6)(8)Ga-DOTA-NOC PET-CT in phaeochromocytoma and paraganglioma: preliminary results from a single centre study. Eur Radiol. 2012;22(3):710–9.

60. Kroiss A, Shulkin BL, Uprimny C, Frech A, Gasser RW, Url C, et al. (68)Ga-DOTATOC PET/CT provides accurate tumour extent in patients with extraadrenal paraganglioma compared to (123)I-MIBG SPECT/CT. Eur J Nucl Med Mol Imaging. 2015;42(1):33–41.

61. Kroiss A, Putzer D, Frech A, Decristoforo C, Uprimny C, Gasser RW, et al. A retrospective comparison between (68)Ga-DOTA-TOC PET/CT and (18)F-DOPA PET/CT in patients with extra-adrenal paraganglioma. Eur J Nucl Med Mol Imaging. 2013;40(12):1800–8.

62. Kroiss A, Putzer D, Decristoforo C, Uprimny C, Warwitz B, Nilica B, et al. 68Ga-DOTA-TOC uptake in neuroendocrine tumour and healthy tissue: differentiation of physiological uptake and pathological processes in PET/CT. Eur J Nucl Med Mol Imaging. 2013;40(4):514–23.

63. Lenders JW, Duh QY, Eisenhofer G, Gimenez-Roqueplo AP, Grebe SK, Murad MH, et al. Pheochromocytoma and paraganglioma: an endocrine society clinical practice guideline. J Clin Endocrinol Metab. 2014;99(6):1915–42.

64. Gimm O, DeMicco C, Perren A, Giammarile F, Walz MK, Brunaud L. Malignant pheochromocytomas and paragangliomas: a diagnostic challenge. Langenbecks Arch Surg. 2012;397(2):155–77.

65. Luster M, Karges W, Zeich K, Pauls S, Verburg FA, Dralle H, etal. Clinical value of 18F-fluorodihydroxyphenylalanine positron emission tomography/computed tomography (18F-DOPA PET/CT) for detecting pheochromocytoma. Eur J Nucl Med Mol Imaging. 2010;37(3):484–93.

66. van Essen M, Krenning EP, Kooij PP, Bakker WH, Feelders RA, de Herder WW, et al. Effects of therapy with [177Lu-DOTA0, Tyr3]octreotate in patients with paraganglioma, meningioma, small cell lung carcinoma, and melanoma. J Nucl Med. 2006;47(10):1599–606.

67. Zovato S, Kumanova A, Dematte S, Sansovini M, Bodei L, Di Sarra D, et al. Peptide receptor radionuclide therapy (PRRT) with 177Lu-DOTATATE in individuals with neck or mediastinal paraganglioma (PGL). Horm Metab Res. 2012;44(5):411–4.

68. Puranik AD, Kulkarni HR, Singh A, Baum RP. Peptide receptor radionuclide therapy with Y/Lu-labelled peptides for inoperable head and neck paragangliomas (glomus tumours). Eur J Nucl Med Mol Imaging. 2015;42(8):1223–30.

# 原发性醛固酮增多症

**8**

Said C. Azoury　Aarti Mathur

## 缩写词

| | |
|---|---|
| ACE | 血管紧张素转化酶 |
| APACC | 肾上腺皮质癌 |
| ARBs | 血管紧张素 Ⅱ 受体阻滞剂 |
| ARR | 醛固酮 / 肾素比值 |
| AVS | 肾上腺静脉取样 |
| BAH | 双侧肾上腺增生 |
| CCT | 卡托普利试验 |
| FHI-Ⅰ | 家族性醛固酮增多症 Ⅰ 型 |
| FHI-Ⅱ | 家族性醛固酮增多症 Ⅱ 型 |
| FHI-Ⅲ | 家族性醛固酮增多症 Ⅲ 型 |
| FST | 氟氢可的松抑制试验 |
| FUT | 呋塞米立位试验 |
| GRA | 糖皮质激素可治性醛固酮增多症 |
| PA | 原发性醛固酮增多症 |
| PAC | 血浆醛固酮浓度 |
| PRA | 血浆肾素活性 |
| SST | 盐负荷试验 |

## 背景

1956 年，Jerome Conn 首先报道了一名患有高血压病、严重低钾血症、轻度高钠血症的 34 岁女性患者，她平均每天分泌超过正常人 22 倍的盐皮质激素。当患者接受手术治疗切除右肾上腺肿物之后，上述临床症状随之消除[1]。原发性醛固酮增多症（primary aldosteronism，PA）现被认为是继发性高血压病最常见病因之一，在美国大约有 850 万患者[2,3]。内分泌学会将其定义为，由醛固酮过量分泌导致的高钠状态、不受盐负荷影响、相对自主调控分泌的一组疾病[2]。原发性醛固酮增多症最常见病因为双侧肾上腺增生（Bilateral adrenal hyperplasia，BAH）（65%~70%）和肾上腺皮质醛固酮瘤（30%~35%）[3-6]。手术治疗单侧肾上腺疾病非常有效，目前已被证实能明显改善心脏和肾脏的功能以及提高生活质量[2]。原发性醛固酮增多症被认为是继发性高血压最常见可治愈病因之一，因此早期的诊断和合理的治疗尤为重要[7-10]。以下我们结合最新的综合报道，阐述了关于原发性醛固酮增多症的临床表现、亚型分类、诊断和治疗。

## 流行病学

原发性醛固酮增多症常发生在 30~60 岁人群，很少发生在儿童中[11-12]。虽然其确切的发病率还不明确,但一些较大样本研究为此提供了参考。Framingham Offspring 的队列研究,共筛查了3326名成年人,在未经治疗高血压病的男性和女性患者中,发现醛固酮/肾素浓度比(aldosterone:renin ratio, ARR)超过26ng/L-mU/L分别有7.9%和23.%[13]。Rossi等人通过测定血浆醛固酮、肾素、盐负荷和卡托普利试验,证实1125例高血压病患者中有11.2%符合原发性醛固酮增多症诊断标准[7]。此外,原发性醛固酮增多症被认为存在于10%以上的高血压病患者和20%耐药性高血压病患者中[14,15]。种族和性别似乎与其发病率没有相关性,但是非裔美国人可能面临更高的高血压发病风险[15,16]。原发性醛固酮增多症可能与睡眠呼吸暂停综合征和肥胖的发生率增加相关,有33.9%高血压病患者被诊断原发性醛固酮增多症,并且在这些患者中,85%伴有难治性高血压和阻塞性睡眠呼吸暂停综合征[17,18]。

### 过量醛固酮的靶器官效应

醛固酮分泌过多除了引起高血压之外,还有许多其他对机体的不良影响。在原发性醛固酮增多症中,由肾上腺皮质自主分泌过量的醛固酮,使体内钠潴留过多。久而久之,钠在肾远曲小管上吸收越来越多,进而发展为高血压病。由于钾和氢换取钠而被排泄,长时间可导致严重的低钾血症和代谢性碱中毒。低钾血症和过量的醛固酮均直接影响胰腺分泌胰岛素,最终导致葡萄糖耐量受损甚至糖尿病[19]。此外,醛固酮过多导致的氧化应激引起多个组织中内皮功能紊乱、炎症和纤维化的发生[20]。这些病理改变又使心肌胶原形成和冠状动脉炎症增加,动物研

究发现这些疾病的发展与高血压并无相关性[21,22]。在人机体中,血浆醛固酮水平与心肌胶原含量和心室壁厚度的增加直接相关[23,24]。这些病变最终导致心脏舒张功能下降[23,24]。与原发性高血压患者相比,原发性醛固酮增多症患者的心律失常、心肌梗死、脑卒中和死亡率明显升高[25,26]。

盐皮质激素受体的过度活化不仅促使了心脑血管的重塑,而且对肾脏也有损伤[27]。相比原发性高血压患者,原发性醛固酮增多症患者的蛋白尿排泄率更高[28,29],这与其更高的肌酐清除率和超声波证实的肾内血管低阻力有关。在患者接受手术治疗或螺内酯治疗后,上述病理病变明显缓解。

研究发现,原发性醛固酮增多症患者除了多系统器官功能受损外,生活质量也会明显下降[30]。经治疗后患者的焦虑和抑郁症可明显好转[31]。由于可以引起代谢紊乱,肾、心血管、脑血管等疾病的发生发展,因此原发性醛固酮增多症的确诊至关重要,早期干预可以帮助预防这些疾病的发生。

## 临床表现

原发性醛固酮增多症可表现为盐皮质激素过多引起的症状,或者在偶发肾上腺肿物的高血压病患者身上发现。高血压病患者如合并有不明原因的低钾血症和代谢性碱中毒时都应排除是否为原发性醛固酮增多症。高血压定义为血压大于140/90mmHg,而顽固性高血压则为同时使用含有利尿剂的三种或更多种降压药物,血压仍高于140/90mmHg[32]。Vasan等人在非高血压患者中做了调查,随访

了 4 年的血清醛固酮水平、血压和高血压发生率的关系[33]。如果血清醛固酮水平每升高四分位的增量，则高血压发生率增加 16%~17%（P=0.03）。此外，与最低四分位血清醛固酮水平时相比，在最高四分位的血清醛固酮水平时发生高血压病风险增加 1.61 倍，血压升高风险增加 1.60 倍。因此我们认为，生理范围内醛固酮水平的升高也可能导致发生高血压[15,32-34]。

与高血压病相关的低钾血症是原发性醛固酮增多症的典型表现，但是往往仅见于少数（9%~13%）患者[7,35,36]。与低钾血症有关的症状包括便秘、疲劳、肌肉无力、痉挛和多尿。因此，诊断醛固酮增多症所必需的症状是高血压。

在肾上腺偶发瘤患者中，醛固酮腺瘤不到 1%[37]。大多数情况下，在平扫 CT 中这些肾上腺结节边界平滑，直径一般小于 2cm，CT 值小于 10HU[37]。

## 诊断

原发性醛固酮增多症早期诊断，可减少醛固酮过量引起的疾病损害，因此显得至关重要。原发性醛固酮增多症筛查因素如下（表 8.1）：非同一天的三次血压，每一次都大于 150/100mmHg，高血压（BP>140/90mmHg）对三种常规降高血压药物（包括利尿剂）有耐药性，或者用四种或更多种降高血压药物才能使血压小于 140/90mmHg；高血压合并肾上腺偶发瘤；高血压合并睡眠呼吸暂停综合征；高血压合并家族性早发性高血压或小于 40 岁脑血管疾病；高血压合并自发或利尿诱导的低钾血症；所有原发性醛固酮增多症患者患高血压病的一级亲属[2]。

**表 8.1　原发性醛固酮增多症的筛查因素**

1. 非同一天的三次血压，每一次都大于 150/100mmHg，高血压（BP>140/90mmHg）对三种常规降高血压药物（包括利尿剂）有耐药性，或者用四种或更多种降高血压药物才能使血压小于 140/90mmHg

2. 高血压合并肾上腺偶发瘤

3. 高血压合并睡眠呼吸暂停综合征

4. 高血压合并家族性早发性高血压或小于 40 岁脑血管疾病

5. 高血压合并自发性或利尿诱导的低钾血症

6. 高血压病患者的一级亲属患原发性醛固酮增多症

## 筛查

在 20 世纪 80 年代初，首次建立了以血浆醛固酮浓度（ng/dl）与血浆肾素活性（ng/ml/h）的比值作为筛查试验[38,39]。从那时起，醛固酮/肾素比值被广泛用来筛查正常或低血钾高血压病患者，从而将原发性醛固酮增多症的诊断率提高了 5~15 倍[4]。

虽然这是原发性醛固酮增多症最可靠的筛查试验，其阳性临界值却存在较大的差异，并且许多人认为应该把血浆醛固酮浓度考虑在内[4]。目前用于醛固酮/肾素比值（ARR）最常用的血浆醛固酮浓度为 20~30ng/dl，其灵敏度为 73%~93%[40-42]。醛固酮/肾素比值（ARR）的局限性之一，即当醛固酮和肾素水平都较低时其比值可能反而升高。实际上，当患者起床 2 小时所获得血液样本检测出醛固酮/肾素比值（ARR）大于 20ng/dl，且血浆醛固酮浓度≥15ng/dl 时，其诊断的灵敏度和特异性都大于 90%[3,14,43]。如果临床怀疑指数较高，或者由于筛选条件不理想，导致结果可能不准确时，都应重复醛固酮/肾素比值

（ARR）测定。

醛固酮/肾素比值（ARR）受许多因素的影响，包括药物，如盐皮质激素受体拮抗剂和利尿剂，患者的姿势，采血选择的时间以及化验的设备[44,45]。所以应该调整降压药物治疗方案以避免干扰检测（表8.2）。在检测之前，停用盐皮质激素受体拮抗剂至少4~6周。利尿剂常常导致低钾血症，血管紧张素转换酶（ACE）抑制剂或血管紧张素Ⅱ受体阻滞剂（ARBs）可以抑制肾素-血管紧张素系统。而钙通道阻滞剂、血管扩张剂和α-肾上腺素能阻滞剂对醛固酮/肾素比值的影响较小[46]。此外，如果患者站立位姿势2~4小时后再坐下所采集的血液样本，醛固酮/肾素比值的敏感性会提高[44]。醛固酮/肾素比值也同样取决于肾素检测，肾素结果也应该精确测量到0.2~0.3ng/（ml·h）范围[41]。因此，利用醛固酮/肾素比值（ARR）来作为筛选条件有助于原发性醛固酮增多症的诊断。

**表8.2** 各种降高血压药物对血浆醛固酮、肾素和醛固酮/肾素比值的影响

| 药物 | 醛固酮 | 肾素 | 醛固酮/肾素比值 |
|---|---|---|---|
| 利尿剂 | 增加 | 增加 | 减少 |
| 血管紧张素受体阻滞剂 | 减少 | 增加 | 减少 |
| ACE抑制剂 | 极微 | 极微 | 无影响/极微 |
| β受体阻滞剂 | 极微 | 减少 | 增加 |
| α受体阻滞剂 | 无影响 | 无影响 | 无影响 |
| 钙离子通道阻滞剂 | 极微 | 增加 | 减少 |
| 肼酞嗪 | 极微 | 极微 | 无影响 |
| 可乐定 | 极微 | 减少 | 增加 |

## 确诊检查

经过筛查试验阳性后，原发性醛固酮增多症可以通过验证醛固酮抑制的缺失来确诊。然而，自发性低血钾，低血浆肾素浓度以及血浆醛固酮浓度大于20ng/dl都是非必要条件[2]。在确诊检查之前，患者应避免服用任何可能刺激肾素活性的药物，如利尿剂，包括保钾利尿剂（阿米洛利、依普利酮和螺内酯）[44]。

确诊检查的基本原理是醛固酮增多症患者醛固酮自主分泌过多，导致钠潴留和尿钠排泄过多。因此，任何额外的钠负荷对血浆醛固酮都没有影响。确诊检查包括口服钠负荷试验（SLT），静脉生理盐水抑制试验（SST），氟氢可的松抑制试验（FST），卡托普利激发试验（CCT）和呋塞米直立试验（FUT）[4,47]。患者给予一种合成的盐皮质激素，醋酸氟氢可的松，用量为0.1mg/6h以保证30mmol/8h的NaCl[5,48]。还需要补充足够的钾以确保醛固酮分泌不被低钾血症抑制。如果满足以下条件，原发性醛固酮增多症可以被确诊：上午10点直立位血浆醛固酮浓度测量≥6ng/dl，血浆肾素活性<1.0ng/（ml·h），血钾水平正常，尿钠>3mmol[5,48]。

口服盐负荷是通过给予高钠饮食（300mmol钠/天）3天，然后测量尿中醛固酮和钠的浓度。正常人第三天24小时尿醛固酮浓度应低于12μg/24h[2]。

盐负荷试验是在4小时内输注2升0.9%NaCl后测量血浆醛固酮。正常的反应是抑制的或者低血浆醛固酮浓度（即<5ng/dl）；如果血浆醛固酮浓度大于10ng/dl即可诊断为原发性醛固酮增多症。

卡托普利激发试验中，患者在给药之前检测醛固酮/肾素比值，坐立或站立给予卡托普利（25~50mg）至少1小时后再检

测醛固酮/肾素比值。正常情况下,卡托普利(一种 ACE 抑制剂)能抑制醛固酮的产生。然而,在原发性醛固酮增多症中醛固酮是自主分泌的,因此当给予患者卡托普利后醛固酮/肾素比值超过 30~40 或者醛固酮浓度超过 8.5~15ng/dl 时可诊断为原发性醛固酮增多症[5]。

近期研究表明,N 末端前 B 型利钠肽(NT–proBNP)有利于原发性醛固酮增多症患者的诊断评估[49]。该项研究显示,NT–proBNP 水平与醛固酮/肾素比值呈正相关,与肾素水平呈负相关,在盐负荷试验阳性的患者中明显升高[49]。如果在更多研究中能得到验证,NT–proBNP 将可以作为一个新的检查手段。

原发性醛固酮增多症的诊断金标准,目前在全球还没有共识[2]。虽然 FST 被一些人认为是最可靠的检测方法,但是费用昂贵并且需要住院数天使其难以实施[50]。Mulatero 和他的同事们发现 SLT 用于诊断原发性醛固酮增多症,与 FST 相比同样有效而且费用更低[51]。SST 在直立或坐姿位进行检测时灵敏度优于卧位[52]。评估口服钠负荷试验(SLT)时,Giacchetti 和其同事发现,直立位醛固酮/肾素比(ARR)为 40 患者中,当血清醛固酮值为 7ng/dl 时,其特异性和阳性预测值为 100%[53]。他们同时发现给予卡托普利后的醛固酮/肾素比值特异性略高但敏感性较低。Rossi 等人努力研究区分醛固酮腺瘤和双侧肾上腺增生的最佳醛固酮分界值。但是,当分界值分别为 6.75 和 6.91ng/dl 时,分别只有 83% 的敏感性和 75% 的特异性,所以醛固酮腺瘤和双侧肾上腺增生之间的醛固酮临界值没有真正的差异。尽管盐水输注试验对排除原发性醛固酮增多症有特异性,但其仍不能区分醛固酮腺瘤和双侧肾上腺增生[54]。

与其他试验相比,卡托普利试验有着较高的假阳性诊断率,并且结果取决于不同患者的药物生物学效价[55,56]。对充血性心力衰竭或难以控制的高血压等不能耐受盐负荷或容量扩张的患者可以进行卡托普利激发试验。

## 亚型分类

原发性醛固酮增多症一旦确诊,需要区分其亚型以进行最佳的治疗。传统上,亚型是根据组织病理学分类的,其中醛固酮腺瘤(APA)约占三分之一的病例,多达三分之二的病例为双侧肾上腺增生(BAH)(表 8.3),肾上腺皮质癌不到 1%[7,35,46]。其他不太常见的包括单侧肾上腺增生(1%~3%)和家族性醛固酮增多症Ⅰ~Ⅲ(<1%)[46,57,58]。手术后病理结果多为提示肾上腺腺瘤增生。遗憾的是,它们的临床表现或病理结果从肾上腺组织学研究中并没有发现明显差异[59]。

**表 8.3** 原发性醛固酮增多症的亚型

| 亚型 | 患病率(%) |
| --- | --- |
| 双侧肾上腺增生(BAH) | 65%~70% |
| 醛固酮腺瘤(APA) | 30%~35% |
| 单侧肾上腺增生(UAH) | 1%~3% |
| 肾上腺皮质癌(APACC) | <1% |
| 家族性醛固酮增多症Ⅰ~Ⅲ | <1% |

### 家族性醛固酮增多症

有三种类型的原发性醛固酮增多症与肾上腺增生相关。它们为家族性醛固酮过多症Ⅰ型(糖皮质激素可治性醛固酮增多症,GRA,FH–Ⅰ)、Ⅱ型(家族性腺瘤或增生,FH–Ⅱ)和Ⅲ型。这三种都是以常染色体显性遗传为特征的罕见疾病。

### 家族性醛固酮增多症Ⅰ型

由于FH-Ⅰ/GRA引起的原发性醛固酮增多症以常染色体显性方式遗传并具有可变外显率,此类病例不到1%。这主要是由染色体8q上与CYP11B2(醛固酮合成酶基因)偶联的CYP11B1(11β-羟化酶)基因变异导致的。FH-Ⅰ中内源性促肾上腺皮质激素(ACTH)分泌增多从而激活醛固酮的合成使其分泌过多。一些患者表现为醛固酮过量分泌,抑制肾素活性,导致早期出现药物难以控制的严重高血压;还有一些患者则血压正常,与原发性高血压患者难以区别[2,60]。由于ACTH激活导致过量醛固酮分泌,FH-Ⅰ可以采用地塞米松抑制试验确认。对于有严重或顽固性高血压病家族史,或者早期高血压、出血性脑卒中或颅内动脉瘤家族史的儿童或青年都应该高度怀疑[61,62]。50岁以上有高血压和脑卒中家族史的年轻患者应该鼓励筛查Ⅰ型家族性醛固酮增多症[7]。糖皮质激素是其治疗的最主要药物。

### 家族性醛固酮增多症Ⅱ型

FH-Ⅱ比较FH-Ⅰ更常见。FH-Ⅱ遗传学基础尚不清楚,但其有遗传异质性[36]。与FH-Ⅰ不同,糖皮质激素治疗无效[63-65]。在临床上FH-Ⅱ可表现为肾上腺腺瘤或增生,与非家族性类型很难区分。因此,它的治疗参考非家族性亚型的治疗。

### 家族性醛固酮增多症Ⅲ型

FH-Ⅲ是原发性醛固酮增多症的一种新的家族性类型,会导致更严重的病情,如果药物治疗失败则需要切除双侧肾上腺[4]。KCNJ5基因中的点突变增加了细胞的钠电导和去极化,最终导致醛固酮分泌增多[66,67]。醛固酮合成的两个主要调控剂是血清钾和血管紧张素Ⅱ,它们能调控电压门控$Ca^{2+}$通道,引起膜去极化和钙流入[66,67]。

## 醛固酮腺瘤

肾上腺皮质醛固酮腺瘤女性发病率比男性高[57]。腺瘤常为单侧,直径常常<2cm(图8.1)[37]。大多数醛固酮腺瘤对肾素无反应性[68]。肾素有反应性的肾上腺皮质醛固酮腺瘤主要由球状带细胞组成,而无反应性的则是由束状带细胞组成[68]。

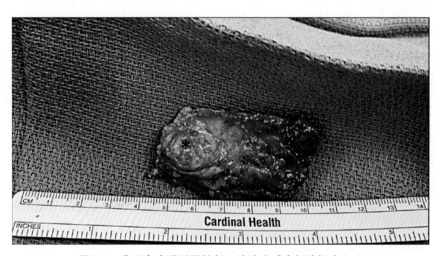

图8.1  典型合成醛固酮的肾上腺腺瘤手术切除标本(*)

## 双侧肾上腺增生

双侧肾上腺增生（bilateral adrenal hyperplasia，BAH）又称特发性醛固酮增多症，是原发性醛固酮增多症最常见的亚型，多为微小结节性增生。这种肾上腺病例在 CT 上看起来可能有结节状改变或者没有任何异常[2]。与醛固酮腺瘤不同，大多数双侧肾上腺增生对血管紧张素 II 是有反应性的，所以可以用药物治疗。大约有 1%~3% 的原发性醛固酮增多症患者为单侧肾上腺增生，可以进行手术治疗[46]。

### 分泌醛固酮的肾上腺皮质癌

在原发性醛固酮增多症（aldosterone-producing adrenocortical carcinoma，APACC）中，肾上腺皮质癌占 1%[69]。皮质癌患者临床症状进展迅速，常伴有其他类固醇的

异常分泌。肿瘤大小不同，没有性别或左右侧差异。首次诊断肾上腺皮质癌病例中有 10% 已经发生转移，随访患者时近半数有转移，总体预后和生存率较差[69]。

# 亚型鉴别诊断

## CT 检查

所有原发性醛固酮增多症患者都应进行 CT 检查，以评估其为肾上腺结节或者肾上腺皮质癌[2]。诊断肾上腺结节的首选技术是精度为 2~3mm 的高分辨率 CT 扫描，其特异性和灵敏度可接近 100%[4]。原醛常见的 CT 表现包括正常的肾上腺、双侧腺瘤、微腺瘤（结节 ≤ 1cm）或大腺瘤（结节 >1cm）以及单侧肾上腺增粗（图 8.2）[41]。

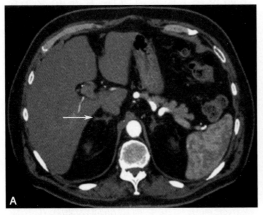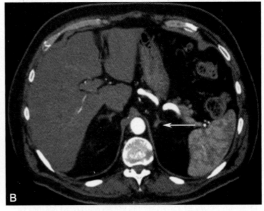

图 8.2　CT 扫描显示多发性右侧（A）和左侧（B）微腺瘤，以及左侧肾上腺肢体增厚

双侧肾上腺结节患者 CT 显像很难区分增生还是腺瘤[70]。此外，在高达 10% 的病例中，肾上腺无功能腺瘤的 CT 显像与醛固酮腺瘤没有区别[4]。CT 有助于确定右侧肾上腺中央静脉的解剖位置，此处常常是肾上腺静脉取样（AVS）较困难的部位[71]。

### 肾上腺静脉取样

区分单侧还是双侧肾上腺醛固酮分泌过多对决定治疗方案至关重要。20 世纪 60 年代后期引入了肾上腺静脉取样（adrenal venous sampling，AVS）作为区分单侧和双侧醛固酮增多症的检测[72]。肾

上腺静脉插管技术上的困难以及 CT、MR 等影像学检查的改进致使此种检测起初不被广泛接受，直到多项研究证明仅依赖于影像学检查结果是不够的。最近一项系统回顾性研究用于评估 CT、MRI 和肾上腺静脉取样在区分单、双侧醛固酮分泌过多的作用[73]。研究发现 37.8% 的患者 CT 或 MRI 结果与 AVS 结果不一致。所以，仅靠 CT 或 MR 检查结果将导致 19.1% AVS 诊断单侧病变的 PA 患者错失手术治疗的机会；而 14.6% AVS 诊断双侧病变的 PA 患者接受不恰当的手术治疗方案；以及 3.9% 的患者错误的切除了正常一侧的肾上腺。因此，如果只使用 CT 或 MRI 作为手术治疗决策，很多情况将导致不适当的治疗。同样，来自美国国立卫生研究院的一项研究表明，与同时接受 CT 和 AVS 检查的原发性醛固酮增多症患者相比，那些仅接受 CT 检查就治疗的患者中有近 50% 接受了不适当的治疗[74]。Salem 等人最近一项评估 CT 和 AVS 的研究结果显示，应用 CT 和 AVS 同时来诊断原发性醛固酮增多症患者的一致性达到了 73.7%[75]。双侧病灶 CT 阳性预测值（50%）低于单侧病变（85%）[75]。之后多项研究表明，CT 检测单侧肾上腺醛固酮分泌过量的敏感性和特异性（分别为 78% 和 75%）明显低于 AVS（分别为 95% 和 100%）[71,76]。由具有相关经验丰富的多学科小组中心来进行的 AVS 现在被认为是区分醛固酮腺瘤和双侧肾上腺增生的金标准检查方法[46,72,77-79]。但是 AVS 只能在醛固酮/肾素比值（ARR）筛查阳性并且希望接受手术治疗的这些患者中进行。此外，应用 CT 和 AVS 筛查原发性醛固酮增多症对于耐药性的高血压患者是一种经济有效的策略[80]。纠正低钾血症和调整降压药物方案都应该进行 AVS 检测。检测前应停用依普利酮或螺内酯等醛固酮拮抗剂至少 2 周。

## AVS 的适应证

有些中心建议，在所有希望接受手术的原发性醛固酮增多症患者中进行 AVS，另一些中心则建议选择性地进行 AVS，如年龄大于 35 岁等[81]。Young 和同事对 143 例行单侧肾上腺切除术的患者进行了长期随访，收集数据来评估手术疗效。他们发现，仅用 CT 或 MRI 来诊断单侧肾上腺疾病的总体准确率较差，仅为 58.6%。但是 35 岁以下患者的影像结果与 AVS 结果 100% 一致，然而随访中只有五名 35 岁以下的患者[82]。最近一项临床预测评分研究，试图找出有助于预测单侧醛固酮分泌过多的方法，使患者无需 AVS 而直接进行手术治疗[83]。在同一个机构连续 101 例原发性醛固酮增多症患者接受 AVS 检测进行横断面研究。AVS 在 87 名患者中获得成功，其中 49 名为单侧患者，在 26 例典型的 Conn 氏腺瘤中，都患有单侧原发性醛固酮增多症（同时评估 GFR 至少为 100ml/（min·1.73m$^2$）或血清钾小于 3.5mmol/L）。我们总结认为，影像学检查诊断的皮质醛固酮瘤患者，如果符合 GFR>100ml/（min·1.73m$^2$）或血钾<3.5mmol/L 两项生化特征应优先接受手术治疗，而特异性和灵敏度分别为 100% 和 53% 的 AVS 检查可能被忽略[83]。然而，这仍需要进行更大规模的研究来优化并确定哪些患者应该按照标准选择性进行 AVS 检测。当患者不愿接受手术风险或疑似诊断肾上腺皮质癌时不应进行 AVS 检测[81]。

## AVS 技术

介入放射科医师在透视引导下经皮入路经股静脉先后或同时插管至左、右侧肾上腺静脉。左肾上腺静脉导管插入通常比较容易；而右肾上腺静脉由于长度较短，与下腔静脉成锐角连接从而插管相对困难。导管插入技术的改善提高了右肾上腺静脉导管植入的成功率[2]。可以通过对比静脉造影来验证导管尖端放置位置是否适当。从肾上腺静脉和外周静脉（下腔静脉或髂静脉）获得血液样品来测量醛固酮和皮质醇水平。先给大剂量ACTH（250μg）后再连续输注（在采样前30分钟开始50μg/h）或连续输注后再给予大剂量ACTH可以提高AVS的敏感性[81]。通常在给药后5、10、15分钟收集血液样品。

避免紧张引起醛固酮水平的波动，使用ACTH刺激，使醛固酮瘤体最大化分泌醛固酮，从肾上腺静脉到下腔静脉的皮质醇梯度形成来判断肾上腺静脉插管成功与否[2,81,84-86]。连续使用替可克肽（促皮质素）可以使皮质醇和醛固酮的分泌最小化，这可以使肾上腺静脉血液中产生时间相关的激素浓度发生变化[2]。在没有替可克肽刺激的情况下，仰卧位休息1小时后再进行AVS检测[81]。当不使用促皮质素时，AVS应在早晨卧位进行检测，以避免由于姿势变化引起的醛固酮水平改变。

### 取样解读

为了校正左膈下静脉血流入左肾上腺静脉的稀释作用，需要计算每个位置每个时间点的醛固酮与皮质醇（aldosterone-to-cortisol，AC）比值[2]。在没有促皮质激素刺激的情况下，肾上腺静脉 - 外周静脉皮质醇比值大于2:1；当使用促皮质素（替可克肽）刺激时，肾上腺静脉 - 外周静脉皮质醇比值大于5:1[81]。

AC比值被用来确定单侧或者双侧发病。然而，关于确定单侧发病的最佳标准并没有明确的共识[87]。Webb和他的同事评估了文献中十个不同的标准，以评估哪

一个具有最好的准确性[87]。他们发现，当使用ACTH刺激，肾上腺静脉/外周静脉皮质醇比值大于5，同时优势肾上腺侧AC比值与非优势肾上腺侧AC比值大于4的时候准确性最高（图8.3）。在之后其他研究中发现，高分泌腺体AC比值与对侧腺体AC比值大于4:1时敏感性和特异性分别为95%和100%（图8.3）[2,88]。AC比值小于3:1时提示双侧醛固酮分泌过多，在3:1和4:1之间时，单侧或双侧发病都有可能。当没有促皮质素时，校正的皮质醇与醛固酮比值大于2:1提示单侧病变[81,89]。一般来说，当肾上腺静脉的醛固酮 - 皮质醇比值至少是外周静脉的2.5倍，并且对侧肾上腺静脉中的醛固酮 - 皮质醇比值不高于外周静脉时，AVS可以判断为单侧肾上腺分泌过多，并且需要行肾上腺手术治疗。

在双侧肾上腺增生导致的原发性醛固酮增多症中，由于ACTH的刺激，双侧肾上腺静脉中的醛固酮分泌水平均升高。相反，在肾上腺腺瘤中，ACTH的刺激可导致同侧肾上腺静脉中醛固酮的快速增加，并且由于负反馈抑制而导致对侧静脉中的醛固酮水平降低[70]。

### 并发症

虽然AVS既昂贵又有创伤，对于筛查结果为阳性的患者，在需要确诊为原发性醛固酮增多症时仍应进行这种检测[7]。AVS并发症发生率为5%~10%之间，但更多近期研究表明，其并发症率降至0.2%~0.9%[90]。AVS主要并发症之一是肾上腺静脉破裂和出血，这是由于右肾上腺各种原因插管比较困难引起的[90]。一项中位时间为5年的多中心研究指出，无论操作者技术经验多丰富，AVS过程中都可能发生肾上腺出血这种并发症[90]。意外发

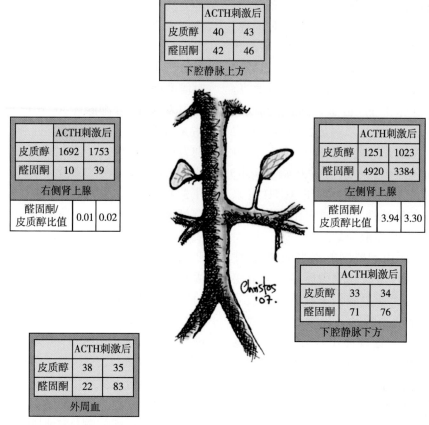

| | ACTH刺激后 | |
|---|---|---|
| 皮质醇 | 40 | 43 |
| 醛固酮 | 42 | 46 |
| 下腔静脉上方 | | |

| | ACTH刺激后 | |
|---|---|---|
| 皮质醇 | 1692 | 1753 |
| 醛固酮 | 10 | 39 |
| 右侧肾上腺 | | |
| 醛固酮/皮质醇比值 | 0.01 | 0.02 |

| | ACTH刺激后 | |
|---|---|---|
| 皮质醇 | 1251 | 1023 |
| 醛固酮 | 4920 | 3384 |
| 左侧肾上腺 | | |
| 醛固酮/皮质醇比值 | 3.94 | 3.30 |

| | ACTH刺激后 | |
|---|---|---|
| 皮质醇 | 33 | 34 |
| 醛固酮 | 71 | 76 |
| 下腔静脉下方 | | |

| | ACTH刺激后 | |
|---|---|---|
| 皮质醇 | 38 | 35 |
| 醛固酮 | 22 | 83 |
| 外周血 | | |

图 8.3　用 ACTH 刺激进行肾上腺静脉取样检测。左侧肾上腺醛固酮 / 皮质醇比值达 4∶1，提示分泌过多的醛固酮来自左侧肾上腺。ACTH 输注后 5 分钟和 10 分钟分别采取血液样本。（Image courtesy of Johns Hopkins）

生时，肾上腺出血通常对肾上腺功能影响甚微。该研究报告中的病例均未需要特殊处理来控制出血[90]。肾上腺梗死、血栓形成、高血压危象和肾上腺皮质功能不全等并发症也有报道[71]。尽管这些并发症可能会增加腹腔镜手术难度，但是他们与长期后遗症并无关联[71]。AVS 检测失败时需要重复操作。此外，当 CT 显示的单侧肾上腺肿块，而 AVS 定位失败时，需要用姿势刺激检测[2]。这是因为双侧肾上腺增生受到站立位血管紧张素 Ⅱ 的影响，而醛固酮瘤患者中血浆醛固酮浓度可表现出昼夜变化，并且不受血管紧张素 Ⅱ 的影响[91]。

## 其他定位检测

碘胆固醇闪烁扫描虽然在一些国家仍然使用，但在美国已不再使用。由于其敏感性取决于腺瘤的大小，因此对于示踪剂吸收差的小腺瘤没有多大价值[92,93]。此外，最近的研究发现单侧醛固酮腺瘤患者体内 18- 氢可的松、18- 氧皮质醇、18- 羟基可的松（通过 18- 羟基化皮质酮形成）指标升高，因此 18- 氧化皮质醇可用于区分皮质醇醛固酮瘤和双侧肾上腺增生[94,95]。然而，这些检测用来指导手术治疗尚未得到验证，需要更多的研究来确定其作用以辅助 AVS[2]。

## 基因检测

对于具有原发性醛固酮增多症家族史，年轻时（<40岁）发生脑卒中，或20岁以下确诊原发性醛固酮增多症的患者应进行醛固酮增多症FH-Ⅰ基因检测[96,97]。采用DNA印迹和聚合酶链式反应（PCR）的方法来检测FH-Ⅰ中的杂交基因[98,99]。PCR检测速度快且无放射性同位素使用，是大多数人的首选基因检测方法。较年轻的原发性醛固酮增多症患者应进行KCNJ5种系突变检测以排除FH-Ⅲ。与FH-Ⅰ和FH-Ⅲ相比，FH-Ⅱ的分子基础尚不清楚，临床的遗传评估亦更为复杂。

最近在醛固酮腺瘤中发现，肾上腺球状带细胞中几种关键蛋白发生了致病性体细胞基因突变。其中包括KCNJ5（编码G蛋白激活的内向整流钾离子通道4，GIRK4）、CACNA1D（编码电压门控钙通道）、ATP1A1（编码$Na^+/K^+$-AT 原发性醛固酮增多症 se的α亚基）和ATP2B3（编码质膜钙转运ATP酶3）基因突变[67,100-107]。最近，Teo及其同事发现CTNNB1（Wnt细胞分化途径中编码β-catenin的基因）与妊娠醛固酮腺瘤患者之间可能存在相关性[108]。然而，其他研究发现CTNNB1基因突变与非妊娠皮质醇醛固酮瘤患者之间也可能存在相关性[109]。

## 治疗

### 手术治疗

单侧过度分泌的原发性醛固酮增多症患者建议采用微创肾上腺切除术治疗（图8.4）[2]。醛固酮腺瘤引起的原发性醛固酮增多症患者进行手术治疗比药物治疗更有效[110,111]。与开放手术相比，微创手术避免了大切口引起的疼痛、出血量少、术后早期镇痛需求减低、恢复快、住院时间缩短[112-117]。此外，微创手术治疗使伤口更具有美观性。微创手术包括腹腔镜或机器人经腹、腹膜后肾上腺切除术[118-120]。经腹膜后途径肾上腺切除术式不经过腹腔，而是在后腹膜腔隙内直接找到肾上腺腺体，并且处理双侧肾上腺病变也更为便捷[121]。这种术式可以减少肠道损伤和术后粘连相关的并发症，对于多次腹部手术史的患者更为有利[118]。这种方法的缺点包括相对陌生的后视解剖结构，狭小空间气流可能造成例如纵隔积气、气胸等并发症以及胸腔引流风险。

由于外科人体工程学的不断发展、三维可视化和高倍放大的解剖结构，机器人手术治疗肾上腺疾病越来越受欢迎。其学习曲线与该技术紧密相关。不过许多外科医生认为，机器人手术与传统腹腔镜手术切除效果相似，但手术较复杂，花费也较高。最终首选手术方式应由外科医生对该手术的熟悉度和经验来决定。手术治疗单侧肾上腺病变的醛固酮增多症，能有效控制高血压、纠正低钾血症、改善血糖稳态。手术治疗能改善高血压病与以下几个因素有关：高血压持续时间较短（小于5~10年），不超过2种降压药物，术前血压较高，术前肾功能正常，术前血浆醛固酮/肾素比值较高，年轻患者，女性，体重指数（BMI）不超过$25kg/m^2$，没有高血压病家族史，没有血管重塑疾病[2,122-124]。事实上，Zarnegar等人开发了一种醛固酮瘤缓解评分（ARS）来预测手术治疗后治愈可能性；这些标准是BMI小于$25kg/m^2$，女性，高血压持续时间不超过6年和术前降压药物的数量不超过2种[125]。分数被分配到上述每项标准中，如果综合分数大于等于4，治疗高血压的可能性较高。

他们将醛固酮评分（aldosteronoma resolution score, ARS）应用于 47 例患者，中位随访时间为 1135 天，73% 的 ARS 为 4~5 的患者完全治愈了高血压病[126]。尽管最初是在一年内时间来预测高血压治愈的可能性，但其他的研究已经表明 ARS 也是可以用来预测超一年的转归[126]。

与双侧肾上腺增生药物治疗相比，单侧醛固酮瘤的手术治疗对于改善心血管疾病和生活质量更为有利[127-130]。Catena 及其同事在 1 年的前瞻性随访研究中观察到，那些接受手术治疗患者的左心室重量明显减轻[130]。其他研究表明，与单纯药物治疗相比，单侧肾上腺切除手术治疗能使高血压病明显改善和全因死亡率明显降低[131, 132]。Sukor 等人使用 SF-36 有效的生活质量问卷，观察到患者身体机能、身体、情感健康、一般情况健康、心理健康和活力在腹腔镜肾上腺切除术后 3 个月后有着显著改善[30]。

### 手术后治疗

手术治疗后，应通过测量血浆肾素活性和醛固酮水平来评估术后疗效。患者术后不再有过多醛固酮分泌刺激时，高血压会慢慢改善，降压治疗应该逐渐减少，无需长期药物治疗。一般来说，术后 1~6 个月时间内血压会有所改善，一年内血压会

明显下降[3, 106]。术前高血压的持续时间也决定了能否完全摆脱降压药物的可能性。一般建议术后第一天应停止补钾和停用螺内酯[3]。另外，除非血钾水平较低，术后的静脉输液不应含钾。也有报道醛固酮腺瘤患者手术治疗后难治性高钾血症病例[133-135]。高钾血症通常是由于对侧的肾上腺球状带功能不全或受损而不能分泌足够量醛固酮。肾上腺手术治疗后与高钾血症相关的危险因素包括高血压病（≥9.5年），病理组织大小（≥1.95cm），术前肾功能受损（GFR<58.2ml/min）和年龄（≥53岁）[133]。此外，在少部分病例中，肾上腺手术治疗后，可能还会出现持续性低醛固酮分泌，并需要联合氟氢可的松及盐皮质激素来进行替代治疗[135]。

### 药物治疗

双侧肾上腺增生或不愿接受手术的醛固酮瘤患者，推荐使用盐皮质激素拮抗剂治疗（见图 8.4）。药物治疗是双侧肾上腺增生首选治疗方法，而手术治愈率只有 19%。药物治疗已被证明可改善内皮功能，降低顽固性高血压，降低糖尿病患者蛋白尿，降低心血管疾病患者死亡率[136, 137]。双侧肾上腺增生治疗推荐采用螺内酯（非选择性拮抗剂）或依普利酮（选择性拮抗剂）

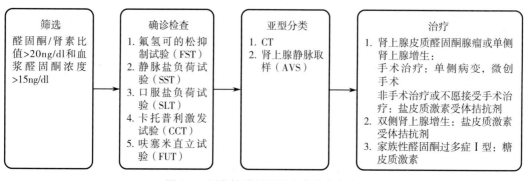

**图 8.4** 原发性醛固酮增多症诊疗步骤

等盐皮质激素拮抗剂[138]。依普利酮是一种较新的选择性盐皮质激素拮抗剂,其成本较高,但患者耐受性比螺内酯高。它的效力是螺内酯的一半,由于其较短的半衰期而需要每天给药两次。与螺内酯相比,依普利酮治疗患者舒张压基线变化可能更小[138]。

阿米洛利和氨苯蝶啶是两种可用的钠通道拮抗剂,它们可以阻止醛固酮的下游作用,故可用来治疗原发性醛固酮增多症。虽然疗效不如螺内酯,但总体而言各有优点。阿米洛利是一种保钾利尿剂,有助于纠正当前存在的血钾紊乱,并且没有不良的内分泌副作用[139]。除了螺内酯或其他盐皮质激素拮抗剂以外,可用来控制高血压的其他降药包括钙通道阻滞剂、血管扩张剂、ACE抑制剂和血管紧张素受体阻断剂。

Ghose等人研究评估了醛固酮腺瘤患者药物治疗的情况,这些患者接受螺内酯或阿米洛利治疗至少5年[140]。发现患者从确诊到最后一次随访期间,舒张压由106mmHg降至79mmHg,收缩压从175mmHg降至129mmHg,血钾浓度从3.0mmol/L升至4.3mmol/L[140]。螺内酯的副作用包括肌肉痉挛、男性乳房发育症和勃起功能障碍,是剂量依赖性的。随机双盲研究显示,与依普利酮相比,接受螺内酯治疗患者,男性患者乳房发育和女性乳房痛发生率较高[138]。依普利酮因为没有孕酮激动剂和抗雄激素的影响而具有更好的耐受性[141]。可使用阿米洛利或氨苯蝶啶与螺内酯联合用药以避免过高剂量引起的相关副作用。FH-I/GRA应该在睡前使用最低剂量的糖皮质激素,最好是长效的地塞米松或泼尼松,以抑制早晨ACTH激增。通常地塞米松每天不超过0.5~0.75mg就足

以获得良好的血压控制效果[48]。有时也需要添加盐皮质激素治疗以便更好控制血压,前提是保证剂量可以耐受,避免剂量过度导致的类固醇过量副作用(例如库欣氏征和发育迟缓)。

## 总结

原发性醛固酮增多症与心血管、脑血管、肾脏和终末器官的发病密切相关,被认为是一个重大的公共卫生问题。它也是继发性高血压最常见可治愈的病因之一。原发性醛固酮增多症最常见的病因是双侧肾上腺增生或醛固酮腺瘤,其他还包括单侧肾上腺增生、肾上腺皮质癌和家族性醛固酮过多症等。过去几十年中原发性醛固酮增多症的发病率一直在上升,得益于醛固酮/肾素比值(ARR)的不断使用,临床医生能够早期诊断和治疗。患者接受手术治疗之前应该进行AVS检测以区分单侧还是双侧肾上腺病变。手术治疗是单侧肾上腺疾病的主要治疗方法,而双侧肾上腺增生和不接受手术的患者建议使用盐皮质激素受体拮抗药物治疗。在大多数情况下,单侧原发性醛固酮增多症手术治疗可达到生化治愈,患者术后高血压得到控制,生活质量显著提高。药物治疗也同样降低了心脑血管、肾脏和其他终末器官损害的风险。我们尽管在原发性醛固酮增多症的诊断和治疗方面取得了许多进步,但还需做更多的工作来制定统一规范化的诊治方案,从而促进患者早期诊断和获得更好的治疗。

(邓君鹏 译,谢建军 校)

# 参考文献

1. Conn JW, Louis LH. Primary aldosteronism, a new clinical entity. Ann Intern Med. 1956;44(1):1–15.
2. Funder JW, Carey RM, Mantero F, Murad MH, Reincke M, Shibata H, et al. The management of primary aldosteronism: case detection, diagnosis, and treatment: An Endocrine Society Clinical Practice Guideline. J Clin Endocrinol Metab. 2016;191(5): 1889–91.
3. Mattsson C, Young WF. Primary aldosteronism: diagnostic and treatment strategies. Nat Clin Pract Nephrol. 2006;2(4):198–208.
4. Mulatero P, Monticone S, Veglio F. Diagnosis and treatment of primary aldosteronism. Rev Endocr Metab Disord. 2011;12(1):3–9.
5. Carey RM. Primary aldosteronism. J Surg Oncol. 2012;106(5):575–9.
6. Goh BKP, Tan YH, Chang KTE, Eng PHK, Yip SKH, Cheng CWS. Primary hyperaldosteronism secondary to unilateral adrenal hyperplasia: An unusual cause of surgically correctable hypertension. A review of 30 cases. World J Surg. 2007;31(1):72–9.
7. Rossi GP, Bernini G, Caliumi C, Desideri G, Fabris B, Ferri C, et al. A prospective study of the prevalence of primary aldosteronism in 1,125 hypertensive patients. J Am Coll Cardiol. 2006;48(11):2293–300.
8. Fogari R, Preti P, Zoppi A, Rinaldi A, Fogari E. Prevalence of primary aldosteronism among unselected hypertensive patients: a prospective study based on the use of an aldosterone/renin ratio above 25 as a screening test. Hypertension Res. 2007;30(2):111–7.
9. Young Jr WF. Primary aldosteronism: a common and curable form of hypertension. Cardiol Rev. 1999;7(4):207–14.
10. Lim PO, Rodgers P, Cardale K, Watson AD, MacDonald TM. Potentially high prevalence of primary aldosteronism in a primary-care population. Lancet. 1999;353(9146):40.
11. Mihai R. Rare adrenal tumors in children. Semin Pediatr Surg. 2014;23(2):71–5.
12. Rodriguez-Arnao J, Perry L, Dacie JE, Reznek R, Ross RJ. Primary hyperaldosteronism due to an adrenal adenoma in a 14-year-old boy. Postgrad Med J. 1995;71(832):104–6.
13. Newton-Cheh C, Guo CY, Gona P, Larson MG, Benjamin EJ, Wang TJ, et al. Clinical and genetic correlates of aldosterone-to-renin ratio and relations to blood pressure in a community sample. Hypertension. 2007;49(4):846–56.
14. Young WF. Primary aldosteronism: renaissance of a syndrome. Clin Endocrinol. 2007;66(5):607–18.
15. Calhoun DA, Nishizaka MK, Zaman MA, Thakkar RB, Weissmann P. Hyperaldosteronism among black and white subjects with resistant hypertension. Hypertension. 2002;40(6):892–6.
16. Mosso L, Carvajal C, González A, Barraza A, Avila F, Montero J, et al. Primary aldosteronism and hypertensive disease. Hypertension. 2003;42(2):161–5.
17. Di Murro A, Petramala L, Cotesta D, Zinnamosca L, Crescenzi E, Marinelli C, et al. Renin-angiotensin-aldosterone system in patients with sleep apnoea: prevalence of primary aldosteronism. J Renin Angiotensin Aldosterone Syst. 2010;11(3):165–72.
18. Pratt-Ubunama MN, Nishizaka MK, Boedefeld RL, Cofield SS, Harding SM, Calhoun DA. Plasma aldosterone is related to severity of obstructive sleep apnea in subjects with resistant hypertension. Chest. 2007;131(2):453–9.
19. Corry DB, Tuck ML. The effect of aldosterone on glucose metabolism. Curr Hypertens Rep. 2003;5(2):106–9.
20. Stowasser M, Gordon RD. The renaissance of primary aldosteronism: What has it taught us? Heart Lung Circ. 2013;22(6):412–20.
21. Brilla CG, Pick R, Tan LB, Janicki JS, Weber KT. Remodeling of the rat right and left ventricles in experimental hypertension. Circ Res. 1990;67(6): 1355–64.
22. Rocha R, Rudolph AE, Frierdich GE, Nachowiak DA, Kekec BK, Blomme EA, et al. Aldosterone induces a vascular inflammatory phenotype in the rat heart. Am J Physiol Heart Circ Physiol. 2002;283(5): H1802–10.
23. Stowasser M, Sharman J, Leano R, Gordon RD, Ward G, Cowley D, et al. Evidence for abnormal left ventricular structure and function in normotensive individuals with familial hyperaldosteronism type I. J Clin Endocrinol Metab. 2005;90(9):5070–6.
24. Kozàkovà M, Buralli S, Palombo C, Bernini G, Moretti A, Favilla S, et al. Myocardial ultrasonic backscatter in hypertension: relation to aldosterone and endothelin. Hypertension. 2003;41(2):230–6.
25. Milliez P, Girerd X, Plouin P-F, Blacher J, Safar ME, Mourad J-J. Evidence for an increased rate of cardiovascular events in patients with primary aldosteronism. J Am Coll Cardiol. 2005;45(8):1243–8.
26. Catena C, Colussi G, Lapenna R, Nadalini E, Chiuch A, Gianfagna P, et al. Long-term cardiac effects of adrenalectomy or mineralocorticoid antagonists in patients with primary aldosteronism. Hypertension. 2007;50(5):911–8.
27. Marney AM, Brown NJ. Aldosterone and end-organ damage. Clin Sci. 2007;113(6):267–78.
28. Rossi GP, Bernini G, Desideri G, Fabris B, Ferri C, Giacchetti G, et al. Renal damage in primary aldosteronism: results of the PAPY study. Hypertension. 2006;48(2):232–8.
29. Sechi LA, Di Fabio A, Bazzocchi M, Uzzau A, Catena C. Intrarenal hemodynamics in primary aldosteronism before and after treatment. J Clin Endocrinol Metab. 2009;94(4):1191–7.
30. Sukor N, Kogovsek C, Gordon RD, Robson D, Stowasser M. Improved quality of life, blood pressure, and biochemical status following laparoscopic adrenalectomy for unilateral primary aldosteronism.

J Clin Endocrinol Metab. 2010;95(3):1360–4.

31. Sonino N, Tomba E, Genesia ML, Bertello C, Mulatero P, Veglio F, et al. Psychological assessment of primary aldosteronism: a controlled study. J Clin Endocrinol Metab. 2011;96(6):E878–83.

32. Calhoun DA. Hyperaldosteronism as a common cause of resistant hypertension. Annu Rev Med. 2013;64(1):233–47.

33. Vasan RS, Evans JC, Larson MG, Wilson PWF, Meigs JB, Rifai N, et al. Serum aldosterone and the incidence of hypertension in nonhypertensive persons. N Engl J Med. 2004;351(1):33–41.

34. Eide IK, Torjesen PA, Drolsum A, Babovic A, Lilledahl NP. Low-renin status in therapy-resistant hypertension: a clue to efficient treatment. J Hypertens. 2004;22(11):2217–26.

35. Mulatero P, Stowasser M, Loh KC, Fardella CE, Gordon RD, Mosso L, et al. Increased diagnosis of primary aldosteronism, including surgically correctable forms, in centers from five continents. J Clin Endocrinol Metab. 2004;89(3):1045–50.

36. Stowasser M, Gordon RD, Gunasekera TG, Cowley DC, Ward G, Archibald C, et al. High rate of detection of primary aldosteronism, including surgically treatable forms, after "non-selective" screening of hypertensive patients. J Hypertens. 2003;21(11):2149–57.

37. Zeiger MA, Siegelman SS, Hamrahian AH. Medical and surgical evaluation and treatment of adrenal incidentalomas. J Clin Endocrinol Metab. 2011;96(7):2004–15.

38. Dunn PJ, Espiner EA. Outpatient screening tests for primary aldosteronism. Aust N Z J Med. 1976;6(2):131–5.

39. Hiramatsu K, Yamada T, Yukimura Y, Komiya I, Ichikawa K, Ishihara M, et al. A screening test to identify aldosterone-producing adenoma by measuring plasma renin activity. Results in hypertensive patients. Arch Intern Med. 1981;141(12):1589–93.

40. Schwartz GL. Screening for adrenal-endocrine hypertension: overview of accuracy and cost-effectiveness. Endocrinol Metab Clin North Am. 2011;40(2):279–94.

41. Funder JW, Carey RM, Fardella C, Gomez-Sanchez CE, Mantero F, Stowasser M, et al. Case detection, diagnosis, and treatment of patients with primary aldosteronism: an endocrine society clinical practice guideline. J Clin Endocrinol Metab. 2008;93(9):3266–81.

42. Schwartz GL, Turner ST. Screening for primary aldosteronism in essential hypertension: diagnostic accuracy of the ratio of plasma aldosterone concentration to plasma renin activity. Clin Chem. 2005;51(2):386–94.

43. Weinberger MH, Fineberg NS. The diagnosis of primary aldosteronism and separation of two major subtypes. Arch Intern Med. 1993;153(18):2125–9.

44. Stowasser M, Ahmed AH, Pimenta E, Taylor PJ, Gordon RD. Factors affecting the aldosterone/renin ratio. Horm Metab Res. 2012;44(3):170–6.

45. Tiu SC, Choi CH, Shek CC, Ng YW, Chan FKW, Ng CM, et al. The use of aldosterone-renin ratio as a diagnostic test for primary hyperaldosteronism and its test characteristics under different conditions of blood sampling. J Clin Endocrinol Metab. 2005;90(1):72–8.

46. Rayner B. Primary aldosteronism and aldosterone-associated hypertension. J Clin Pathol. 2008;61(7):825–31.

47. Mulatero P, Monticone S, Bertello C, Mengozzi G, Tizzani D, Iannaccone A, et al. Confirmatory tests in the diagnosis of primary aldosteronism. Horm Metab Res. 2010;42(6):406–10.

48. Mulatero P, Monticone S, Bertello C, Tizzani D, Iannaccone A, Crudo V, et al. Evaluation of primary aldosteronism. Curr Opin Endocrinol Diabetes Obes. 2010;17(3):188–93.

49. Pizzolo F, Zorzi F, Chiecchi L, Consoli L, Aprili I, Guarini P, et al. NT-proBNP, a useful tool in hypertensive patients undergoing a diagnostic evaluation for primary aldosteronism. Endocrine. 2014;45(3):479–86.

50. Stowasser M, Gordon RD. Primary aldosteronism. Best Pract Res Clin Endocrinol Metab. 2003;17(4):591–605.

51. Mulatero P, Milan A, Fallo F, Regolisti G, Pizzolo F, Fardella C, et al. Comparison of confirmatory tests for the diagnosis of primary aldosteronism. J Clin Endocrinol Metab. 2006;91(7):2618–23.

52. Ahmed AH, Cowley D, Wolley M, Gordon RD, Xu S, Taylor PJ, et al. Seated saline suppression testing for the diagnosis of primary aldosteronism: a preliminary study. J Clin Endocrinol Metab. 2014;99(8):2745–53.

53. Giacchetti G, Ronconi V, Lucarelli G, Boscaro M, Mantero F. Analysis of screening and confirmatory tests in the diagnosis of primary aldosteronism: need for a standardized protocol. J Hypertens. 2006;24:737–45.

54. Rossi GP, Belfiore A, Bernini G, Desideri G, Fabris B, Ferri C, et al. Prospective evaluation of the saline infusion test for excluding primary aldosteronism due to aldosterone-producing adenoma for the PAPY Study Investigators. J Hypertens. 2007;25(7):1433–42.

55. Westerdahl C, Bergenfelz A, Isaksson A, Valdemarsson S. Captopril suppression: limitations for confirmation of primary aldosteronism. J Renin Angiotensin Aldosterone Syst. 2011;12(3):326–32.

56. Mulatero P, Bertello C, Garrone C, Rossato D, Mengozzi G, Verhovez A, et al. Captopril test can give misleading results in patients with suspect primary aldosteronism. Hypertension. 2007;50(2):e26–7.

57. Schirpenbach C, Reincke M. Primary aldosteronism: current knowledge and controversies in Conn's syndrome. Nat Clin Pract Endocrinol Metab. 2007;3(3):220–7.

58. Abdelhamid S, Muller-Lobeck H, Pahl S, Remberger K, Bonhof JA, Walb D, et al. Prevalence of adrenal and extra-adrenal Conn syndrome in hypertensive patients. Arch Intern Med. 1996;156(11):1190–5.

59. Weisbrod AB, Webb RC, Mathur A, Barak S,

Abraham SB, Nilubol N, et al. Adrenal histologic findings show no difference in clinical presentation and outcome in primary hyperaldosteronism. Ann Surg Oncol. 2013;20(3):753–8.

60. Gates LJ, Benjamin N, Haites NE, MacConnachie AA, McLay JS. Is random screening of value in detecting glucocorticoid-remediable aldosteronism within a hypertensive population? J Hum Hypertens. 2001;15(3):173–6.

61. Halperin F, Dluhy RG. Glucocorticoid-remediable aldosteronism. In: New MI, Lekarev O, Parsa A, Yuen TT, O'Malley BW, Hammer GD, editors. Genetic steroid disorders. 2014. p. 251–9.

62. Dluhy RG, Anderson B, Harlin B, Ingelfinger J, Lifton R. Glucocorticoid-remediable aldosteronism is associated with severe hypertension in early childhood. J Pediatr. 2001;138(5):715–20.

63. Stowasser M, Gordon RD, Tunny TJ, Klemm SA, Finn WL, Krek AL. Familial hyperaldosteronism type II: five families with a new variety of primary aldosteronism. Clin Exp Pharmacol Physiol. 1992;19(5):319–22.

64. So A, Duffy DL, Gordon RD, Jeske YW, Lin-Su K, New MI, et al. Familial hyperaldosteronism type II is linked to the chromosome 7p22 region but also shows predicted heterogeneity. J Hypertens. 2005;23(8):1477–84.

65. Gordon RD, Stowasser M, Tunny TJ, Klemm SA, Finn WL, Krek AL. Clinical and pathological diversity of primary aldosteronism, including a new familial variety. Clin Exp Pharmacol Physiol. 1991;18(5):283–6.

66. Monticone S, Bandulik S, Stindl J, Zilbermint M, Dedov I, Mulatero P, et al. A case of severe hyperaldosteronism caused by a de novo mutation affecting a critical salt bridge Kir3.4 residue. J Clin Endocrinol Metab. 2015;100(1):E114–8.

67. Mulatero P, Monticone S, Rainey WE, Veglio F, Williams TA. Role of KCNJ5 in familial and sporadic primary aldosteronism. Nat Rev Endocrinol. 2013;9(2):104–12.

68. Gordon RD, Stowasser M, Klemm SA, Tunny TJ. Primary aldosteronism-some genetic, morphological, and biochemical aspects of subtypes. Steroids. 1995;60(1):35–41.

69. Chao C-T, Wu V-C, Kuo C-C, Lin Y-H, Chang C-C, Chueh SJ, et al. Diagnosis and management of primary aldosteronism: an updated review. Ann Med. 2013;45(4):375–83.

70. Doppman JL, Gill JR, Miller DL, Chang R, Gupta R, Friedman TC, et al. Distinction between hyperaldosteronism due to bilateral hyperplasia and unilateral aldosteronoma: reliability of CT. Radiology. 1992;184(3):677–82.

71. Daunt N. Adrenal vein sampling: how to make it quick, easy, and successful. Radiographics. 2005;25 Suppl 1:S143–58.

72. Melby JC, Spark RF, Dale SL, Egdahl RH, Kahn PC. Diagnosis and localization of aldosterone-producing adenomas by adrenal-vein cateterization. N Engl J Med. 1967;277(20):1050–6.

73. Kempers MJE, Lenders JWM, van Outheusden L, van der Wilt GJ, Schultze Kool LJ, Hermus ARMM, et al. Systematic review: diagnostic procedures to differentiate unilateral from bilateral adrenal abnormality in primary aldosteronism. Ann Intern Med. 2009;151(5):329–37.

74. Mathur A, Kemp CD, Dutta U, Baid S, Ayala A, Chang RE, et al. Consequences of adrenal venous sampling in primary hyperaldosteronism and predictors of unilateral adrenal disease. J Am Coll Surg. 2010;211(3):384–90.

75. Salem V, Hopkins TG, El-Gayar H, Zac-Varghese S, Goldstone AP, Todd JF, et al. Adrenal venous sampling as a diagnostic procedure for primary hyperaldosteronism: experience from a tertiary referral centre. Hormones. 2012;11(2):151–9.

76. Nwariaku FE, Miller BS, Auchus R, Holt S, Watumull L, Dolmatch B, et al. Primary hyperaldosteronism: effect of adrenal vein sampling on surgical outcome. Arch Surg. 2006;141(5):497–502. discussion 502–3.

77. Geisinger MA, Zelch MG, Bravo EL, Risius BF, O'Donovan PB, Borkowski GP. Primary hyperaldosteronism: comparison of CT, adrenal venography, and venous sampling. Am J Roentgenol. 1983;141(2):299–302.

78. Weinberger MH, Grim CE, Hollifield JW, Kem DC, Ganguly A, Kramer NJ, et al. Primary aldosteronism. Diagnosis, localization, and treatment. Ann Intern Med. 1979;90(3):386–95.

79. Dunnick NR, Doppman JL, Gill Jr JR, Strott CA, Keiser HR, Brennan MF. Localization of functional adrenal tumors by computed tomography and venous sampling. Radiology. 1982;142(2):429–33.

80. Lubitz CC, Economopoulos KP, Sy S, Johanson C, Kunzel HE, Reincke M, et al. Cost-effectiveness of screening for primary aldosteronism and subtype diagnosis in the resistant hypertensive patients. Circ Cardiovasc Qual Outcomes. 2015;8(6):621–30.

81. Rossi GP, Auchus RJ, Brown M, Lenders JWM, Naruse M, Plouin PF, et al. An expert consensus statement on use of adrenal vein sampling for the subtyping of primary aldosteronism. Hypertension. 2014;63(1):151–60.

82. Lim V, Guo Q, Grant CS, Thompson GB, Richards ML, Farley DR, et al. Accuracy of adrenal imaging and adrenal venous sampling in predicting surgical cure of primary aldosteronism. J Clin Endocrinol Metab. 2014;99(8):2712–9.

83. Küpers EM, Amar L, Raynaud A, Plouin PF, Steichen O. A clinical prediction score to diagnose unilateral primary aldosteronism. J Clin Endocrinol Metab. 2012;97(10):3530–7.

84. Seccia TM, Miotto D, De Toni R, Pitter G, Mantero F, Pessina AC, et al. Adrenocorticotropic hormone stimulation during adrenal vein sampling for identifying surgically curable subtypes of primary aldosteronism comparison of 3 different protocols. Hypertension. 2009;53(5):761–6.

85. Carr CE, Cope C, Cohen DL, Fraker DL, Trerotola SO. Comparison of sequential versus simultaneous methods of adrenal venous sampling. J Vasc Interv Radiol. 2004;15(11):1245–50.
86. Monticone S, Satoh F, Giacchetti G, Viola A, Morimoto R, Kudo M, et al. Effect of adrenocorticotropic hormone stimulation during adrenal vein sampling in primary aldosteronism. Hypertension. 2012;59(4):840–6.
87. Webb R, Mathur A, Chang R, Baid S, Nilubol N, Libutti SK, et al. What is the best criterion for the interpretation of adrenal vein sample results in patients with primary hyperaldosteronism? Ann Surg Oncol. 2012;19(6):1881–6.
88. Young WF, Stanson AW, Thompson GB, Grant CS, Farley DR, Van Heerden JA. Role for adrenal venous sampling in primary aldosteronism. Surgery. 2004;136(6):1227–35.
89. Rossi GP, Sacchetto A, Chiesura-Corona M, De Toni R, Gallina M, Feltrin GP, et al. Identification of the etiology of primary aldosteronism with adrenal vein sampling in patients with equivocal computed tomography and magnetic resonance findings: results in 104 consecutive cases. J Clin Endocrinol Metab. 2001;86(3):1083–90.
90. Monticone S, Satoh F, Dietz AS, Goupil R, Lang K, Pizzolo F, et al. Clinical management and outcomes of adrenal hemorrhage following adrenal vein sampling in primary aldosteronism. Hypertension. 2016;67(1):146–52.
91. Ganguly A, Dowdy AJ, Luetscher JA, Melada GA. Anomalous postural response of plasma aldosterone concentration in patients with aldosterone-producing adrenal adenoma. J Clin Endocrinol Metab. 1973;36(2):401–4.
92. Hogan MJ, McRae J, Schambelan M, Biglieri EG. Location of aldosterone-producing adenomas with 131I-19-iodocholesterol. N Engl J Med. 1976;294(8):410–4.
93. Nomura K, Kusakabe K, Maki M, Ito Y, Aiba M, Demura H. Iodomethylnorcholesterol uptake in an aldosteronoma shown by dexamethasone-suppression scintigraphy: relationship to adenoma size and functional activity. J Clin Endocrinol Metab. 1990;71(4):825–30.
94. Satoh F, Morimoto R, Ono Y, Iwakura Y, Omata K, Kudo M, et al. Measurement of peripheral plasma 18-oxocortisol can discriminate unilateral adenoma from bilateral diseases in patients with primary aldosteronism. Hypertension. 2015;65(5):1096–102.
95. Mulatero P, Di Cella SM, Monticone S, Schiavone D, Manzo M, Mengozzi G, et al. 18-hydroxycorticosterone, 18-hydroxycortisol, and 18-oxocortisol in the diagnosis of primary aldosteronism and its subtypes. J Clin Endocrinol Metab. 2012;97(3):881–9.
96. Stowasser M, Pimenta E, Gordon RD. Familial or genetic primary aldosteronism and gordon syndrome. Endocrinol Metab Clin North Am. 2011;40(2):343–68.
97. Mulatero P, Morello F, Veglio F. Genetics of primary aldosteronism. J Hypertens. 2004;22(4):663–70.
98. Jonsson JR, Klemm SA, Tunny TJ, Stowasser M, Gordon RD. A new genetic test for familial hyperaldosteronism type I aids in the detection of curable hypertension. Biochem Biophys Res Commun. 1995;207(2):565–71.
99. Stowasser M, Bachmann AW, Jonsson JR, Tunny TJ, Klemm SA, Gordon RD. Clinical, biochemical and genetic approaches to the detection of familial hyperaldosteronism type I. J Hypertens. 1995;13(12 Pt 2):1610–3.
100. Scholl UI, Stölting G, Nelson-Williams C, Vichot AA, Choi M, Loring E, et al. Recurrent gain of function mutation in calcium channel CACNA1H causes early-onset hypertension with primary aldosteronism. Elife. 2015;2015(4):1–22.
101. Scholl UI, Goh G, Stölting G, de Oliveira RC, Choi M, Overton JD, et al. Somatic and germline CACNA1D calcium channel mutations in aldosterone-producing adenomas and primary aldosteronism. Nat Genet. 2013;45(9):1050–4.
102. Beuschlein F, Boulkroun S, Osswald A, Wieland T, Nielsen HN, Lichtenauer UD, et al. Somatic mutations in ATP1A1 and ATP2B3 lead to aldosterone-producing adenomas and secondary hypertension. Nat Genet. 2013;45(4):440–2.
103. Choi M, Scholl UI, Yue P, Bjorklund P, Zhao B, Nelson-Williams C, et al. K+ Channel mutations in adrenal aldosterone-producing adenomas and hereditary hypertension. Science. 2011;331(6018):768–72.
104. Scholl UI, Nelson-Williams C, Yue P, Grekin R, Wyatt RJ, Dillon MJ, et al. Hypertension with or without adrenal hyperplasia due to different inherited mutations in the potassium channel KCNJ5. Proc Natl Acad Sci U S A. 2012;109(7):2533–8.
105. Williams TA, Monticone S, Schack VR, Stindl J, Burrello J, Buffolo F, et al. Somatic ATP1A1, ATP2B3, and KCNJ5 mutations in aldosterone-producing adenomas. Hypertension. 2014;63(1):188–95.
106. Azizan EA, Poulsen H, Tuluc P, Zhou J, Clausen MV, Lieb A, et al. Somatic mutations in ATP1A1 and CACNA1D underlie a common subtype of adrenal hypertension. Nat Genet. 2013;45(9):1055–60.
107. Scholl UI, Healy JM, Thiel A, Fonseca AL, Brown TC, Kunstman JW, et al. Novel somatic mutations in primary hyperaldosteronism are related to the clinical, radiological and pathological phenotype. Clin Endocrinol. 2015;83(6):779–89.
108. Teo AED, Garg S, Haris Shaikh L, Zhou J, Karet Frankl FE, Gurnell M, et al. Pregnancy, primary aldosteronism, and adrenal CTNNB1 mutations. N Engl J Med. 2015;373(15):1429–36.
109. Murtha TD, Carling T, Scholl UI. Pregnancy, primary aldosteronism, and somatic CTNNB1 mutations. N Engl J Med. 2016;374(15):1492–3.
110. Reimel B, Zanocco K, Russo MJ, Zarnegar R, Clark OH, Allendorf JD, et al. The management of aldosterone-producing adrenal adenomas—does adrenalectomy increase costs? Surgery. 2010;148(6):1178–85.
111. Sywak M, Pasieka JL. Long-term follow-up and cost

benefit of adrenalectomy in patients with primary hyperaldosteronism. Br J Surg. 2002;89(12):1587–93.

112. Smith CD, Weber CJ, Amerson JR. Laparoscopic adrenalectomy: new gold standard. World J Surg. 1999;23(4):389–96.

113. Vargas HI, Kavoussi LR, Bartlett DL, Wagner JR, Venzon DJ, Fraker DL, et al. Laparoscopic adrenalectomy: a new standard of care. Urology. 1997;49(5): 673–8.

114. Jacobs JK, Goldstein RE, Geer RJ. Laparoscopic adrenalectomy. A new standard of care. Ann Surg. 1997;225(5):495–501. discussion 501–2.

115. Gonzalez R, Smith CD, Mcclusky DA, Ramaswamy A, Branum GD, Hunter JG, et al. Laparoscopic approach reduces likelihood of perioperative complications in patients undergoing adrenalectomy. Am Surg. 2004;70(8):668–74.

116. Linos DA, Stylopoulos N, Boukis M, Souvatzoglou A, Raptis S, Papadimitriou J. Anterior, posterior, or laparoscopic approach for the management of adrenal diseases? Am J Surg. 1997;173(2):120–5.

117. Hazzan D, Shiloni E, Golijanin D, Jurim O, Gross D, Reissman P. Laparoscopic vs open adrenalectomy for benign adrenal neoplasm: a comparative study. Surg Endosc. 2001;15(11):1356–8.

118. Lairmore TC, Folek J, Govednik CM, Snyder SK. Improving minimally invasive adrenalectomy: selection of optimal approach and comparison of outcomes. World J Surg. 2015;1. Epub Ahead of Print.

119. Walz MK, Alesina PF, Wenger FA, Deligiannis A, Szuczik E, Petersenn S, et al. Posterior retroperitoneoscopic adrenalectomy-results of 560 procedures in 520 patients. Surgery. 2006;140(6):943–50.

120. Brunaud L, Ayav A, Zarnegar R, Rouers A, Klein M, Boissel P, et al. Prospective evaluation of 100 robotic-assisted unilateral adrenalectomies. Surgery. 2008;144(6):995–1001.

121. Walz MK, Peitgen K, Hoermann R, Giebler RM, Mann K, Eigler FW. Posterior retroperitoneoscopy as a new minimally invasive approach for adrenalectomy: results of 30 adrenalectomies in 27 patients. World J Surg. 1996;20(7):769–74.

122. Waldmann J, Maurer L, Holler J, Kann PH, Ramaswamy A, Bartsch DK, et al. Outcome of surgery for primary hyperaldosteronism. World J Surg. 2011;35(11):2422–7.

123. Pang TC, Bambach C, Monaghan JC, Sidhu SB, Bune A, Delbridge LW, et al. Outcomes of laparoscopic adrenalectomy for hyperaldosteronism. ANZ J Surg. 2007;77(9):768–73.

124. Harris DA, Au-Yong I, Basnyat PS, Sadler GP, Wheeler MH. Review of surgical management of aldosterone secreting tumours of the adrenal cortex. Eur J Surg Oncol. 2003;29(5):467–74.

125. Zarnegar R, Young WF, Lee J, Sweet MP, Kebebew E, Farley DR, et al. The aldosteronoma resolution score: predicting complete resolution of hypertension after adrenalectomy for aldosteronoma. Ann Surg. 2008;247(3):511–8.

126. Aronova A, Gordon BL, Finnerty BM, Zarnegar R, Fahey TJ. Aldosteronoma resolution score predicts long-term resolution of hypertension. Surgery. 2014;156(6):1387–92. discussion 1392–3.

127. Sukor N, Gordon RD, Yee KK, Jones M, Stowasser M. Role of unilateral adrenalectomy in bilateral primary aldosteronism: a 22-year single center experience. J Clin Endocrinol Metab. 2009;94(7):2437–45.

128. Ahmed AH, Gordon RD, Sukor N, Pimenta E, Stowasser M. Quality of life in patients with bilateral primary aldosteronism before and during treatment with spironolactone and/or amiloride, including a comparison with our previously published results in those with unilateral disease treated surgically. J Clin Endocrinol Metab. 2011;96(9):2904–11.

129. Bernini G, Bacca A, Carli V, Carrara D, Materazzi G, Berti P, et al. Cardiovascular changes in patients with primary aldosteronism after surgical or medical treatment. J Endocrinol Invest. 2012;35(3):274–80.

130. Catena C, Colussi G, Nadalini E, Chiuch A, Baroselli S, Lapenna R, et al. Cardiovascular outcomes in patients with primary aldosteronism after treatment. Arch Intern Med. 2008;168(1):80–5.

131. Miyake Y, Tanaka K, Nishikawa T, Naruse M, Takayanagi R, Sasano H, et al. Prognosis of primary aldosteronism in Japan: results from a nationwide epidemiological study. Endocr J Jpn. 2014;61(1): 35–40.

132. Reincke M, Fischer E, Gerum S, Merkle K, Schulz S, Pallauf A, et al. Observational study mortality in treated primary aldosteronism: the German conn's registry. Hypertension. 2012;60(3):618–24.

133. Park KS, Kim JH, Ku EJ, Hong AR, Moon MK, Choi SH, et al. Clinical risk factors of postoperative hyperkalemia after adrenalectomy in patients with aldosterone-producing adenoma. Eur J Endocrinol. 2015;172(6):725–31.

134. Chiang WF, Cheng CJ, Wu ST, Sun GH, Lin MY, Sung CC, et al. Incidence and factors of post-adrenalectomy hyperkalemia in patients with aldosterone producing adenoma. Clin Chim Acta. 2013;424:114–8.

135. Fischer E, Hanslik G, Pallauf A, Degenhart C, Linsenmaier U, Beuschlein F, et al. Prolonged zona glomerulosa insufficiency causing hyperkalemia in primary aldosteronism after adrenalectomy. J Clin Endocrinol Metab. 2012;97(11):3965–73.

136. Pitt B, Remme W, Zannad F, Neaton J, Martinez F, Roniker B, et al. Eplerenone, a selective aldosterone blocker, in patients with left ventricular dysfunction after myocardial infarction. N Engl J Med. 2003;348(14):1309–21.

137. Zannad F, Alla F, Dousset B. Limitation of excessive extracellular matrix turnover may contribute to survival benefit of spironolactone therapy in patients with congestive heart failure. ACC Curr J Rev. 2001;10:54.

138. Parthasarathy HK, Menard J, White WB, Young Jr WF, Williams GH, Williams B, et al. A double-blind, randomized study comparing the antihypertensive effect of eplerenone and spironolactone in patients with hypertension and evidence of primary aldosteronism. J Hypertens. 2011;29(5):980–90.

139. Lim PO, Young WF, MacDonald TM. A review of the medical treatment of primary aldosteronism. J Hypertens. 2001;19(3):353–61.

140. Ghose RP, Hall PM, Bravo EL. Medical management of aldosterone-producing adenomas. Ann Intern Med. 1999;131(2):105–8.

141. de Gasparo M, Joss U, Ramjoué H, Whitebread S, Haenni H, Schenkel L, et al. Three new epoxy-spirolactone derivatives: characterization in vivo and in vitro. J Pharmacol Exp Ther. 1987;240(2):650–6.

# 9

# 库欣综合征（亚临床库欣综合征）: 临床表现、诊断及治疗

Vladimir Neychev

## 介绍

### 临床表现

下丘脑－垂体－肾上腺（hypothalamic–pituitary–adrenal, HPA）轴最基本的生理作用是调节肾上腺皮质醇的合成与分泌[1]。皮质醇的合成与分泌是一个受昼夜节律高度调节的过程，由下丘脑分泌的促肾上腺皮质激素释放激素（corticotrophin–releasing hormone, CRH）刺激垂体分泌促肾上腺皮质激素（adrenocorticotrophic hormone, ACTH），最终促进肾上腺皮质醇生成；而皮质醇也可以通过负反馈机制抑制下丘脑及垂体激素的分泌与合成（图9.1）。

HPA轴的任一环节出现功能障碍或调节异常，都可引起皮质醇生产过多，甚至导致内源性皮质醇增多症。当机体长期处于皮质醇过多的内环境时，临床上通常表现为库欣综合征（Cushing syndrome, CS），其症状和体征可分为三大类: ①身体特征，如向心性肥胖、肌肉萎缩及无力、痤疮、大片状（>1cm）皮肤紫纹; ②代谢性疾病包括动脉性高血压、糖尿病、月经不调、性欲改变及骨质疏松; ③神经行为异常，如焦虑、抑郁、情绪改变及记忆力下降[2, 3]。

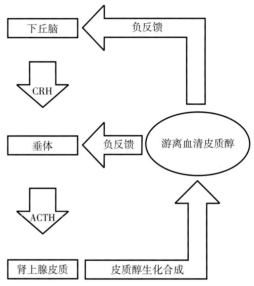

图9.1 下丘脑－垂体－肾上腺轴的功能结构示意图。CRH，促肾上腺皮质激素释放激素; ACTH，促肾上腺皮质激素

尽管每一种体征的发生率文献报道不一，在CS的成年患者中，有一些临床症状较常见，如躯干、腹部及面部快速形成的向心性肥胖; 皮肤过度伸展变薄出现的大片皮肤紫纹; 近端肌肉萎缩伴随肌无力、疲劳及容易挫伤，见表9.1[4-6]。儿童与青少年患者的临床表现与成人有所不同（见表9.1）。儿童最主要的临床特征是全身性肥胖（成人多为向心性肥胖）、生长迟缓、疲倦及性早熟[8, 14, 26-29]。

**表 9.1　库欣综合征的临床表现**

| 早期症状和体征表现 | 比例 | | 参考文献 |
| --- | --- | --- | --- |
| | 成人 | 儿童 / 青少年 | |
| 肥胖 / 体重增加 | 向心性 | 全身性 | Feelders et al.[7] |
| | 90%~96% | 90%~100% | Joshi et al.[8] |
| 皮肤菲薄、宽大紫纹 | 62%~85% | 53% | Bascaro et al.[5]<br>Storr et al.[9] |
| 生长迟缓 | | 43%~96% | Joshi et al.[8]<br>Savage and Storr[10] |
| 高血压 | 70%~85% | 32%~50% | Isidori et al.[11]<br>Lodish et al.[12] |
| 近端肌肉萎缩无力 | 60%~82% | 64% | Sharma et al.[13]<br>Chan et al.[14] |
| 女性月经不调 | 70%~82% | | Lado-Abeal et al.[15]<br>Kaltsas et al.[16] |
| 性欲下降 | 25%~80% | | Nieman and Ilias[2]<br>Valassi et al.[17] |
| 多毛症 / 女性男性化 | 70%~75% | 48%~60% | Chan et al.[14]<br>Newell-Price et al.[18] |
| 早熟 | | 44%~53% | Dupuis et al.[19]<br>Stratakis[20] |
| 糖耐量减低 / 糖尿病 | 32%~50% | 13% | Arnaldi et al.[21]<br>Lonser et al.[22] |
| 骨质疏松 / 骨折 | 30%~50% | 7% | Sharma et al.[13]<br>Lonser et al.[22] |
| 骨龄延长 | | 88% | Peters et al.[23] |
| 神经精神症状 | 54%~79% | 19%~51% | Tang et al.[24]<br>Sonino et al.[25] |

　　该疾病临床表现多样，可表现为亚临床或轻微症状，有的症状则相对严重，呈现出多样性及复杂性，这可能与皮质醇增多症的严重程度与持续时间有关[4,18,30]。严重的皮质醇增多症患者通常同时出现三大类的主要症状与体征，称为典型临床 CS 表型[6]。非典型患者临床表现轻微或呈周期性改变，体征和症状孤立，有时难以察觉。

　　功能性肾上腺偶发瘤的亚临床综合征

患者,血浆皮质醇增多,但无明显的临床体征与症状[31-36]。周期性 CS 患者可出现阶段性皮质醇分泌过多,分别于若干天或若干个月内间歇性出现一次分泌高峰,从而引起间歇性或持续性临床表现[37]。在普通人群或已排除的 CS 可疑患者中,肥胖、高血压、糖耐量减低、骨质疏松、抑郁及焦虑等症状也比较常见。这些患者可能存在与 CS 相似的临床表现甚至生化指标,但无内源性皮质醇增多症病理改变,被称为假性 CS[6]。

因此,确诊 CS 并非易事,患者,尤其是轻度或亚临床的患者,可能在较长一段时间内仍难以确诊或出现误诊[21,33,38]。在这些患者中,糖皮质激素过多的临床诊断依据是随着病情进展逐渐发生和不断累积的 CS 相关特征和加重的病情[18,34]。

## 流行病学和病因学

CS 是一种少见的功能失调性疾病,男女比例 3:1,年发病率约为 2~5/100 万人;患病率为 39~79/100 万人,在患者群中儿童约占 10%[17,20,28,30,39,40]。根据潜在的病理生理机制,CS 一般可分为 ACTH 依赖性(80%)和 ACTH 非依赖性综合征(20%)(表 9.2)。大约 80%~85%ACTH 依赖性综合征是由垂体 ACTH 分泌腺瘤所致,这种病也称为库欣病(Cushing disease, CD)[18,41,42],这些 ACTH 分泌肿瘤几乎都是良性的微腺瘤(直径 <1cm)。另外 15%~20% 患者的 ACTH 依赖性综合征是垂体外肿瘤的副肿瘤作用引起 ACTH 分泌(异位 ACTH 综合征)所致,如小细胞肺癌、支气管类癌、嗜铬细胞瘤、胰腺内分泌肿瘤及甲状腺髓样癌[43,44]。偶见于肿瘤分泌 CRH 导致垂体 ACTH 过度分泌。

**表 9.2 库欣综合征病因**

| CS 病理生理学病因 | 比例 |
| --- | --- |
| ACTH 依赖性 | 70%~80% |
| 库欣病 | 60%~70% |
| 异位 ACTH | 5%~10% |
| 异位 CRH | 罕见 |
| ACTH 非依赖性 | 20%~30% |
| 单纯肾上腺疾病 | 15%~29% |
| 肾上腺皮质腺瘤 | 10%~22% |
| 肾上腺皮质癌 | 5%~7% |
| 双侧肾上腺疾病 | 1%~2% |
| 肾上腺大结节增生 | <2% |
| 肾上腺小结节增生 /PPNAD | <2% |

CS,库欣综合征;ACTH,促肾上腺皮质激素;CRH,促肾上腺皮质激素释放激素;PPNAD,原发性色素性结节性肾上腺皮质病

在 ACTH 非依赖性综合征患者的病因中,大部分(80%)为单侧功能性肾上腺皮质腺瘤,约 15% 的患者潜在病因是肾上腺皮质癌[13,21]。肾上腺皮质癌发病有两个年龄高峰期,分别为儿童期及 40~50 岁年龄段。这种疾病可危及生命,多数散发,但这种癌症部分属于遗传综合征,如 Li-Fraumeni 综合征、Beckwith–Wiedemann 综合征,多发性内分泌瘤病 -1、先天性肾上腺皮质增生症、家族性息肉病杆菌、β- 连环蛋白突变,以及常见于巴西南部儿童的 非 Li-Fraumeni 的 TP53 种系突变[45,46]。

ACTH 非依赖综合征偶见于原发性色素性结节状肾上腺皮质病(primary pigmentednodular adrenocortical disease, PPNAD),为双侧肾上腺大结节(bilateral macronodular, BAIMAH)或伴色素改变的小结节皮质增生,呈家族性和散发性发

生[3,18,30]。

　　7 岁以内的儿童 CS 最常见的肾上腺原发病包括腺瘤、癌、双侧肾上腺大结节皮质增生，原发性色素性结节状肾上腺皮质病。7 周岁以上的 CS 儿童患者中，库欣病约占 75%[20]。幼年儿童（<5 周岁）CS 患者的单侧肾上腺肿瘤一般都是恶性肿瘤（超过 70% 的病例）[20]。异位 ACTH 分泌肿瘤在儿童中十分少见，发病率低于 1%[20,30]。在明确存在家族性遗传性癌症综合征的儿童中，内源性皮质醇增多症和 CS 是最早出现的临床表现，这些癌症综合征包括：Carney 综合征、多发性内分泌神经瘤 -1、遗传性平滑肌瘤病 / 肾癌综合征、McCune-Albright 综合征[47,48]。

# 诊断

　　CS 的诊断检查一般包括三个步骤：①详细的既往病史和全面的体格检查，发现 CS 的特异性体征和症状（见临床症状部分）排除外源性 CS 病因；②实验室检测证实存在皮质醇增多症（当生化筛查时必须注意 CS 的偶发性或者周期性的特点）（见"初筛：一线生化检验"和"附加试验：二线检验"部分）；③必须确定潜在的病理生理病因以制定治疗方案（见" CS 病理生理学病因的鉴别诊断"和"治疗"部分）[5,21]。

　　目前内分泌临床实践指南推荐，对具有多个、渐进式 CS 特征的，高度怀疑 CS 的患者需行实验室筛查（见"临床表现"部分）来明确诊断，如出现高血压、骨质疏松等与年龄不符的特征的肾上腺皮质偶发瘤患者，或者体重显著增加而身高明显不足的儿童[4]。

# 早期筛查：一线生化试验

　　生化诊断肾上腺皮质醇增多症，有三个基本的病理生理学特点：皮质醇分泌的昼夜节律失调，ACTH 分泌肿瘤失去的皮质醇负反馈调节机制，以及皮质醇生物合成增加引起尿游离皮质醇异常分泌[1]。因此，建议将内源性皮质醇增多症诊断的三种一线生化筛查试验，评估这些病理生理学特征：①对深夜唾液皮质醇（Late-Night Salivary Cortisol, LNSC）的测量，用于评估昼夜节律及睡眠后皮质醇分泌是否出现正常最低值；②小剂量地塞米松抑制（low-dose dexamethasone suppression, LDDS）试验，用于评估糖皮质激素负反馈机制的敏感性；③24 小时尿游离皮质醇（twenty-four hour urine free cortisol, UFC）用于评估皮质醇产生过多（图 9.2 )[1,4]。

## 深夜唾液皮质醇

　　在健康人群中，血浆皮质醇水平在上午（7:00~9:00）到达分泌高峰，在睡觉时至午夜 2:00 下降至最低值；而这种昼夜节律在 CS 患者中消失[4,6]。皮质醇分泌不能下降至最低是各种原因引起的 CS 最早的生化特征之一[49]。尽管患者夜间血浆皮质醇水平升高对诊断 CS 具有较高的敏感性，而对于门诊患者而言，收集无应激状态的夜间血液标本在临床实践中难以操作[1,38]。

　　另一方面，血浆游离皮质醇浓度与唾液皮质醇浓度是平行的，且不受唾液分泌量的影响[50,51]。此外，唾液容易收集且皮质醇在室温下比较稳定，这有利于送检医学机构或实验室分析[6]。LNSC 具有 90%~100% 的敏感性和 92%~100% 的特异性，这些优势使其成为门诊及住院患者 CS 筛查的一种适当、方便且可靠的方法[52-55]。

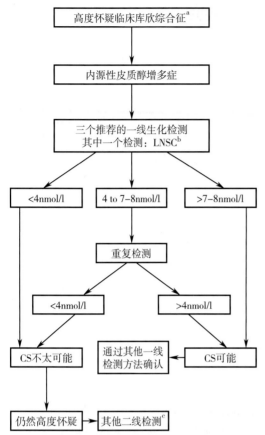

图9.2 诊断内源性皮质醇增多症和库欣综合征的筛选方法。a. 存在高度怀疑库欣综合征（CS）的多个进展性特征的患者（见"临床表现"部分），肾上腺皮质偶发瘤患者，特征与年龄不相符患者（如高血压、骨质疏松），以及体重增加而身高比例不足的儿童患者。b. 推荐用于诊断内源性皮质醇增多症的三个一线生化筛查试验：①夜间唾液皮质醇测定（LNSC）试验。②小剂量地塞米松抑制（LDDS）试验。③24小时尿游离皮质醇（UFC）。该试验应重复至少2次。c. 48小时LDDS与促肾上腺皮质激素释放激素兴奋结合试验

LNSC试验需分别连续收集两天夜间23:00~24:00唾液标本，可用脱脂棉球放入口中咀嚼1~2分钟，或者被动地将唾液流至小塑料管内[6]。正常人群夜间23:00~24:00唾液皮质醇水平低于145ng/dl（4nmol/L）[4]。当唾液皮质醇水平持续高于7.0nmol/L时CS可能性大，而4.0~7.0nmol/L

时需行附加生化试验证实。

尽管全身性疾病、年龄及生活方式对唾液皮质醇浓度影响的潜在机制仍未完全清楚，LNSC在老年患者、因倒时差出现昼夜节律紊乱的倒班工人，以及重症患者中可能出现假阳性结果[4,6,57]。

**小剂量地塞米松抑制试验**

正常人群在超生理剂量的糖皮质激素干预时可抑制ACTH和皮质醇的分泌，而内源性CS患者当给予人工合成糖皮质激素地塞米松时不受这种抑制[58]。

过夜和48小时地塞米松抑制试验是两种应用最广泛LDDS试验：过夜试验在午夜23:00给予口服1mg地塞米松，第二日上午8:00~9:00检测血浆皮质醇浓度；48小时试验中连续2天每日9:00、15:00、21:00及03:00每间隔6小时给予口服0.5mg地塞米松，在试验第一日上午9:00及第三日上午9:00检测血浆皮质醇水平[18]。专家推荐将血浆皮质醇低于1.8μg/dl（50nmol/L）定义为LDDS试验阳性，此标准诊断CS的敏感性>95%[4,21,59]。

体重超过40kg的儿童，同样适用前面提及的成人方案和正常成人被抑制的阈值，但对于体重不足40kg的儿童，给予地塞米松剂量各不相同，根据体重调整为每日30μg/kg[26]。对怀疑CS的轻微患者，专家一致认为更应该选择LDDS或LNSC试验，而不是尿游离皮质醇（UFC）[4]。

然而值得注意的是，有3%~8%的CD患者在正常敏感度（<50nmol/L）时，LDDS试验结果是假阴性，而在其他症状患者或正常人群中假阳性结果可达到30%[18,60]。因此，当临床上高度怀疑CS时，需行重复试验或其他调查研究[18]。此外，需注意这些受试者是否存在胃肠道吸收障碍、服用加快肝脏清除地塞米松的药

物（如卡马西平、苯妥英钠、苯巴比妥或利福平）或加速皮质醇结合球蛋白合成药物（如雌激素）。肝肾衰竭的患者，由于地塞米松的清除率降低同样可能影响 LDDS 试验结果。

### 24 小时尿游离皮质醇

相比前面介绍的两种评估总血浆皮质醇水平的方法（见"夜间唾液皮质醇"和"小剂量地塞米松抑制试验"部分），UFC 是从皮质醇代谢的方向来评估，测定循环血中以游离皮质醇的形式经尿液滤过和排泄的水平。UFC 的另一优势是可以综合评估 24 小时分泌的皮质醇[24]。然而必须注意的是，UFC 检测的分析技术方法可能会影响轻微 CS 患者的评估[6,61,62]。例如，基于抗体的免疫测定法（ELISA）会发生皮质醇前体与代谢产物的交叉反应，而基于结构分析的方法（高效液相色谱法或串联质谱法）则不会发生这种现象[49]。因此，患者可能应用免疫测定法时得到异常的结果，而应用基于结构分析方法时得到正常结果[49,63]。

专家推荐将 UFC 正常值的上限作为界定 UFC 阳性结果标准，且重复检测两次，至少有一次高于正常值上限为阳性结果以达到较高的敏感度（成人正常值范围适用于儿童患者）[4]。然而，由于上述测定方法各不相同，对检验结果可能存在争议，UFC 诊断 CS 的特异性可达到 100%，而敏感性只有 45%~71%[38]。

关于 UFC 检测时有几个重要的注意事项，包括尿液收集不方便、尿液收集不足或过多。当饮水过多（超过 5l/d）时可引起 UFC 假性增加（假阳性），而肌酐清除率低于 60ml/min 时导致可 UFC 假性降低（假阴性）的结果；所以必须事先告知患者遵照正确的尿液收集方法[64,65]。发

现并确诊周期性皮质醇增多症时应该避免假性结果发生，对 UFC 测定超过两次的必需测定肌酐和尿量以全面评估[66]。对于周期性综合征患者，以及初步怀疑皮质醇增多症的孕妇，专家共识推荐应用 UFC 或 LNSC 试验来诊断，不建议使用 LDDS 试验[4]。

为了收集完整的 24 小时尿液并保证适当的尿量和尿肌酐水平，需明确告知患者及家属相关说明。早上排出第一次晨尿后开始收集尿液，收集 24 小时的昼夜所有尿液，尿液需冷藏保存。值得注意的是只有当第二日的第一次晨尿被收集后样本才算完整。

## 附加试验：二线试验

目前临床实践指南中推荐，在诊断 CS 时，对一线试验结果正常而 CS 可能性较高的患者，利用附加试验（二线试验）在鉴别诊断轻微 CS 患者与正常个体或假性 CS 人群中有一定的潜在价值[4]。

### 地塞米松抑制试验与 CRH 兴奋结合试验

48 小时 LDDS 试验与 CRH 兴奋结合（Dexamethasone Suppression Test Combined with CRH Stimulation，LDDS-CRH，LDDS-CRH）试验于第一日中午 12:00 起，每 6 小时口服 0.5mg 地塞米松至 48 小时；接着（最后一次服用地塞米松后 2 小时）第三日上午 8:00 根据体重予静脉注射 1μg/kg 的 CRH。注射 CRH15 分钟后，CS 患者血浆皮质醇水平通常可高于 1.4μg/dl（38nmol/L），而正常人群或假性综合征患者血浆皮质醇水平仍然受抑制[5,13,21]。

### 午夜血清皮质醇

对于临床高度怀疑 CS 的患者，当一线

筛查结果正常或模棱两可时,睡眠状态的午夜血清皮质醇超过 1.8μg/dl 可增加诊断 CS 的可能性[67]。为了避免因住院紧张导致假阳性反应,试验必须于患者住院至少 48 小时后进行。血液标本必须在唤醒患者后的 5~10 分钟内抽取,或通过留置静脉通道抽取以避免假阳性结果[68]。对行睡眠中午夜血清皮质醇检测的儿童,睡前需建立静脉留置针以便取血[4]。

## CS 病理生理学病因的鉴别诊断

皮质醇增多症被上述的生化试验(见"首选筛查:一线生化试验"和"附加试验:二线试验"部分)确诊后,下一步必须明确 CS 的病理生理学病因(表 9.3)。

**表 9.3**　库欣综合征的病因鉴别的诊断试验结果

| 试验 | 病理 | | |
|---|---|---|---|
| | 肾上腺 | 垂体 | 异位 |
| 血 ACTH | 低 | 高 / 正常 | 高 |
| CRH 兴奋 | 无反应 | 有反应 | 无反应 |
| HDDS | 无抑制 | 抑制 | 无抑制 |
| 垂体 CT/MRI | 正常 | 肿瘤 | 正常 |
| 肾上腺 CT/MRI | 单侧 / 双侧肿瘤 | 正常 / 双侧增生 | 正常 / 双侧增生 |
| BIPSS | 无差异 | 中央外周梯度差 | 无中央外周梯度差 |

ACTH,促肾上腺皮质激素;CRH,促肾上腺皮质激素释放激素;HDDS,大剂量地塞米松抑制;CT,计算机断层扫描;MRI,磁共振成像;BIPSS,双侧岩下窦静脉取血

### ACTH 的评估

上午 9:00 血中 ACTH 浓度的测量是鉴别 ACTH 依赖与非依赖性综合征的首要步骤,也是最重要的方式(见表 9.3)。由于 ACTH 可被血浆蛋白酶快速降解,为避免结果出现假性偏低,检测 ACTH 时需将血液标本收集在预冷的 EDTA 管内,放置于冰中,迅速送至检验室低温离心[21]。

### ACTH 非依赖性综合征的鉴别诊断

内源性皮质醇显著增多患者,当血浆 ACTH 浓度持续性低于 1.1pmol/L(5pg/ml)时,很可能患有肾上腺原发性疾病引起的 ACTH 非依赖性综合征[18,38]。相反,血浆 ACTH 持续高于 3.3pmol/L(15pg/ml)时几乎都提示为 ACTH 依赖的病理学因素(例如,CD 或异位 ACTH,以及罕见的异位 CRH 综合征)。这两个上下限界点之间的浓度灰阶值(高于 1.1pmol/L 和低于 3.3pmol/L)需仔细分析,因为 ACTH 非依赖性综合征(肾上腺因素)患者与 CD 患者 ACTH 浓度都可能位于两者之间[18,21,69]。

### 生化检验和影像学

单纯的血浆 ACTH 水平处于下限值(仅高于 1.1pmol/L)不能明确的排除肾上腺源性的 ACTH 非依赖性综合征,尤其是轻微皮质醇增多症患者[38]。ACTH 非依赖性综合征首选有效的治疗是肾上腺外科手术治疗,因此术前必须做出明确的诊断。然而,对于 ACTH 浓度未能完全抑制,或者检查结果模棱两可的患者,必须行 CRH 兴

奋试验协助鉴别诊断[70]。于注射 CRH 前 15 分钟,0 分钟分别抽取血液检测皮质醇和 ACTH 浓度(收集管预冷并放置冰上)。接着根据体重按 1µg/kg 剂量(最大剂量 200µg)静脉注射 CRH,分别于注射后 15 分钟,30 分钟取血检测 ACTH 水平,30 分钟,45 分钟取血检测皮质醇水平。肾上腺源性的 ACTH 非依赖性综合征患者受负反馈调节作用,ACTH 对 CRH 兴奋试验反应减弱或无反应。而在垂体源性的 ACTH 依赖性综合征的 CD 患者中 ACTH 反应一般是增强的。当 ACTH 反应超过基础水平 35%,而皮质醇反应超过 20% 时,CRH 兴奋试验的诊断敏感度和特异性分别是 93% 和 100%[5,71]。

当患者生化检验确诊为 ACTH 非依赖性综合征后,需选择肾上腺 CT 或 MRI 影像学检查以定位皮质醇增多症的病源[72]。

在 ACTH 非依赖性综合征患者中,单侧肾上腺功能性腺瘤与功能活跃的肾上腺皮质癌占绝大多数。家族性或散发性 BAIMAH 和 PPNAD 是少见的病因[73]。单侧肾上腺皮质腺瘤和皮质癌在 CT 或 MRI 解剖影像学中可能存在可辨别的特征。皮质腺瘤平均体积(约 4cm)较皮质癌平均体积(约 14cm)小,且 CT 平扫时腺瘤 CT 值低于皮质癌(11 vs 28 CT 值)[74]。密度不均匀,伴有坏死和钙化,局部或远处可疑转移性病变的影像学特征也支持肾上腺皮质癌[74]。对 CT 扫描(病变特点形态学或大体积)可疑者,$^{18}$-氟脱氧葡萄糖正电子发射计算机断层($^{18}$F-fluorodeoxyglucose positronemission tomography,FDG-PET)扫描有利于鉴别诊断,其报道敏感度 100%,特异性 88%[46,75]。当肾上腺 FDG-PET 摄取值大于肝脏最大摄取值标准 1.45 倍时可高度地预测为肾上腺皮质癌[75]。

双侧肾上腺源性 ACTH 非依赖性综合征也存在特有的影像学特征。BAIMAH 患者两侧腺体明显增大,直径大于 1cm(可达 3~4cm)结节容易被 CT 或 MRI 检查发现。PPNAD 患者通常可见双侧肾上腺多发小结节(<1cm),而整个腺体无明显增大,肾上腺组织正常[74]。但是,当这些结节体积微小(<2~5mm)难以被发现时,肾上腺可能看上去基本正常。因此诊断影像学检查正常的内源性 ACTH 非依赖性综合征时,PRKAR1A 基因突变的检测和与 Carney 征有关的其他表现(如雀斑、黏液瘤)的评估有助于正确诊断[18]。此外,Liddle 试验中皮质醇的分泌在地塞米松抑制时不降反升有助于 PPNAD 进一步确诊[13,76]。试验方法:开始前两日分别收集并检测每日尿液分泌皮质醇基础值,接着行 LDDS 试验,每 6 小时口服 0.5mg 地塞米松持续 48 小时,再行大剂量地塞米松抑制(high dose dexamethasone suppression,HDDS)试验,每 6 小时口服 2mg 地塞米松至下一个 48 小时。通过比较尿皮质醇的平均基础值水平与大剂量地塞米松后第二日(试验的第 6 天)尿皮质醇浓度得出试验结果。

### ACTH 依赖性综合征的鉴别诊断

内源性皮质醇增多症患者,血浆 ACTH 浓度反复超过 3.3pmol/L(15pg/ml)时极有可能是 ACTH 依赖性 CS(见"ACTH 非依赖性综合征的鉴别诊断"部分)。但是,鉴别 ACTH 依赖性综合征的病因是来源垂体还是垂体外是一个巨大的挑战。

### 生化检验与影像学

尽管对鉴别 ACTH 依赖性综合征病因来源于垂体或垂体外没有一种最有效的方法,将临床特征结合生化检验及影像学技术是目前首选的途径,例如,伴有持续性血浆 ACTH 升高和类库欣综合征临床特征的女性患者，90% 病因是分泌促肾上腺皮质激素的垂体腺瘤（CD）[18]。对这类患者可行垂体 MRI 增强扫描确诊，但需注意的是，由于它们体积小，大部分垂体肿瘤（50%）可能仍然无法明确而导致诊断困难。另外，正常人群中有 10% 是垂体无功能偶发瘤，这要求确诊前需进一步行详细的生化检验来鉴别 ACTH 病因来源于垂体还是垂体外[74,77]。影像学肾上腺解剖形态可提示可能的来源，因为异位 ACTH 依赖性综合征患者肾上腺几乎都会增粗，而 1/3CD 患者的肾上腺形态可能正常[78]。

一线生化试验判断 ACTH 来源于垂体或垂体外的依据是 ACTH 水平在异位 ACTH 综合征患者中高于 CD 患者的趋势，单纯 ACTH 值幅度增加不能作为鉴别两种疾病的可靠指标[21]。过夜或 48 小时 HDDS 试验（一次性口服 8mg 过夜或每 6 小时口服 2mg 地塞米松至 48h）可用于进一步协助鉴别诊断。生化检验是一种动态无创性试验，它基于垂体分泌 ACTH 的腺瘤对超生理剂量的糖皮质激素（口服或静脉注射）负反馈效应的相对敏感性，相比之下垂体外肿瘤一般表现为抵抗。大约 80% CD 患者 HDDS 试验阳性，提示可将血清皮质醇抑制到基础水平的 50% 以下[18]。但事实上有近 30% 患者可能存在假性结果，在分析结果时应引起重视[30,43,44]。

多数垂体分泌 ACTH 腺瘤表达 CRH 受体和对 CRH 兴奋敏感，异位 ACTH 分泌肿瘤一般对 CRH 抵抗[30,70]。由于这种生化现象，CRH 兴奋试验也可用于垂体（CD）与异位 ACTH 依赖性综合征患者的鉴别[70]。CRH 根据体重按 1μg/kg（成人 100μg）剂量静脉注射给药。当 CRH 兴奋刺激 15 分钟和 30 分钟后血 ACTH 浓度较基础值升高至少 35%，且 30 分钟和 45 分钟后皮质醇浓度较基础值增加不低于 20%

时，对 CD 诊断的敏感性为 93%，特异性几乎为 100%[71]。尽管 CRH 兴奋试验对异位 CS 鉴别诊断非常适用，但值得注意的是有些垂体外分泌 ACTH 的肿瘤（多数是分化良好的良性肿瘤）也表达 CRH 受体，对 CRH 兴奋刺激反应与垂体分泌 ACTH 腺瘤相似[5]。

当患者明确存在 ACTH 依赖性综合征（根据血 ACTH 水平升高），HDDS 和 CRH 兴奋试验阳性，MRI 检查提示垂体超过 6 毫米肿瘤时可作出 CD 的诊断；但有近 40% 患者生化检验证实为 CD 而 MRI 检查却正常[18,69]。对这些患者或无创生化试验结果不一致的患者，应通过双侧岩下窦静脉取血（bilateral inferior petrosal sinus sampling, BIPPS）来判断垂体与垂体外的 ACTH 的浓度梯度，以辨别 ACTH 源于垂体或垂体外病因[30]。BIPSS 是一种有创技术，需要行双侧岩下窦插管，并确认 CRH 兴奋刺激前（基础水平）或刺激后（注射后 3~5 分钟）中央与外周 ACTH 浓度比值。当基础比值超过 2:1 或 CRH 兴奋刺激（1μg/kg 或单次剂量 100μg）后比值超过 3:1 时，试验结果诊断 CD 的敏感性为 90%~94%、特异性为 67%~94%[18,72,79]。BIPSS 大多情况被认为是鉴别诊断 CD 和垂体内 ACTH 病因来源的部位的最好方法，是儿童患者中诊断准确率最高的影像学技术[80]。但这种有效的诊断方法不足之处是它的有创性，只能在大的临床中心由经验丰富的介入放射医师完成。

对生化检验和脑成像证实无垂体分泌 ACTH 腺瘤的患者，应完善颈部、胸部和腹部 CT 或 MRI 寻找垂体外源性 ACTH 病因。CT 或 MRI 结合 $^{111}$In 奥曲肽闪烁扫描技术（奥曲肽）有较高的检出率，可发现 70%~90% 异位 ACTH 依赖性综合征的病变位置[43,44,81]。

尽管标准功能显像法如奥曲肽和FDG-PET可确定解剖影像学上病灶的功能，但它们很难发现CT和（或）MRI不可见的隐蔽性肿瘤[18,82,83]。

大多数导致异位综合征的垂体外分泌ACTH肿瘤都是神经内分泌瘤，包括支气管或胸腺类癌、胰腺和胃肠道神经内分泌瘤（GIPNETs）、甲状腺髓样癌以及嗜铬细胞瘤。这些肿瘤的特征是肿瘤细胞表达生长抑素受体可被同位素标记的生长抑素类似物靶向结合[84]。目前证实应用68-稼同位素标记生长抑素类似物（68Ga-DOTATATE）的PET/CT技术诊断GIPNETs的患者比传统解剖和功能影像学诊断更具优势[85]。68Ga-DOTATATE在CS人群中作用机制和有效性仍未阐明。但是68Ga-DOTATATE已被证实可以定位30%只有症状而原发肿瘤事先未知的隐蔽性神经内分泌瘤，因此利用68Ga-DOTATATE可为隐蔽性异位ACTH分泌肿瘤患者的诊断提供机会[85]。

遗憾的是，尽管经过详细反复判断，长期的随访观察，仍有近15%CS的患者无法寻找到产生ACTH的来源[18,43]。

# 治疗

根据目前内分泌协会临床实践指南，有效的CS治疗是指，通过直接治疗CS病因及相关疾病的辅助治疗（如抗高血糖、抗高血压），纠正肾上腺皮质醇增多症（皮质醇病理效应）及合并症[86]。外科切除原发肿瘤被认为是一线治疗方法。二线治疗的选择包括药物、放射治疗和双侧肾上腺切除治疗难治性垂体分泌ACTH肿瘤[86]。然而治疗策略必须个性化、多样化，有些可通过手术切除彻底治愈，有些未得到治愈患者，通过局部消融控制病因来治疗皮质

醇增多症。每一阶段的治疗都应达到最大疗效和最小的不良影响，这些不良影响包括永久性内分泌不足和其他不良副作用。

## ACTH依赖性综合征的治疗

专家推荐，手术切除导致CD的垂体腺体或引起异位ACTH依赖性综合征的垂体外肿瘤是一线治疗方法，除非外科手术不能明显缓解皮质醇增多症或无法手术[86]。

### CD一线治疗：肿瘤特异性手术

MRI明确有垂体微腺瘤的CD患者，选择经蝶窦微腺瘤切除术。对垂体非局限性肿瘤及无生育需求患者，可行垂体前叶次全切除（85%~90%）。当在经验丰富的大的临床中心接受专业的垂体神经外科医师手术后，成人患者初治后总的长期缓解率为80%，且手术并发症少，死亡率低于1%；而远期复发使长期治愈率下降至60%~70%[87-90]。对术后早期病情不缓解患者，及时再次手术可有利于70%患者病情缓解[91]。

一项大规模的前瞻性研究显示，儿童CD患者在经验丰富的临床中心接受垂体腺瘤切除术是安全、有效且效果持久的[22]。经蝶窦微腺瘤切除术在儿童患者中有非常高的缓解率（98%），长期缓解率与患病年龄小、腺瘤体积小和无侵袭转移先兆相关[22]。

术后皮质醇水平达到多少可判断为复发，尚无明确的阈值。但是目前认为，术后血皮质醇浓度低于1.8μg/dl（50nmol/L）时，达到长期缓解的可能性最大[86,92]。长期随访的总缓解率约60%，而有50%患者可能伴有其他垂体激素分泌不足[90]。

尽管轻中度皮质醇增多症患者术前很少发生糖皮质激素不足的严重症状（艾迪生病危象）[18]，但糖皮质激素替代治疗仍需术后使用，直到其HPA轴活性恢复

（通常 6~18 个月）。内分泌协会临床实践指南推荐，糖皮质激素的替代治疗是术后即刻起每日分两次口服氢化可的松 10~12mg/m$^2$[86,93]。选择氢化可的松作为替代治疗，因为其他半衰期更久的强效合成糖皮质激素会延长 HPA 轴的恢复时间[86]。

### 异位 ACTH 依赖性综合征的外科治疗

异位 ACTH 依赖性综合征的最佳一线治疗是手术切除肿瘤，目的是去除垂体外分泌的 ACTH，以治愈其带来的代谢紊乱。一系列研究显示切除肺部类癌肿瘤后缓解率为 40%~80%，而其他局限性神经内分泌瘤切除后的缓解率达到 90%[3,43,44,94]。对进展性的广泛转移的肿瘤，单纯手术切除不能达到治愈效果，需要通过内科药物治疗或行双侧肾上腺切除来缓解这些患者因皮质醇增多导致的影响。然而，当转移病灶局限于肝脏且积极治疗有效时，切除原发肿瘤后对转移病灶进行切除或消融治疗可使疾病痊愈[43,81,95]。

异位 CRH 分泌肿瘤引起的 CS 是一种特殊的罕见失调症，文献报道仅见于病例报告[3,96]。这种疾病的治疗和预后与异位 ACTH 依赖性综合征患者相同，治愈率取决于肿瘤的恶性程度和是否可以完全切除。

## ACTH 非依赖性综合征的外科治疗

肾上腺原发疾病患者的一线治疗，常常是直接切除病变的肾上腺。

### 肾上腺皮质腺瘤外科治疗

CS 患者的病因中，大约 10%~22% 为单侧功能性肾上腺皮质腺瘤（见表 9.2）。单侧肾上腺切除术是这些患者唯一有效的治疗方法。腹腔镜（后腹腔或经腹途径）肾上腺切除术已成为治疗肾上腺腺瘤的金

标准，相比开放肾上腺切除术，它具有术后并发症少，住院时间短及节省费用的特点[97,98]。当由经验丰富的外科医师行单侧肾上腺切除术时，几乎所有分泌皮质醇的肾上腺腺瘤成人和儿童患者均有效[99]。

随着 CT 和 MRI 的广泛应用，发现的肾上腺偶发瘤逐渐增多。肾上腺偶发瘤中，多达 30% 的患者可能为亚临床 CS，这些患者存在有皮质醇分泌异常的生化证据，但没有 CS 的临床体征和症状[32,35,36]。这些患者目前尚无最好的治疗方法，肾上腺切除术效果不完全清楚。可获得的有限的回顾性研究和小样本前瞻性研究提示，肾上腺切除术对亚临床综合征和代谢异常患者可能是有效的[32,34,100,101]。目前缺乏更大规模的随机前瞻性研究数据支持亚临床综合征患者手术疗效和保守疗效，但已经有一项大样本随机前瞻性临床试验正在进行中（ClinicalTrials.gov 注册码：NCT02001051）。

对于功能性肾上腺腺瘤引起的 ACTH 非依赖性综合征患者，下丘脑、垂体和对侧肾上腺功能因受到反馈抑制，肾上腺术后恢复可能缓慢。因此，患者在有效的肾上腺切除后，一般需糖皮质激素替代治疗数月，这与经蝶窦垂体微腺瘤切除术后的 CD 患者相似。一般术中及术后需给予高于正常糖皮质激素水平的替代治疗，以避免出现急性类固醇撤退的症状和体征。在麻醉诱导后初次给药，24 小时内每 8 小时给予氢化可的松 100mg 静脉滴注，几天后逐渐减药，直至改为口服给药。阶梯式减药可按每日减少至前一天 50% 剂量来执行[86]。

HPA 轴功能恢复状况的评估，可通过检测早晨口服氢化可的松前的血皮质醇水平（每 3 月一次）来判断，当血皮质醇水平不低于 7.4μg/dl（200nmol/L）时开始行 ACTH 兴奋试验。如果血皮质醇基础值或兴奋刺激后水平达到或高于 18μg/dl（500nmol/L）时，

说明 HPA 轴功能已恢复。当患者皮质醇水平低于 5μg/dl（138nmol/L）时，则仍需糖皮质激素治疗直到 3~6 个月后复查[86]。

CS 患者，尤其是接受手术者出现静脉血栓的风险明显增高（超过正常人群 10 倍），当患者行肾上腺手术（开放或腹腔镜）时，需高度重视预防围术期高凝状态。

### 肾上腺皮质癌导致 CS 的外科治疗

ACTH 非依赖性综合征患者，大约 15% 潜在病因是分泌皮质醇的肾上腺皮质癌[13,21]。对局部晚期患者，外科手术彻底切除局部肾上腺皮质癌，并清扫局限性淋巴结是最主要的有效治疗方法[45]。然而在肿瘤彻底切除后，超过一半的患者出现复发，且常伴有转移[46]。对局部或肿瘤体积较小的复发性肾上腺皮质癌患者，如果初次复发时间大于 12 个月，再次行完全切除术有利于提高患者的生存率[45]。寡转移患者，在病灶切除后生存率可提高。而那些不能手术的进展病例预后则很差，5 年总生存率小于 15%[45,102]。

肾上腺皮质癌具有侵袭性和高复发率，术后需要辅助治疗，几十年来密妥坦一直是术后辅助治疗的标准药物[45]。参考国际专家共识，肾上腺皮质癌术后潜在残留病灶患者，或超过 10% 癌细胞表达 Ki67 基因的患者，应接受密妥坦辅助治疗。对 Ⅰ 期或 Ⅱ 期疾病，组织学证实为 R0 切除以及表达 Ki67 的肿瘤细胞少于 10% 的患者不必行辅助治疗[45]。

### ACTH 非依赖性双侧肾上腺疾病的外科治疗

ACTH 非依赖性综合征中，还有一些少见的病因，如家族性或散发性的双侧肾上腺大结节和小结节增生伴随色素改变的 PPNAD（见表 9.2）[3,18,30,73]。

对于原发性肾上腺双侧大结节和小结节增生引起的 ACTH 非依赖性综合征，腹腔镜下双侧肾上腺切除术是一致公认的有效治疗方法。由经验丰富的外科医生手术时，这种金标准治疗方法对几乎所有患者都是有效的[3,103-106]。由于疾病复发风险高，专家不推荐对这些患者行肾上腺次全切或单纯切除术[30,86]。双侧肾上腺切除术不可避免的导致永久性肾上腺功能不全，而需要终身服用盐皮质激素和糖皮质激素替代治疗（早晨：氢化可的松 15±3mg，晚上：氢化可的松 5±2mg，氟氢可的松 100μg/d）；而对其他治疗效果不佳的 CD 患者行双侧肾上腺切除后并不会发生尼尔森综合征。

患者出院前应该改用每日口服地塞米松 0.5mg 验证是否治愈，分别检测口服地塞米松后 24h 和 48h 的 UFC 和白天血皮质醇浓度。血清皮质醇浓度（<1μg/dl）和 UFC（<1.3μg/24h）低至无法被检测到被认为是生化治愈的依据[86]。

术后肾上腺功能不全的体征和症状，在出院前需详细告知患者及家属。包括药物剂量调整说明以及氢化可的松紧急注射的时机和方法。并按美国国立卫生研究院（NIH）制定的详细方案，提供患者警示手环及氢化可的松琥珀酸钠以备紧急使用[107]。

## 二线治疗方法选择

当上述讨论的一线治疗方法可能在诊断检查期间已被延误时，应该改用二线治疗方案控制皮质醇增多症。这时需开始对如从糖尿病、高血压和骨质疏松等相关合并症进行标准治疗，直到这些症状缓解。只有当合并症缓解后才能停止二线治疗，转为一线治疗。

### CS 的药物辅助治疗

CS 的最佳治疗是外科手术，当手术效

果不佳、存在手术禁忌或手术时机已经延误时,需行内科药物或放射治疗。

控制皮质醇增多症的常见药物有三种,包括:①抑制类固醇和抗肾上腺素作用的药物,如酮康唑,美替拉酮,密妥坦和依托咪酯;②调节 ACTH 释放的药物,如生长抑素类似物帕瑞肽,多巴胺激动剂卡麦角林;③糖皮质激素受体阻断剂,如米非司酮[108]。

美替拉酮和酮康唑是使用最广泛的药物,起效迅速,可早期控制 CD 患者皮质醇增多症,但如果 ACTH 分泌过多,这种控制作用很快失效,称为"逃逸现象"。因此这些药物一般用于经蝶窦垂体手术的术前准备和放疗后的辅助治疗而不推荐长期单独用于 CD 的治疗[18]。另一方面,抗肾上腺素药物密妥坦起效慢、作用持久、无"逃逸现象"。这些抗肾上腺素药物经常用于下面几种情况:在检查 CS 需要控制皮质醇增多症的时候;切除分泌 ACTH 肿瘤的时候;隐蔽性异位肿瘤等待行双侧肾上腺切除术的时候[44,94]。控制成人与儿童患者急性严重皮质醇增多症时,如果不能选择口服药物,则选择静脉注射抗肾上腺素药物依托咪酯[109,110]。但是这些药物有很多副作用,包括肝毒性(酮康唑、密妥坦),胃肠道副作用(酮康唑、美替拉酮、密妥坦),以及肾毒性和镇静作用(依托咪酯)[18,111]。

垂体分泌 ACTH 的肿瘤可能也表达多巴胺 D2 和生长抑素(5 和 2)受体,可分别被卡麦角林和帕瑞肽靶向识别。这些治疗可使 40% 的 CD 患者 UFC 恢复至正常[13,112,113]。主要不良反应包括胃肠道不适(卡麦角林和帕瑞肽)、头痛、头晕,以及心瓣膜纤维化(卡麦角林)[13]。

对于手术效果不佳或无法手术患者,可用糖皮质激素和黄体酮受体拮抗剂米非司酮控制高血糖及皮质醇增多症继发的急性精神错乱。虽然米非司酮起效快,但它可能引起低血钾,恶性高血压,子宫内膜增生,以及胃肠道不良反应[114]。

**垂体放射治疗**

对于经蝶窦腺瘤切除手术失败的患者,垂体肿瘤界限不清的患者,或者有生育需求不宜行垂体前叶次全切除患者,垂体放射治疗是一种有效的治疗选择。

常规分割放射治疗可使 83% 的成人患者和 78% 儿童患者病情缓解;但可能引起长期的垂体功能减退,这种后果可持续至治疗后 6~60 个月[115-117]。

另一种精准肿瘤照射是立体定向放射治疗,它是利用计算机辅助设计结合 MRI 技术,将射线从多个方位进行照射,从而降低对周围结构的损伤。尽管单次剂量立体照射(也称作立体定向放射外科)的经验有限,但这种技术确实可以降低神经组织的照射。常规分割放射治疗需 6 周的治疗时间,而单次照射只需治疗一天,对患者来说更为方便[118]。

**双侧肾上腺切除术**

对于其他治疗效果不佳的 CD 患者,以及需快速、有效地治愈皮质醇增多症或其他治疗失败的隐蔽性或无法切除的异位 CS 患者,双侧肾上腺切除术(腹腔镜或开放)是一种安全有效的治疗选择[3]。这些患者需终身盐皮质激素和糖皮质激素替代治疗(见"ACTH 非依赖性双侧肾上腺疾病外科治疗"部分)。

CD 患者双侧肾上腺切除术后,Nelson 综合征的发生率为 21%,是一个需要特别重视的问题[86]。Nelson 综合征是由于失去皮质醇负反馈机制,局部脑垂体肿瘤过度生长,过高的 ACTH 水平导致色素过度沉着。尽管目前尚不清楚放射治疗是否能降低 Nelson 综合征的发生,一些内科医生仍提倡预防性垂体放射治疗，以降低发生Nelson 综合征的风险[119]。这些患者需行包括体格检查、ACTH 水平监测以及 MRI 检查的终身随访[120]。

## 随访与预后

CS 患者的治疗也包括长期随访，应用多学科途径评估和监测复发的可能性，以及确保足量的激素替代治疗。需长期治疗慢性皮质醇增多症引起的身体、代谢和神经行为学方面的不良后果，以降低其发病率，提高健康生活质量，及降低与 CS 相关的远期病死率[30]。尽管生化缓解可能提示 CS 的临床症状和体征明显改善甚至逆转，但某些特征可能并不能完全恢复正常，临床医生应告知患者可能需要数月至数年才能恢复痊愈。

CS 的身体特征如向心性肥胖、肌肉萎缩、肌无力、痤疮、多毛症以及皮肤紫纹通常最早得到改善，在几个月到一年内逐渐消失，但仍有 10%~30% 患者这些体征可能持续存在[3, 7, 72, 86, 121, 122]。CS 患者代谢方面的并发症也有相似的特征，包括动脉血高血压、糖尿病、月经不调、性欲异常，以及骨质疏松会有显著的改善，甚至停药后这些症状明显改善。但也仍有高达25% 患者用药后并发症并无改善甚至加重[3, 72, 121, 123, 124]。神经行为异常如焦虑、抑郁、情绪改变及记忆下降在 CS 治愈后可能明显好转；但是也有 10%~40% 的患者伴有潜在的病理性精神状态[3, 72, 121, 125-127]。

CS 会使患者的健康相关生活质量（health-related quality of life，HRQOL）受到严重的损害。一项有关一般生活质量（quality of life，QOL）和 CS 特异性疾病问卷调查的横断面研究数据显示：不考虑导致 CS 的病因和采用何种治疗方法，高达 80%~85% 病情缓解的患者 QOL 都优于皮质醇增多症的患者[3, 128-130]。然而20%~25% 患者，包括儿童和青少年，尽管皮质醇增多症得到缓解，但 HRQOL 可能多年内无改变甚至恶化[30, 72]。

随着对 CS 认识的提高和新治疗方法的出现，这种疾病的预后得到明显的改善[41, 131]。皮质醇的过多产生可以通过肾上腺切除、抗肾上腺素药物、皮质醇合成抑制剂来得到控制；因此任何原因导致的 CS 患者，无需屈服于持续性皮质醇增多症引起的并发症。腹腔镜手术和微创神经外科技术的出现将 CS 和 CD 患者围术期发病率和死亡率降至最低。目前，良性病变导致的 CS 患者，初次治疗缓解后其远期死亡率和预后良好，与普通人群相似[131]。而异位 ACTH 分泌肿瘤或肾上腺皮质癌患者因潜在恶性，预后较差。

（刘陈黎　译，谢建军　校）

# 参考文献

1. Raff H, Carroll T. Cushing's syndrome: from physiological principles to diagnosis and clinical care. J Physiol. 2015;593(3):493–506.
2. Nieman LK, Ilias I. Evaluation and treatment of Cushing's syndrome. Am J Med. 2005 Dec;118(12):1340–6.
3. Neychev V, Steinberg SM, Yang L, Mehta A, Nilubol N, Keil MF, et al. Long-term outcome of bilateral laparoscopic adrenalectomy measured by disease-specific questionnaire in a unique group of patients with Cushing's syndrome. Ann Surg Oncol. 2015 Dec;22 Suppl 3:S699–706.
4. Nieman LK, Biller BM, Findling JW, Newell-Price J, Savage MO, Stewart PM, et al. The diagnosis of Cushing's syndrome: an Endocrine Society Clinical Practice Guideline. J Clin Endocrinol Metab. 2008 May;93(5):1526–40.
5. Boscaro M, Barzon L, Sonino N. The diagnosis of Cushing's syndrome: atypical presentations and laboratory shortcomings. Arch Intern Med. 2000;160(20):3045–53.
6. Nieman LK. Cushing's syndrome: update on signs, symptoms and biochemical screening. Eur J Endocrinol. 2015;173(4):M33–8.

7. Feelders RA, Pulgar SJ, Kempel A, Pereira AM. The burden of Cushing's disease: clinical and health-related quality of life aspects. Eur J Endocrinol. 2012;167(3):311–26.

8. Joshi SM, Hewitt RJD, Storr HL, Rezajooi K, Ellamushi H, Grossman AB, et al. Cushing's disease in children and adolescents: 20 years of experience in a single neurosurgical center. Neurosurgery. 2005;57(2):281–5.

9. Storr HL, Chan LF, Grossman AB, Savage MO. Paediatric Cushing's syndrome: epidemiology, investigation and therapeutic advances. Trends Endocrin Metab. 2007;18(4):167–74.

10. Savage MO, Storr HL. Pediatric Cushing's disease: management issues. Indian J Endocrinol Metab. 2012;16 Suppl 2:S171–5.

11. Isidori AM, Graziadio C, Paragliola RM, Cozzolino A, Ambrogio AG, Colao A, et al. The hypertension of Cushing's syndrome: controversies in the patho-physiology and focus on cardiovascular complications. J Hypertens. 2015;33(1):44–60.

12. Lodish MB, Sinaii N, Patronas N, Batista DL, Keil M, Samuel J, et al. Blood pressure in pediatric patients with Cushing syndrome. J Clin Endocrinol Metab. 2009;94(6):2002–8.

13. Sharma ST, Nieman LK, Feelders RA. Cushing's syndrome: epidemiology and developments in disease management. Clin Epidemiol. 2015;7:281–93.

14. Chan LF, Storr HL, Grossman AB, Savage MO. Pediatric Cushing's syndrome: clinical features, diagnosis, and treatment. Arq Bras Endocrinol Metabol. 2007;51(8):1261–71.

15. Lado-Abeal J, Rodriguez-Arnao J, Newell-Price J, Perry L, Grossman A, Besser G, et al. Menstrual abnormalities in women with Cushing's disease are correlated with hypercortisolemia rather than raised circulating androgen levels. J Clin Endocrinol Metab. 1998;83(9):3083–8.

16. Kaltsas G, Korbonits M, Isidori A, Webb J, Trainer P, Monson J, et al. How common are polycystic ovaries and the polycystic ovarian syndrome in women with Cushing's syndrome? Clin Endocrinol (Oxf). 2000;53(4):493–500.

17. Valassi E, Santos A, Yaneva M, Toth M, Strasburger CJ, Chanson P, et al. The European Registry on Cushing's syndrome: 2-year experience. Baseline demographic and clinical characteristics. Eur J Endocrinol. 2011;165(3):383–92.

18. Newell-Price J, Bertagna X, Grossman AB, Nieman LK. Cushing's syndrome. Lancet. 2006;367(9522):1605–17.

19. Dupuis C, Storr H, Perry L, Ho J, Ahmed L, Ong K, et al. Abnormal puberty in paediatric Cushing's disease: relationship with adrenal androgen, sex hormone binding globulin and gonadotrophin concentrations. Clin Endocrinol (Oxf). 2007;66(6):838–43.

20. Stratakis CA. Cushing syndrome in pediatrics. Endocrinol Metab Clin North Am. 2012;41(4):793–803.

21. Arnaldi G, Angeli A, Atkinson AB, Bertagna X, Cavagnini F, Chrousos GP, et al. Diagnosis and complications of Cushing's syndrome: a consensus statement. J Clin Endocrinol Metab. 2003;88(12):5593–602.

22. Lonser RR, Wind JJ, Nieman LK, Weil RJ, DeVroom HL, Oldfield EH. Outcome of surgical treatment of 200 children with Cushing's disease. J Clin Endocrinol Metab. 2013;98(3):892–901.

23. Peters CJ, Ahmed ML, Storr HL, Davies KM, Martin LJ, Allgrove J, et al. Factors influencing skeletal maturation at diagnosis of paediatric Cushing's disease. Horm Res. 2007;68(5):231–5.

24. Tang A, O'Sullivan AJ, Diamond T, Gerard A, Campbell P. Psychiatric symptoms as a clinical presentation of Cushing's syndrome. Ann Gen Psychiatr. 2013;12:23.

25. Sonino N, Fallo F, Fava GA. Psychosomatic aspects of Cushing's syndrome. Rev Endocr Metab Disord. 2010;11(2):95–104.

26. Magiakou MA, Mastorakos G, Oldfield EH, Gomez MT, Doppman JL, Cutler Jr GB, et al. Cushing's syndrome in children and adolescents--presentation, diagnosis, and therapy. N Engl J Med. 1994;331(10):629–36.

27. Magiakou MA, Mastorakos G, Zachman K, Chrousos GP. Blood pressure in children and adolescents with Cushing's syndrome before and after surgical cure. J Clin Endocrinol Metab. 1997;82(6):1734–8.

28. Magiakou A, Chrousos G. Cushing's syndrome in children and adolescents: current diagnostic and therapeutic strategies. J Endocrinol Invest. 2002;25(2):181–94.

29. Savage MO, Lienhardt A, Lebrethon MC, Johnston LB, Huebner A, Grossman AB, et al. Cushing's disease in childhood: presentation, investigation, treatment and long-term outcome. Horm Res. 2001;55 Suppl 1:24–30.

30. Lacroix A, Feelders RA, Stratakis CA, Nieman LK. Cushing's syndrome. Lancet. 2015;386(9996):913–27.

31. Nieman LK. Update on subclinical Cushing's syndrome. Curr Opin Endocrinol Diabetes Obes. 2015 Jun;22(3):180–4.

32. Chiodini I, Morelli V, Salcuni AS, Eller-Vainicher C, Torlontano M, Coletti F, et al. Beneficial metabolic effects of prompt surgical treatment in patients with an adrenal incidentaloma causing biochemical hypercortisolism. J Clin Endocrinol Metab. 2010;95(6):2736–45.

33. Chiodini I, Mascia ML, Muscarella S, Battista C, Minisola S, Arosio M, et al. Subclinical hypercortisolism among outpatients referred for osteoporosis. Ann Intern Med. 2007;147(8):541–8.

34. Di Dalmazi G, Vicennati V, Garelli S, Casadio E, Rinaldi E, Giampalma E, et al. Cardiovascular events and mortality in patients with adrenal incidentalomas that are either non-secreting or associated with intermediate phenotype or subclinical Cushing's syndrome: a 15-year retrospective study.

Lancet Diabetes Endrocinol. 2014;2(5):396–405.

35. Reincke M. Subclinical Cushing's syndrome. Endocrinol Metab Clin North Am. 2000;29(1):43–56.

36. Tsagarakis S, Vassiliadi D, Thalassinos N. Endogenous subclinical hypercortisolism: diagnostic uncertainties and clinical implications. J Endocrinol Invest. 2006;29(5):471–82.

37. Meinardi JR, Wolffenbuttel BH, Dullaart RP. Cyclic Cushing's syndrome: a clinical challenge. Eur J Endocrinol. 2007;157(3):245–54.

38. Findling JW, Raff H. Cushing's syndrome: important issues in diagnosis and management. J Clin Endocrinol Metab. 2006;91(10):3746–53.

39. Lindholm J, Juul S, Jorgensen JO, Astrup J, Bjerre P, Feldt-Rasmussen U, et al. Incidence and late prognosis of Cushing's syndrome: a population-based study. J Clin Endocrinol Metab. 2001;86(1):117–23.

40. Steffensen C, Bak AM, Zøylner Rubeck K, Jørgensen JOL. Epidemiology of Cushing's syndrome. Neuroendocrinology. 2010;92 Suppl 1:1–5.

41. Dekkers OM, Horváth-Puhó E, Jørgensen JOL, Cannegieter SC, Ehrenstein V, Vandenbroucke JP, et al. Multisystem morbidity and mortality in Cushing's syndrome: a cohort study. J Clin Endocrinol Metab. 2013;98(6):2277–84.

42. Mancini T, Porcelli T, Giustina A. Treatment of Cushing disease: overview and recent findings. Ther Clin Risk Manag. 2010;6:505–16.

43. Isidori AM, Kaltsas GA, Pozza C, Frajese V, Newell-Price J, Reznek RH, et al. The ectopic adrenocorticotropin syndrome: clinical features, diagnosis, management, and long-term follow-up. J Clin Endocrinol Metab. 2006;91(2):371–7.

44. Ilias I, Torpy DJ, Pacak K, Mullen N, Wesley RA, Nieman LK. Cushing's syndrome due to ectopic corticotropin secretion: twenty years' experience at the National Institutes of Health. J Clin Endocrinol Metab. 2005;90(8):4955–62.

45. Berruti A, Baudin E, Gelderblom H, Haak HR, Porpiglia F, Fassnacht M, et al. Adrenal cancer: ESMO clinical practice guidelines for diagnosis, treatment and follow-up. Ann Oncol. 2012;23 Suppl 7:vii131–8.

46. Fassnacht M, Libé R, Kroiss M, Allolio B. Adrenocortical carcinoma: a clinician's update. Nat Rev Endocrinol. 2011;7(6):323–35.

47. Stratakis CA, Boikos SA. Genetics of adrenal tumors associated with Cushing's syndrome: a new classification for bilateral adrenocortical hyperplasias. Nat Clin Pract Endocrinol Metab. 2007;3(11):748–57.

48. Stratakis C, Tichomirowa M, Boikos S, Azevedo M, Lodish M, Martari M, et al. The role of germline AIP, MEN1, PRKAR1A, CDKN1B and CDKN2C mutations in causing pituitary adenomas in a large cohort of children, adolescents, and patients with genetic syndromes. Clin Genet. 2010;78(5):457–63.

49. Raff H, Auchus RJ, Findling JW, Nieman LK. Urine free cortisol in the diagnosis of Cushing's syndrome: is it worth doing, and if so, how? J Clin Endocrinol Metab. 2014;100(2):395–7.

50. Raff H, Raff JL, Findling JW. Late-night salivary cortisol as a screening test for Cushing's syndrome 1. J Clin Endocrinol Metab. 1998;83(8):2681–6.

51. Read G, Walker R, Wilson D, Griffiths K. Steroid analysis in saliva for the assessment of endocrine function. Ann N Y Acad Sci. 1990;595(1):260–74.

52. Nunes M, Vattaut S, Corcuff J, Rault A, Loiseau H, Gatta B, et al. Late-night salivary cortisol for diagnosis of overt and subclinical Cushing's syndrome in hospitalized and ambulatory patients. J Clin Endocrinol Metab. 2009;94(2):456–62.

53. Carroll T, Raff H, Findling JW. Late-night salivary cortisol measurement in the diagnosis of Cushing's syndrome. Nat Clin Pract Endocrinol Metab. 2008;4(6):344–50.

54. Putignano P, Kaltsas GA, Satta MA, Grossman AB. The effects of anti-convulsant drugs on adrenal function. Horm Metab Res. 1998;30(6-7):389–97.

55. Raff H. Cushing's syndrome: diagnosis and surveillance using salivary cortisol. Pituitary. 2012;15(1):64–70.

56. Raff H, Findling JW. A physiologic approach to diagnosis of the Cushing syndrome. Ann Intern Med. 2003;138(12):980–91.

57. Liu H, Bravata DM, Cabaccan J, Raff H, Ryzen E. Elevated late-night salivary cortisol levels in elderly male type 2 diabetic veterans. Clin Endocrinol (Oxf). 2005;63(6):642–9.

58. Newell-Price J, Trainer P, Besser M, Grossman A. The diagnosis and differential diagnosis of Cushing's syndrome and pseudo-Cushing's states. Endocr Rev. 1998;19(5):647–72.

59. Wood PJ, Barth JH, Freedman DB, Perry L, Sheridan B. Evidence for the low dose dexamethasone suppression test to screen for Cushing's syndrome—recommendations for a protocol for biochemistry laboratories. Ann Clin Biochem. 1997;34(Pt 3):222–9.

60. Isidori AM, Kaltsas GA, Mohammed S, Morris DG, Jenkins P, Chew SL, et al. Discriminatory value of the low-dose dexamethasone suppression test in establishing the diagnosis and differential diagnosis of Cushing's syndrome. J Clin Endocrinol Metab. 2003;88(11):5299–306.

61. Kidambi S, Raff H, Findling JW. Limitations of nocturnal salivary cortisol and urine free cortisol in the diagnosis of mild Cushing's syndrome. Eur J Endocrinol. 2007;157(6):725–31.

62. Elias PC, Martinez EZ, Barone BF, Mermejo LM, Castro M, Moreira AC. Late-night salivary cortisol has a better performance than urinary free cortisol in the diagnosis of Cushing's syndrome. J Clin Endocrinol Metab. 2014;99(6):2045–51.

63. Elamin MB, Murad MH, Mullan R, Erickson D, Harris K, Nadeem S, et al. Accuracy of diagnostic tests for Cushing's syndrome: a systematic review and metaanalyses. J Clin Endocrinol Metab. 2008;93(5):1553–62.

64. Chan KC, Lit LC, Law EL, Tai MH, Yung CU, Chan MH, et al. Diminished urinary free cortisol excretion in patients with moderate and severe renal impair-

ment. Clin Chem. 2004;50(4):757–9.

65. Mericq MV, Cutler Jr GB. High fluid intake increases urine free cortisol excretion in normal subjects. J Clin Endocrinol Metab. 1998;83(2):682–4.

66. Petersenn S, Newell-Price J, Findling J, Gu F, Maldonado M, Sen K, et al. High variability in base-line urinary free cortisol values in patients with Cushing's disease. Clin Endocrinol (Oxf). 2014;80(2):261–9.

67. Batista DL, Riar J, Keil M, Stratakis CA. Diagnostic tests for children who are referred for the investigation of Cushing syndrome. Pediatrics. 2007;120(3): e575–86.

68. Newell-Price J, Trainer P, Perry L, Wass J, Grossman A, Besser M. A single sleeping midnight cortisol has 100 % sensitivity for the diagnosis of Cushing's syndrome. Clin Endocrinol (Oxf). 1995;43(5):545–50.

69. Invitti C, Giraldi FP, De Martin M, Cavagnini F. Diagnosis and management of Cushing's syndrome: results of an italian multicentre study 1. J Clin Endocrinol Metab. 1999;84(2):440–8.

70. Reimondo G, Paccotti P, Minetto M, Termine A, Stura G, Bergui M, et al. The corticotrophin-releasing hormone test is the most reliable noninvasive method to differentiate pituitary from ectopic ACTH secretion in Cushing's syndrome. Clin Endocrinol (Oxf). 2003;58(6):718–24.

71. Nieman LK, Oldfield EH, Wesley R, Chrousos GP, Loriaux DL, Cutler Jr GB. A simplified morning ovine corticotropin-releasing hormone stimulation test for the differential diagnosis of adrenocorticotropin-dependent Cushing's syndrome. J Clin Endocrinol Metab. 1993;77(5):1308–12.

72. Lindsay JR, Nieman LK. Differential diagnosis and imaging in Cushing's syndrome. Endocrinol Metab Clin North Am. 2005;34(2):403–21.

73. Lacroix A, Bourdeau I. Bilateral adrenal Cushing's syndrome: macronodular adrenal hyperplasia and primary pigmented nodular adrenocortical disease. Endocrinol Metab Clin North Am. 2005;34(2):441,58, x.

74. Rockall AG, Babar SA, Sohaib SA, Isidori AM, Diaz-Cano S, Monson JP, et al. CT and MR imaging of the adrenal glands in ACTH-independent Cushing syndrome 1. Radiographics. 2004;24(2):435–52.

75. Groussin L, Bonardel G, Silvéra S, Tissier F, Coste J, Abiven G, et al. 18 F-Fluorodeoxyglucose positron emission tomography for the diagnosis of adrenocortical tumors: a prospective study in 77 operated patients. J Clin Endocrinol Metab. 2009;94(5):1713–22.

76. Stratakis CA, Sarlis N, Kirschner LS, Carney JA, Doppman JL, Nieman LK, et al. Paradoxical response to dexamethasone in the diagnosis of primary pigmented nodular adrenocortical disease. Ann Intern Med. 1999;131(8):585–91.

77. Hall WA, Luciano MG, Doppman JL, Patronas NJ, Oldfield EH. Pituitary magnetic resonance imaging in normal human volunteers: occult adenomas in the general population. Ann Intern Med. 1994;120(10):817–20.

78. Sohaib SA, Hanson JA, Newell-Price JD, Trainer PJ, Monson JP, Grossman AB, et al. CT appearance of the adrenal glands in adrenocorticotrophic hormone-dependent Cushing's syndrome. AJR Am J Roentgenol. 1999;172(4):997–1002.

79. Swearingen B, Katznelson L, Miller K, Grinspoon S, Waltman A, Dorer DJ, et al. Diagnostic errors after inferior petrosal sinus sampling. J Clin Endocrinol Metab. 2004;89(8):3752–63.

80. Lienhardt A, Grossman AB, Dacie JE, Evanson J, Huebner A, Afshar F, et al. Relative contributions of inferior petrosal sinus sampling and pituitary imaging in the investigation of children and adolescents with ACTH-dependent Cushing's syndrome. J Clin Endocrinol Metab. 2001;86(12):5711–4.

81. Isidori AM, Lenzi A. Ectopic ACTH syndrome. Arquivos Brasileiros de Endocrinologia Metabologia. 2007;51(8):1217–25.

82. Lamberts S, De Herder W, Krenning E, Reubi J. A role of (labeled) somatostatin analogs in the differential diagnosis and treatment of Cushing's syndrome. J Clin Endocrinol Metab. 1994;78(1):17–9.

83. Pacak K, Ilias I, Chen CC, Carrasquillo JA, Whatley M, Nieman LK. The role of [18F] fluorodeoxyglucose positron emission tomography and [111In]-diethylenetriaminepentaacetate-D-Phe-pentetreotide scintigraphy in the localization of ectopic adrenocorticotropin-secreting tumors causing Cushing's syndrome. J Clin Endocrinol Metab. 2004;89(5):2214–21.

84. de Herder WW, Hofland LJ, van der Lely AJ, Lamberts SW. Somatostatin receptors in gastroentero-pancreatic neuroendocrine tumours. Endocr Relat Cancer. 2003;10(4):451–8.

85. Sadowski SM, Neychev V, Millo C, Shih J, Nilubol N, Herscovitch P, et al. Prospective study of 68Ga-DOTATATE positron emission tomography/computed tomography for detecting gastro-entero-pancreatic neuroendocrine tumors and unknown primary sites. J Clin Oncol. 2016 Feb 20;34(6):588–96.

86. Nieman LK, Biller BM, Findling JW, Murad MH, Newell-Price J, Savage MO, et al. Treatment of Cushing's syndrome: an endocrine society clinical practice guideline. J Clin Endocrinol Metab. 2015;100(8):2807–31.

87. Atkinson AB, Kennedy A, Wiggam MI, McCance DR, Sheridan B. Long-term remission rates after pituitary surgery for Cushing's disease: the need for long-term surveillance. Clin Endocrinol (Oxf). 2005;63(5):549–59.

88. Biller BM, Grossman AB, Stewart PM, Melmed S, Bertagna X, Bertherat J, et al. Treatment of adrenocorticotropin-dependent Cushing's syndrome: a consensus statement. J Clin Endocrinol Metab. 2008;93(7):2454–62.

89. Kelly DF. Transsphenoidal surgery for Cushing's disease: a review of success rates, remission predictors, management of failed surgery, and Nelson's Syndrome. Neurosurg Focus. 2007;23(3):1–6.

90. Rees D, Hanna F, Davies J, Mills R, Vafidis J, Scanlon M. Long-term follow-up results of transsphenoidal surgery for Cushing's disease in a single

centre using strict criteria for remission. Clin Endocrinol (Oxf). 2002;56(4):541–51.

91. Locatelli M, Vance ML, Laws ER. Clinical review: the strategy of immediate reoperation for transsphenoidal surgery for Cushing's disease. J Clin Endocrinol Metab. 2005;90(9):5478–82.

92. Salenave S, Gatta B, Pecheur S, San-Galli F, Visot A, Lasjaunias P, et al. Pituitary magnetic resonance imaging findings do not influence surgical outcome in adrenocorticotropin-secreting microadenomas. J Clin Endocrinol Metab. 2004;89(7):3371–6.

93. Grossman A, Johannsson G, Quinkler M, Zelissen P. Therapy of endocrine disease: Perspectives on the management of adrenal insufficiency: clinical insights from across Europe. Eur J Endocrinol. 2013;169(6):R165–75.

94. Aniszewski JP, Young Jr WF, Thompson GB, Grant CS, van Heerden JA. Cushing syndrome due to ectopic adrenocorticotropic hormone secretion. World J Surg. 2001;25(7):934–40.

95. Alexandraki KI, Grossman AB. The ectopic ACTH syndrome. Rev Endocr Metab Disord. 2010;11(2):117–26.

96. Wajchenberg BL, Mendonça BB, Liberman B, Pereira MAA, Kirschner MA. Ectopic ACTH syndrome. J Steroid Biochem Mol Biol. 1995;53(1):139–51.

97. Brunt LM, Moley JF, Doherty GM, Lairmore TC, DeBenedetti MK, Quasebarth MA. Outcomes analysis in patients undergoing laparoscopic adrenalectomy for hormonally active adrenal tumors. Surgery. 2001;130(4):629–35.

98. Chavez-Rodriguez J, Pasieka JL. Adrenal lesions assessed in the era of laparoscopic adrenalectomy: a modern day series. Am J Surg. 2005;189(5):581–6.

99. Park HS, Roman SA, Sosa JA. Outcomes from 3144 adrenalectomies in the United States: which matters more, surgeon volume or specialty? Arch Surg. 2009;144(11):1060–7.

100. Toniato A, Merante-Boschin I, Opocher G, Pelizzo MR, Schiavi F, Ballotta E. Surgical versus conservative management for subclinical Cushing syndrome in adrenal incidentalomas: a prospective randomized study. Ann Surg. 2009;249(3):388–91.

101. Perogamvros I, Vassiliadi DA, Karapanou O, Botoula E, Tzanela M, Tsagarakis S. Biochemical and clinical benefits of unilateral adrenalectomy in patients with subclinical hypercortisolism and bilateral adrenal incidentalomas. Eur J Endocrinol. 2015;173(6):719–25.

102. Baudin E, Leboulleux S, Al Ghuzlan A, Chougnet C, Young J, Deandreis D, et al. Therapeutic management of advanced adrenocortical carcinoma: what do we know in 2011? Horm Cancer. 2011;2(6):363–71.

103. Castillo OA, Lopez-Fontana G, Vitagliano G. Laparoscoscopic synchronous bilateral adrenalectomy. Arch Esp Urol. 2011;64(2):114–20.

104. Castillo OA, Foneron A, Vidal-Mora I, Sanchez-Salas R, Vitagliano G, Diaz M. Bilateral simultaneous laparoscopic adrenalectomy for congenital adrenal hyperplasia: initial experience. J Pediatr Urol. 2011;7(2):174–7.

105. Takata MC, Kebebew E, Clark OH, Duh QY. Laparoscopic bilateral adrenalectomy: results for 30 consecutive cases. Surg Endosc. 2008;22(1):202–7.

106. Tiyadatah BN, Kalavampara SV, Sukumar S, Mathew G, Pooleri GK, Prasanna AT, et al. Bilateral simultaneous laparoscopic adrenalectomy in Cushing's syndrome: safe, effective, and curative. J Endourol. 2012;26(2):157–63.

107. NIH clinical center patient education materials managing adrenal insufficiency. Bethesda MD: National Institutes of Health Clinical Center. http://www.cc.nih.gov/ccc/patient_education/pepubs/mngadrins.pdf. [Internet]. Accessed 17 May 2016.

108. Feelders RA, Hofland LJ. Medical treatment of Cushing's disease. J Clin Endocrinol Metab. 2013;98(2):425–38.

109. Drake W, Perry L, Hinds C, Lowe D, Reznek R, Besser G. Emergency and prolonged use of intravenous etomidate to control hypercortisolemia in a patient with Cushing's syndrome and peritonitis. J Clin Endocrinol Metab. 1998;83(10):3542–4.

110. Greening JE, Brain CE, Perry LA, Mushtaq I, Sales Marques J, Grossman AB, et al. Efficient short-term control of hypercortisolaemia by low-dose etomidate in severe paediatric Cushing's disease. Horm Res. 2005;64(3):140–3.

111. Nieman LK. Medical therapy of Cushing's disease. Pituitary. 2002;5(2):77–82.

112. Colao A, Petersenn S, Newell-Price J, Findling JW, Gu F, Maldonado M, et al. A 12-month phase 3 study of pasireotide in Cushing's disease. N Engl J Med. 2012;366(10):914–24.

113. Godbout A, Manavela M, Danilowicz K, Beauregard H, Bruno OD, Lacroix A. Cabergoline monotherapy in the long-term treatment of Cushing's disease. Eur J Endocrinol. 2010;163(5):709–16.

114. Fleseriu M, Biller BM, Findling JW, Molitch ME, Schteingart DE, Gross C, et al. Mifepristone, a glucocorticoid receptor antagonist, produces clinical and metabolic benefits in patients with Cushing's syndrome. J Clin Endocrinol Metab. 2012;97(6):2039–49.

115. Storr HL, Plowman PN, Carroll PV, François I, Krassas GE, Afshar F, et al. Clinical and endocrine responses to pituitary radiotherapy in pediatric Cushing's disease: an effective second-line treatment. J Clin Endocrinol Metab. 2003;88(1):34–7.

116. Loeffler JS, Shih HA. Radiation therapy in the management of pituitary adenomas. J Clin Endocrinol Metab. 2011;96(7):1992–2003.

117. Acharya SV, Gopal RA, Goerge J, Menon PS, Bandgar TR, Shah NS. Radiotherapy in paediatric Cushing's disease: efficacy and long term follow up of pituitary function. Pituitary. 2010;13(4):293–7.

118. Pashtan I, Oh KS, Loeffler J. Radiation therapy in the management of pituitary adenomas. Handb Clin Neurol. 2014;124:317–24.

119. Mehta GU, Sheehan JP, Vance ML. Effect of stereotactic radiosurgery before bilateral adrenalectomy for Cushing's disease on the incidence of Nelson's syndrome: Clinical article. J Neurosurg. 2013;119(6):1493–7.

120. Assié G, Bahurel H, Coste J, Silvera S, Kujas M, Dugué M, et al. Corticotroph tumor progression after adrenalectomy in Cushing's disease: a reappraisal of Nelson's syndrome. J Clin Endocrinol Metab. 2007;92(1):172–9.

121. Sippel RS, Elaraj DM, Kebebew E, Lindsay S, Tyrrell JB, Duh Q. Waiting for change: symptom resolution after adrenalectomy for Cushing's syndrome. Surgery. 2008;144(6):1054–61.

122. Etxabe J, Vazquez J. Morbidity and mortality in Cushing's disease: an epidemiological approach. Clin Endocrinol (Oxf). 1994;40(4):479–84.

123. Barahona MJ, Resmini E, Sucunza N, Webb SM. Diagnosis of cure in Cushing's syndrome: lessons from long-term follow-up. Front Horm Res. 2010;38:152–7.

124. Colao A, Pivonello R, Spiezia S, Faggiano A, Ferone D, Filippella M, et al. Persistence of increased cardiovascular risk in patients with Cushing's disease after five years of successful cure. J Clin Endocrinol Metab. 1999;84(8):2664–72.

125. Tiemensma J, Kokshoorn NE, Biermasz NR, Keijser BS, Wassenaar MJ, Middelkoop HA, et al. Subtle cognitive impairments in patients with long-term cure of Cushing's disease. J Clin Endocrinol Metab. 2010;95(6):2699–714.

126. Forget H, Lacroix A, Cohen H. Persistent cognitive impairment following surgical treatment of Cushing's syndrome. Psychoneuroendocrinology. 2002;27(3):367–83.

127. Bourdeau I, Bard C, Noël B, Leclerc I, Cordeau M, Bélair M, et al. Loss of brain volume in endogenous Cushing's syndrome and its reversibility after correction of hypercortisolism. J Clin Endocrinol Metab. 2002;87(5):1949–54.

128. Wagenmakers MA, Netea-Maier RT, Prins JB, Dekkers T, den Heijer M, Hermus AR. Impaired quality of life in patients in long-term remission of Cushing's syndrome of both adrenal and pituitary origin: a remaining effect of long-standing hypercortisolism? Eur J Endocrinol. 2012;167(5):687–95.

129. Thompson SK, Hayman AV, Ludlam WH, Deveney CW, Loriaux DL, Sheppard BC. Improved quality of life after bilateral laparoscopic adrenalectomy for Cushing's disease: a 10-year experience. Ann Surg. 2007;245(5):790–4.

130. van Aken MO, Pereira AM, Biermasz NR, van Thiel SW, Hoftijzer HC, Smit JW, et al. Quality of life in patients after long-term biochemical cure of Cushing's disease. J Clin Endocrinol Metab. 2005;90(6):3279–86.

131. Graversen D, Vestergaard P, Stochholm K, Gravholt CH, Jorgensen JO. Mortality in Cushing's syndrome: a systematic review and meta-analysis. Eur J Intern Med. 2012;23(3):278–82.

# 嗜铬细胞瘤和副神经节瘤的诊治

# 10

Garima Gupta，Vitaly Kantorovich，Karel Pacak

## 背景

嗜铬细胞瘤（pheochromocytomas，PHEOs）和副神经节瘤（paragangliomas，PGLs）是一类少见的分泌儿茶酚胺的神经内分泌肿瘤，有多达50%的患者未被诊断[1]。嗜铬细胞瘤来源于肾上腺髓质的嗜铬细胞，约占所有患者的80%~85%，而发生于肾上腺以外的自主神经节的副神经节瘤，约占所有患者的15%~20%。副神经节瘤发生于纵隔、腹部、盆部椎体前和椎体旁的交感神经节，或者头颈部脑神经和迷走神经走行区域的副交感神经节[2,3]。交感神经来源的副神经节瘤（sympathetic paragangliomas，sPGLs），最常见于腹部，来自位于肠系膜下动脉起始处近侧的主动脉旁器（Zuckerkandl器）[4]。和大多数肾上腺来源的嗜铬细胞瘤类似，绝大多数交感神经来源的副神经节瘤产生大量的儿茶酚胺[2,3]。相反，副交感神经来源的副神经节瘤（parasympathetic paragangliomas，pPGLs）来自于颈动脉体、颈静脉体、鼓室和迷走神经体，常常无生化活性，只有4%左右的患者可产生儿茶酚胺[2,5~7]。

根据产生儿茶酚胺和代谢产物的不同，具有生化活性的嗜铬细胞瘤和副神经节瘤可分为三种不同的表型。①去甲肾上腺能表型肿瘤，主要分泌大量去甲肾上腺素及其代谢产物异丙肾上腺素。这类肿瘤主要位于肾上腺外。但也有报道近一半的患者是肾上腺来源的嗜铬细胞瘤（PHEOs）[8,9]。②肾上腺素能表型肿瘤，主要分泌肾上腺素及其代谢物3-甲氧基肾上腺素。③第三种类型，罕见，肿瘤主要产生和分泌多巴胺及其代谢物3-甲氧酪胺[8,10]。肾上腺素能表型肿瘤主要位于肾上腺内，而多巴胺能型肿瘤主要位于肾上腺外，更多的是与头、颈部副神经节瘤有关[10,11]。

近来随着基因研究的进展，对PHEOs和PGLs有关的家族性综合征及其致瘤机制有了全新的认识。起初认为主要是散发性的疾病。现在认为，大约40%的此类患者的病因，与12个公认的肿瘤易感基因种系突变有关[12]。遗传性突变的患者，发病年龄较轻，病灶多发[13,14]。此外，这些易感基因的体细胞突变及其他有突变倾向基因的体细胞突变，也与这些肿瘤的病理形成有关。根据调控这些肿瘤发展的转录信号不同，分为二个基本的分子信号通路：低氧信号通路和激酶信号通路（图10.1）。群一所构成的突变基因，以（伪）低氧信号为特征，与低氧诱导因子的稳定有关[15]。群二所构成的突变基因，可引起RAS–RAF–MAPK和PI3K–AKT–mTOR通路的活化。与这两类不同基因突变相关的临床特征总结于表10.1和表10.2。

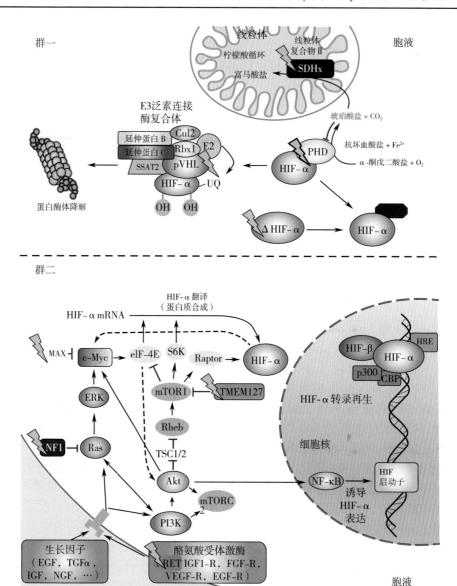

**图 10.1** 群一和群二嗜铬细胞瘤或副神经节瘤中低氧诱导因子信号。Akt，RAC-α- 丝氨酸 / 苏氨酸激酶；CB，环磷酸腺苷反应元件结合蛋白；c-Myc，Myc 原癌基因；Cul2，cullin 2；E2，E2 泛素结合酶；EGF，表皮生长因子；EGF-R，表皮生长因子受体；eIF-4E，真核细胞翻译起始因子 4E；ERK，促分裂素激活蛋白激酶 2；FGF-R，纤维母细胞生长因子受体；HIF，低氧诱导因子；HRE，低氧反应元件；HSP90，热休克蛋白 90；IGF，胰岛素样生长因子；IGF1-R，胰岛素样生长因子 –1 受体；MAX，myc 相关因子 X；mTORC1，雷帕霉素靶蛋白复合物 1；mTORC2，雷帕霉素靶蛋白复合物 2；NF1，神经纤维瘤病 Ⅰ 型蛋白；NF-kB，核转录因子 kappa B；NGF，神经生长因子；p300，组蛋白乙酰转移酶 p300；PHD，脯胺酰羟化酶域蛋白；PI3K，磷脂酰肌醇三激酶；pVHL，冯希佩尔林道蛋白；Raptor，雷帕霉素靶蛋白调控相关蛋白；Ras，鼠肉瘤致癌基因；RET，Ret 原癌基因；Rbx1，戒指盒蛋白 1；Rheb，RAS 同系物在大脑富集；S6K，S6 激酶；SDH，琥珀酸脱氢酶；SSAT2，亚精胺 / 精胺 N1- 乙酰转移酶 2；TGFα，转化生长因子 α；TMEM127，跨膜蛋白 127；TSC1/2，结节性硬化症 1/2；UQ，泛素；VEGF-R，血管内皮生长因子受体。经允许转载自参考文献[15]

表10.1 组1：嗜铬细胞瘤/副神经瘤（伪）低氧转录信号

| 基因 | 症状 | 平均年龄 | 常发病位置 | 生化成分 | 恶性程度 | 其他临床特征 |
|---|---|---|---|---|---|---|
| VHL | VHL | 30 | 肾上腺嗜铬细胞瘤 | 去甲肾上腺素 去甲肾上腺素多巴胺 | 低 | 肾细胞癌，成血管细胞瘤 |
| SDHAF2 | PGL2 | 30~40 | 头颈部副神经节瘤 | 数据不足 | 数据不足 | |
| SDHA | PGL4 | 40 | 头颈部副神经节瘤，交感神经来源的副神经节瘤，肾上腺嗜铬细胞瘤 | 数据不足 | 数据不足 | 胃肠道间质瘤，垂体腺瘤 |
| SDHB | PGL3 | 30 | 交感神经来源的副神经节瘤 | 去甲肾上腺素 去甲肾上腺素和多巴胺 没有分泌 | 高 | 肾细胞癌，胃肠道间质瘤，垂体腺瘤，软骨瘤 |
| SDHC | PGL5 | 40~50 | 头颈部副神经节瘤 | 去甲肾上腺素 没有分泌 | 低 | 肾细胞癌 |
| SDHD | PGL1 | 30~40 | 头颈部副神经节瘤，交感神经来源的副神经节瘤 | 去甲肾上腺素 去甲肾上腺素和多巴胺 没有分泌 | 低 | 肾细胞癌，胃肠道间质瘤，垂体腺瘤，软骨瘤 |
| EPAS1/HIF2A | Pacak–Zhuang综合征 | 17~35 | 交感神经来源的副神经节瘤 | 去甲肾上腺素 | 中等 | 红细胞增多症，生长抑素瘤，眼胃病变 |
| FH | Reed综合征 | 6~70 | 肾上腺嗜铬细胞瘤，交感神经来源的副神经节瘤 | 数据不足 | 中等 | 肾细胞癌，平滑肌瘤 |
| MDH2 | MDH2 | 数据不足 | 交感神经来源的副神经节瘤 | 数据不足 | 数据不足 | |
| SDHB SDHC SDHD | Carney–Stratakis dyad | 23 | 嗜铬细胞瘤（可能是神经节系统）、头颈部副神经节瘤，肾上腺嗜铬细胞瘤 | 数据不足 | 罕见 | 胃间质瘤 |

DA，多巴胺；GIST，胃间质瘤；HNPGL，头颈部副神经节瘤；NE，去甲肾上腺素；NS，无分泌；RCC，肾细胞癌；sPGL，交感神经来源的副神经节瘤

表 10.2 组 2: 激酶受体信号通路的嗜铬细胞瘤 / 副神经节瘤

| 基因 | 症状 | 平均年龄 | 嗜铬细胞瘤 / 副神经节瘤最常见位置 | 生化成分 | 恶性程度 | 其他临床特征 |
|---|---|---|---|---|---|---|
| RET | MEN2 | 30~40 | 肾上腺嗜铬细胞瘤 | 肾上腺素 / 肾上腺素和去甲肾上腺素 | 低 | MEN2A: 甲状腺髓样癌,原发性甲状旁腺功能亢进 MEN2B: 甲状腺髓样癌,马凡氏综合征体型,黏膜神经节瘤 |
| NF1 | NF1 | 40~45 | 肾上腺嗜铬细胞瘤 | 肾上腺素 / 肾上腺素和去甲肾上腺素 | 低 | 咖啡牛奶色素斑,纤维神经瘤,腋窝和腹股沟皮肤斑点,视神经胶质瘤,虹膜色素缺陷瘤,蝶骨发育不良 |
| TMEM127 | TMEM127 | 40~45 | 肾上腺嗜铬细胞瘤 | 肾上腺素 / 去甲肾上腺素 | 低 | 肾细胞癌 |
| MAX | MAX | 30~35 | 肾上腺嗜铬细胞瘤 | 中间 | 中等 | 肾嗜酸细胞瘤 |
| HRAS | HRAS | 31~76 | 肾上腺嗜铬细胞瘤 | 肾上腺素和去甲肾上腺素 | 低 | |

EPI, 肾上腺素; NE, 去甲肾上腺素

基因突变、分泌表型（secretory phenotypes）和肿瘤位置之间的关系见图 10.2。易感基因的突变,调控肿瘤祖细胞的分化,反过来祖细胞的分化影响儿茶酚胺合成酶的表达,并最终影响生化表型[8,16]。此外,肿瘤祖细胞的成熟度,通过调节细胞凋亡、增殖及低分化细胞的迁移,决定疾病的严重程度和恶性风险[8]。

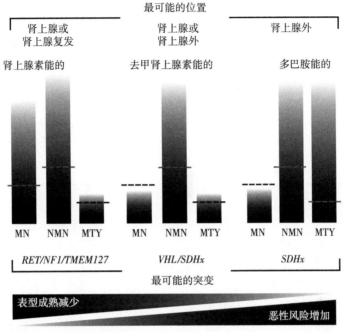

图 10.2 嗜铬细胞瘤/副神经节瘤儿茶酚胺表型的功用,通过血清中异丙肾上腺素（NMN）、3-甲氧基肾上腺素（MN）、甲氧酪胺（MTY）增加的方式来反映。也可预测肿瘤位置、潜在的突变和恶性风险。经允许转载自参考文献[8]

## 临床表现

嗜铬细胞瘤和副神经节瘤表现极其相似,两者相关的各种症状与体征无特异性,使医生诊断这些肿瘤时面临相当的挑战。临床表现高度取决于肿瘤分泌的儿茶酚胺（图 10.3）。儿茶酚胺与不同的肾上腺受体有不同的亲和力（表 10.3）。循环中的儿茶酚胺作用于这些受体,产生较多的血流动力学与代谢方面的临床表现及并发症（表 10.4）。患者主要表现为高血压、头痛、心悸、出汗、焦虑,而其他症状与体征比较少（表 10.5）[2,17]。

肿瘤细胞突然释放儿茶酚胺,可引起典型表现:血压急剧升高,伴有剧烈头痛、出汗、焦虑、恶心、胸腹痛、脸色苍白,伴或不伴心动过速的心悸[2,18,19]。嗜铬细胞瘤和副神经节瘤患者,如果主要分泌的是肾上腺素,比主要分泌去甲肾上腺素的患者,产生以上症状和体征的频率更高,阵发性发作更普遍[20]。肾上腺素对脉管系统的β2-肾上腺素受体有很强的作用,可导致严重的低血压,尤其是体位性低血压和休克[19,21-23]。此外,肾上腺素对新陈代谢的影响可造成高血糖和高血脂[18]。相反,分泌去甲肾上腺素的嗜铬细胞瘤和副神经节瘤患者,常表现为持续性高血压。这是由于去甲肾上腺素对脉管系统的 α1- 肾上腺素受体的作用引起[18,24]。持续的血管收缩可引起不同器官系统的急性或慢性缺血性改变，受影响最明显的是大脑、肠道、肾脏、骨骼肌和眼睛[24-28]。

一些诊断性操作，如内镜检查、静脉注射某些尿路造影剂，或者在麻醉诱导时，发生高血压危象的风险显著上升[19]。其他能够引起血压突然升高的因素有：腹内压升高，处理肿瘤时，摄食富含酪胺的食物和饮料（例如酒、某些奶酪、大豆酱油、香蕉和巧克力），以及使用某些药物（如组胺、胃复安、单胺氧化酶抑制剂、三环类抗抑郁药、胰高血糖素、化疗药物和皮质类固醇）[17,19,29]。主要分泌多巴胺的嗜铬细胞瘤和副神经节瘤患者，表现的症状不典型，如有腹泻、低血压和体重减轻[30-32]。头颈部副神经节瘤患者常主诉有压迫症状，例如腹部病灶疼痛、耳鸣、听觉丧失[7,32,33]。多巴胺作用于大脑的 $D_2$ 受体，也可引起患者恶心和呕吐[34]。

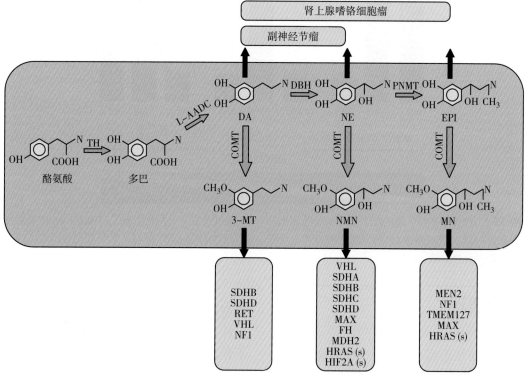

图 10.3　肾上腺髓质、交感神经、神经外组织中的嗜铬细胞中儿茶酚胺的合成和代谢。体细胞突变以（s）表示。3-MT，三甲氧酪胺；COMT，儿茶酚氧位甲基转移酶；DA，多巴；DBH，多巴胺 β 羟化酶；EPI，肾上腺素；L-AADC，L- 氨基酸脱羧酶；MN，3- 甲氧基肾上腺素；NE，去甲肾上腺素；NMN，异丙肾上腺素；PNMT，苯乙醇胺 N- 甲基转移酶；TH，酪氨酸羟化酶

表 10.3　儿茶酚胺和肾上腺素受体

| 名称 | α1 | α2 | β1 | β2 | D1 和 D2 |
|---|---|---|---|---|---|
| 去甲肾上腺素 | +++ | +++ | +++ | +/++ | 0 |
| 肾上腺素 | ++++ | ++++ | ++++ | +++ | 0 |
| 多巴胺 | ++/++ | ? | ++++ | ++ | ++++ |

表 10.4　肾上腺素受体的分布和功能

| 器官 | 组成 | 受体 | 反应 | 临床表现及并发症 |
|---|---|---|---|---|
| 心脏 | 窦房结 | $\beta_1,\beta_2$ | 心率++ | 心绞痛,心悸,心肌梗死,心肌病,心肌炎,急性衰竭,心律失常 |
|  | 心房 | $\beta_1,\beta_2$ | 收缩性与传导++ |  |
|  | 房室结 | $\beta_1,\beta_2$ | 自律性与传导+++ |  |
|  | 希氏束 | $\beta_1,\beta_2$ | 自律性-传导+++ |  |
|  | 心室 | $\beta_1,\beta_2$ | 收缩性,自律性,传导性,心室自身的起搏器+++ |  |
|  | 冠状动脉 | $\alpha_1,\alpha_2;\beta_2$ | 收缩+;扩张++ |  |
| 大脑 | 动脉供应 | $\alpha_1$ | 收缩+ | 短暂性脑缺血发作,中风,脑病 |
| 肺 | 脉管系统 | $\alpha_1;\beta_2$ | 收缩+;扩张++ | 水肿,急性呼吸窘迫综合征,肺动脉高压和纤维化 |
| 静脉 | 全身的 | $\alpha_1,\alpha_2;\beta_2$ | 收缩+;扩张++ | 直立性低血压 |
| 眼 | 辐状肌,虹膜 | $\alpha_1$ | 收缩++; | 视力模糊,视网膜病变,神经病变,急性失明 |
|  | 睫状肌 | $\beta_2$ | 松弛+ |  |
| 胃 | 平滑肌 | $\alpha_1,\alpha_2;\beta_2$ | 降低运动性和肠鸣音+ | 早期饱腹感 |
| 肠道 | 动脉供应 | $\alpha_1;\beta_2$ | 收缩+++;扩张+ | 便秘,早期饱腹感,肠道:假性梗阻,溃疡,缺血,坏死 |
|  | 平滑肌 | $\alpha_1,\alpha_2;\beta_1,\beta_2$ | 降低运动性和肠鸣音+ |  |
| 胆囊 | 平滑肌 | $\beta_2$ | 松弛+ | 胆结石 |
| 膀胱 | 逼尿肌 | $\beta_2$ | 松弛+ | 尿潴留 |
|  | 膀胱三角区和括约肌 | $\alpha_1$ | 收缩++ |  |
| 皮肤 | 小动脉 | $\alpha_1,\alpha_2$ | 收缩+++ | 苍白,出汗 |
|  | 汗腺 | $\alpha_1$ | 分泌+ |  |

续表

| 器官 | 组成 | 受体 | 反应 | 临床表现及并发症 |
|---|---|---|---|---|
| 胰腺 | 胰岛（β细胞） | $\alpha_2$ / $\beta_2$ | 减少胰岛素分泌 +++ / 增加胰岛素分泌 + | 高血糖、糖尿 |
| 肾脏 | 小动脉 / 球旁细胞 | $\alpha_1$, $\alpha_2$; $\beta_1$, $\beta_2$ / $\beta_1$ | 收缩 ++；扩张 ++ / 增加肾素分泌 | 血尿，肾动脉因压迫而狭窄，肾动脉假性狭窄，急性肾管坏死，急性肾衰 |
| 骨骼肌 | 小动脉 / - | $\alpha_1$, $\alpha_2$; $\beta_2$ / $\beta_2$ | 收缩 ++；扩张 ++ / 糖原分解；$K^+$ 吸收 | 高血压，高血糖，糖尿，横纹肌溶解 |
| 脂肪组织 | - | $\beta_3$ | 脂肪分解 | |
| 肝脏 | - | $\beta_2$ | 糖原分解，糖异生 | 高血糖、糖尿 |

IPM，心室自身的起搏器

表 10.5　嗜铬细胞瘤和嗜铬细胞瘤的体征和症状

| 症状 | | 体征 | | 症状 | | 体征 | |
|---|---|---|---|---|---|---|---|
| 高血压 | ++++ | 头痛 | ++++ | 空腹高血糖 | ++ | 胸痛 | + |
| 持续性高血压 | ++ | 心悸 | ++++ | 体位性低血压 | + | 腹痛 | + |
| 阵发性高血压 | ++ | 焦虑/神经质 | +++ | 脸红 | + | 头晕 | + |
| 多汗 | ++++ | 发抖 | ++ | 体重减轻 | + | 感觉异常 | + |
| 心动过速或反射心动过缓 | +++ | 虚弱，疲劳 | ++ | 胃肠蠕动减少 | + | 便秘（腹泻罕见） | + |
| 面色苍白 | ++ | 恶心/呕吐 | + | 呼吸频率增加 | + | 视觉障碍 | + |

频率：最高（++++）至最低（+）。经允许转载自参考文献 [17]

# 转移性嗜铬细胞瘤 / 副神经节瘤

尚无可靠标志物或组织病理特征,来准确鉴别嗜铬细胞瘤和副神经节瘤的良恶性[14,35]。诊断恶性嗜铬细胞瘤 / 副神经节瘤的金标准,必须要有证据证实转移灶出现在嗜铬细胞不常出现的位置[35]。总的说来,发生转移比较罕见,但患者随访十年后发生恶变风险高达 20%[36]。患者的异时转移超过 50%,可以在初次诊断二十年后发生[37]。最常见的转移部位包括局部淋巴结、骨骼(50%)、肝脏(50%)和肺(30%)[37]。交感神经来源的副神经节瘤(sPGLs)患者发生转移的风险更高,尤其当肿瘤位于膈下主动脉旁和纵隔时[36]。

尽管组织病理学和免疫组化的结果显示有很大的差异性,但仍推荐用于确诊恶性嗜铬细胞瘤和副神经节瘤。组织病理及免疫组化的方法包括:肾上腺量表评分(adrenal gland scaled score, PASS)和 Ki-67 标记指数。PASS 评分 >6 分且 Ki-67 标记指数 >3% 提示肿瘤有很高的转移潜能[38,39]。此外,原发肿瘤较大,超过 5cm 时,进展为转移性癌的风险大大提高[36]。转移灶细胞主要来源于分化差的细胞,这些细胞缺乏合成儿茶酚胺的酶,虽然儿茶酚胺不高,但是儿茶酚胺的前体 DOPA、多巴胺及其代谢产物 3- 甲氧酪胺浓度升高[32,40,41]。在多巴胺不升高的患者中,3- 甲氧酪胺可作为恶性嗜铬细胞瘤和肾上腺外嗜铬细胞瘤的标志,并且用于监测疾病进展,尤其适用 SDHB 突变的患者[32,40,41]。转移性嗜铬细胞瘤或副神经节瘤的治疗,主要目标是减轻过量儿茶酚胺引起的症状,尽可能延缓疾病进展。

# 诊断与定位

为避免因过量儿茶酚胺引起严重的致命并发症,嗜铬细胞瘤和副神经节瘤应得到及时的诊断[42-44]。并且对可能存在的基因突变作出诊断,以便指导肿瘤处理、治疗相关综合征,最终改善整体预后。一旦临床怀疑有嗜铬细胞瘤和副神经节瘤,下一步应该立刻筛查患者血浆游离的三甲氧基肾上腺素或尿中三甲氧基肾上腺素片段的水平。这种生化方法敏感度高达 97%~100%。这主要是因为肿瘤内持续的儿茶酚胺的代谢,这些代谢物又不受影响的稳定的分泌入血液循环[8,44-49]。最近证据表明,3- 甲氧酪胺除可作为精确诊断多巴胺肿瘤的生物标志物外,也可以作为肿瘤具有恶性特征的一个指标[8,10,11,40,50]。此外,对无生化活性的肿瘤患者,测量嗜铬蛋白 A,有助于肿瘤的生化诊断[51-53]。生化水平和肿瘤大小之间存在很强的正相关关系,因此肿瘤大小信息有助于监测疾病进展,评估治疗效果。另外,确定肿瘤的生化表型,有助于指导基因筛查顺序和治疗策略,特别是有助于选择哪一种的肾上腺素受体阻滞剂来治疗[41]。

大多数患者,特别是有典型临床表现的嗜铬细胞瘤和副神经节瘤的患者,高水平的生化指标比较常见。诊断流程包括结构性(CT 和 MRI)和功能性成像(核医学)检查。而当患者的检查结果不确定时,在排除了所有的药物干扰后,还要行可乐定抑制试验[54-56]。容易引起假阳性结果的药物包括:对乙酰氨基酚、左旋多巴、氟西汀、α- 甲基多巴、柳氮磺胺吡啶(硫胺嗪)、米沙胺和酚苄明。三环类抗抑郁药也与血浆去甲肾上腺素和异丙肾上腺素水平升高有关[54]。其他药物包括钙通道阻滞剂、β- 受体阻滞剂,和拟交感神经药等在生化监测中也会引起假性升高[54]。大多数情况下,停止所有的干扰药物而又要保证患者的安全很难实现。因此,当结果看起来模棱两可的时候,继续使用主要的药物治疗同时,反复的生化检测或进行可乐定试验,将更实际。将血浆中异丙肾上腺素的反应作为生物标记进行测量时,可乐定抑制试验的诊断敏感度最高[54],将这些试验进行联合,可以准确地判断是否存在血浆中异丙肾上腺素的假性升高[54]。

只有在生化诊断确立之后,才开始嗜铬细胞瘤和副神经节瘤的定位诊断[48,57]。但是如果患者生化检查结果阴性,但是存在以下几种情况,影像学的定位检查也是必要的:如有明显家族病史、有明确的易感基因突变、明确的既往史、证据表明存在有生化静默的肿瘤(biochemically silent tumor)时。根据专家推荐建议:采用结构成像结合功能性成像两种方式,可获得最全面信息[48,58]。尽管 CT 和 MRI 的诊断敏感性相似[2,58,59],但两者存在不同的优点:CT 在检测胸部、腹部和盆腔病变时具有较高的空间分辨率,推荐 CT 为开始的检查手段[57],而 MRI 更适合头颈部副神经节瘤、转移性肿瘤、CT 造影剂过敏以及那些有放射暴露禁忌的患者[2,57,58]。用来评估嗜铬细胞瘤和副神经节瘤功能的影像学检查方法包括:[123]碘–间碘苄胍(MIBG)闪烁成像、[111]铟–奥曲肽(Octreoscan)标记的生长抑素受体闪烁成像(Somatostatin receptor scintigraphy, SRS)、[18]氟–氟脱氧葡萄糖([18]F–fluorodeoxyglucose, FDG)、[18]氟–氟二羟苯基丙氨酸([18]F–fluorodihydroxyphenyl-

alanine, [18]FDOPA)、[18]氟–氟多巴胺([18]F–fluorodopamine, FDA)、[68]镓–DOTA(0)–酪氨酸(3)–奥曲肽(DOTATATE)–PET–CT[58,59]。对于转移性病灶的检查,[123]碘–间碘苄胍(MIBG)闪烁成像的诊断性能不如 Octreoscan、FDG、FDOPA 和 FDA–PET–CT[60-62]。因此,只有肾上腺来源的嗜铬细胞瘤,或者考虑采用[131]I–MIBG 对转移性病灶行放射治疗时,才推荐应用[123]I–MIBG做功能成像[57]。[18]F–DOPA PET–CT 是一种相当敏感和出色的功能成像方法,可用于检测头颈部副神经节瘤、生化静默的嗜铬细胞瘤和副神经节瘤[63,64]。此外,鉴于其在 SDH 突变患者中的竞争性表现,它还可以作为对 SDHD 基因突变筛查的影像方法,因其易患头颈部副神经节瘤[64,65]。另一方面,如果患者存在 SDH 基因突变、肾上腺嗜铬细胞瘤及交感神经来源的副神经节瘤时,[18]F–DOPA PET–CT 有较高的假阴性结果[66]。这些结果表明,在非遗传性转移性患者中,这种成像技术的表现和效率更好。最近的证据表明,虽然[68]镓–DOTATATE PET–CT 的应用还不广泛,但与其他方法相比,无论是结构性成像还是功能性成像方法,如与 FDG、FDOPA 和 FDA PET CT 比较,无论对散发性还是遗传性患者,尤其对有 SDHB 基因突变的患者,[68]镓–DOTATATE PET–CT 对转移灶的定位显示出明显优势[67-70]。另外,[68]镓–DOTATATE PET–CT 对头颈部副神经节瘤患者的病灶检出率较高[71](图 10.4)。奥曲肽和[68]镓–DOTATATE PET CT 对于评估用生长抑素类似物治疗的疗效也很有帮助。图 10.5 显示嗜铬细胞瘤的定位诊断流程。

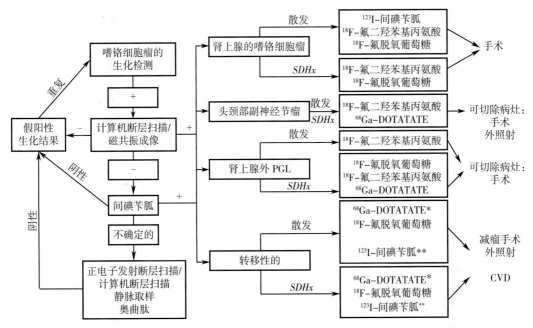

图 10.4    嗜铬细胞瘤或副神经节瘤定位诊断推荐流程。*,特别是对考虑接受 DOTA 肽受体放射性核素治疗的患者。**,特别是考虑接受 [131] 碘 – 间碘苄胍放疗的患者

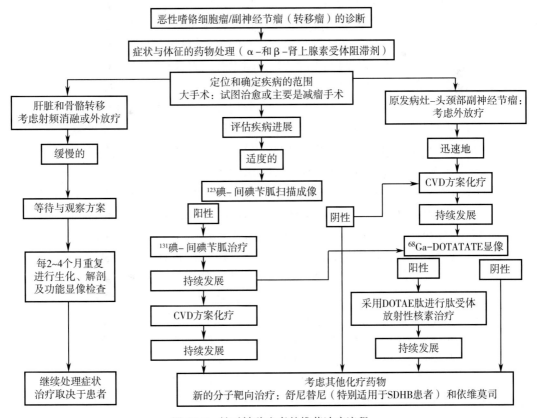

图 10.5    针对转移患者的推荐治疗流程

## 外科治疗

对于嗜铬细胞瘤和副神经节瘤的处理,需要多学科协作,由内分泌、肿瘤、麻醉、重症监护和手术等领域的专家组成。这些专家还需要有治疗这类疾病的丰富经验。由于手术切除是唯一可治愈的措施,手术的首要目标是将肿瘤原发灶以及局部和远处转移灶完全切除。对肾上腺嗜铬细胞瘤,目前的标准治疗是微创手术,包括经腹腔的腹腔镜肾上腺切除术或者经后腹腔镜下的肾上腺切除术[72-78]。此外,对腹腔内副神经节瘤患者,腹腔镜手术也已成功开展,手术方法与肾上腺切除相似[79]。与开放手术相比,腹腔镜手术并发症更低,术后疼痛更少,康复更快。

腹腔镜下的手术需要注意的是,当充入二氧化碳气体产生气腹时,会引起医源性酸中毒和机械性压迫,这可造成肿瘤释放出儿茶酚胺,可能导致急剧的血流动力学变化,这种情况也见于(术中)处理肿瘤时[80]。

有较多文献报道,对于超过6cm的肿瘤患者,选择腹腔镜手术的治疗结果存在明显差异[57]。但目前内分泌学会指南推荐,对于超过6cm的肿瘤采用开放手术。对于大肿瘤,经腹腔的腹腔镜手术时间及中转开放率,取决于术者的经验和"学习曲线"[74]。腹腔镜手术,除考虑大肿瘤切除的可行性,还需高度重视术中出现大出血、肿瘤包膜破裂引起肿瘤播散,导致腹腔内种植和肿瘤复发[74,81]。另外,当用腹腔镜方法切除较大肿瘤时,需要对肿瘤采取更多的接触性操作,这可能会引起更为明显的血流动力学改变[82]。为了防止肿瘤内储存的儿茶酚胺大量释放进体循环中,尽早小心结扎肾上腺静脉是迫切的,这可

降低心、脑血管并发症的发生率[82]。单孔机器人的肾上腺切除术安全有效,可以行肾上腺全切或部分切除来治疗嗜铬细胞瘤,与腹腔镜手术和开放手术相比,成功率相似,术后疼痛减轻、住院时间更短,但费用更高[83-85]。

保留皮质的肾上腺部分切除术,常采用腹腔镜方式,适用于散发性和遗传性双侧肾上腺嗜铬细胞瘤患者,或者肿瘤体积较小,而对侧肾上腺已全切除的患者[57,86]。Ⅱ型多发性内分泌瘤病和希佩尔-林道综合征(Von Hippel-Lindau syndrome, VHL)的患者,因遗传性因素,当单侧出现嗜铬细胞瘤时,对侧腺体中也常常发生同样的情况(异时发生),所以在首次诊断时,推荐进行肾上腺部分切除术[2,86,87],因为如果选择患侧肾上腺全切除后,一旦对侧再发,再次手术会导致肾上腺功能不全,或者发生肾上腺危象。接受肾上腺部分切除术的患者,再次复发的风险在0%~21%之间[88-91]。对这些复发的嗜铬细胞瘤,如果可行,再次推荐实施腹腔镜下的肾上腺部分切除术[92]。保留皮质的肾上腺部分切除,可保留患者>50%正常的糖皮质激素分泌功能,这对于避免长期的类固醇替代治疗至关重要[86,88-91]。而长期使用类固醇的最常见的副作用包括:早期骨质疏松症、糖尿病和高血压。类固醇的补充不足会导致肾上腺危象(艾迪森征危象)和死亡。

对存在转移的肿瘤患者,手术一方面可以减瘤,另一方面可以通过积极的切除达到完全缓解(图10.5)。然而,在一些患者中,手术干预是姑息性治疗的唯一手段,可立刻缓解风险,切除病灶的主要部分[47]。对转移灶局限于腹腔的转移性嗜铬细胞瘤和副神经节瘤的大范围手术,可获得较为满意的效果[93,94]。而术中使用带放射性药物标记的伽玛探

针,尤其是 $^{123}$I-MIBG,更有帮助。因为 $^{123}$I-MIBG 在辨识解剖影像不能发现的转移灶上,已取得不错的效果[95,96]。另外,以 $^{68}$镓-DOTATATE 进行的射线引导手术,正成功应用在包括嗜铬细胞瘤和副神经节瘤在内的转移性神经内分泌肿瘤中,能准确识别出小至 0.5cm 的转移灶[97]。对有广泛转移灶的患者,减瘤手术的长期疗效因人而异,它主要目的在于缓解症状[93]。而对于仅有腹腔内病灶的患者,采用积极的手术方法也是合理的。对于腹腔外转移的患者,减瘤手术的目的是为了缓解患者的症状[93]。此外,还可以显著减轻肿瘤负荷,改善辅助治疗的效果[47,98]。

## 术前准备和症状的处理

麻醉的诱导、腹腔气体的注入和对肿瘤的接触操作,都会引起手术中儿茶酚胺突然释放,引起危及生命的高血压危象和心律失常[80,99]。因此,术前优化血流动力学状态,使血压和心律控制平稳,预防严重的心血管急性事件发生至关重要的,可大大降低手术死亡率[17]。至于术前准备周期的长短取决于以下几个因素,如症状的严重程度、相关的并发症以及患者的整体健康状况。除了包括全血细胞计数在内的常规实验室检查,还应进行全面的代谢评估、术前血浆和尿中儿茶酚胺、3-甲氧基肾上腺素、3-甲氧酪胺比较分析,更为全面的心血管状况的评估[100]。心电图可以识别出心肌肥大、心律失常、心肌缺血和心肌病。多普勒超声心动图可以评估心室的舒缩功能。据报道,与传统的超声心动图相比,多普勒超声心动图能更好地预测围术期的心血管衰竭[17,101]。这些检查中所发现的异常,需要更多的医疗干预、术中密切的监测。而如果术前没有能够及时识别

出这些异常,围术期风险将明显增加。患者术前应戒烟、戒酒,限制剧烈体育活动,以防止因肿瘤分泌大量儿茶酚胺引起的并发症[17]。此外,对于有脾脏侵犯或转移的患者,在进行脾脏切除前,应针对性接种如肺炎球菌、流感嗜血标菌和脑膜炎球菌的疫苗[17]。

术前药物准备,按照惯例使用 α 肾上腺素受体阻滞剂联合辅助药物,这些辅助药物由钙通道阻滞剂、β-受体阻滞药和酪氨酸羟化酶抑制剂组成,以稳定血流动力学状态(表 10.6)[17]。另一种方式是,开始使用钙通道阻滞剂,然后用酪氨酸羟化酶抑制剂[17]。到目前为止,还没有随机对照研究来确认肾上腺素受体阻滞剂用药开始时间和心血管参数的目标值,然而大多数医院在手术前 7~14 天就开始应用阻滞剂。目标血压在坐位低于 130/80mmHg;立位收缩压大于 90mmHg;目标心率为坐位 60~70 次/分(bpm)之间,立位 70~80 次/分左右(bpm)[17,57]。另外,所有患者都应静脉补液,使术前血容量恢复正常。这可以显著降低因肿瘤切除后,突然广泛的血管扩张所致的严重的低血压或休克的风险[17,99]。

术前适当使用 α-肾上腺素受体阻滞剂,能显著降低围术期并发症。有项研究表明,术前未行阻滞剂治疗的患者,69% 出现相关并发症,而使用了阻滞剂的患者,仅有 3% 出现并发症[102]。

α 受体阻滞可采用非选择性、非竞争性 α 受体拮抗剂(酚苄明)或者竞争性、选择性 α-1 受体阻滞剂(多沙唑嗪、哌唑嗪、特拉唑嗪)来达到。α 受体阻滞剂除了能充分将血压降至正常外,还能帮助补充、扩张血容量,这对由高循环儿茶酚胺引起的难治性高血压及心肌病患者来说尤其重要[100]。开始应用 α 受体拮抗剂时,应当小心谨慎,剂量应缓慢增加,直至血压正常再至临床可

表 10.6　术前处理中的用药方案

| 药物 | 特性 | 剂量 | 推荐使用 | 副作用 |
|---|---|---|---|---|
| **α 肾上腺素受体阻滞剂（术前 7~14 天开始使用）** | | | | |
| 酚苄明（苯苄胺） | 非选择性和长效和非竞争性 | 口服：10mg，每日两次，直至 1mg/（kg·d）；静脉：0.5mg/（kg·d），5 小时（术前 3 天） | 一线治疗：使血压正常，扩张血管答量，用药到至少手术前 12 小时 ● 对轻度高血压患者，和不能耐受酚苄明的患者 ● 用量缓慢增加至血压正常 ● 可能在手术早日早上也需要服用 | 体位性低血压反射性心动过速，头晕，晕厥，鼻充血，水肿，术后低血压首次剂量引起体位性低血压 |
| 哌唑嗪（盐酸哌唑嗪） | 选择性，短效和竞争性 | 2~5mg（2~3 次/天） | | |
| 特拉唑嗪（高特灵） | 选择性，短效和竞争性 | 2~5mg/d | | |
| 多沙唑嗪（可多华） | 选择性，短效和竞争性 | 2~8mg/d | | |
| **β- 肾上腺素受体阻滞剂（针对心动过速）** | | | | |
| 普萘洛尔（心得安） | 非选择性 | 20~80mg（1~3 次/天） | ● 协助控制血压及因儿茶酚胺和 α- 阻滞剂诱发的心动过速 ● 使用 α- 阻滞剂之至少 3~4 天后才可开始用 | 有呼吸道和血管疾病的患者要慎用 在心肌病患者中要谨慎使用 |
| 美托洛尔（酒石酸美托洛尔） | 心脏特异性 | 25~50mg（3~4 次/天） | | |
| 阿替洛尔（天诺敏） | 心脏特异性 | 12.5~25mg（2~3 次/天） | | |
| **钙通道阻滞剂（额外控制血压）** | | | | |
| 氨氯地平（络活喜） | 缓释作用 | 10~20mg/d | ● 减少儿茶酚胺引起的钙离子流入血管平滑肌 ● 对于不能耐受 α- 阻滞剂或轻度高血压患者进行单药治疗 ● 对心肌病或冠脉血管痉挛有益 | 头痛，脸红，便秘，水肿 |
| 尼卡地平（尼卡地平） | 缓释作用 | 60~90mg/d | | |
| 硝苯地平（心痛定） | | 30~90mg/d | | |
| 维拉帕米（异搏定） | | 180~540mg/d | | |
| **儿茶酚胺合成抑制剂（额外控制血压）** | | | | |
| 甲基酪氨酸 | 酪氨酸羟化酶的竞争性抑制剂 | 每 8~12 小时 250mg。总剂量达 1.5~2g/d | 转移性或极度活跃肿瘤的辅助治疗 | 镇静，抑郁，焦虑，溢乳，锥体外症状；腹泻，结晶尿 |

接受的体位性低血压[17, 100]。目前最常用的药物是酚苄明,它是一种不可逆的长效阻滞剂,只有受体蛋白重新合成后,其效果才会消退[17]。据报道,短效的α-1受体拮抗剂是一种安全的替代品,它控制血压的效果和酚苄明相似[103, 104]。当然,这些药物不只用于术前准备,也推荐用于无法切除及转移的肿瘤患者,长期控制症状。这些阻滞剂有关的严重副作用较少[99, 104]。另一种方案是开始先用α受体阻滞剂酚苄明,手术前再用短效α-1受体阻滞剂替换,以降低术后低血压的风险[17, 99, 105]。因为α-1受体阻滞剂半衰期比较短,术前早上也必须要服用一次药物[17]。

用药2~3天,对α肾上腺受体的阻滞已成功建立,血压得到充分控制后。要建议患者在饮食中增加足量食盐,以恢复被收缩的血容量,改善体位性低血压[17]。同时,也可开始加用β肾上腺受体阻滞剂,用来控制由儿茶酚胺或α受体阻滞剂引起的心动过速和快速型心律失常。但β受体阻滞剂决不能先于α受体阻滞剂使用,如果这样,有加剧因儿茶酚胺无节制的作用于α肾上腺能受体引起的高血压危象的风险[17]。此外,禁止使用β受体阻滞剂治疗因儿茶酚胺引起的心肌症,因为其可能会引起致命的后果,如严重的低血压、心动过缓或心搏骤停[106]。β受体阻滞剂有心肌选择性与非选择性两种,虽然没有证据显示,两者疗效上的差异,但有呼吸道阻塞和外周血管疾病史的患者,最好选择用前者[107]。

钙通道阻滞剂可辅助α肾上腺受体阻滞剂控制血压。特别对那些顽固性高血压,α受体阻滞剂的剂量已不允许再增加的患者。除此之外,钙通道阻滞剂对控制因α受体阻滞剂引起的不良反应,尤其是体位性低血压,也有帮助。这些副作用也是钙通道阻滞剂所没有的。对轻微或间歇

性高血压患者,单独运用钙通道阻滞剂,而不用α受体阻滞剂,能从中获益,也能充分控制血压[17, 108]。

有些患者,为进一步控制血压和症状,可以额外使用甲酪氨酸(Demser)(一种酪氨酸类似物,可竞争性抑制酪氨酸羟化酶,从而显著减少儿茶酚胺的产生)[17]。这类药物,对肿瘤广泛转移伴持续性高血压的患者的术前准备尤其有效。当然,它对那些儿茶酚胺异常增高,症状难以控制的患者也有效[17, 109-111]。术前应用甲酪氨酸,有利于降低术中血流动力学的不稳定,降低术后心血管并发症的发生率[109, 112]。虽然用甲酪氨酸治疗三天左右,可显著消耗儿茶酚胺的储备,但仍有大量的循环儿茶酚胺,能造成严重后果[113]。无论药物剂量如何,儿茶酚胺储存不会完全耗尽。因此,使用这种药物的理想治疗效果是它与α-受体阻滞剂联合使用时[3, 17, 109]。大剂量的使用甲酪氨酸,会出现副作用,如降低用药剂量,而副作用仍存在,则应停药[17, 114]。

对所有嗜铬细胞瘤/副神经节瘤患者应用适当的阻滞剂,不仅是为手术作最佳准备,也是为了防止高血压危象发生。所有患者,无论其治疗策略怎样,都应适当运用阻滞剂,这不仅可控制症状,也可防止灾难性后果。高血压危象可表现为严重头痛、视力障碍、脑血管意外、心肌梗死和充血性心力衰竭,必须迅速采用快速、短效的抗高血压药物紧急治疗。高血压危象可采用酚妥拉明来适当处理:5mg单次注射,也可连续静脉输注(100mg酚妥拉明溶于500ml 5%糖水中),直到血压得到充分控制。另外,还可用硝普钠[0.5~5μK/(kg·min)]或尼卡地平(5mg/h)持续静脉滴注,以滴定法控制血压,或者使用硝苯地平(10mg口服或舌下含服)。

## 术中处理

即使患者在术前得到了恰当的处理，但也不能完全消除术中突发事件及发生并发症的风险。手术医生和麻醉师在手术过程中的有效沟通，是手术成功的关键[100,107]。典型做法是，采用动脉内导管进行术中血流动力学监测，因它能连续且迅速识别血压波动[100]。此外，放置中心静脉导管，已成为标准监护措施，利于精细监测和快速输注血管活性药物[99]。对血流动力学不稳定或其他高危合并症包括肺动脉高压、心肌梗死和心肌病患者，使用肺动脉插管和经食管超声心动图将更为安全[115,116]。

术中高血压危象的发生，最常见于手术处理肿瘤时，但也见于气管插管、全麻诱导和建立气腹过程中[80,99]。血流动力学危象取决于肿瘤的生化特征，患者可表现为快速型心律失常（产肾上腺素为主的肿瘤），或者表现为高血压伴有严重心动过缓。虽然增加麻醉和肌松深度可以减少血流动力学波动，但常常需要使用血管活性药物来维持血流动力学稳定[107]。硝普钠是一种高效的动静脉扩张剂，当发生血流动力学危象时，应立即用它进行紧急治疗[117]。硝酸甘油（主要影响容量血管导致其前负荷下降）与酚妥拉明（竞争性的 α 受体阻滞剂）作为替代药物，都已经成功地用于处理手术中的血压升高[99,106,118]。虽然酚妥拉明可诱发心动过速，但在使用 β- 受体阻滞剂治疗的患者中少见[99,107,117]。这些药物起效快、作用时间短，并可静脉滴入[99,100,106,107,117]。此外，硫酸镁、尼卡地平、非诺多泮（fenoldopam）已成功地应用于顽固性高血压患者[119,120]。快速性心律失常和心动过速，最适合采用艾司洛尔（一种短效 β 受体阻滞剂，起效快）和利多卡因治疗[121]。研究表明，术前准备充分的

患者，在手前使用拉贝洛尔预处理，可显著降低手术中硝普钠的追加使用量[122,123]。与未使用拉贝洛尔预处理的患者相比，拉贝洛尔用于改善术中血压波动及预防高血压危象的发生安全有效，而且不增加术后低血压的发生率[122,123]。虽然有限的证据支持这一未被充分利用（underutilized）的方案，但拉贝洛尔仍可作为一种安全有效的可选择的预处理药物，以获得术中血流动力学稳定。特别是对产肾上腺素肿瘤的患者，本身易于在术中发生心动过速和快速性心律失常，使用拉贝洛尔预处理更安全有效[122,123]。

在肿瘤血管结扎后，常随之发生突发的、严重的术中低血压。这一现象发生的原因包括：循环中的儿茶酚胺突然显著减少、体内的 α- 受体阻滞剂的残留、血容量减少以及手术失血。在纠正术中严重的低血压时，多巴胺激动剂和去甲肾上腺素可以获得中等的疗效，而大的容量复苏将更有效，因为前者的疗效受到先前 α- 受体阻滞剂的拮抗[118]。典型做法是，在肿瘤结扎前，给患者大量液体输注、停止使用血管扩张剂，以使血流动力学足够稳定。另外，有报道抗利尿激素（通过非肾上腺素能机制起作用）对术中难以纠正的低血压有效[124]。当术中重度低血压，对上述治疗方法无效时，亚甲蓝也可视为一种安全的治疗选择[125]。

## 术后处理及随访

顺利和成功的实施手术后，特别是通过微创技术切除，大多数患者没有任何术后并发症。但仍然推荐患者留在 ICU 密切观察，特别是那些血流动力学表现不稳定和需要呼吸机支持的患者[100]。此外，推荐电解质、血糖和内分泌激素的密切随访，以便发现和处理任何潜在的问题。术后持续性低血压源于术中严重失血、血容量复苏

不够或者 α- 肾上腺素能受体阻滞剂的残留[117]。腹腔内出血也是可能的原因,必须在明确诊断之后紧急干预。术后也可能发生高血压。静脉输注液体过量、无意中结扎了一支肾动脉或残留的肿瘤持续分泌儿茶酚胺也可引起术后持续高血压[99]。对双侧肾上腺切除术后,需要采用激素替代治疗的高危患者,需要保证更多的特异性的监护。

血浆或尿中 3- 甲氧肾上腺素和 3- 甲氧酪胺的术后检查,应在术后 4~6 周左右进行,以确保肿瘤完全切除。或者对术前 3- 甲氧肾上腺素正常患者,术后测嗜铬素 A[51-53]。术后持续的生化水平升高,应在术后 3 个月进行影像学检查,以确定和定位任何残留的肿瘤。门诊随访应持续至少 10 年,每年进行实验室检查以监测复发或新发肿瘤[126,127]。对无生化表现的肿瘤,以影像学检查取代实验室检查,每 1~2 年进行一次[127]。对存在基因变异、肿瘤体积大、双侧肾上腺肿瘤和肾上腺外肿瘤、广泛转移或复发的肿瘤患者,需要密切监测,终生随访。与其他患者相比,他们需进行至少每年随访一次[126-128]。

## MIBG- 放射治疗

采用 MIBG 诊断和治疗嗜铬细胞瘤 / 副神经节瘤患者,是利用其与去甲肾上腺素结构相似的原理,肿瘤细胞会显著的摄取这种分子。MIBG 偶联 β 放射性同位素,这种放射性化合物进入肿瘤细胞,造成肿瘤细胞损伤和死亡[129]。对于手术不能治愈的、进展温和的转移性肿瘤,无论儿童或成人患者,如果 [131]I-MIBG 显像有 >1% 阳性摄取率,用 [131]I-MIBG 放疗都可作为一线治疗。[131]I-MIBG 放疗后,52% 的患者病情稳定,40% 的患者出现部分激素应答[130]。

对肿瘤看起来进展非常快的患者,采用化疗药物治疗更合适。因为这种放疗需要多次用药、耗时数月才能起效[131,132]。已经知道,一些药物如拉贝洛尔、三环类抗抑郁药、利血平、一些拟交感神经药和钙通道阻滞剂,可干扰细胞摄取 MIBG,这些药物应在治疗前和治疗期间停用[133,134]。此外,应当小心防止甲状腺摄取放射性碘,这会导致医源性甲状腺功能减退症[135]。患者应当在开始治疗前 24~48 小时、治疗后的 10~15 天,应用 SSKI 或者高氯酸钾(患者碘过敏时),以进行甲状腺封锁性保护[136]。

除了遵循标准的放射安全预防措施外,在治疗开始前,还应检测包括白细胞(>3000/mcL)和血小板(>100K/mcL)在内的造血指标,确保它们在开始治疗前在可接受的范围内[136]。治疗剂量可以是固定剂量,或根据患者体重计算,范围有低剂量(64 到 ≤200mCi)、中间量(≤500mCi)和一次高剂量(12~18mCi/kg)。低剂量耐受性好,可多次使用(间隔 4~6 周),高剂量需要较长的间隔(长达 6 个月),为了给患者足够的时间从剂量依赖性毒性中恢复[137,138]。治疗后 3~6 个月评估对治疗的反应,评估内容包括症状改善、影像学复查(CT 或 MRI 和 [123]I-MIBG)以及生化检查[137,139]。

迄今为止,有关这些不同治疗方案的差异,还没有直接的系统的比较研究。因此,当前没有公认的最佳的给药策略。同低剂量治疗药物相比,非清髓性的中等剂量的药物,患者可获得更早的应答,而只是轻微增加了毒性,该方案已成为首选的、更常用的治疗方案[140]。虽然,采用低剂量和中等剂量的治疗,不会达到非常客观的完全缓解,但它会带来部分缓解、症状改善而且副作用最小,从而使患者临床受益[131,132,140]。反之,虽然高剂量的治疗方案能改善总完全应答率(8%),总生存率(64%)和激素应答率(66%),但它也造成显著的血液学毒性。对发展为长期骨髓抑制的患者,需要自体干细胞治疗[139]。其他与高剂量治疗相关的严重毒副作用包括:急性呼吸窘迫综合征、闭塞性细支气管炎伴机化性肺炎和骨髓增生异常综合征[139]。

据报道,同其他患者比,*SDHB* 基因突变的患者,接受高剂量 [131]I–MIBG 治疗的反应更大[139]。还没有采用低或中等剂量 [131]I–MIBG 治疗 *SDHB* 基因突变患者的数据。最近发表的文章报道,患者采用舒尼替尼联合低剂量 [131]I–MIBG 治疗,可达到完全应答与完全缓解[141]。舒尼替尼是一种酪氨酸激酶抑制剂,靶向抑制血管生成因子,特别是血管内皮生长因子(VEGF)。无意中发现如果患者存在引起乏氧信号通路上调的基因突变(包括 *SDHB* 基因和 *VHL* 基因突变),舒尼替尼对这类患者有效[142-144]。虽然这一现象还需要进一步研究证实,但我们已经看到一种希望,对 *SDHB* 基因突变的肿瘤患者,尤其还具有高侵袭性转移性肿瘤时,采用 [131]I–MIBG 和舒尼替尼联合治疗,会对患者的应答与生存产生有利的影响。

## 生长抑素类似物

生长抑素类似物包括奥曲肽和兰瑞肽,已成功应用于治疗各种神经内分泌肿瘤,治疗机制源于这些肿瘤的生长抑素受体表达阳性(SSRS)。检测到嗜铬细胞瘤/副神经节瘤细胞高表达 SSR 亚型 2A 和 3 后,这些类似物也可用于治疗奥曲肽扫描阳性的嗜铬细胞瘤/副神经节瘤患者[145]。尽管开始有小规模的研究和病例报告提供了有前景的证据,但它未能在其他针对良、恶性肿瘤的前瞻性研究中得到确认[146-149]。由于这

种治疗对症状和生化指标的改善没有显著效果,提示这种治疗方法对良、恶性嗜铬细胞瘤/副神经节瘤患者的长期治疗价值有限[148, 149]。

最近,在肽受体放射性核素治疗(PRRT)研究中,以 [177]镥、[90]钇和 [111]铟标记的 DOTA 肽(DOTATATE、DOTATOC 和 DOTANOC),用于奥曲肽扫描阳性的患者或 [68]镓 DOTATATE PET/CT 阳性的患者越来越多。已有研究报道,评估了 [90]钇-DOTATOC 治疗儿童和成人患者疗效。认为采用这种放疗方法,46% 的患者症状明显缓解、病情稳定,疗效可持续 3 年以上[150, 151]。此外,以 [177]镥-DOTATATE 治疗也显示出可喜的结果,纳入研究的患者中,50% 的患者病情稳定,进展性肿瘤的患者,50% 的患者出现肿瘤消退[152]。在其他病例报告中,采用 [177]镥-DOTATATE 治疗非转移性纵隔副神经节瘤、多发的椎管和颅骨副神经节瘤患者,100% 的患者出现病情稳定或部分缓解,70% 的患者肿瘤体积缩小[153, 154]。虽然有关这种治疗方式的相关性数据有限,但已发表的研究结果显示,这将是一个有前途的研究途径。采用 [177]镥-DOTATATE 和 [90]钇-DOTATOC 治疗嗜铬细胞瘤/副神经节瘤,应在专业医疗机构中进行,该机构应该有对嗜铬细胞瘤/副神经节瘤和放射性药物治疗有丰富经验的专家。

## 射频消融与外放疗

对于原发或转移肿瘤不能手术的患者,应考虑射频消融(RFA)或者外放疗。这些治疗方法的目的是抑制或控制肿瘤生长,阻碍疾病的进展,而不是完全消除已有的肿瘤。经皮射频消融术是一种安全、微创的治疗方法,已用于控制转移性疼痛和

儿茶酚胺过量相关的症状。证据显示这种治疗尤其对骨骼和肝脏病灶特别有效,骨和肝脏病灶可以完全消退,不复发[155-158]。然而,治疗前细致的准备很关键,因为治疗过程中,由于肿瘤大量溶解可导致循环儿茶酚胺水平的突然升高,从而引发血流动力学不稳定[157]。

外照射放疗(EBRT),通常作为化疗或全身放疗的辅助措施,用于治疗转移性病灶,尤其是用于骨病灶的治疗越来越多。外放疗作为治疗头颈部副神经节瘤的一线疗法也已被广泛接受[159]。有趣的是,早期证据显示外放疗对症状控制效果并不相同,对疾病进展的抑制也有限,这预示着以这种方法治疗转移性患者的应用受限[160,161]。而且,以前认为,EBRT仅在高剂量时有效,然而高剂量会对周围正常组织产生严重的毒性。随着调强适形放疗和分次立体定向放疗的出现,患者可接受高剂量治疗,而不会引起组织毒性。随后的回顾性研究显示外放疗可引起显著的生化答应,这提示它具有控制局部和全身症状的潜力[159,162]。即使在外放疗后,没有看到肿瘤有相当明显的影像学缩小,因为在外放疗时没有同时进行全身治疗,疾病甚至可能有进展,EBRT仍被确认是安全的治疗选择[159,162]。然而,EBRT的谨慎使用和剂量限制是必要的,因为纳入这种治疗的患者,常常病灶广泛,需要多种治疗措施,这会产生辐射相关的并发症。

对无法切除的头颈部肿瘤的患者,可选择多种放疗方式,包括传统的分层外放疗外,还有伽玛刀、直线加速器(LINAC)和赛博刀(CyberKnife)。对于这些肿瘤,传统的手术治疗极其受限,这是因为,手术由于无法抵达病灶位置或病灶与临近结构粘连严重,手术会导致术后脑神经功能障碍,引起严重的术后并发症[163]。EBRT需要大的照射野,这会造成严重并发症,

包括口腔干燥,放射性骨坏死以及引起继发恶性肿瘤的风险。而立体定向放射手术,允许输送高放射剂量,目标更为精准而周围组织的毒性更少[164]。由于颈静脉球瘤边界明确无浸润,适合作放射外科手术(radiosurgery),可最大限度地减少对周围组织的辐射风险。有一项荟萃分析,由19项研究,300多名患者组成。结果显示,颈静脉球瘤患者,采用以上三种不同的放射外科手术治疗后,97%的患者肿瘤体积稳定或缩小,显示肿瘤控制是成功的[165]。新近的研究显示也取得了成功的结果,治疗后患者症状改善和肿瘤无进展生存率达100%[166,167]。这种治疗产生的毒性虽然较小,但仍存在毒副作用,这种治疗的不良毒副反应取决于治疗区大小与辐射剂量[166,168,169]。

## 化疗

对不能手术的转移性肿瘤患者,全身化疗主要为姑息性治疗措施,目的在于提高患者生活质量。传统的治疗方案由环磷酰胺、长春新碱和达卡巴嗪(氮烯唑胺)(CVD方案)组成,从1985年起就已经广泛使用。而其他化疗药物的疗效和安全性尚未很好地确认[170]。经典治疗方案是21天一个周期:第一天,环磷酰胺 $750mg/m^2$,长春新碱 $1.4mg/m^2$,静脉注射;达卡巴嗪 $600mg/m^2$ 体表面积,第1天和第2天[170,171]。开始选用这个方案主要是由于该方案治疗神经母细胞瘤(也是一种神经内分泌肿瘤)的疗效好[170]。通常认为CVD方案对高增殖性的转移性肿瘤患者有明显的效果,该方案对缓慢生长的肿瘤患者也有效果[172]。大多数患者,在开始治疗后的1至4个月内,CVD化疗的有效性是明显的。对治疗有反应的患者,治疗可以无限进行下

去。虽然大多数的回顾性研究已经报道,这种方案对缩小肿瘤体积和降低儿茶酚胺水平方面有部分或完全缓解的效果,但是在提高总生存率方面,证据却相互矛盾[172-175]。

其他恶性肿瘤在首次诊断时,肿瘤发生转移与患者的总生存率呈负相关。而对嗜铬细胞瘤/副神经节瘤患者的研究,并不完全支持这个观点[175]。有趣的是,同时表现有转移的患者和异时转移的患者相比,有更好的总生存率[174]。在这个研究中,肾上腺嗜铬细胞瘤和女性性别,是全身化疗不良预后的预测因子[174]。此外,研究显示,CVD 化疗对有 SDHB 基因突变的患者更为有效,100% 的患者肿瘤体积获得显著缩小[176]。有报道,对 SDHB 基因突变患者应用 [131]I–MIBG 放疗越来越多,这类患者采用联合治疗方案,效果可能会更好[177]。这种化疗方案最常见的不良反应包括:白细胞减少、周围神经病变、胃肠道毒性和低血压[172,173]。此外,在使用该疗法之前应当小心,众所周知,它可以加重一些患者的高血压危象。

有证据表明,其他化疗药物单用或联用也有效,这些化疗药物包括替莫唑胺;环磷酰胺和甲氨蝶呤;异环磷酰胺;依托泊苷、卡铂、长春新碱、环磷酰胺和阿霉素;顺铂和 5–氟尿嘧啶。以环磷酰胺,阿霉素和达卡巴嗪(氮烯唑胺)组成的治疗方案,肿瘤的应答低于 CVD 化疗组[178]。而单用替莫唑胺(一种 3– 甲基 – 米托唑胺类似物)治疗,产生的明确治疗效果,特别是对 SDHB 基因突变的患者,可与 CVD 化疗产生的效果媲美[179]。

总之,对不能手术和快速进展的转移性嗜铬细胞瘤/副神经节瘤患者,全身化疗有效。能够显著减轻症状,但应当用于那些对其他治疗方法不合适或者是难治的患者。化疗也可以作为新辅助治疗,以提高大肿瘤手术治疗成功的机会[173]。CVD 化疗通常需要长期维持。如果患者以前采用这种方

法治疗过,又出现肿瘤复发,则会对这方案出现耐药[173]。因此,考虑是否使用这个方案,应根据患者的临床特点,特别要考虑到的是化疗对总生存率的效果有限。

(阳东荣 译,侯建全 校)

# 参考文献

1. McNeil AR, Blok BH, Koelmeyer TD, Burke MP, Hilton JM. Phaeochromocytomas discovered during coronial autopsies in Sydney, Melbourne and Auckland. Aust N Z J Med. 2000;30(6):648–52.
2. Lenders JW, Eisenhofer G, Mannelli M, Pacak K. Phaeochromocytoma. Lancet. 2005;366(9486):665–75.
3. Pacak K, Linehan WM, Eisenhofer G, Walther MM, Goldstein DS. Recent advances in genetics, diagnosis, localization, and treatment of pheochromocytoma. Ann Intern Med. 2001;134(4):315–29.
4. Whalen RK, Althausen AF, Daniels GH. Extra-adrenal pheochromocytoma. J Urol. 1992;147(1):1–10.
5. Baysal BE, Myers EN. Etiopathogenesis and clinical presentation of carotid body tumors. Microsc Res Tech. 2002;59(3):256–61.
6. Erickson D, Kudva YC, Ebersold MJ, Thompson GB, Grant CS, van Heerden JA, et al. Benign paragangliomas: clinical presentation and treatment outcomes in 236 patients. J Clin Endocrinol Metab. 2001;86(11):5210–6.
7. Taieb D, Kaliski A, Boedeker CC, Martucci V, Fojo T, Adler Jr JR, et al. Current approaches and recent developments in the management of head and neck paragangliomas. Endocr Rev. 2014;35(5):795–819.
8. Eisenhofer G, Peitzsch M. Laboratory evaluation of pheochromocytoma and paraganglioma. Clin Chem. 2014;60(12):1486–99.
9. Eisenhofer G, Lenders JW, Goldstein DS, Mannelli M, Csako G, Walther MM, et al. Pheochromocytoma catecholamine phenotypes and prediction of tumor size and location by use of plasma free metanephrines. Clin Chem. 2005;51(4):735–44.
10. Van Der Horst-Schrivers AN, Osinga TE, Kema IP, Van Der Laan BF, Dullaart RP. Dopamine excess in patients with head and neck paragangliomas. Anticancer Res. 2010;30(12):5153–8.
11. van der Harst E, de Herder WW, de Krijger RR, Bruining HA, Bonjer HJ, Lamberts SW, et al. The value of plasma markers for the clinical behaviour of phaeochromocytomas. Eur J Endocrinol. 2002;147(1):85–94.
12. Favier J, Amar L, Gimenez-Roqueplo AP. Paraganglioma and phaeochromocytoma: from genetics to personalized medicine. Nat Rev Endocrinol. 2015;11(2):101–11.

13. Gimenez-Roqueplo AP, Dahia PL, Robledo M. An update on the genetics of paraganglioma, pheochromocytoma, and associated hereditary syndromes. Horm Metab Res. 2012;44(5):328–33.

14. Martucci VL, Pacak K. Pheochromocytoma and paraganglioma: diagnosis, genetics, management, and treatment. Curr Probl Cancer. 2014;38(1):7–41.

15. Jochmanova I, Yang C, Zhuang Z, Pacak K. Hypoxia-inducible factor signaling in pheochromocytoma: turning the rudder in the right direction. J Natl Cancer Inst. 2013;105(17):1270–83.

16. Eisenhofer G, Huynh TT, Pacak K, Brouwers FM, Walther MM, Linehan WM, et al. Distinct gene expression profiles in norepinephrine- and epinephrine-producing hereditary and sporadic pheochromocytomas: activation of hypoxia-driven angiogenic pathways in von Hippel-Lindau syndrome. Endocr Relat Cancer. 2004;11(4):897–911.

17. Pacak K. Preoperative management of the pheochromocytoma patient. J Clin Endocrinol Metab. 2007;92(11):4069–79.

18. Pacak K. Phaeochromocytoma: a catecholamine and oxidative stress disorder. Endocr Regul. 2011;45(2):65–90.

19. Pacak K, Lenders JWM, Eisenhofer G. Pheochromocytoma: diagnosis, localization, and treatment. Vol vi. Malden, MA: Blackwell Pub.; 2007. 172 p.

20. Eisenhofer G, Walther MM, Huynh TT, Li ST, Bornstein SR, Vortmeyer A, et al. Pheochromocytomas in von Hippel-Lindau syndrome and multiple endocrine neoplasia type 2 display distinct biochemical and clinical phenotypes. J Clin Endocrinol Metab. 2001;86(5):1999–2008.

21. Ito Y, Fujimoto Y, Obara T. The role of epinephrine, norepinephrine, and dopamine in blood pressure disturbances in patients with pheochromocytoma. World J Surg. 1992;16(4):759–63. discussion 63-4.

22. Page LB, Raker JW, Berberich FR. Pheochromocytoma with predominant epinephrine secretion. Am J Med. 1969;47(4):648–52.

23. Ueda T, Oka N, Matsumoto A, Miyazaki H, Ohmura H, Kikuchi T, et al. Pheochromocytoma presenting as recurrent hypotension and syncope. Intern Med. 2005;44(3):222–7.

24. Zuber SM, Kantorovich V, Pacak K. Hypertension in pheochromocytoma: characteristics and treatment. Endocrinol Metab Clin North Am. 2011;40(2):295–311. vii.

25. Fujiwara M, Imachi H, Murao K, Muraoka T, Ohyama T, Miyai Y, et al. Improvement in renal dysfunction and symptoms after laparoscopic adrenalectomy in a patient with pheochromocytoma complicated by renal dysfunction. Endocrine. 2009;35(1):57–62.

26. Petkou D, Petropoulos IK, Kordelou A, Katsimpris JM. Severe bilateral hypertensive retinopathy and optic neuropathy in a patient with pheochromocytoma. Klin Monbl Augenheilkd. 2008;225(5):500–3.

27. Carr ND, Hulme A, Sheron N, Lees WR, Russell RC. Intestinal ischaemia associated with phaeochromocytoma. Postgrad Med J. 1989;65(766):594–6.

28. Oliver MD, Lipkin GW, Brownjohn AM. Intestinal ischaemia associated with phaeochromocytoma. Postgrad Med J. 1990;66(772):156.

29. Rosas AL, Kasperlik-Zaluska AA, Papierska L, Bass BL, Pacak K, Eisenhofer G. Pheochromocytoma crisis induced by glucocorticoids: a report of four cases and review of the literature. Eur J Endocrinol. 2008;158(3):423–9.

30. Proye C, Fossati P, Fontaine P, Lefebvre J, Decoulx M, Wemeau JL, et al. Dopamine-secreting pheochromocytoma: an unrecognized entity? Classification of pheochromocytomas according to their type of secretion. Surgery. 1986;100(6):1154–62.

31. Gangopadhyay K, Baskar V, Toogood A. A case of exclusive dopamine-secreting paraganglioma. Clin Endocrinol (Oxf). 2008;68(3):494–5.

32. Eisenhofer G, Goldstein DS, Sullivan P, Csako G, Brouwers FM, Lai EW, et al. Biochemical and clinical manifestations of dopamine-producing paragangliomas: utility of plasma methoxytyramine. J Clin Endocrinol Metab. 2005;90(4):2068–75.

33. Dubois LA, Gray DK. Dopamine-secreting pheochromocytomas: in search of a syndrome. World J Surg. 2005;29(7):909–13.

34. Shen WW. Vomiting, chemoreceptor trigger zone, and dopamine. Psychosomatics. 1989;30(1):118–9.

35. Eisenhofer G, Bornstein SR, Brouwers FM, Cheung NK, Dahia PL, de Krijger RR, et al. Malignant pheochromocytoma: current status and initiatives for future progress. Endocr Relat Cancer. 2004;11(3):423–36.

36. Ayala-Ramirez M, Feng L, Johnson MM, Ejaz S, Habra MA, Rich T, et al. Clinical risk factors for malignancy and overall survival in patients with pheochromocytomas and sympathetic paragangliomas: primary tumor size and primary tumor location as prognostic indicators. J Clin Endocrinol Metabol. 2011;96(3):717–25.

37. Bravo EL, Tagle R. Pheochromocytoma: state-of-the-art and future prospects. Endocr Rev. 2003;24(4):539–53.

38. Strong VE, Kennedy T, Al-Ahmadie H, Tang L, Coleman J, Fong Y, et al. Prognostic indicators of malignancy in adrenal pheochromocytomas: clinical, histopathologic, and cell cycle/apoptosis gene expression analysis. Surgery. 2008;143(6):759–68.

39. Brown HM, Komorowski RA, Wilson SD, Demeure MJ, Zhu YR. Predicting metastasis of pheochromocytomas using DNA flow cytometry and immunohistochemical markers of cell proliferation: a positive correlation between MIB-1 staining and malignant tumor behavior. Cancer. 1999;86(8):1583–9.

40. Eisenhofer G, Lenders JW, Siegert G, Bornstein SR, Friberg P, Milosevic D, et al. Plasma methoxytyramine: a novel biomarker of metastatic pheochromocytoma and paraganglioma in relation to established risk factors of tumour size, location and SDHB mutation status. Eur J Cancer. 2012;48(11):1739–49.

41. Eisenhofer G, Lenders JW, Timmers H, Mannelli M, Grebe SK, Hofbauer LC, et al. Measurements of plasma methoxytyramine, normetanephrine, and metanephrine as discriminators of different hereditary forms of pheochromocytoma. Clin Chem. 2011;57(3):411–20.

42. Stolk RF, Bakx C, Mulder J, Timmers HJ, Lenders JW. Is the excess cardiovascular morbidity in pheochromocytoma related to blood pressure or to catecholamines? J Clin Endocrinol Metab. 2013;98(3):1100–6.

43. Galetta F, Franzoni F, Bernini G, Poupak F, Carpi A, Cini G, et al. Cardiovascular complications in patients with pheochromocytoma: a mini-review. Biomed Pharmacother. 2010;64(7):505–9.

44. Lenders JW, Pacak K, Walther MM, Linehan WM, Mannelli M, Friberg P, et al. Biochemical diagnosis of pheochromocytoma: which test is best? JAMA. 2002;287(11):1427–34.

45. Boot C, Toole B, Johnson SJ, Ball SG, Neely D. ANNALS EXPRESS: single-centre study of the diagnostic performance of plasma metanephrines with seated sampling for the diagnosis of phaeochromocytoma/paraganglioma. Ann Clin Biochem. 2016.

46. Casey R, Griffin TP, Wall D, Dennedy MC, Bell M, O'Shea PM. Screening for phaeochromocytoma and paraganglioma: impact of using supine reference intervals for plasma metanephrines with samples collected from fasted/seated patients. Ann Clin Biochem. 2016.

47. Chen H, Sippel RS, O'Dorisio MS, Vinik AI, Lloyd RV, Pacak K, et al. The North American Neuroendocrine Tumor Society consensus guideline for the diagnosis and management of neuroendocrine tumors: pheochromocytoma, paraganglioma, and medullary thyroid cancer. Pancreas. 2010;39(6): 775–83.

48. Pacak K, Eisenhofer G, Ahlman H, Bornstein SR, Gimenez-Roqueplo AP, Grossman AB, et al. Pheochromocytoma: recommendations for clinical practice from the First International Symposium. October 2005. Nat Clin Pract Endocrinol Metab. 2007;3(2):92–102.

49. Weismann D, Peitzsch M, Raida A, Prejbisz A, Gosk M, Riester A, et al. Measurements of plasma metanephrines by immunoassay vs liquid chromatography with tandem mass spectrometry for diagnosis of pheochromocytoma. Eur J Endocrinol. 2015;172(3): 251–60.

50. van Berkel A, Lenders JW, Timmers HJ. Diagnosis of endocrine disease: biochemical diagnosis of phaeochromocytoma and paraganglioma. Eur J Endocrinol. 2014;170(3):R109–19.

51. Kimura N, Miura W, Noshiro T, Mizunashi K, Hanew K, Shimizu K, et al. Plasma chromogranin A in pheochromocytoma, primary hyperparathyroidism and pituitary adenoma in comparison with catecholamine, parathyroid hormone and pituitary hormones. Endocr J. 1997;44(2):319–27.

52. Kimura N, Sasano N, Yamada R, Satoh J. Immunohistochemical study of chromogranin in 100 cases of pheochromocytoma, carotid body tumour, medullary thyroid carcinoma and carcinoid tumour. Virchows Arch A Pathol Anat Histopathol. 1988;413(1):33–8.

53. Zuber S, Wesley R, Prodanov T, Eisenhofer G, Pacak K, Kantorovich V. Clinical utility of chromogranin A in SDHx-related paragangliomas. Eur J Clin Invest. 2014;44(4):365–71.

54. Eisenhofer G, Goldstein DS, Walther MM, Friberg P, Lenders JW, Keiser HR, et al. Biochemical diagnosis of pheochromocytoma: how to distinguish true-from false-positive test results. J Clin Endocrinol Metab. 2003;88(6):2656–66.

55. Eisenhofer G, Siegert G, Kotzerke J, Bornstein SR, Pacak K. Current progress and future challenges in the biochemical diagnosis and treatment of pheochromocytomas and paragangliomas. Horm Metab Res. 2008;40(5):329–37.

56. Neary NM, King KS, Pacak K. Drugs and pheochromocytoma—don't be fooled by every elevated metanephrine. N Engl J Med. 2011;364(23):2268–70.

57. Lenders JW, Duh QY, Eisenhofer G, Gimenez-Roqueplo AP, Grebe SK, Murad MH, et al. Pheochromocytoma and paraganglioma: an endocrine society clinical practice guideline. J Clin Endocrinol Metab. 2014;99(6):1915–42.

58. Ilias I, Pacak K. Current approaches and recommended algorithm for the diagnostic localization of pheochromocytoma. J Clin Endocrinol Metab. 2004;89(2):479–91.

59. Ilias I, Pacak K. Diagnosis, localization and treatment of pheochromocytoma in MEN 2 syndrome. Endocr Regul. 2009;43(2):89–93.

60. Ilias I, Chen CC, Carrasquillo JA, Whatley M, Ling A, Lazurova I, et al. Comparison of 6-18F-fluorodopamine PET with 123I-metaiodobenzylguanidine and 111in-pentetreotide scintigraphy in localization of nonmetastatic and metastatic pheochromocytoma. J Nucl Med. 2008;49(10):1613–9.

61. Timmers HJ, Chen CC, Carrasquillo JA, Whatley M, Ling A, Eisenhofer G, et al. Staging and functional characterization of pheochromocytoma and paraganglioma by 18F-fluorodeoxyglucose (18F-FDG) positron emission tomography. J Natl Cancer Inst. 2012;104(9):700–8.

62. Zelinka T, Timmers HJ, Kozupa A, Chen CC, Carrasquillo JA, Reynolds JC, et al. Role of positron emission tomography and bone scintigraphy in the evaluation of bone involvement in metastatic pheochromocytoma and paraganglioma: specific implications for succinate dehydrogenase enzyme subunit B gene mutations. Endocr Relat Cancer. 2008;15(1):311–23.

63. King KS, Chen CC, Alexopoulos DK, Whatley MA, Reynolds JC, Patronas N, et al. Functional imaging of SDHx-related head and neck paragangliomas:

comparison of 18F-fluorodihydroxyphenylalanine, 18F-fluorodopamine, 18F-fluoro-2-deoxy-D-glucose PET, 123I-metaiodobenzylguanidine scintigraphy, and 111In-pentetreotide scintigraphy. J Clin Endocrinol Metab. 2011;96(9):2779–85.

64. Marzola MC, Chondrogiannis S, Grassetto G, Rampin L, Maffione AM, Ferretti A, et al. 18F-DOPA PET/CT in the evaluation of hereditary SDH-deficiency paraganglioma-pheochromocytoma syndromes. Clin Nucl Med. 2014;39(1):e53–8.

65. Miederer M, Fottner C, Rossmann H, Helisch A, Papaspyrou K, Bartsch O, et al. High incidence of extraadrenal paraganglioma in families with SDHx syndromes detected by functional imaging with [18F]fluorodihydroxyphenylalanine PET. Eur J Nucl Med Mol Imaging. 2013;40(6):889–96.

66. Gabriel S, Blanchet EM, Sebag F, Chen CC, Fakhry N, Deveze A, et al. Functional characterization of nonmetastatic paraganglioma and pheochromocytoma by (18) F-FDOPA PET: focus on missed lesions. Clin Endocrinol (Oxf). 2013;79(2):170–7.

67. Janssen I, Chen CC, Millo CM, Ling A, Taieb D, Lin FI, et al. PET/CT comparing 68Ga-DOTATATE and other radiopharmaceuticals and in comparison with CT/MRI for the localization of sporadic metastatic pheochromocytoma and paraganglioma. Eur J Nucl Med Mol Imaging. 2016.

68. Maurice JB, Troke R, Win Z, Ramachandran R, Al-Nahhas A, Naji M, et al. A comparison of the performance of (6)(8)Ga-DOTATATE PET/CT and (1)(2)(3)I-MIBG SPECT in the diagnosis and follow-up of phaeochromocytoma and paraganglioma. Eur J Nucl Med Mol Imaging. 2012;39(8):1266–70.

69. Tan TH, Hussein Z, Saad FF, Shuaib IL. Diagnostic performance of (68)Ga-DOTATATE PET/CT, (18) F-FDG PET/CT and (131)I-MIBG scintigraphy in mapping metastatic pheochromocytoma and paraganglioma. Nucl Med Mol Imaging. 2015;49(2):143–51.

70. Janssen I, Blanchet EM, Adams K, Chen CC, Millo CM, Herscovitch P, et al. Superiority of [68Ga]-DOTATATE PET/CT to other functional imaging modalities in the localization of SDHB-associated metastatic pheochromocytoma and paraganglioma. Clin Cancer Res. 2015;21(17):3888–95.

71. Janssen I, Chen CC, Taieb D, Patronas NJ, Millo CM, Adams KT, et al. 68Ga-DOTATATE PET/CT in the localization of head and neck paragangliomas compared with other functional imaging modalities and CT/MRI. J Nucl Med. 2016;57(2):186–91.

72. Wang W, Li P, Wang Y, Wang Y, Ma Z, Wang G, et al. Effectiveness and safety of laparoscopic adrenalectomy of large pheochromocytoma: a prospective, nonrandomized, controlled study. Am J Surg. 2015;210(2):230–5.

73. Conzo G, Tartaglia E, Gambardella C, Esposito D, Sciascia V, Mauriello C, et al. Minimally invasive approach for adrenal lesions: systematic review of laparoscopic versus retroperitoneoscopic adrenalectomy and assessment of risk factors for complica-

tions. Int J Surg. 2016;28 Suppl 1:S118–23.

74. Conzo G, Musella M, Corcione F, De Palma M, Ferraro F, Palazzo A, et al. Laparoscopic adrenalectomy, a safe procedure for pheochromocytoma. A retrospective review of clinical series. Int J Surg. 2013;11(2):152–6.

75. Walz MK, Alesina PF, Wenger FA, Deligiannis A, Szuczik E, Petersenn S, et al. Posterior retroperitoneoscopic adrenalectomy—results of 560 procedures in 520 patients. Surgery. 2006;140(6):943–8. discussion 8-50.

76. Alesina PF, Hommeltenberg S, Meier B, Petersenn S, Lahner H, Schmid KW, et al. Posterior retroperitoneoscopic adrenalectomy for clinical and subclinical Cushing's syndrome. World J Surg. 2010;34(6):1391–7.

77. Shen WT, Grogan R, Vriens M, Clark OH, Duh QY. One hundred two patients with pheochromocytoma treated at a single institution since the introduction of laparoscopic adrenalectomy. Arch Surg. 2010;145(9):893–7.

78. Walz MK, Groeben H, Alesina PF. Single-access retroperitoneoscopic adrenalectomy (SARA) versus conventional retroperitoneoscopic adrenalectomy (CORA): a case-control study. World J Surg. 2010;34(6):1386–90.

79. Goers TA, Abdo M, Moley JF, Matthews BD, Quasebarth M, Brunt LM. Outcomes of resection of extra-adrenal pheochromocytomas/paragangliomas in the laparoscopic era: a comparison with adrenal pheochromocytoma. Surg Endosc. 2013;27(2):428–33.

80. Kim HH, Kim GH, Sung GT. Laparoscopic adrenalectomy for pheochromocytoma: comparison with conventional open adrenalectomy. J Endourol. 2004;18(3):251–5.

81. Conzo G, Musella M, Corcione F, De Palma M, Avenia N, Milone M, et al. Laparoscopic treatment of pheochromocytomas smaller or larger than 6 cm. A clinical retrospective study on 44 patients. Laparoscopic adrenalectomy for pheochromocytoma. Ann Ital Chir. 2013;84(4):417–22.

82. Carter YM, Mazeh H, Sippel RS, Chen H. Safety and feasibility of laparoscopic resection for large (>/= 6 CM) pheochromocytomas without suspected malignancy. Endocr Pract. 2012;18(5):720–6.

83. Aliyev S, Karabulut K, Agcaoglu O, Wolf K, Mitchell J, Siperstein A, et al. Robotic versus laparoscopic adrenalectomy for pheochromocytoma. Ann Surg Oncol. 2013;20(13):4190–4.

84. Arghami A, Dy BM, Bingener J, Osborn J, Richards ML. Single-port robotic-assisted adrenalectomy: feasibility, safety, and cost-effectiveness. JSLS. 2015;19(1), e2014.00218.

85. Asher KP, Gupta GN, Boris RS, Pinto PA, Linehan WM, Bratslavsky G. Robot-assisted laparoscopic partial adrenalectomy for pheochromocytoma: the National Cancer Institute technique. Eur Urol. 2011;60(1):118–24.

86. Benhammou JN, Boris RS, Pacak K, Pinto PA, Linehan WM, Bratslavsky G. Functional and onco-logic outcomes of partial adrenalectomy for pheo-chromocytoma in patients with von Hippel-Lindau syndrome after at least 5 years of followup. J Urol. 2010;184(5):1855–9.

87. Castinetti F, Taieb D, Henry JF, Walz M, Guerin C, Brue T, et al. Management of endocrine disease: out-come of adrenal sparing surgery in heritable pheo-chromocytoma. Eur J Endocrinol. 2016;174(1): R9–18.

88. Grubbs EG, Rich TA, Ng C, Bhosale PR, Jimenez C, Evans DB, et al. Long-term outcomes of surgical treatment for hereditary pheochromocytoma. J Am Coll Surg. 2013;216(2):280–9.

89. Alesina PF, Hinrichs J, Meier B, Schmid KW, Neumann HP, Walz MK. Minimally invasive cortical-sparing surgery for bilateral pheochromocytomas. Langenbecks Arch Surg. 2012;397(2):233–8.

90. Lee JE, Curley SA, Gagel RF, Evans DB, Hickey RC. Cortical-sparing adrenalectomy for patients with bilateral pheochromocytoma. Surgery. 1996;120(6):1064–70. discussion 70-1.

91. Neumann HP, Reincke M, Bender BU, Elsner R, Janetschek G. Preserved adrenocortical function after laparoscopic bilateral adrenal sparing surgery for hereditary pheochromocytoma. J Clin Endocrinol Metab. 1999;84(8):2608–10.

92. Nambirajan T, Bagheri F, Abdelmaksoud A, Leeb K, Neumann H, Graubner UB, et al. Laparoscopic partial adrenalectomy for recurrent pheochromocytoma in a boy with Von Hippel-Lindau disease. J Laparoendosc Adv Surg Tech A. 2004;14(4):234–5.

93. Ellis RJ, Patel D, Prodanov T, Sadowski S, Nilubol N, Adams K, et al. Response after surgical resection of metastatic pheochromocytoma and paraganglioma: can postoperative biochemical remission be pre-dicted? J Am Coll Surg. 2013;217(3):489–96.

94. Arnas-Leon C, Sanchez V, Santana Suarez AD, Quintana Arroyo S, Acosta C, Martinez Martin FJ. Complete remission in metastatic pheochromo-cytoma treated with extensive surgery. Cureus. 2016;8(1), e447.

95. Una-Gorospe JA, Munoz-Iglesias J, De Sequera-Rahola M, Anton L. Usefulness of single photon emission computed tomography (SPECT)/computed tomography and radioguided surgery in a patient with recurrent pheochromocytoma. Indian J Nucl Med. 2013;28(1):59–60.

96. Buhl T, Mortensen J, Kjaer A. I-123 MIBG imaging and intraoperative localization of metastatic pheo-chromocytoma: a case report. Clin Nucl Med. 2002;27(3):183–5.

97. Sadowski SM, Millo C, Neychev V, Aufforth R, Keutgen X, Glanville J, et al. Feasibility of radio-guided surgery with (6)(8)Gallium-DOTATATE in patients with gastro-entero-pancreatic neuroendocrine tumors. Ann Surg Oncol. 2015;22 Suppl 3:S676–82.

98. Adjalle R, Plouin PF, Pacak K, Lehnert H. Treatment of malignant pheochromocytoma. Horm Metab Res. 2009;41(9):687–96.

99. Prys-Roberts C. Phaeochromocytoma—recent prog-ress in its management. Br J Anaesth. 2000;85(1): 44–57.

100. Azadeh N, Ramakrishna H, Bhatia NL, Charles JC, Mookadam F. Therapeutic goals in patients with pheochromocytoma: a guide to perioperative man-agement. Ir J Med Sci. 2016;185(1):43–9.

101. Meune C, Bertherat J, Dousset B, Jude N, Bertagna X, Duboc D, et al. Reduced myocardial contractility assessed by tissue Doppler echocardiography is associated with increased risk during adrenal sur-gery of patients with pheochromocytoma: report of a preliminary study. J Am Soc Echocardiogr. 2006;19(12):1466–70.

102. Goldstein RE, O'Neill Jr JA, Holcomb 3rd GW, Morgan 3rd WM, Neblett 3rd WW, Oates JA, et al. Clinical experience over 48 years with pheochromocytoma. Ann Surg. 1999;229(6):755–64. discussion 64-6.

103. Li J, Yang CH. Improvement of preoperative man-agement in patients with adrenal pheochromocy-toma. Int J Clin Exp Med. 2014;7(12):5541–6.

104. Prys-Roberts C, Farndon JR. Efficacy and safety of doxazosin for perioperative management of patients with pheochromocytoma. World J Surg. 2002;26(8): 1037–42.

105. Mallat J, Pironkov A, Destandau MS, Tavernier B. Systolic pressure variation (Deltadown) can guide fluid therapy during pheochromocytoma surgery. Can J Anaesth. 2003;50(10):998–1003.

106. Kinney MA, Narr BJ, Warner MA. Perioperative management of pheochromocytoma. J Cardiothorac Vasc Anesth. 2002;16(3):359–69.

107. Ahmed A. Perioperative management of pheochro-mocytoma: anaesthetic implications. J Pak Med Assoc. 2007;57(3):140–6.

108. Kutikov A, Cripsen P, Uzzo R. Pathophysiology, eval-uation and medical management of adrenal disorders. In: Wein A, Kavoussi L, Novick A, Partin A, Peters C, editors. Campbell-Walsh urology, vol. 2. 10th ed. Philadelphia, PA: Elsevier; 2012. p. 1685–736.

109. Perry RR, Keiser HR, Norton JA, Wall RT, Robertson CN, Travis W, et al. Surgical management of pheo-chromocytoma with the use of metyrosine. Ann Surg. 1990;212(5):621–8.

110. Steinsapir J, Carr AA, Prisant LM, Bransome Jr ED. Metyrosine and pheochromocytoma. Arch Intern Med. 1997;157(8):901–6.

111. Robinson RG, DeQuattro V, Grushkin CM, Lieberman E. Childhood pheochromocytoma: treat-ment with alpha methyl tyrosine for resistant hyper-tension. J Pediatr. 1977;91(1):143–7.

112. Wachtel H, Kennedy EH, Zaheer S, Bartlett EK, Fishbein L, Roses RE, et al. Preoperative metyrosine improves cardiovascular outcomes for patients under-going surgery for pheochromocytoma and paragan-glioma. Ann Surg Oncol. 2015;22 Suppl 3:S646–54.

113. Brogden RN, Heel RC, Speight TM, Avery GS.

α-Methyl-p-tyrosine: a review of its pharmacology and clinical use. Drugs. 1981;21(2):81–9.

114. Young Jr WF. Pheochromocytoma: issues in diagnosis & treatment. Compr Ther. 1997;23(5):319–26.

115. Young JL. Catecholamines and the adrenal medulla. In: Wilson JF, Kronenburg HM, Larsen PR, editors. Williams textbook of endocrinology. Philadelphia, PA: WB Saunder Co.; 1998. p. 665–728.

116. Jovenich JJ. Anesthesia in adrenal surgery. Urol Clin North Am. 1989;16(3):583–7.

117. Hull CJ. Phaeochromocytoma. Diagnosis, preoperative preparation and anaesthetic management. Br J Anaesth. 1986;58(12):1453–68.

118. Desmonts JM, Marty J. Anaesthetic management of patients with phaeochromocytoma. Br J Anaesth. 1984;56(7):781–9.

119. James MF. Use of magnesium sulphate in the anaesthetic management of phaeochromocytoma: a review of 17 anaesthetics. Br J Anaesth. 1989;62(6):616–23.

120. Proye C, Thevenin D, Cecat P, Petillot P, Carnaille B, Verin P, et al. Exclusive use of calcium channel blockers in preoperative and intraoperative control of pheochromocytomas: hemodynamics and free catecholamine assays in ten consecutive patients. Surgery. 1989;106(6):1149–54.

121. Zakowski M, Kaufman B, Berguson P, Tissot M, Yarmush L, Turndorf H. Esmolol use during resection of pheochromocytoma: report of three cases. Anesthesiology. 1989;70(5):875–7.

122. Chung PC, Ng YT, Hsieh JR, Yang MW, Li AH. Labetalol pretreatment reduces blood pressure instability during surgical resection of pheochromocytoma. J Formos Med Assoc. 2006;105(3):189–93.

123. Chung PC, Sum DC. Preliminary experience of using fixed dose of intravenous labetalol in surgical resection of pheochromocytoma. Ma Zui Xue Za Zhi. 1993;31(4):211–6.

124. Roth JV. Use of vasopressin bolus and infusion to treat catecholamine-resistant hypotension during pheochromocytoma resection. Anesthesiology. 2007;106(4):883–4.

125. Amin Nasr A, Fatani J, Kashkari I, Al Shammary M, Amin T. Use of methylene blue in pheochromocytoma resection: case report. Paediatr Anaesth. 2009;19(4):396–401.

126. Amar L, Servais A, Gimenez-Roqueplo AP, Zinzindohoue F, Chatellier G, Plouin PF. Year of diagnosis, features at presentation, and risk of recurrence in patients with pheochromocytoma or secreting paraganglioma. J Clin Endocrinol Metab. 2005;90(4):2110–6.

127. Plouin PF, Amar L, Dekkers OM, Fassnacht M, Gimenez-Roqueplo AP, Lenders JW, et al. European Society of Endocrinology Clinical Practice Guideline for long-term follow-up of patients operated on for a phaeochromocytoma or a paraganglioma. Eur J Endocrinol. 2016;174(5):G1–10.

128. Plouin PF, Chatellier G, Fofol I, Corvol P. Tumor recurrence and hypertension persistence after successful pheochromocytoma operation. Hypertension. 1997;29(5):1133–9.

129. Carrasquillo JA, Pandit-Taskar N, Chen CC. I-131 metaiodobenzylguanidine therapy of pheochromocytoma and paraganglioma. Semin Nucl Med. 2016;46(3):203–14.

130. van Hulsteijn LT, Niemeijer ND, Dekkers OM, Corssmit EP. (131)I-MIBG therapy for malignant paraganglioma and phaeochromocytoma: systematic review and meta-analysis. Clin Endocrinol. 2014;80(4):487–501.

131. Krempf M, Lumbroso J, Mornex R, Brendel AJ, Wemeau JL, Delisle MJ, et al. Use of m-[131I]iodobenzylguanidine in the treatment of malignant pheochromocytoma. J Clin Endocrinol Metab. 1991;72(2):455–61.

132. Sisson JC, Shapiro B, Beierwaltes WH, Glowniak JV, Nakajo M, Mangner TJ, et al. Radiopharmaceutical treatment of malignant pheochromocytoma. J Nucl Med. 1984;25(2):197–206.

133. Solanki KK, Bomanji J, Moyes J, Mather SJ, Trainer PJ, Britton KE. A pharmacological guide to medicines which interfere with the biodistribution of radiolabelled meta-iodobenzylguanidine (MIBG). Nucl Med Commun. 1992;13(7):513–21.

134. Khafagi FA, Shapiro B, Fig LM, Mallette S, Sisson JC. Labetalol reduces iodine-131 MIBG uptake by pheochromocytoma and normal tissues. J Nucl Med. 1989;30(4):481–9.

135. Friedman NC, Hassan A, Grady E, Matsuoka DT, Jacobson AF. Efficacy of thyroid blockade on thyroid radioiodine uptake in 123I-mIBG imaging. J Nucl Med. 2014;55(2):211–5.

136. Giammarile F, Chiti A, Lassmann M, Brans B, Flux G. Eanm. EANM procedure guidelines for 131I-meta-iodobenzylguanidine (131I-mIBG) therapy. Eur J Nucl Med Mol Imaging. 2008;35(5):1039–47.

137. Gedik GK, Hoefnagel CA, Bais E, Olmos RA. 131I-MIBG therapy in metastatic phaeochromocytoma and paraganglioma. Eur J Nucl Med Mol Imaging. 2008;35(4):725–33.

138. Hartley A, Spooner D, Brunt AM. Management of malignant phaeochromocytoma: a retrospective review of the use of MIBG and chemotherapy in the West Midlands. Clin Oncol (R Coll Radiol). 2001;13(5):361–6.

139. Gonias S, Goldsby R, Matthay KK, Hawkins R, Price D, Huberty J, et al. Phase II study of high-dose [131I]metaiodobenzylguanidine therapy for patients with metastatic pheochromocytoma and paraganglioma. J Clin Oncol. 2009;27(25):4162–8.

140. Castellani MR, Seghezzi S, Chiesa C, Aliberti GL, Maccauro M, Seregni E, et al. (131)I-MIBG treatment of pheochromocytoma: low versus intermediate activity regimens of therapy. Q J Nucl Med Mol Imaging. 2010;54(1):100–13.

141. Makis W, McCann K, McEwan AJ, Sawyer MB. Combined treatment with 131I-MIBG and sunitinib induces remission in a patient with metastatic paraganglioma due to hereditary paraganglioma-

pheochromocytoma syndrome from an SDHB mutation. Clin Nucl Med. 2016;41(3):204–6.

142. Ayala-Ramirez M, Chougnet CN, Habra MA, Palmer JL, Leboulleux S, Cabanillas ME, et al. Treatment with sunitinib for patients with progressive metastatic pheochromocytomas and sympathetic paragangliomas. J Clin Endocrinol Metab. 2012;97(11):4040–50.

143. Hata J, Haga N, Ishibashi K, Takahashi N, Ogawa S, Kataoka M, et al. Sunitinib for refractory malignant pheochromocytoma: two case reports. Int Urol Nephrol. 2014;46(7):1309–12.

144. Joshua AM, Ezzat S, Asa SL, Evans A, Broom R, Freeman M, et al. Rationale and evidence for sunitinib in the treatment of malignant paraganglioma/pheochromocytoma. J Clin Endocrinol Metab. 2009;94(1):5–9.

145. Mundschenk J, Unger N, Schulz S, Hollt V, Schulz S, Steinke R, et al. Somatostatin receptor subtypes in human pheochromocytoma: subcellular expression pattern and functional relevance for octreotide scintigraphy. J Clin Endocrinol Metab. 2003;88(11):5150–7.

146. Koriyama N, Kakei M, Yaekura K, Okui H, Yamashita T, Nishimura H, et al. Control of catecholamine release and blood pressure with octreotide in a patient with pheochromocytoma: a case report with in vitro studies. Horm Res. 2000;53(1):46–50.

147. Kopf D, Bockisch A, Steinert H, Hahn K, Beyer J, Neumann HP, et al. Octreotide scintigraphy and catecholamine response to an octreotide challenge in malignant phaeochromocytoma. Clin Endocrinol (Oxf). 1997;46(1):39–44.

148. Plouin PF, Bertherat J, Chatellier G, Billaud E, Azizi M, Grouzmann E, et al. Short-term effects of octreotide on blood pressure and plasma catechol amines and neuropeptide Y levels in patients with phaeochromocytoma: a placebo-controlled trial. Clin Endocrinol (Oxf). 1995;42(3):289–94.

149. Lamarre-Cliche M, Gimenez-Roqueplo AP, Billaud E, Baudin E, Luton JP, Plouin PF. Effects of slow-release octreotide on urinary metanephrine excretion and plasma chromogranin A and catecholamine levels in patients with malignant or recurrent phaeochromocytoma. Clin Endocrinol (Oxf). 2002;57(5):629–34.

150. Menda Y, O'Dorisio MS, Kao S, Khanna G, Michael S, Connolly M, et al. Phase I trial of 90Y-DOTATOC therapy in children and young adults with refractory solid tumors that express somatostatin receptors. J Nucl Med. 2010;51(10):1524–31.

151. Forrer F, Riedweg I, Maecke HR, Mueller-Brand J. Radiolabeled DOTATOC in patients with advanced paraganglioma and pheochromocytoma. Q J Nucl Med Mol Imaging. 2008;52(4):334–40.

152. van Essen M, Krenning EP, Kooij PP, Bakker WH, Feelders RA, de Herder WW, et al. Effects of therapy with [177Lu-DOTA0, Tyr3]octreotate in patients with paraganglioma, meningioma, small cell lung carcinoma, and melanoma. J Nucl Med. 2006;47(10): 1599–606.

153. Zovato S, Kumanova A, Dematte S, Sansovini M, Bodei L, Di Sarra D, et al. Peptide receptor radionuclide therapy (PRRT) with 177Lu-DOTATATE in individuals with neck or mediastinal paraganglioma (PGL). Horm Metab Res. 2012;44(5):411–4.

154. Cecchin D, Schiavi F, Fanti S, Favero M, Manara R, Fassina A, et al. Peptide receptor radionuclide therapy in a case of multiple spinal canal and cranial paragangliomas. J Clin Oncol. 2011;29(7): e171–4.

155. Mamlouk MD, vanSonnenberg E, Stringfellow G, Smith D, Wendt A. Radiofrequency ablation and biopsy of metastatic pheochromocytoma: emphasizing safety issues and dangers. J Vasc Interv Radiol. 2009;20(5):670–3.

156. McBride JF, Atwell TD, Charboneau WJ, Young Jr WF, Wass TC, Callstrom MR. Minimally invasive treatment of metastatic pheochromocytoma and paraganglioma: efficacy and safety of radiofrequency ablation and cryoablation therapy. J Vasc Interv Radiol. 2011;22(9):1263–70.

157. Pacak K, Fojo T, Goldstein DS, Eisenhofer G, Walther MM, Linehan WM, et al. Radiofrequency ablation: a novel approach for treatment of metastatic pheochromocytoma. J Natl Cancer Inst. 2001;93(8):648–9.

158. Venkatesan AM, Locklin J, Lai EW, Adams KT, Fojo AT, Pacak K, et al. Radiofrequency ablation of metastatic pheochromocytoma. J Vasc Interv Radiol. 2009;20(11):1483–90.

159. Vogel J, Atanacio AS, Prodanov T, Turkbey BI, Adams K, Martucci V, et al. External beam radiation therapy in treatment of malignant pheochromocytoma and paraganglioma. Front Oncol. 2014;4:166.

160. Kasliwal MK, Sharma MS, Vaishya S, Sharma BS. Metachronous pheochromocytoma metastasis to the upper dorsal spine-6-year survival. Spine J. 2008;8(5):845–8.

161. Scalfani MT, Arnold PM, Anderson KK. Metastatic adrenal pheochromocytoma to the thoracic spine. Coluna/Columna. 2010;9:343–6.

162. Fishbein L, Bonner L, Torigian DA, Nathanson KL, Cohen DL, Pryma D, et al. External beam radiation therapy (EBRT) for patients with malignant pheochromocytoma and non-head and -neck paraganglioma: combination with 131I-MIBG. Horm Metab Res. 2012;44(5):405–10.

163. Jackson CG, McGrew BM, Forest JA, Netterville JL, Hampf CF, Glasscock 3rd ME. Lateral skull base surgery for glomus tumors: long-term control. Otol Neurotol. 2001;22(3):377–82.

164. Chino JP, Sampson JH, Tucci DL, Brizel DM, Kirkpatrick JP. Paraganglioma of the head and neck: long-term local control with radiotherapy. Am J Clin Oncol. 2009;32(3):304–7.

165. Guss ZD, Batra S, Limb CJ, Li G, Sughrue ME, Redmond K, et al. Radiosurgery of glomus jugulare tumors: a meta-analysis. Int J Radiat Oncol Biol Phys. 2011;81(4):e497–502.

166. Schuster D, Sweeney AD, Stavas MJ, Tawfik KY,

Attia A, Cmelak AJ, et al. Initial radiographic tumor control is similar following single or multi-fractionated stereotactic radiosurgery for jugular paragangliomas. Am J Otolaryngol. 2016;37(3):255–8.

167. Hafez RF, Morgan MS, Fahmy OM. An intermediate term benefits and complications of gamma knife surgery in management of glomus jugulare tumor. World J Surg Oncol. 2016;14(1):36.

168. Poznanovic SA, Cass SP, Kavanagh BD. Short-term tumor control and acute toxicity after stereotactic radiosurgery for glomus jugulare tumors. Otolaryngol Head Neck Surg. 2006;134(3):437–42.

169. Wegner RE, Rodriguez KD, Heron DE, Hirsch BE, Ferris RL, Burton SA. Linac-based stereotactic body radiation therapy for treatment of glomus jugulare tumors. Radiother Oncol. 2010;97(3):395–8.

170. Keiser HR, Goldstein DS, Wade JL, Douglas FL, Averbuch SD. Treatment of malignant pheochromocytoma with combination chemotherapy. Hypertension. 1985;7(3 Pt 2):I18–24.

171. Averbuch SD, Steakley CS, Young RC, Gelmann EP, Goldstein DS, Stull R, et al. Malignant pheochromocytoma: effective treatment with a combination of cyclophosphamide, vincristine, and dacarbazine. Ann Intern Med. 1988;109(4):267–73.

172. Tanabe A, Naruse M, Nomura K, Tsuiki M, Tsumagari A, Ichihara A. Combination chemotherapy with cyclophosphamide, vincristine, and dacarbazine in patients with malignant pheochromocytoma and paraganglioma. Horm Cancer. 2013;4(2):103–10.

173. Huang H, Abraham J, Hung E, Averbuch S, Merino M, Steinberg SM, et al. Treatment of malignant pheochromocytoma/paraganglioma with cyclophosphamide, vincristine, and dacarbazine: recommendation from a 22-year follow-up of 18 patients. Cancer. 2008;113(8):2020–8.

174. Nomura K, Kimura H, Shimizu S, Kodama H, Okamoto T, Obara T, et al. Survival of patients with metastatic malignant pheochromocytoma and efficacy of combined cyclophosphamide, vincristine, and dacarbazine chemotherapy. J Clin Endocrinol Metab. 2009;94(8):2850–6.

175. Ayala-Ramirez M, Feng L, Habra MA, Rich T, Dickson PV, Perrier N, et al. Clinical benefits of systemic chemotherapy for patients with metastatic pheochromocytomas or sympathetic extra-adrenal paragangliomas: insights from the largest single-institutional experience. Cancer. 2012;118(11):2804–12.

176. He J, Makey D, Fojo T, Adams KT, Havekes B, Eisenhofer G, et al. Successful chemotherapy of hepatic metastases in a case of succinate dehydrogenase subunit B-related paraganglioma. Endocrine. 2009;36(2):189–93.

177. Sisson JC, Shapiro B, Shulkin BL, Urba S, Zempel S, Spaulding S. Treatment of malignant pheochromocytomas with 131-I metaiodobenzylguanidine and chemotherapy. Am J Clin Oncol. 1999;22(4):364–70.

178. Patel SR, Winchester DJ, Benjamin RS. A 15-year experience with chemotherapy of patients with paraganglioma. Cancer. 1995;76(8):1476–80.

179. Hadoux J, Favier J, Scoazec JY, Leboulleux S, Al Ghuzlan A, Caramella C, et al. SDHB mutations are associated with response to temozolomide in patients with metastatic pheochromocytoma or paraganglioma. Int J Cancer. 2014;135(11):2711–20.

# 11 先天性肾上腺增生

Ashwinni Mallappa，Deborah P.Merke

## 引言

先天性肾上腺增生（congenital adrenal hyperplasia，CAH）表现为影响皮质醇生化合成的常染色体隐性遗传疾病[1]。CAH 病 例 中，95% 是 由 于 21- 羟 化 酶（21-hydroxylase deficiency，21-OHD） 的缺乏，同时伴有或者不伴有醛固酮的缺乏、雄激素的过量分泌[1]。CYP21A2 基因编码 21- 羟化酶，位于 6 号染色体上的人类白细胞抗原（human leukocyte Antigen，HLA）复合体内。CAH 的非正常形式，是由于其他基因的突变失活，影响了皮质醇生化合成通道包括 CYP11B1［11-β（beta）羟化酶］、HSD3B2［3-β（beta）羟基类固醇脱氢酶］、POR（P450 氧化还原酶）、STAR（steroidogenic acute regulatory protein，类固醇合成敏感调节蛋白）或者 CYP11A1（旁链分裂）[2]。除非特指，本节中提到的 CAH 都是指 21-OHD。

CAH 主要包括两种类型，一种是经典型（发生率为 1∶15 000），另一种是非经典型（发生率为 1∶1000），有明确的基因型 - 表型相关性[3]。经典型或者严重 CAH 都是由于 21-OHD，表现为皮质醇合成的损害，同时伴有或者不伴有醛固酮的缺乏、雄激素的过量分泌；而更多的非经典型都伴有雄激素的过量分泌[3]。诊断是基于 17- 羟基黄体酮（17-hydroxyprogesterone，17-OHP）水平的升高。17-OHP 及雄烯二酮可作为疾病控制的标志物。经典型 CAH 的治疗，主要通过糖皮质激素及盐皮质激素替代治疗。而糖皮质激素不是治疗非经典型的绝对适应证。CAH 携带者的下丘脑 - 垂体 - 肾上腺轴（hypothalamic-pituitary-adrenal，HPA）中的激素功能已经发生变化，特别是促肾上腺皮质激素（adrenocorticotropic hormone，ACTH）的反应性增加，但携带者并没有出现症状[4]。CAH 治疗的目标是纠正缺乏的激素，控制雄激素，同时避免外源性糖皮质激素过量。

皮质醇合成障碍，导致皮质醇不足，通过下丘脑及垂体的反馈机制，导致了促肾上腺皮质激素释放激素（corticotrophin-releasing hormone，CRH）及 ACTH 的过量分泌。这种持续性非抑制性 HPA 轴的激活，导致肾上腺腺体的增生，伴随着过量产生的肾上腺源性雄激素，并促进瘤体的形成。CAH 患者肾上腺肿瘤发生率增加，包括巨大髓质脂肪瘤[5-7]。这一章节将综述 CAH 患者中，最常见的肾上腺肿瘤及其诊治。

## 肾上腺增生与肿瘤的形成

先天性肾上腺增生的命名,源于观察第一例被诊断的患者,其异常的肾上腺增生病理特征[8-9]。20世纪40年代,描述CAH患者为肾上腺皮质的网状带随着年龄增长进行性增生,伴随后续的网状带、球状带和束状带异常[8,10,11]。实际上,严重影响CAH患者盐耗型的肾上腺主要结构改变,开始于异常肾上腺髓质异常形成、肾上腺皮质缺少条带化,最有可能是由于子宫内出现了激素环境的改变(图11.1)[12]。伴随着肾上腺腺体增生及异常生长,HPA轴发生紊乱,由此推断CAH可能更容易发生肾上腺肿瘤。支持这种假设的证据为,在21-OHD的CAH患者及年轻患者中,包括经典型以及非经典型在内,所有类型的肾上腺中观察到结节及腺瘤[13-16]。其他激活物,如雄激素、细胞因子和未知旁分泌因子,可能都促进肾上腺肿瘤的形成(图11.2)。

大部分关于CAH患者发生肾上腺肿瘤的报道都是病例报告;然而,在一些病例研究中发现肾上腺肿瘤的高发病率,CAH患者的肿瘤发生率为11%~83%(表11.1)[5,6,17]。

Falke等通过CT检查观察CAH患者的肾上腺特点,包括未接受治疗患者(n=6,年龄30~73岁,4例患者为21-OHD,2例女性为11β-羟化酶缺陷)以及接受糖皮质激素治疗的患者(n=6,性别及年龄未报告)。77%患者的肾上腺皮质肥大,23%患者发现肾上腺肿瘤[18]。与之结果一致的是,Harinaryana等发现6例未经治疗的CAH儿童(年龄2~18岁,5例患者为21-OHD,1例女性为3β-羟基类固醇脱氢缺乏),CT显示肾上腺肥大占83%、皮质瘤占33%[14]。在未治疗的CAH患者中发现肾上腺肿瘤发生率较高,说明慢性ACTH的过量分泌是肾上腺的营养因子。

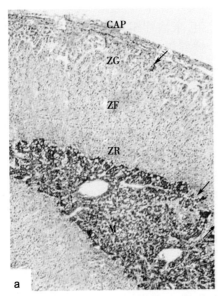
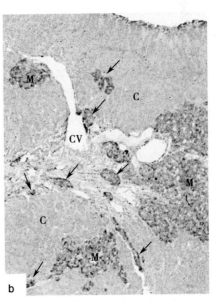

**图 11.1** 肾上腺免疫染色。(a) 在正常的成人肾上腺中,肾上腺显示轮廓清晰的条带和内部髓质。(b) 一名经典型耗盐型,先天性肾上腺增生的女性患者的肾上腺,显示增生,缺少清晰条带,并与内部髓质混合在一起(放大倍数 ×40)。CAP,包膜;ZG,球状带;ZF,束状带;ZR,网状带;M,髓质;C,皮质;CV,中央静脉。From Merke et al[12],with permission。

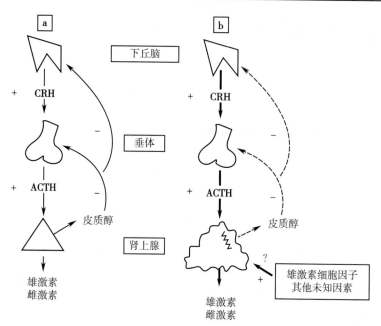

**图 11.2**　下丘脑－垂体－肾上腺（HPA）轴。（a）在正常的生理性 HPA 中,下丘脑分泌的 CRH,刺激垂体前叶分泌 ACTH,相继刺激肾上腺皮质的皮质醇合成。皮质醇转而抑制下丘脑及垂体形成负反馈。（b）CAH 患者 HPA 轴发生改变。皮质醇缺少负反馈,导致 CRH 及 ACTH 的过量分泌,这种对肾上腺皮质的持续性的刺激,导致肾上腺皮质的增生,同时产生过量肾上腺源性雄激素,并促进肿瘤的形成。雄激素、细胞因子及其他未知因子,可能在肾上腺生长及肿瘤形成中起作用。HPA,下丘脑－垂体－肾上腺轴;CRH,促肾上腺皮质激素释放激素;ACTH,促肾上腺质激素

Jaresch 等观察 22 例 CAH 患者（12~60 岁之间,20 例患者是 21-OHD,1 例女性为 11β-羟化酶,另一女性为 3β 羟基类固醇脱氢酶缺乏）肾上腺瘤的发生率,CT 显示肾上腺肥大占 91%、皮质瘤占 82%[17]。基于双侧肾上腺最大横截面来判断肾上腺肥大。肾上腺肥大的程度与 CAH 表型的显著性相关。2 例发生双侧肾上腺瘤,瘤体大小 0.5~5cm。他们发现瘤体大小与类固醇水平无相关性;然而诊断年龄与总体肾上腺大小呈正相关,由此推断暴露于改变的激素环境中的时间,在促进肾上腺增生中发挥作用[17]。

Giacaglia 等在前瞻性队列研究中,分析 26 例 CAH 患者 的 CT 及 MRI 肾上腺形态学改变。通过对患者激素水平的评估及糖皮质激素使用病史,将患者分为 4

组,未治疗组、控制不良组、正常组、控制较好组。23% 患者出现肾上腺皮质结节（5 例单纯男性化,1 例非典型）,结节大小 0.9~2.8cm,结节仅发生于控制不良的 CAH 患者及未使用糖皮质激素治疗的患者[19]。这些发现与 Falke 等及 Harinaryana 等人的观察结果是一致的。这些都支持 ACTH 在肾上腺增生与瘤体形成中发挥的作用。在这 6 例肾上腺结节患者中,开始并维持足量的糖皮质治疗。一年后检查这些患者发现,3 例患者的瘤体明显变小（大小变化:治疗前 1.2~2.8cm;治疗后 1~2.2cm）,另 3 例患者的瘤体消失（治疗前瘤体大小:0.9~2cm）。在治疗 ACTH 依赖性肾上腺瘤的 CAH 患者中,治疗后瘤体大小的变化强调了足量糖皮质激素发挥的作用。

表 11.1　CAH 患者的肾上腺影像研究

| 参考文献 | 样本大小/年龄/性别 | CAH 类型 | 影像模式 | 肾上腺形态学 | 注释 |
|---|---|---|---|---|---|
| Falke et al.[18] | $n$=13<br>年龄：成人<br>性别：未知 | 21-OH 缺陷：11<br>11β-OH 缺陷：2 | CT | 肥大：10（77%）<br>肾上腺皮质肿瘤：3（23%）<br>结节大小：1.5~5.5cm | CAH 诊断：激素测定 |
| Harinaryana et al.[14] | $n$=6<br>年龄：2~18 岁<br>性别：4 女性 /2 男性 | 21-OH 缺陷：5<br>3β-HSD 缺陷：1 | CT | 肥大：5（83%）<br>肾上腺皮质肿瘤：2（33%）<br>结节大小：1cm | CAH 诊断：激素测定 |
| Jaresch et al.[17] | $n$=22<br>年龄（平均数 ± 方差）：30.2±13.9 岁（12~60 岁）<br>性别：17 女性 /5 男性 | 21-OH 缺陷：20<br>（12 SV，8 NC）<br>11β-OH 缺陷：1<br>3β-HSD 缺陷：1 | CT | 肾上腺肥大：20（91%）<br>肾上腺皮质肿瘤：18（82%）<br>结节大小：0.5~5cm<br>双侧肿瘤：2 | CAH 诊断：激素测定<br>肿瘤定义为直径大于 0.5cm<br>肿瘤大小与皮质醇水平无相关性<br>肿瘤的发生、在不同年龄及治疗起始无差异 |
| Giacaglia et al.[19] | $n$=26<br>年龄（平均数 ± 方差）：17±14.3 岁（2.3~63 岁）<br>性别：21 女性 /5 男性 | 21-OH 缺陷：26<br>（4 SW，14 SV，8 NC） | CT 或 MRI | 肾上腺皮质肿瘤：6（23%）<br>结节大小：0.9~2.8cm | CAH 诊断：激素测定 |

续表

| 参考文献 | 样本大小/年龄/性别 | CAH 类型 | 影像模式 | 肾上腺形态学 | 注释 |
|---|---|---|---|---|---|
| Reisch et al.[5] | n=26 和 n=26 年龄匹配的对照, 年龄(中位数): 33 岁 (18~48 岁) 性别: 26 男性 | 21-OH 缺陷: 26 (15 SW, 11 SV) | MRI | 肾上腺肥大: 11 (42%) 肾上腺结节状态: 19 (73%), 其中 15 (57%) 结节大于 0.5cm 结节大小: 0.6~3.7cm | CAH 诊断: 基因分析 肿瘤定义: 至少一个层面看见结节, 而且多个序列的直径不小于 0.5cm 结节大小与激素水平正相关 (17-OHP 和雄烯二酮) |
| Nermoen et al.[6] | n=62 年龄(中位数): 39 岁 (19~72 岁) 性别: 39 女性/23 男性 | 21-OH 缺陷: 62 (32 SW, 30 SV) | CT | 肾上腺肥大: 36 (58%) 肾上腺肿瘤: 7 (11%) (髓质脂肪瘤 4, 嗜铬细胞瘤 1) 结节大小: 1.2~16.5cm 双侧肿瘤: 2 | CAH 诊断: 基因分析。 |

CAH 先天性肾上腺增生, CT 计算机扫描, MRI 磁共振成像, n 数字, F 女性, 21-OH 21-羟化酶, 11β-OH 11β-[beta]羟化酶缺陷, 3β-HSD 3-β-[beta]羟基类固醇脱氢酶, SW 盐消耗, SV 单纯男性化, NC 非经典型, 17-OHP 17-羟黄体酮

Reisch 等对 26 例成年男性 CAH 患者的 MRI 进行横断面研究,同时设立 26 例年龄匹配的对照组显示,近半数的 CAH 患者肾上腺肥大,大部分伴有肾上腺结节[5]。与预期一样,CAH 患者的肾上腺结节化与对照组相比更为常见(73%:31%)。结节的大小与激素的控制呈正相关(17-OHP 和雄烯二酮)。相似的是,Nermoen 等进行的一项通过 CT 扫描肾上腺,基于人群的横断面研究显示,成年 CAH 患者(n=62,年龄 18~75 岁)的肾上腺肥大发生率为 58%,并且与 ACTH 及与 7-OHP 的水平呈正相关。与正常人群相比(2%),CAH 患者有更高的肾上腺瘤发生率(11%)[6, 20]。7 个患者中,每个患者至少发生一个或者更多的肾上腺瘤,直径在 1.2 至 16.5cm 之间。合并有肾上腺瘤患者的 ACTH 水平,明显高于没有瘤体的患者,但 17-OHP 水平没有发现差异。

尽管缺少 CAH 患者的肾上腺形态学大样本队列研究,但是有明确证据显示,CAH 患者肾上腺肥大及肾上腺腺瘤形成较为常见,而且这种风险会随着年龄增大和缺少激素治疗而增加。

# 肾上腺髓质脂肪瘤

有报道显示 CAH 患者有较高的肾上腺髓质脂肪瘤发生率[6]。肾上腺髓质脂肪瘤是一种瘤体大部分为正常脂肪组织的肾上腺腺体肿瘤[21]。在一般人群中,这些良性非功能性偶发肿瘤常在影像学检查或者尸检中常被发现,尸检报告显示发生率在 0.08%~0.4% 之间。在 62 例 21-OHD(表 11.1)经典 CAH 患者中发生率大概为 6%[6, 22, 23]。

肾上腺髓质脂肪瘤占肾上腺初发肿瘤的比例约为 1.5%~15%,男女发生无差异[6, 24-29]。肾上腺髓质脂肪瘤为发生率低、无激素活性的良性肿瘤,由成熟的脂肪组织和不同比例的造血成分(红系、髓系及淋巴系)组成[23, 30]。单侧最为多见,但也有多发或者双侧髓质脂肪瘤的报道[31, 32]。在单侧病例中,似乎左侧更为多见。双侧都有病灶的病例中,一般左侧会比右侧更大[32]。腹部器官的位置可能是导致这种不一致性的原因,因为肝脏的压迫限制右侧病灶的生长[32, 33]。

尽管肾上腺髓质脂肪瘤是偶发的良性肿瘤,通常由于其巨大的体积带来对邻近器官的压迫,而引起临床的注意。一些病例报告显示,巨大的髓质脂肪瘤对肠道的机械性压迫,导致腹痛、腰痛、呕吐、便秘;压迫肾及输尿管后导致泌尿系统感染;或者自发性破裂、坏死和出血导致急性腹痛[32, 34-38]。瘤体的大小与症状的严重程度不相关[39, 40]。有报道显示,大约 70% 巨大肾上腺髓质脂肪瘤(瘤体大于 6cm)的 CAH 患者,是因为有了症状而被诊断出来。通常是由于腹痛和腰围的增大,也包括呼吸困难、背痛、恶心及呕吐(表 11.2)。Allison 等报道了一例最大的 CAH 患者髓质脂肪瘤切除病例[41]。这一例患者由于腰围的进行性增大,两年期间体重下降 18kg。瘤体重 9.65kg,大小 43cm × 33cm × 16cm[41]。

尽管通常报道的髓质脂肪瘤多为 21-OHD 的 CAH 病例,但这些良性肿瘤存在于 CAH 的所有类型中[42-44]。CAH 患者的肾上腺髓质脂肪瘤,特别容易发生在那些依从性差或者未诊断的病例中,常常是多发或者双侧发生的(表 11.2)[45-53]。髓质脂肪瘤也见于其他的内分泌疾病,如 ACTH 过量分泌、库欣综合征、尼尔森(Nelson)综合征。这些疾病的肿瘤与高水平的 ACTH 相关,提示长期过量的 ACTH 促进肿瘤的形成。

表 11.2　CAH 患者的巨大（>6 厘米）肾上腺髓质脂肪瘤病例报告

| 序号 | 参考文献 | 年龄/性别 | CAH 类型/表型/基因型 | 位置/病灶大小 [right(R), left(L)] | 影像学检查方法 | 临床表现 |
|---|---|---|---|---|---|---|
| 1 | Boudreaux 等[35] | 57/M | 21-OHD[b,c] SV | 左:34cm×24cm×10.5cm[d] | 静脉肾盂造影, 主动脉造影 | 呼吸困难, 下胸部痛, 腰围增大, 出现临床表现时诊断为 CAH |
| 2 | Condom 等[43] | 50/F | 17α-OHD[b,c] SV | 左:15cm×12cm×9cm | CT | 高血压, 急性肾衰竭, 出现临床表现时诊断为 CAH |
| 3 | Oliva 等[48] | 34/F | 21-OHD[b,c] SV | 左:13cm×6cm×5cm | CT 及 MRI | 左侧腰痛, 血尿, 发热, 停止糖皮质激素治疗 20 年 |
| 4 | Ravichandran 等[36] | 58/M | 21-OHD[b,c] SV; XX 男性 | 右:7cm×10cm （左侧大小未报告） | 静脉肾盂造影及 CT | 复发的泌尿系感染, 出现临床表现时诊断为 CAH |
| 5 | Parenteau 等[49] | 28/M | 21-OHD[c] SW | 左:12.5cm×6×9cm | CT 及 MRI | 腹痛, 疲劳, 无力。无医生及停皮质糖激素治疗 4 年病史 |
| 6 | Nagai 等[44] | 45/F | 17α-OHD[b,c] XY 女性 | 左:10cm×6cm | MRI | 高血压及低钾血症, 出现临床表现时诊断为 CAH |
| 7 | Allison 等[41] | 43/M | 21-OHD[c] SV; XX 男性 | 左:43cm×33cm×16cm 右:24cm×19cm×12cm | CT | 腰围增加, 2 年体重减轻 18 公斤, 接受氢化可的松治疗 |

续表

| 序号 | 参考文献 | 年龄/性别 | CAH类型/表型/基因型 | 位置/病灶大小 [right(R), left(L)] | 影像学检查方法 | 临床表现 |
|---|---|---|---|---|---|---|
| 8 | Patocs 等[42] | 37/F | 17α-OHD[b] 基因型：p.R440C | 左：7cm（右：2cm） | CT | 高血压及低钾血症，出现临床表现时诊断为CAH |
| 9 | Kalidindi 等[53] | 42/M | 21-OHD[c] SW | 左：25cm×25cm×14cm 右：23cm×17v×15cm | CT | 股四头肌肌腱断裂时检查发现左侧腹部肿块，停止糖皮质激素治疗11个月 |
| 10 | Mathew 等[50] | 62/F | 17α-OHD[b,c] SV | 左：11cm×12cm×10cm 右：6cm×4cm×5cm | CT | 疲劳、气喘伴发热疾病，出现临床表现时诊断为CAH |
| 11 | Sakaki 等[45] | 69/F | 17α-OHD[b] SV；基因型：p.Q318X/未知[e] | 左：8cm×5cm（右：4cm×3cm） | CT | 恶心、呕吐，出现临床表现时诊断为CAH |
| 12 | Hagiwara 等[51] | 43/F | 21-OHD SV；基因型：12G/p.I172N | 左：15cm×15cm×10cm（右侧未有报告） | CT | 上消化道检查偶然发现，停止糖皮质激素治疗大于20年 |
| 13 | John 等[16] | 23/M | 11β-OHD[b,c] | 左：10cm×10cm×8cm 右：6.5cm×3.7cm×2.8cm | CT | 高血压及左侧肾上腺肿块，出现临床表现时诊断为CAH |
| 14 | Mermejo 等[52] | 57/M | 21-OHD SV；基因型：p.Q318X/I2G | 左：15cm×10cm | CT及MRI | 腹痛，出现临床表现时诊断为CAH |
| 15 | Peppa 等[46] | 61/F | 21-OHD SV；基因型：p.I172N/I2G | 左：9cm×6cm | MRI | 偶然发现，糖皮质激素治疗不连续 |

续表

| 序号 | 参考文献 | 年龄/性别 | CAH 类型/表型/基因型 | 位置/病灶大小 [right(R)、left(L)] | 影像学检查方法 | 临床表现 |
|---|---|---|---|---|---|---|
| 16 | German-Mena 等[32] | 45/M | 21-OHD[c] SV | 左：24.4cm × 19.0cm × 9.5cm 右：6cm × 5.5cm × 6cm | CT | 腰围增加伴有腹痛。停止糖皮质激素治疗35年 |
| 17 | Ioannidis 等[47] | 34/F | 21-OHD[c] SV | 左：24cm × 14cm × 10cm 右：16cm × 11cm × 8cm | CT 及 MRI | 腹痛伴呕吐。糖皮质激素治疗未知 |
| 18 | McGeoch 等[7] | 34/M | 21-OHD SV；基因型：单合子 I2G | 左：23cm × 11cm × 19cm 右：15cm × 13cm × 6.8cm | CT | 腹部水肿伴不适。停止糖皮质激素1年 |
| 19 | Almeida 等[37] | 病例1:35/F 病例2:52/F | 病例1：21-OHD SV；基因型：复合杂合子[pE351V 和外显子6簇(p.I236N, p.V237E, p.M239K)] 病例2：21-OHD, SV, 基因型：I2G/p.I172N | 病例1: 左：14cm × 14cm × 10cm 右：8.9cm × 8.3cm × 8cm 病例2: 左：16cm × 14cm × 9cm 右：6.9cm × 5.3cm × 4.3cm | CT | 病例1：腹痛，停止糖皮质激素治疗15年 病例2：腹痛，出现临床表现时诊断为 CAH |
| 20 | Al-Bahri 等[33] | 39/M | 21-OHD[b,c] SV | 左：30cm × 25cm × 20cm 右：25cm × 20cm × 13cm | CT | 腹胀，疲劳，性欲下降，轻微挫伤。从青年期开始停止糖皮质激素治疗 |
| 21 | Kale 等[27] | 51/M | 21-OHD[c] SW | 左：34cm × 20cm × 13cm 右：20cm | MRI | 长期下背部疼痛，新发下肢感染异常。患者接受强的松治疗。 |

M 男性，F 女性，21-OHD 21 羟化酶缺陷，11β-OHD 11β-羟化酶缺陷，17α-OHD 17α-羟化酶缺陷，SW 耗盐，SV 单纯男性化，CT 计算机断层扫描，MRI 磁共振成像
a 包含英文文献　b 基于激素的诊断　c 基因型未证实　d 肿瘤整块切除，包含肾及后腹膜组织　e 未知重要性的报告变异

髓质脂肪瘤的发病机制有几种理论，但确切机制不清楚。最为广泛接受的学说是，这些肿瘤细胞在感染、压力、组织坏死、长期 ACTH 和雄激素水平刺激下，由未分化的肾上腺皮质中束状带间质细胞转化而来[23, 35, 37, 39, 56, 57]。还有其他一些不太成熟的理论：如髓质脂肪瘤发生于肾上腺内的骨髓静止胚胎组织、骨髓细胞的栓塞、染色体的失活与移位[58, 59]。据我们所知，没有儿童 CAH 肾上腺髓质脂肪瘤的报道。在美国国立卫生研究院（National Institutes of Health，NIH）临床中心，有记录的最年轻的 CAH 髓质脂肪瘤患者是 19 岁（图 11.3）。

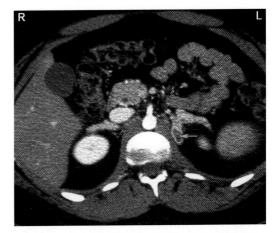

图 11.3 19 岁男性，经典型单纯男性化 LAH，肾上腺 CT 影像显示：双侧肾上腺中度到显著增大伴结节（红箭头），左侧肾上腺病灶伴髓质脂肪瘤的脂肪密度（黄色箭头）。R，右；L，左

## 组织病理学

肾上腺髓质脂肪瘤的横切面可见脂肪的微黄区域和造血细胞的微红褐色区域（图 11.4a）[35, 60]。有清晰的假包膜，有时可见散在点状的钙化[35, 39, 53]。髓质脂肪瘤的组织病理显示成熟的脂肪组织及各种造血髓系造血组织。也可以观察到骨、残留的正常肾上腺组织及增生的肾上腺皮质（图 11.4b）[61, 62]。

## 影像学特征

髓质脂肪瘤的影像学特点，主要基于他们的组织学构成。这些肿瘤的脂肪内容物是诊断这些良性病灶的主要特征。拥有

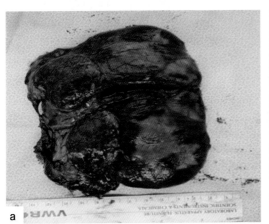
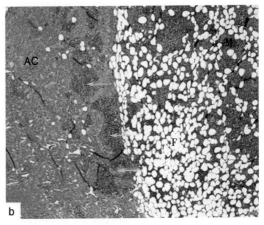

图 11.4 29 岁女性，经典型单纯男性化 LAH。（a）大体标本示左侧肾上腺髓质脂肪瘤，11.5cm×8.3cm×4cm，重 187g。剖开面示混杂的褐红色，棕黄色的表面遍布金黄色的斑点。（b）组织病理学显示，增生的肾上腺皮质细胞，成熟的脂肪组织及髓细胞前体细胞。可以发现髓样细胞岛位于肾上腺皮质中（黄色箭头）。（放大 ×40，H-E 染色）。AC，肾上腺皮质；F，髓质脂肪瘤的脂肪成分；M，髓质脂肪瘤髓细胞成分

较多骨髓造血细胞的髓质脂肪瘤 B 超显示为低回声,以脂肪为主的病灶显示强回声[63,64]。CT 是最为敏感的影像学检查,特征多样,表现为边界清晰、质地不均的肿块(小于 –30HU,常小于 –100HU),由于脂肪低密度区和软组织密度区(20–50HU)混杂在一起而导致密度不均(图 11.5)[53,64,65]。CT 上密度增强区域反映肿瘤髓系组成部分的摄取[66]。CT 上也可见小点状钙化灶[64,67]。

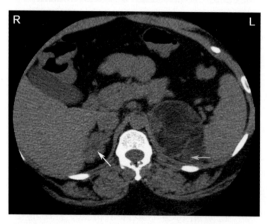

**图 11.5** 29 岁女性,经典型单纯男性化 LAH,肾上腺 CT 影像显示:右侧肾上腺结节性增生(白箭头),左侧肾上腺伴有 5cm×3cm 的分隔状肿块。上极的肿块(黄色箭头)(5cm)大部分是脂肪组织(–64 HU),下极的部分(红箭头部分)是软组织密度(49 HU)。R,右;L,左

这些肿瘤在 CT 上的异质性表现,增加了恶性病灶可能性,如肾上腺皮质癌,后腹膜脂肪肉瘤[53]。不像其他含有脂肪的肿瘤,PET–CT 显示髓质脂肪瘤的腺瘤及造血组成部分,对 18– 氟脱氧葡萄糖有更强的摄取[38,68]。

在 MRI 上的表现,髓质脂肪瘤的脂肪显示高密度,髓系组成部分在 T1 相显示典型的低密度(无脂肪抑制)。T2 相的特征各不相同,从中等到中间密度,大部分由于脂肪组织混合有髓系组织构成。脂肪会在应

用抑脂技术后显示更好,减弱病灶区域的脂肪信号,增强髓系组织的信号[69]。这项技术可以用来鉴别髓质脂肪瘤和腺瘤[6,64,70]。髓质脂肪瘤的出血,会因出血期的不同表现为不同的信号强度。

# 功能性肾上腺肿瘤

## 嗜铬细胞瘤

据我们所知,有关 CAH 患者发生嗜铬细胞瘤只有一例报道。这例患者是在一项 CAH 患者(n=62)肾上腺影像学特征横断面研究中偶然发现的[6]。相似的,在一项 128 个成年 CAH 患者的队列研究中,发现并诊断一例嗜铬细胞瘤患者(未发表)(图 11.6)。尽管他有间隙性血压升高的病史,但并无其他症状。生化检查确诊为嗜铬细胞瘤,24 小时尿中明显升高的甲氧基肾上腺素 1573mcg/24 小时(正常 200~614mcg/24h),甲氧基去甲肾上腺素 1519mcg/24 小时(正常 111~419mcg/24h),血浆片段甲氧基去甲肾上腺素升高到 516pg/ml(正常 18~112pg/ml),去甲肾上腺素达 1420pg/ml(正常 80~498pg/ml)。患者行腹腔镜下病灶治愈性切除。尽管嗜铬细胞瘤在 CAH 患者中少有发生,但有报道根据队列研究及持续的随访显示,肾上腺偶发瘤中嗜铬细胞瘤上升到 11.5%(0.4%~11.5%)[71-76]。因此,偶发的病例可能是 CAH 患者,需要进一步研究。

## 肾上腺皮质癌

肾上腺皮质癌在一般人群中发生率低、预后差[77,78]。有三例经典型 CAH 患者发生肾上腺皮质癌的报道,两名成人及一名儿童,三例患者未治疗以及事先未诊断

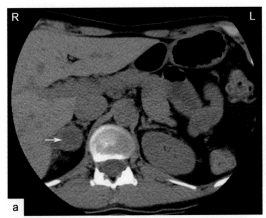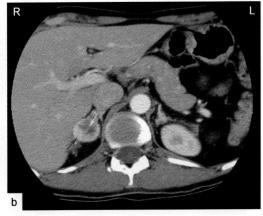

**图 11.6** 31 岁男性,经典型耗盐型 LAH,偶然发现肾上腺肿块,肾上腺 CT 影像显示:(a)病灶显示内部不均匀,边界不清,增强前中央密度 26HU,病灶周围密度 35 HU(白箭头);(b)增强显示为混杂性的肿块,厚壁(红色箭头),坏死的中央(黄色箭头),中央密度 39HU,病灶周围密度 174 HU。患者行治愈性切除,生化及影像学检查明确为嗜铬细胞瘤。R,右;L,左

为 CAH[79-82]。CAH 患者发生肾上腺皮质癌的病因不清楚,但是在报道的病例中,肾上腺皮质长期共存着 ACTH 和过量肾上腺类固醇的刺激。因为肾上腺皮质癌比较罕见,所以一旦诊断后,很难得到恰当的治疗。

从组织病理学上区别腺瘤还是癌并不容易,特别是 CAH 患者中。报道有一例经典型耗盐型 CAH 伴有巨大肾上腺结节的女患者,组织学及免疫组化显示,大量的淋巴细胞浸润,有丝分裂速度加快,非典型有丝分裂像和高度核异型,提示为肾上腺皮质癌,但她并不是肾上腺皮质癌[83],她没有转移,行双侧肾上腺手术,术后 20 年未有复发。Hayashi 等报道一例 68 岁呈男性表型的 XX 患者,合并肾上腺肿块,诊断为 21-OHD 的 CAH[84]。尽管这一肿瘤像肾上腺皮质癌一样,其诊断符合 Weiss 关于恶性肿瘤的四项标准(窦状隙侵犯、静脉侵犯、细胞浆及包膜侵犯),但手术似乎可以治愈,因此恶性的诊断并不确定。Bhatia 等及 Chevalier 等描述一些未治疗的经典型 CAH 患者,有着癌样的肾上腺肿块,但不能证实为恶性[15,85]。总之,CAH 患者发生肾上腺皮质癌极其罕见,但是肾上腺细胞的可疑组织学改变,在未治疗的患者中可能并不常见,这是一个需要进一步研究的地方。

## 肾上腺肿块的诊治

CAH 患者并不常规推荐影像学检查,对于那些有着非典型临床与生化特点的 CAH 患者,内分泌协会临床实践指南推荐影像学检查[3]。在采用合适的治疗后,患者仍然表现出男性化的体征及症状,或者出现腹痛,也或者是未诊治的患者,可能需要肾上腺影像学检查(CT,MRI)。如果 CAH 患者有其他检查适应证,肾上腺结节可能也需要一并影像学检查。

CAH 患者大部分肾上腺结节都是良性非功能性病灶,而且是双侧的。对于发生肾上腺肿块的 CAH 患者来说,处理方法应该基于患者的症状学及影像学特征(图 11.7)[86]。影像学检查发现肾上腺肿块腺瘤带有特殊的非腺瘤病灶时,特别推荐生化检查(图 11.8),如在 CT 扫描时发现结节为非同质性结节、无规律边缘、增强前密度大于 10HU 以及造影剂清除率小于 50% 时需要进一步生化检查[86]。

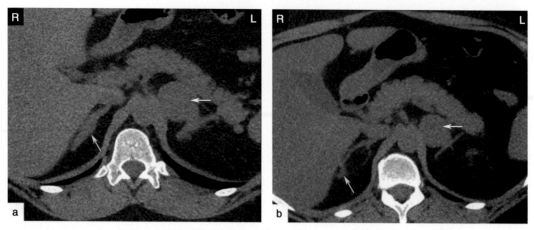

**图 11.7** 38 岁女性,经典型耗盐型 LAH,长期高雄激素过多症,肾上腺 CT 影像显示:(a)弥漫性双侧肾上腺增生伴结节(黄箭头),左侧肾上腺中部生长出一最大的肿块 4.2cm×3.4cm×4.1cm(白色箭头)。肉眼观察未发现脂肪病灶,无髓质脂肪瘤的证据。增强前 CT 密度 29 HU,也不是典型的腺瘤。(b)改善糖皮质激素治疗后 8 个月复查 CT,右侧肾上腺结节缩小(黄色箭头),左侧肾上腺肿块 2.9cm×3.6cm×3.6cm,增强前密度 29HU,增强后清除率 54%。清除率特征结合肿块缩小,提示为良性腺瘤。R,右;L,左

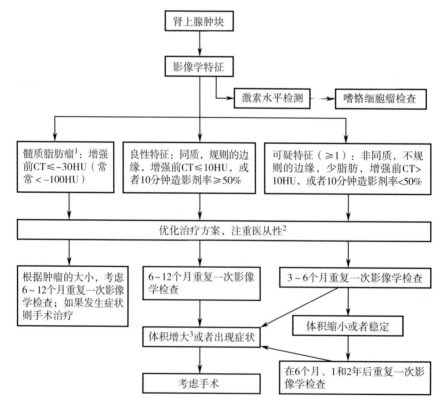

**图 11.8** CAH 患者的肾上腺肿块的推荐诊治。1. 肾上腺髓质脂肪瘤显示异质性,CT 值增加,反映这些良性肿瘤的髓质组成部分的摄取增加。2. 除了优化治疗,考虑短期的地塞米松治疗,部分病例检查垂体 MRI。3. 肿瘤每年生长 0.5~1cm

由于当前文献局限于 CAH 患者肾上腺结节的自然病史，随访那些偶然检查出肿块的 CAH 患者时，应该遵循肾上腺偶发瘤的指南，并附加说明，这些 CAH 患者有良性肾上腺肿瘤形成的风险[87]。考虑到病灶大于 6cm 时，恶性风险增加。由于对邻近器官的压迫而出现症状的风险，肿瘤梗塞的风险，要考虑行肾上腺切除手术或者推荐加强对巨大肿瘤的监测[88]。

在发生肾上腺肿块的 CAH 患者中，提高对 CAH 的管理以及影像学评估，应该视为是对 CAH 病情控制程度的考察（图 11.7）。美国国立卫生研究院临床中心有一例 38 岁女性患者，经典耗盐型 CAH，有长期的双性化病史，病情控制较差。CT 显示双侧肾上腺结节，最大的结节是左侧肾上腺中段肿块，大小为 4.2cm×3.4cm×4.1cm。此患者首先给予大剂量的糖皮质激素替代治疗，8 个月后复查 CT 显示肾上腺结节化明显好转，左侧肾上腺的结节已经缩小至 2.9cm×3.6cm×3.6cm。尽管增强前的 CT 值（29 HU）可疑恶性，但其特征显示为良性腺瘤（图 11.7）。

理论上，长期肾上腺结节有潜在的功能，而且不受 HPA 调节。在我们的临床实践中，我们使用地塞米松抑制试验，评价病情控制欠佳患者的肾上腺结节功能。如果地塞米松试验不能抑制 17-OHP，建议行 MRI 检查排除垂体腺瘤可能性，促肾上腺皮质激素瘤虽然罕见，但也可能发生[89]。另外，对于肾上腺源雄激素非常高的患者，7~10 天短程的 0.5~1mg 地塞米松治疗后，逐渐增加每日糖皮质激素可以改善患者的激素控制。肾上腺类固醇水平应该在 4~6 周检查一次，影像学检查 6 个月一次，以监控肿瘤的生长。

CAH 患者的髓质脂肪瘤自然进程不清楚。肾上腺髓质脂肪瘤的随访研究，支持应用保守的方法来处理小肾上腺髓质脂肪瘤，特别是当他们保持稳定时。除了非功能性肿瘤出现症状，或者显示有变化的生长和出血这些情况外，肾上腺髓质脂肪瘤无需常规的随访[39]。然而大的肾上腺肿瘤在出现症状时则需要手术干预[39,90]。大的肾上腺髓质脂肪瘤多发生于依从性差的及未治疗的 CAH 患者中。

## CYP21A2 在肾上腺肿瘤形成中的作用

一般大部分肾上腺结节是偶发瘤，超过 2/3 是良性非功能性腺瘤[25,26,75]。因为已知 CAH 患者会发生肾上腺肿瘤，几项研究已经发现 CYP21A2 在肿瘤形成过程中所起的作用。而且一项 20 例 CAH 携带者的研究发现，45% 的患者发生肾上腺结节，大小从 0.5cm 到 5cm，提示非症状携带者有肾上腺肿瘤形成的风险[17]。有多项研究支持这一观念，肾上腺偶发瘤患者接受内分泌检查后，发现有 30%~70% 伴随 ACTH 的刺激，17-OHP 水平明显增高[91-93]。然而应谨慎解释这些现象，因为肿瘤可能改变类固醇的生成，并导致高水平 17-OHP，而 CYP21A2 并没有发生突变[92,94,95]。

对于肾上腺偶发瘤的 CYP21A2 的基因研究，Baumgartner-Parzer 等发现 CYP21A2 携带者占 16%（8/50），这些个体为非功能性肾上腺腺瘤[96]。Patocs 等发现双侧肾上腺腺瘤 CYP21A2 的突变（一个纯合子和三个杂合子）占 21%（4/19），单侧腺瘤的突变占 16%[97]。有两项基于正常人群及肾上腺偶发瘤人群的 CYP21A2 突变概率的比较研究[98,99]。Doleschall 等发现肾上腺偶发瘤人群和正常对照人群 CYP21A2 的携带状态无差异（9.6% vs 10.3%），而

Kiedrowicz 等发现肾上腺偶发瘤人群的 *CYP21A2* 的携带率比正常对照人群更高（8% vs 0%）。*CYP21A2* 突变状态与激素水平及肿瘤大小相关性并不一致[94]。最近有一项涉及 36 个研究的 meta 分析，在肾上腺偶发瘤患者中，5.9%（58/990）患者通过生化分析筛选为 CAH 阳性。但是在全部偶发瘤患者中，基因分析证实为 CAH 患者的只占 0.8%[13]。由于大部分研究缺少临床与基因报告，这项 meta 分析有一定的局限性。但是总体结果并不支持在肾上腺偶发瘤患者中进行 *CYP21A2* 突变的筛查。

尽管在肾上腺偶发瘤的检查中，CAH 不是一个常规的诊断，CAH 的筛查应该是有选择性进行，特别是那些双侧肾上腺占位的患者[29,86,100]。这里存在一种可能，即在肾上腺偶发瘤中，未诊断的 CAH 患者或者 CAH 携带者的发生率被夸大了；而双侧肾上腺瘤中，CAH 患者或者 CAH 携带者的发生率可能是比较高的。在已经发表的肾上腺偶发瘤的研究中，双侧肾上腺偶发瘤的患者，大约 1/3 的患者生化诊断为 CAH，超过 1/2 患者基因诊断为 CAH，远超过了总体 11%~19% 发病率[13,71,75,76,101]。要排除肾上腺偶发瘤患者是不是 CAH 时，用 17-OHP 的升高来检测存在特异性与敏感性的缺陷，基因检测的方法更好，特别是在讨论是否要手术干预时[13]。

## 讨论

CAH 是一常见的基因问题导致的原发性肾上腺功能不全，因 HPA 轴发生改变，容易形成肾上腺肿瘤。在 CAH 患者中，良性肾上腺腺瘤以及髓质脂肪瘤更为常见，而且常常为双侧。

在随访中常规的肾上腺影像学检查并不推荐，但是当肾上腺占位被发现时，应关注占位的类型。肾上腺皮质肿瘤常发生在年龄大以及疾病控制较差的患者中。因此一线治疗是优化的糖皮质激素治疗。治疗后肾上腺肿瘤常常会缩小，但要加强对患者的教育，以提高依从性及通过反馈来优化治疗。考虑到临床实践中影像学检查的应用增加，肾上腺偶发瘤的发现更为常见。在常规应用影像学技术的时候，避免给患者带来不必要的麻烦和焦虑。尽管在肾上腺偶发瘤的检查中诊断 CAH 不是常规，但是 CAH 筛查应该是选择性的，特别是双侧肾上腺肿瘤的患者。

未来对 CAH 患者肿瘤形成的研究，将会拓宽我们对肾上腺肿瘤形成病因学的理解。将来会出现新的改良治疗方法，以生理学方式进行皮质激素替代治疗为目标，期待更少的 ACTH 释放减少对 HPA 轴的影响，模仿皮质醇昼夜节律性分泌的治疗[102]。因此，改良的治疗可能能够预防 CAH 患者发生肾上腺肿瘤。

（谢建军　译，侯建全　校）

## 参考文献

1. Merke DP, Bornstein SR. Congenital adrenal hyperplasia. Lancet. 2005;365(9477):2125–36.
2. Miller WL, Auchus RJ. The molecular biology, biochemistry, and physiology of human steroidogenesis and its disorders. Endocr Rev. 2011;32(1):81–151.
3. Speiser PW, Azziz R, Baskin LS, Ghizzoni L, Hensle TW, Merke DP, Meyer-Bahlburg HF, Miller WL, Montori VM, Oberfield SE, et al. Congenital adrenal hyperplasia due to steroid 21-hydroxylase deficiency: an Endocrine Society clinical practice guideline. J Clin Endocrinol Metab. 2010;95(9):4133–60.
4. Charmandari E, Merke DP, Negro PJ, Keil MF, Martinez PE, Haim A, Gold PW, Chrousos GP. Endocrinologic and psychologic evaluation of 21-hydroxylase deficiency carriers and matched normal subjects: evidence for physical and/or psychologic

vulnerability to stress. J Clin Endocrinol Metab. 2004;89(5):2228–36.

5. Reisch N, Scherr M, Flade L, Bidlingmaier M, Schwarz HP, Muller-Lisse U, Reincke M, Quinkler M, Beuschlein F. Total adrenal volume but not testicular adrenal rest tumor volume is associated with hormonal control in patients with 21-hydroxylase deficiency. J Clin Endocrinol Metab. 2010;95(5):2065–72.

6. Nermoen I, Rorvik J, Holmedal SH, Hykkerud DL, Fougner KJ, Svartberg J, Husebye ES, Lovas K. High frequency of adrenal myelolipomas and testicular adrenal rest tumours in adult Norwegian patients with classical congenital adrenal hyperplasia because of 21-hydroxylase deficiency. Clin Endocrinol. 2011;75(6):753–9.

7. McGeoch SC, Olson S, Krukowski ZH, Bevan JS. Giant bilateral myelolipomas in a man with congenital adrenal hyperplasia. J Clin Endocrinol Metab. 2012;97(2):343–4.

8. Wilkin L, Fleischmann W, Howard JE. Macrogenitosomia precox associated with hyperplasia of the androgenic tissue of the adrenal and death from corticoadrenal insufficiency case report. Endocrinology. 1940;26(3):385–95.

9. Wilkins L. The diagnosis of the adrenogenital syndrome and its treatment with cortisone. J Pediatrics. 1952;41(6):860–74.

10. Blackman Jr SS. Concerning the function and origin of the reticular zone of the adrenal cortex; hyperplasia in the adrenogenital syndrome. Bull Johns Hopkins Hosp. 1946;78:180–217.

11. Bongiovanni AM, Root AW. The adrenogenital syndrome. N Engl J Med. 1963;268:1283–9.

12. Merke DP, Chrousos GP, Eisenhofer G, Weise M, Keil MF, Rogol AD, Van Wyk JJ, Bornstein SR. Adrenomedullary dysplasia and hypofunction in patients with classic 21-hydroxylase deficiency. N Engl J Med. 2000;343(19):1362–8.

13. Falhammar H, Torpy DJ. Congenital adrenal hyperplasia due to 21-hydroxylase deficiency presenting as adrenal incidentaloma. a systematic review and meta-analysis. Endocr Pract. 2016;26 [Epub ahead of print].

14. Harinarayana CV, Renu G, Ammini AC, Khurana ML, Ved P, Karmarkar MG, Ahuja MM, Berry M. Computed tomography in untreated congenital adrenal hyperplasia. Pediatr Radiol. 1991;21(2):103–5.

15. Bhatia V, Shukla R, Mishra SK, Gupta RK. Adrenal tumor complicating untreated 21-hydroxylase deficiency in a 5 1/2-year-old boy. Am J Dis Child. 1993;147(12):1321–3.

16. John M, Menon SK, Shah NS, Menon PS. Congenital adrenal hyperplasia 11beta-hydroxylase deficiency: two cases managed with bilateral adrenalectomy. Singapore Med J. 2009;50(2):e68–70.

17. Jaresch S, Kornely E, Kley HK, Schlaghecke R. Adrenal incidentaloma and patients with homozygous or heterozygous congenital adrenal hyperplasia. J Clin Endocrinol Metab. 1992;74(3):685–9.

18. Falke TH, van Seters AP, Schaberg A, Moolenaar AJ. Computed tomography in untreated adults with virilizing congenital adrenal cortical hyperplasia. Clin Radiol. 1986;37(2):155–60.

19. Giacaglia LR, Mendonca BB, Madureira G, Melo KF, Suslik CA, Arnhold IJ, Bachega TA. Adrenal nodules in patients with congenital adrenal hyperplasia due to 21-hydroxylase deficiency: regression after adequate hormonal control. J Pediatr Endocrinol Metab. 2001;14(4):415–9.

20. Barzon L, Sonino N, Fallo F, Palu G, Boscaro M. Prevalence and natural history of adrenal incidentalomas. Eur J Endocrinol. 2003;149(4):273–85.

21. Zhao J, Sun F, Jing X, Zhou W, Huang X, Wang H, Zhu Y, Yuan F, Shen Z. The diagnosis and treatment of primary adrenal lipomatous tumours in Chinese patients: A 31-year follow-up study. Can Urol Assoc J. 2014;8(3–4):E132–6.

22. McDonnell WV. Myelolipoma of adrenal. AMA Arch Pathol. 1956;61(5):416–9.

23. Olsson CA, Krane RJ, Klugo RC, Selikowitz SM. Adrenal myelolipoma. Surgery. 1973;73(5):665–70.

24. Mansmann G, Lau J, Balk E, Rothberg M, Miyachi Y, Bornstein SR. The clinically inapparent adrenal mass: update in diagnosis and management. Endocr Rev. 2004;25(2):309–40.

25. Lezoche E, Guerrieri M, Crosta F, Paganini A, D'Ambrosio G, Lezoche G, Campagnacci R. Perioperative results of 214 laparoscopic adrenalectomies by anterior transperitoneal approach. Surg Endosc. 2008;22(2):522–6.

26. Barzon L, Boscaro M. Diagnosis and management of adrenal incidentalomas. J Urol. 2000;163(2):398–407.

27. Kale G, Pelley EM, Davis DB. Giant myelolipomas and inadvertent bilateral adrenalectomy in classic congenital adrenal hyperplasia. Endocr Diabetes Metab Case Rep. 2015;2015:150079.

28. Abo K, Sumino K, Nishio H, Hozumi T, Ishida Y, Fujieda K, Tajima T, Kazumi T. 21-Hydroxylase deficiency presenting as massive bilateral adrenal masses in the seventh decade of life. Endocr J. 1999;46(6):817–23.

29. Kasperlik-Zeluska AA, Roslonowska E, Slowinska-Srednicka J, Migdalska B, Jeske W, Makowska A, Snochowska H. Incidentally discovered adrenal mass (incidentaloma): investigation and management of 208 patients. Clin Endocrinol (Oxf). 1997;46(1):29–37.

30. Plaut A. Myelolipoma in the adrenal cortex; myeloadipose structures. Am J Pathol. 1958;34(3):487–515.

31. Asuncion CM, Loh WP. Myelolipoma of the adrenal gland. J Indiana State Med Assoc. 1965;58:38–43.

32. German-Mena E, Zibari GB, Levine SN. Adrenal myelolipomas in patients with congenital adrenal hyperplasia: review of the literature and a case report. Endocr Pract. 2011;17(3):441–7.

33. Al-Bahri S, Tariq A, Lowentritt B, Nasrallah DV. Giant bilateral adrenal myelolipoma with congenital adrenal hyperplasia. Case Rep Surg. 2014;2014:728198.

34. Russell C, Goodacre BW, van Sonnenberg E, Orihuela E. Spontaneous rupture of adrenal myelolipoma: spiral CT appearance. Abdom Imaging. 2000;25(4):431–4.

35. Boudreaux D, Waisman J, Skinner DG, Low R. Giant adrenal myelolipoma and testicular interstitial cell tumor in a man with congenital 21-hydroxylase deficiency. Am J Surg Pathol. 1979;3(2):109–23.

36. Ravichandran R, Lafferty F, McGinniss MJ, Taylor HC. Congenital adrenal hyperplasia presenting as massive adrenal incidentalomas in the sixth decade of life: report of two patients with 21-hydroxylase deficiency. J Clin Endocrinol Metab. 1996;81(5):1776–9.

37. Almeida MQ, Kaupert LC, Brito LP, Lerario AM, Mariani BM, Ribeiro M, et al. Increased expression of ACTH (MC2R) and androgen (AR) receptors in giant bilateral myelolipomas from patients with congenital adrenal hyperplasia. BMC Endocr Disord. 2014;14:42.

38. Ludwig V, Rice MH, Martin WH, Kelley MC, Delbeke D. 2-Deoxy-2-[18F]fluoro-D-glucose positron emission tomography uptake in a giant adrenal myelolipoma. Mol Imaging Biol. 2002;4(5):355–8.

39. Han M, Burnett AL, Fishman EK, Marshall FF. The natural history and treatment of adrenal myelolipoma. J Urol. 1997;157(4):1213–6.

40. Mukherjee S, Pericleous S, Hutchins RR, Freedman PS. Asymptomatic giant adrenal myelolipoma. Urol J. 2010;7(1):66–8.

41. Allison KH, Mann GN, Norwood TH, Rubin BP. An unusual case of multiple giant myelolipomas: clinical and pathogenetic implications. Endocr Pathol. 2003;14(1):93–100.

42. Patocs A, Liko I, Varga I, Gergics P, Boros A, Futo I., et al. Novel mutation of the CYP17 gene in two unrelated patients with combined 17alpha-hydroxylase/17,20-lyase deficiency: demonstration of absent enzyme activity by expressing the mutant CYP17 gene and by three-dimensional modeling. J Steroid Biochem Mol Biol. 2005;97(3):257–65.

43. Condom E, Villabona CM, Gomez JM, Carrera M. Adrenal myelolipoma in a woman with congenital 17-hydroxylase deficiency. Arch Pathol Lab Med. 1985;109(12):1116–7.

44. Nagai T, Imamura M, Honma M, Murakami M, Mori M. 17alpha-hydroxylase deficiency accompanied by adrenal myelolipoma. Intern Med. 2001;40(9):920–3.

45. Sakaki M, Izaki H, Fukumori T, Taue R, Kishimoto T, Kanayama HO. Bilateral adrenal myelolipoma associated with adrenogenital syndrome. Int J Urol. 2006;13(6):801–2.

46. Peppa M, Dracopoulou-Vabouli M, Raptis SA. Bilateral adrenal myelolipomas associated With 21-hydroxylase deficiency. Endocr Pract. 2010;16(3):525–6.

47. Ioannidis O, Papaemmanouil S, Chatzopoulos S, Paraskevas G, Konstantara A, Kotronis A, Kakoutis E, Makrantonakis A. Giant bilateral symptomatic adrenal myelolipomas associated with congenital adrenal hyperplasia. Path Oncol Res. 2011; 17(3):775–8.

48. Oliva A, Duarte B, Hammadeh R, Ghosh L, Baker RJ. Myelolipoma and endocrine dysfunction. Surgery. 1988;103(6):711–5.

49. Parenteau C, Mongeau CJ, Benard B, Maheux P. Pigmented adrenal hyperplasia with myelolipomatous changes and bilateral testicular enlargement in an untreated man with 21-hydroxylase deficiency. Endocr Pract. 2000;6(3):260–3.

50. Mathew J, Menon PS, Shah NS. An elderly lady in shock. J Postgrad Med. 2005;51(1):51–3.

51. Hagiwara H, Usui T, Kimura T, Tagami T, Naruse M, Minamiguchi S, Kato T, Okuno H, Shimatsu A. Lack of ACTH and androgen receptor expression in a giant adrenal myelolipoma associated with 21-hydroxylase deficiency. Endocr Pathol. 2008;19(2):122–7.

52. Mermejo LM, Elias Junior J, Saggioro FP, Tucci Junior S, Castro M, Moreira AC, Elias PC. Giant adrenal myelolipoma associated with 21-hydroxylase deficiency: unusual association mimicking an androgen-secreting adrenocortical carcinoma. Arq Bras Endocrinol Metabol. 2010;54(4):419–24.

53. Kalidindi RS, Hattingh L. Bilateral giant adrenal myelolipomas. Abdom Imaging. 2006;31(1):125–7.

54. Hisamatsu H, Sakai H, Tsuda S, Shigematsu K, Kanetake H. Combined adrenal adenoma and myelolipoma in a patient with Cushing's syndrome: case report and review of the literature. Int J Urol. 2004;11(6):416–8.

55. Maschler I, Rosenmann E, Ehrenfeld EN. Ectopic functioning adrenocortico-myelolipoma in long-standing Nelson's syndrome. Clin Endocrinol (Oxf). 1979;10(5):493–7.

56. Selye H, Stone H. Hormonally induced transformation of adrenal into myeloid tissue. Am J Pathol. 1950;26(2):211–33.

57. Dieckmann KP, Hamm B, Pickartz H, Jonas D, Bauer HW. Adrenal myelolipoma: clinical, radiologic, and histologic features. Urology. 1987;29(1):1–8.

58. Wilhelmus JL, Schrodt GR, Alberhasky MT, Alcorn MO. Giant adrenal myelolipoma: case report and review of the literature. Arch Path Lab Med. 1981;105(10):532–5.

59. Bishop E, Eble JN, Cheng L, Wang M, Chase DR, Orazi A, O'Malley DP. Adrenal myelolipomas show nonrandom X-chromosome inactivation in hematopoietic elements and fat: support for a clonal origin of myelolipomas. Am J Surg Pathol. 2006;30(7): 838–43.

60. Albala DM, Chung CJ, Sueoka BL, Memoli VA, Heaney JA. Hemorrhagic myelolipoma of adrenal gland after blunt trauma. Urology. 1991;38(6):559–62.

61. Settakorn J, Sirivanichai C, Rangdaeng S, Chaiwun B. Fine-needle aspiration cytology of adrenal myelolipoma: case report and review of the literature. Diagn Cytopathol. 1999;21(6):409–12.

62. deBlois GG, DeMay RM. Adrenal myelolipoma diagnosis by computed-tomography-guided

fine-needle aspiration. A case report. Cancer. 1985;55(4):848–50.

63. Vick CW, Zeman RK, Mannes E, Cronan JJ, Walsh JW. Adrenal myelolipoma: CT and ultrasound findings. Urol Radiol. 1984;6(1):7–13.

64. Rao P, Kenney PJ, Wagner BJ, Davidson AJ. Imaging and pathologic features of myelolipoma. Radiographics. 1997;17(6):1373–85.

65. Cyran KM, Kenney PJ, Memel DS, Yacoub I. Adrenal myelolipoma. Am J Roentgenol. 1996;166(2):395–400.

66. Musante F, Derchi LE, Zappasodi F, Bazzocchi M, Riviezzo GC, Banderali A, Cicio GR. Myelolipoma of the adrenal gland: sonographic and CT features. Am J Roentgenol. 1988;151(5):961–4.

67. Kenney PJ, Wagner BJ, Rao P, Heffess CS. Myelolipoma: CT and pathologic features. Radiology. 1998;208(1):87–95.

68. Castinetti F, Verschueren A, Cassagneau P, Brue T, Sebag F, Daniel L, Taieb D. Adrenal myelolipoma: an unusual cause of bilateral highly 18F-FDG-avid adrenal masses. J Clin Endocrinol Metab. 2012;97(8):2577–8.

69. Teixeira SR, Elias PC, Andrade MT, Melo AF, Elias JJ. The role of imaging in congenital adrenal hyperplasia. Arq Bras Endocrinol Metabol. 2014;58(7):701–8.

70. Guo YK, Yang ZG, Li Y, Deng YP, Ma ES, Min PQ, Zhang XC. Uncommon adrenal masses: CT and MRI features with histopathologic correlation. Eur J Radiol. 2007;62(3):359–70.

71. Arnaldi G, Boscaro M. Adrenal incidentaloma. Best Pract Res Clin Endocrinol Metab. 2012;26(4):405–19.

72. Birsen O, Akyuz M, Dural C, Aksoy E, Aliyev S, Mitchell J, Siperstein A, Berber E. A new risk stratification algorithm for the management of patients with adrenal incidentalomas. Surgery. 2014;156(4):959–65.

73. Kastelan D, Kraljevic I, Dusek T, Knezevic N, Solak M, Gardijan B, Kralik M, Poljicanin T, Skoric-Polovina T, Kastelan Z. The clinical course of patients with adrenal incidentaloma: is it time to reconsider the current recommendations? Eur J Endocrinol. 2015;173(2):275–82.

74. Loh HH, Yee A, Loh HS, Sukor N, Kamaruddin NA. The natural progression and outcomes of adrenal incidentaloma: a systematic review and meta-analysis. Minerva Endocrinol. 2015;23 [Epub ahead of print].

75. Yeomans H, Calissendorff J, Volpe C, Falhammar H, Mannheimer B. Limited value of long-term biochemical follow-up in patients with adrenal incidentalomas-a retrospective cohort study. BMC Endocr Disord. 2015;15:6.

76. Patrova J, Jarocka I, Wahrenberg H, Falhammar H. Clinical outcomes in adrenal incidentaloma: experience from one center. Endocr Pract. 2015;21(8):870–7.

77. Allolio B, Fassnacht M. Clinical review: adrenocortical carcinoma: clinical update. J Clin Endocrinol Metab. 2006;91(6):2027–37.

78. Przytulska J, Rogala N, Bednarek-Tupikowska G. Current and emerging therapies for adrenocortical carcinoma—review. Adv Clin Exp Med. 2015;24(2):185–93.

79. Lightner ES, Levine LS. The adrenal incidentaloma. A pediatric perspective. Am J Dis Child. 1993;147(12):1274–6.

80. Bauman A, Bauman CG. Virilizing adrenocortical carcinoma. Development in a patient with salt-losing congenital adrenal hyperplasia. JAMA. 1982;248(23):3140–1.

81. Varan A, Unal S, Ruacan S, Vidinlisan S. Adrenocortical carcinoma associated with adrenogenital syndrome in a child. Med Pediatr Oncol. 2000;35(1):88–90.

82. Hamwi GJ, Serbin RA, Kruger FA. Does adrenocortical hyperplasia result in adrenocortical carcinoma. N Engl J Med. 1957;257(24):1153–7.

83. Merke DP, Bornstein SR, Braddock D, Chrousos GP. Adrenal lymphocytic infiltration and adrenocortical tumors in a patient with 21-hydroxylase deficiency. N Engl J Med. 1999;340(14):1121–2.

84. Hayashi M, Kataoka Y, Sugimura Y, Kato F, Fukami M, Ogata T, et al. A 68-year-old phenotypically male patient with 21-hydroxylase deficiency and concomitant adrenocortical neoplasm producing testosterone and cortisol. Tohoku J Exp Med. 2013;231(2):75–84.

85. Chevalier N, Carrier P, Piche M, Chevallier A, Wagner K, Tardy V, Benchimol D, Fenichel P. Adrenocortical incidentaloma with uncertain prognosis associated with an inadequately treated congenital adrenal hyperplasia. Ann Endocrinol (Paris). 2010;71(1):56–9.

86. Nieman LK. Approach to the patient with an adrenal incidentaloma. J Clin Endocrinol Metab. 2010;95(9):4106–13.

87. Zeiger MA, Thompson GB, Duh QY, Hamrahian AH, Angelos P, Elaraj D, et al. The American Association of Clinical Endocrinologists and American Association of Endocrine Surgeons medical guidelines for the management of adrenal incidentalomas. Endocr Pract. 2009;15 Suppl 1:1–20.

88. Grumbach MM, Biller BM, Braunstein GD, Campbell KK, Carney JA, Godley PA, et al. Management of the clinically inapparent adrenal mass ("incidentaloma"). Ann Intern Med. 2003;138(5):424–9.

89. Charmandari E, Chrousos GP, Merke DP. Adrenocorticotropin hypersecretion and pituitary microadenoma following bilateral adrenalectomy in a patient with classic 21-hydroxylase deficiency. J Pediatr Endocrinol Metab. 2005;18(1):97–101.

90. Khanna S, Priya R, Bhartiya SK, Basu S, Shukla VK. Adrenal tumors: an experience of 10 years in a single surgical unit. Indian J Cancer. 2015;52(3):475–8.

91. Terzolo M, Osella G, Ali A, Borretta G, Magro GP, Termine A, Paccotti P, Angeli A. Different patterns of steroid secretion in patients with adrenal incidentaloma. J Clin Endocrinol Metab. 1996;81(2):740–4.

92. Seppel T, Schlaghecke R. Augmented 17 alpha-hydroxyprogesterone response to ACTH stimulation as evidence of decreased 21-hydroxylase activity in patients with incidentally discovered adrenal tumours ("incidentalomas"). Clin Endocrinol (Oxf). 1994;41(4):445–51.

93. Ozgen AG, Bayraktar F, Yilmaz C. Low basal androstenedione levels plus augmented 17alpha-hydroxyprogesterone and low dehydroepiandrosterone sulfate responses to adrenocorticotropic hormone stimulation in patients with adrenal incidentaloma. Endocr Pract. 2001;7(6):448–53.

94. Toth M, Racz K, Adleff V, Varga I, Futo L, Jakab C, Karlinger K, Kiss R, Glaz E. Comparative analysis of plasma 17-hydroxyprogesterone and cortisol responses to ACTH in patients with various adrenal tumors before and after unilateral adrenalectomy. J Endocrinol Invest. 2000;23(5):287–94.

95. Wagnerova H, Lazurova I, Habalova V, Dudasova D, Vrzgula A. The prevalence of 21-hydroxylase deficiency in adrenal incidentalomas—hormonal and mutation screening. Exp Clin Endocrinol Diabetes. 2008;116(5):272–5.

96. Baumgartner-Parzer SM, Pauschenwein S, Waldhausl W, Polzler K, Nowotny P, Vierhapper H. Increased prevalence of heterozygous 21-OH germline mutations in patients with adrenal incidentalomas. Clin Endocrinol. 2002;56(6):811–6.

97. Patocs A, Toth M, Barta C, Sasvari-Szekely M, Varga I, Szucs N, Jakab C, Glaz E, Racz K. Hormonal evaluation and mutation screening for steroid 21-hydroxylase deficiency in patients with unilateral and bilateral adrenal incidentalomas. Eur J Endocrinol. 2002;147(3):349–55.

98. Doleschall M, Szabo JA, Pazmandi J, Szilagyi A, Koncz K, Farkas H, Toth M, Igaz P, Glaz E, Prohaszka Z, et al. Common genetic variants of the human steroid 21-hydroxylase gene (CYP21A2) are related to differences in circulating hormone levels. PLoS One. 2014;9(9), e107244.

99. Kiedrowicz B, Binczak-Kuleta A, Lubikowski J, Koziolek M, Andrysiak-Mamos E, Ostanek-Panka M, et al. Prevalence and clinical outcome of CYP21A2 gene mutations in patients with nonfunctional adrenal incidentalomas. Horm Metab Res. 2015;47(9):662–7.

100. Barzon L, Scaroni C, Sonino N, Fallo F, Gregianin M, Macri C, Boscaro M. Incidentally discovered adrenal tumors: endocrine and scintigraphic correlates. J Clin Endocrinol Metab. 1998;83(1):55–62.

101. Terzolo M, Stigliano A, Chiodini I, Loli P, Furlani L, Arnaldi G, Reimondo G, Pia A, Toscano V, Zini M, et al. AME position statement on adrenal incidentaloma. Eur J Endocrinol. 2011;164(6):851–70.

102. Mallappa A, Sinaii N, Kumar P, Whitaker MJ, Daley LA, Digweed D, Eckland DJ, Van Ryzin C, Nieman LK, Arlt W, et al. A phase 2 study of Chronocort, a modified-release formulation of hydrocortisone, in the treatment of adults with classic congenital adrenal hyperplasia. J Clin Endocrinol Metab. 2015;100(3):1137–45.

# 肾上腺皮质癌

**12**

Sara G. Creemers，Leo J. Hofland，
Richard A. Feelders，Richard A. Feelders

## 引言

  肾上腺皮质癌（adrenocortical carcinoma，ACC）是一种极为罕见的恶性肿瘤，发病率为 0.7~1 例 /100 万人[1-3]。大部分肾上腺皮质癌为偶发，小部分作为各种遗传综合征的一部分，例如合并 Li-Fraumeni 综合征[4]、Beckwith-Wiedemann 综合征[5]或 I 型多发性内分泌腺瘤综合征[6]。肾上腺皮质癌好发于左侧，可以发生在任何年龄段，以 5 岁之前和 40~50 岁为该病的好发时间段[7,8]，女性发病率高于男性（1.5∶1）[1]，出现这种现象的机制目前尚不清楚。肾上腺皮质癌常不出现恶性肿瘤最常见的症状，如盗汗、发热和体重减轻[9]。相反，大约 40%~60% 的肾上腺皮质癌，会表现出由于肿瘤分泌过量的肾上腺类固醇激素，而引起的临床症状[7,8]。在这些患者中，往往是由于过量的激素水平引起的临床症状被临床医生发现，进一步的临床检查以及影像学检查后得以确诊。表 12.1 总结了最常见肾上腺皮质癌的临床表现形式。具有功能的肾上腺皮质癌患者主要表现为库欣综合征（Cushing syndrome，CS）（约 55%），如容易瘀伤、满月脸、近端肌病、肌肉无力和皮肤紫色条纹[10]。部分患者，由于皮质醇

增多症在很短的几个月时间内迅速发生，这些患者可能会不出现典型的库欣综合征表现。肾上腺肿瘤在短时间内迅速大量分泌皮质醇激素，常提示为恶性肿瘤可能。由于肾上腺皮质类固醇存在饱和 11β- 羟基类固醇脱氢酶 2（HSD11B2）系统，因此高水平的皮质醇激素可以激活盐皮质激素受体，从而导致高血压和严重低钾血症[11]。高水平的醛固酮本身可以导致高血压和低钾血症，但这种现象在肾上腺皮质癌中很少见[12]。另一种最常见的功能性肾上腺皮质癌临床表现，是基于分泌过量的皮质醇和雄激素（约 25%）。在这些病例中，并未出现典型的库欣综合征。在大约 10% 的病例由于单纯性的雄激素分泌过多引起临床表现（如痤疮、月经过少和多毛症）。在男性患者中，由于单纯性雄激素分泌过多，导致的临床表现可能难以识别，大多是在雄激素于外周组织中，被转化为雌激素，而引起相应的临床表现后才被发现并诊断。临床上由于雌激素水平过量，导致男性女性化的比率常不足 5%[13]。临床上，对于过量分泌雄激素或雌激素的肾上腺肿瘤，我们应当常规考虑是否存在肾上腺皮质癌，而不应当仅仅考虑为单纯性肾上腺皮质腺瘤（ACA）。无明显激素过量分泌的肿

表 12.1 肾上腺皮质癌,过量分泌的激素相关临床表现形式以及相应实验室检查评估

| 临床表现形式 | 患病率 | 激素 | 患病率 | 症状 | 实验室检查 |
|---|---|---|---|---|---|
| 激素过量分泌 | 40%~60% | 皮质醇 | ~55% | 容易瘀伤,面部多毛,近端肌病,肌无力,紫纹,类固醇诱导的糖尿病,精神问题,高血压和低血钾 | 基础 ACTH 和皮质醇,24 小时尿液收集,地塞米松抑制试验,午夜唾液皮质醇 |
| | | 皮质醇和雄激素 | ~25% | 皮质醇和雄激素介导的症状 | 皮质醇和雄激素 |
| | | 雄激素 | ~10% | 女性:痤疮,月经稀少,多毛症,阴蒂肥大,雄激素性脱发<br>男性:亢奋,睾丸缩小 | 17-OH 黄体酮,雄烯二酮,DHEAS 水平,游离睾酮<br>男性和绝经后女性:17β 雌二醇 |
| | | 雌激素 | <5% | 男性:男子女性型乳房,睾丸萎缩,性欲减退 | 男性和绝经后女性:17β 雌二醇 |
| | | 醛固酮 | <5% | 高血压和低血钾 | 醛固酮,肾素比率,血钾 |
| 肿瘤生长 | 30%~40% | | | 腹痛,腹胀,可触及的腹部肿块,容易饱胀 | |
| 偶发肿瘤 | 10%~25% | | | 腹部影像学检查可见肿块 | |

应收集所有患者 24 小时尿儿茶酚胺或血浆肾素,排除嗜铬细胞瘤。ACTH,促肾上腺皮质激素;DHEAS,硫酸脱氢表雄酮

瘤,也经常产生肾上腺类固醇前体,虽然肾上腺皮质癌患者副肿瘤综合征相对罕见,但由于胰岛素样生长因子 2(IGF2)的释放,而引起的与肿瘤相关的低血糖比较常见[14,15]。在某些情况下,因肿瘤分泌的趋化因子可能会导致发热和白细胞增多[16]。患者也可能因为肿瘤的局部或远处转移而出现相应的临床症状,如腰部疼痛、腹部不适、背痛或腹胀不适[7,8]。临床上,大约 10%~25% 的肾上腺皮质癌病例是在影像学检查中偶然发现的,随着医学影像学检查技术的不断发展以及临床应用,这个比例仍然在持续增加。目前发现,大多数肾上腺皮质癌被诊断时,肿瘤直径通常非常大,平均测量直径可达到 10~13cm,但多为局灶性病变[8,17,18]。目前在 CT 检查过程中,偶然发现的肾上腺肿块的比率是 0.35%~5.0%[19]。

# 诊断

几十年来，有关偶发性肾上腺肿块的最佳诊断方法，一直存在争议。早期正确的肾上腺肿块诊断并分类，将有利于选择合适的治疗策略。随着多学科合作，以及先进诊断工具的运用、诊断方式的改进，目前肾上腺肿瘤的诊断技术已得到显著发展。

## 激素水平评估

建议对所有疑似肾上腺皮质癌的患者，均进行激素水平的测定，即使在明显无功能的肿瘤中，也推荐进行激素水平评估[8]。对于肾上腺皮质起源的肿瘤，首先用这种方式进行诊断，其次排除其他不相关的肿瘤。测量 24 小时血或尿中肾上腺激素水平，排除嗜铬细胞瘤可能。为什么在术前进行激素水平评估，还有以下几个原因：①可以提供有关恶性肿瘤风险的额外信息；②如果是糖皮质激素水平过高，建议手术后氢化可的松替代疗法；③使用类固醇激素作为肿瘤预后评估和随访的标志物。相关的临床表现与检查可以参考表12.1，对于所有患者，都应该将评估皮质醇水平作为一线筛查试验（24 小时尿中皮质醇排泄，1mg 地塞米松过夜试验或深夜唾液皮质醇水平）。所有可疑的患者应当常规推荐脱氢表雄酮硫酸盐（DHEAS）和睾酮筛查。对于肿瘤产生过量的皮质醇和醛固酮可疑患者，应当常规检查患者的血压水平和血清钾水平。

## 影像学检查

在实施肾上腺肿瘤手术治疗之前，必须行影像学检查，评估肾上腺肿瘤的恶性可能性。CT（增强）技术和磁共振成像（MRI）技术的发展，改善了肾上腺影像学诊断[20]。尽管依靠肿瘤的大小，还不足以准确区分肾上腺皮质癌和单纯性肾上腺皮质腺瘤，但是在目前，肿瘤的直径还是肾上腺恶性肿瘤最主要的预测指标[18]。肾上腺肿瘤直径≥8cm，其为恶性肿瘤的概率是 47%，而对于≥4cm 的肾上腺肿瘤，为恶性肿瘤的几率只有 10%[18]。最近的一项回顾性研究显示，20 例单纯性肾上腺皮质腺瘤（ACA）特征的患者，直径小于 6cm，但在这些患者中，有 2 例最终确诊为肾上腺皮质癌[21]。肾上腺皮质癌的其他影像学特征有：边缘不规则、肿瘤内部异质性（坏死或出血）、钙化、由于肿瘤坏死而出现 CT 值 >10 HU 的中央低衰减、延伸入下腔静脉或肾静脉瘤栓[22]。中央低衰减可能是由于肿瘤存在局部坏死病灶，而钙化通常表现为局部高衰减灶。最近德国肾上腺皮质腺癌协会研究显示，13 HU 比 10 HU 的对于诊断肾上腺恶性肿瘤具有更高的敏感阈值[23]。MRI 可以用于对肿瘤的血管和肾上腺肿块的性质进一步评估，因为肾上腺皮质癌的 MRI 上的表现为，相对于肝脏呈低信号 T1 加权和 T2 加权像上的高信号[24]。影像学上显示静脉血栓和淋巴结肿大则高度提示肾上腺恶性肿瘤。在增强 CT 中，肾上腺腺瘤通常表现为造影剂快进快出，而在肾上腺皮质癌表现为造影剂延迟显影[25,26]。造影剂的快速流出可以是绝对的或相对的，其中绝对的快出常可易于鉴别诊断肾上腺良恶性[27]。在造影剂给药后 15 分钟，流出超过 60% 造影剂通常提示肾上腺腺瘤（灵敏度 86%~100%，特异性 83%~92%）[27]。当所有的特征都显示为肾上腺恶性肿瘤时，诊断肾上腺恶性肿瘤仍然需要谨慎。仅当同时确切存在肾上腺肿瘤转移病灶时，是可通过影像学做出肾上腺皮质癌的诊断。在临床实践中，建议先进行 CT 平扫加增强评估和分析肿瘤。目前，普遍的共识是，对于肾上腺肿瘤直径大于 6cm，其他一系列检查均提示良性肿瘤情况下均建议积极手术治疗[28]。而对于肿瘤直径位于 4~6cm 之间，具有多个可疑影像学特征的肿瘤，需要进一步的评估。建议行进影像学定期随访评估肿瘤变化情况。一般不建议使用细针抽吸肾上腺皮质癌的活检（fine needle aspiration Biopsy，FNAB），其原因包括：出血风险，肿瘤破裂可能，并且穿刺活检的诊断价值有限。

近期有关肾上腺成像的研究，主要聚焦于用 18F- 氟脱氧葡萄糖正电子发射断层扫描（$^{18}$F-FDG PET），用于区分肾上腺皮质癌与单纯性肾上腺皮质腺瘤[29]。它是基于在恶性肾上腺肿瘤组织中，其相对于正常的肾上腺组织或良性肾上腺腺瘤组织而言，被放射性标记后葡萄糖摄取量较高。但其仍然有待进一步阐释评估，是否需要使用标准化的摄取值（SUV），或定性评估检查，以便获取具有较高的诊断准确性。在一个包括 1217 例患者的荟萃分析显示，使用 $^{18}$F-FDG PET 诊断肾上腺恶性肿瘤的敏感性为 97%，特异性为 91%[29]。尽管与 PET 检查相比，PET/CT 提供了更多的信息，包括功能信息和解剖细节，但在诊断效率上，$^{18}$F-FDG PET 和 $^{18}$F-FDG PET/CT 之间没有差异。值得注意的是，这两种方法也存在假阴性或者假阳性，如病变体积小（<1cm）时容易出现假阴性，某些良性肿瘤吸收也会增加，会导致假阳性，如脂质贫乏的腺瘤[29]。Leboulleux 等研究显示，PET/CT 与全身 CT 在诊断转移性肿瘤中具有互补效应[30]。最近的一项研究提出了术后使用 $^{18}$F-FDG PET 可以作为进行 CT 扫描后怀疑恶性肿瘤或复发肾上腺肿瘤的二线评估手段[31]。

另一种 PET 示踪剂是 $^{11}$C 标记的指示物（MTO），它与具有高亲和力的 CYP11B 酶结合。可以确定肾上腺皮质的肾上腺来源[32]。一个有关 MTO-PET 扫描结果的研究显示，组织病理学和激素分泌表明，MTO-PET 可以区分肾上腺皮质嗜铬细胞瘤和转移灶的病变，具有 89% 的灵敏度和 96% 的特异性[33]。

作为替代示踪剂，应用于单光子发射计算机断层摄影（SPECT）的 [$^{131}$I] IMTO，被肾上腺皮质特异性摄取[32,34]。示踪剂高摄取的患者，也将预示着应用放射性核素 [$^{131}$I] IMTO 治疗有效，因为这种物质只被肿瘤特异性摄取[35]。

使用胆碱 - 肌酐比值的质子磁共振，将肾上腺转移灶和肾上腺皮质癌，从肾上腺腺瘤和嗜铬细胞瘤中鉴别出来的敏感性为 92%，特异性为 96%[36]。这些新成像技术似乎很有前景，但应用于临床前，仍然需要进行进一步的验证。

## 肾上腺皮质癌分期

ENSAT 提出了肾上腺皮质癌分期的系统，其相关详细内容见表 12.2[37]。这一系统在独立预测 - 队列研究中已得到证实[38]。目前分期中，对于 I 和 II 期肾上腺肿瘤的特点是局部肿瘤直径的大小分别 ≤5cm 或 >5cm。III 期肿瘤指肿瘤周边侵犯以及区域淋巴结转移（例如，肾上腺旁脂肪组织或邻近的器官）或腔静脉 / 肾静脉瘤栓。而 IV 期肿瘤则表明肿瘤有远处转移。目前临床上诊断的肾上腺皮质癌大多数患者临床分期为 IV 期[38]。

**表 12.2** 欧洲肾上腺肿瘤分期系统

| ENSAT 分级 | |
|---|---|
| I | T1, N0, M0 |
| II | T2, N0, M0 |
| III | T1~2, N1, M0 |
| | T3~4, N0~1, M0 |
| IV | Any M1 |

肿瘤分期如下：T1 肿瘤 ≤5cm，T2 肿瘤 >5cm，T3 组织学证实肿瘤浸润进入周围（脂肪）组织，T4 肿瘤侵袭相邻器官或合并肾静脉/腔静脉栓。N0 无阳性淋巴结，N1 阳性淋巴结，M0 无远处转移，M1 存在远处转移。（From Fassnacht et al.[37]，with permission）

## 病理

Weiss 评分（WS）由 9 个组织病理学参数组成，即核异常和肿瘤扩散等[39]。WS ≥3 的肾上腺皮质肿瘤通常被认为是恶性的。然而，WS 标准中对于肿瘤位于 II 或 III 期并没有明确清晰的分界线，因为他们具有相似的肿瘤生物学行为。因此 WS 很难应用于区分如肾上腺皮质的黏液样肿瘤、肉瘤样肿瘤或混合性肿瘤。Duregon 等最近报道相关的诊断病理学的重要的几个挑战：如肾上腺皮质肿瘤与非内分泌肿瘤的区分、皮层与髓质肿瘤的区分、ACC 与 ACA 的区分[40]。由于病理标本观察者之间的差异、观察缺乏可重复性和肿瘤的高异质性，使得我们需要另一个病理科医生，对病理特征进行二次评估变得很重要[40]。除了 WS 评分系统，还有其他的几个评分系统被推荐使用[41,42]，但是到目前为止，WS 是仍然是肾上腺皮质癌病理诊断的基石。

其他分子标记物（例如：IGF2 染色、Ki67、网状蛋白染色）也可用于区分肾上腺腺瘤和肾上腺皮质腺瘤[43]。一种网状蛋白算法规则（Reticulin algorithm）特别适用于区分皮质肿瘤，如区分嗜酸细胞肿瘤和黏液样腺瘤等肿瘤亚型[44-46]，这种规则包括网状网络的断裂，并至少合并以下三个参数中的一个：坏死、高水平的有丝分裂、血管侵入。更多细节关于肾上腺病理学的描述见第二章节。

## 尿代谢组学

肿瘤过量分泌的肾上腺类固醇激素，用于辅助诊断肾上腺皮质癌，并用于监测肿瘤复发进展，以及评价治疗效果的敏感指标[47]。在一项包括 102 例单纯性肾上腺皮质腺瘤和 45 例肾上腺皮质癌的病例研究中，分析尿液中类固醇激素水平，将良性肾上腺皮质肿瘤区分出来的敏感性和特异性均为 90%[48]。11- 脱氧皮质醇的代谢物，即四氢 -11- 脱氧皮质醇是目前最准确的标记物。Kerkhofs 等发现了这种方法，将肾上腺皮质癌从其他肾上腺疾病中区分出来的敏感度为 100%，特异性为 99%[49]。

## 治疗

对于局灶性肾上腺皮质癌，完整的肿瘤切除手术（R0 切除）是唯一可能的治愈肾上腺皮质癌的治疗方式（见第 13 章）。但是，即使手术完全切除肿瘤，术后患者的复发率也可依然高达 30%~50%，在不完全切除肿瘤的患者中这种复发率将更高[9,37,50-53]。辅助治疗的目的在于降低高复发率。对于严重类固醇激素分泌过量的患者、过量激素不可控制者、少数伴有器官转移（≤2）的患者，进行肿瘤肿块切除手术是有益的[54]。如果不属于此类情况的，应尽快开始药物治疗。图 12.1 显示了局部或转移性肾上腺皮质癌患者的治疗方法[55-57]。

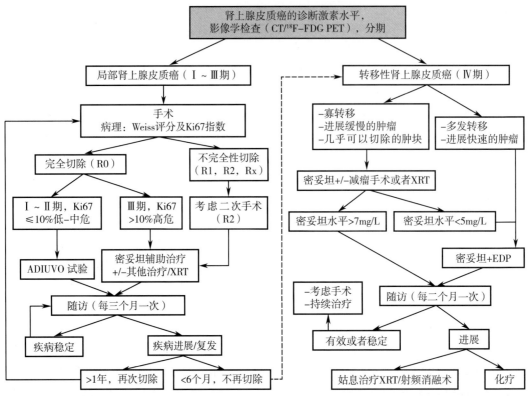

**图 12.1**　肾上腺皮质癌诊治流程图。姑息性切除适用于严重的过量激素分泌,累及器官不超过两个,有切除可能性的肿瘤。Ki67 增殖指数, R1 镜下边缘阳性的不完全性切除, R2 肉眼见边缘阳性的不完全切除, Rx 未知切缘状态, XRT 放疗, EDP 依托泊苷、阿霉素及顺铂[55-57]

## 手术治疗

确保最佳的手术治疗效果,避免肿瘤残留和不完全切除,建议由经验丰富的高年资外科医生进行手术(每年 >15 次肾上腺切除术)。术后感染并发症似乎是降低总体生存(OS)的独立预测因子[58]。在 CS 患者中,术后应用糖皮质激素替代治疗是必要的。一个彻底的内分泌和术前影像学检查,利于术前手术方式选择,因为选择最佳的手术方式仍有争议。最近的系统分析认为开放性肾上腺切除术,同时行淋巴结清扫术,可视为肾上腺皮质癌的标准治疗方式[59]。对于 I ~ II 期肿瘤患者且肿瘤直径 <8~10cm,腹腔镜下肿瘤切除术可作为被推荐的手术治疗方式之一。另一个关键问题是淋巴结清扫术,关于手术的详细描述将在第 13 章肾上腺皮质肿瘤中描述。

## 密妥坦治疗

1949 年密妥坦[1-(2-氯苯基)-1-(4-氯苯基)-2,2-二氯乙烷(邻,p′-DDD)]被认为对肾上腺皮质癌有治疗作用[60]。迄今为止,这是唯一批准的治疗肾上腺皮质癌的药物[61],它主要是通过破坏线粒体,随后激活凋亡过程而发挥作用[62]。内质网应激性激活也被确定为一个关键机制[63]。它也有抑制类固醇生成酶作用。

### 密妥坦治疗的管理

密妥坦治疗面临几个挑战。首先是可

能出现不同器官系统的严重副作用,限制了其长期的临床使用。治疗应该由有经验的医师指导下实施。密妥坦通常伴有胃肠道副作用,如恶心、呕吐、厌食和腹泻[64,65]。这些症状可以通过与食物同时服来缓解,或使用止吐药和止泻药治疗,或较小的剂量密妥坦分次使用。密妥坦还存在一些神经系统的副作用,包括疲劳、头晕、共济失调、下降记忆力或抑郁[64,65]。高胆固醇血症、低血糖症以及肝昏迷也可能发生。这些副作用可以在停药后消失。密妥坦可能还抑制甲状腺功能[TSH和游离T4],类似于中枢性甲状腺功能减退[8,64,66]。因此在使用密妥坦的同时应定期检查甲状腺功能,特别是当患者出现疲劳,一旦游离T4水平下降应该使用甲状腺素替代疗法。

密妥坦的目标血浆浓度是14~20mg/L,监测密妥坦的血浆浓度非常重要。因为在最新的几项研究中显示,达到这个目标浓度的患者,呈现出较低的复发率,并延长无复发生存时间[67-70]。推荐个体化的给药剂量,以减少长期使用的毒副作用,提高疗效和患者依从性。例如,相比较低剂量的起始方案而言,高剂量的起始方案不会引起更多的不良事件[71]。推荐的给药策略是,在治疗前3个月建议每2~3周测定一次密妥坦血药浓度,后几个月建议每4~6周检测一次[55]。

密妥坦除了促进肾上腺素分解作用外,还抑制类固醇生成酶如胆固醇侧链切割酶、CYP11A1和CYP11B1,从而降低皮质醇水平[72,73]。因此在密妥坦治疗期间,推荐氢化可的松的替换治疗。另一个需要着重考虑是密妥坦诱导的CYP3A4活性,可以导致重要的药物相互作用[74]。CYP3A4可以增强肾上腺皮质醇的代谢和作用,并诱导皮质醇结合球蛋白(cortisol binding globulin,CBG),同时增强密妥坦对对侧肾上腺的对抗作用[75-77]。因此在密妥坦治疗期间,需要更高剂量的氢化可的松替代治疗。密妥坦还可以增加血浆性激素结合蛋白(SHBG)浓度,并增加其结合17-β-羟基类固醇激素(例如睾酮)的能力。伴随着5α-还原酶的抑制,这可能导致男性患者性腺机能减退的临床症状[77-79]。虽然睾酮替代疗法被推荐,但是由于性激素结合蛋白水平的增加,会抵消睾酮治疗的效果。

## 辅助性密妥坦治疗

由于肾上腺皮质癌术后的高复发率,所以术后有必要行辅助治疗。目前密妥坦被认为是转移性肾上腺皮质癌患者一线辅助治疗药物。一般建议,密妥坦在手术后3个月内开始使用,开始为1.5g/d的剂量。剂量应于每4~6天增加0.5~1g,直至达到每日6g[55]。后期用量应根据血浆中密妥坦的浓度以及患者的耐受度进行调整。最大剂量是12g/d,但大多数患者能耐受超过8g/d的剂量。在风险较高的患者中,可以迅速增加密妥坦的剂量。持续的治疗时间从2年到5年不等。

密妥坦作为辅助治疗的疗效,只有通过回顾性调查研究进行评估[43]。三项研究(总计n=919)已经显示接受密妥坦治疗的患者,无病生存期可得到延长[10,52,80]。最好的证据是由Terzolo等人进行的一项有关意大利和德国人群研究提供的,密妥坦治疗后无复发中位数存活期为42个月,而意大利对照组为10个月,德国对照组中是25个月[80]。与这些研究相比,其他一些研究包括最近由Beuschlein及其同事研究,却发现密妥坦治疗并没有延长无病生存率[81]。目前,术后高复发风险的患者(即Ⅲ期,Ki67>10%,R1或Rx切除)强烈推荐密妥坦辅助治疗[55]。一些中心已建议肾上腺皮质癌术后,所有患者就接受密妥坦治疗。一项三期临床试验(ADIUVO)

表明,在 R0 切除的患者中,密妥坦的辅助治疗是必要的,同时可以获得低至中度的复发风险( Ⅰ ～ Ⅲ期, Ki67 ≤10% )。

### 密妥坦治疗晚期肾上腺皮质癌

对于不能切除或者转移的患者,所有的治疗应被视为姑息性治疗。密妥坦作为一线药物治疗。33% 患者在接受密妥坦治疗后,部分患者可以获得完全的缓解,另一部分患者可以获得部分的缓解或是获得病情的稳定[43]。一小部分患者在接受密妥坦治疗后,疾病进展也非常缓慢。遗憾的是对于密妥坦治疗效果的预测依然有限。快速提升密妥坦的血清药物浓度非常重要,如果患者耐受性性良好,对于晚期肾上腺皮质癌推荐目标血清水平在 14mg/L 和 20mg/L。如果 3 周后血中密妥坦浓度仍低于 7mg/L 治疗,或病情进展的晚期肾上腺皮质癌,可以考虑密妥坦与化疗联合治疗( 见"化学疗法" 部分 )。

### 密妥坦治疗效果的预测标记物

密妥坦治疗仅在一部分患者中有效,而且常伴有严重的毒副作用。已经确定几个标志物,可以预测密妥坦的有效性。接受米托坦治疗的患者,其 CYP2W1 蛋白的高表达,与更长的总体生存期和进展时间存在相关性。随访未接受密妥坦治疗的患者,没有发现这种变化[82]。核糖核苷酸还原酶大亚基 1( RRM1 )基因的低表达,甾醇 -O- 酰基转移酶 1( SOAT1 )的高表达,预示肿瘤对密妥坦治疗的应答更好,因为 SOAT1 高表达后延长了疾病进展时间,RRM1 的低表达延长了无病生存期和总生存期[63,83]。基于 RRM1 基因对密妥坦治疗的反应性,Germano 等尝试研究,通过 siRNA 沉默 RRM1 基因,来增加细胞内密妥坦浓度[84]。

### 化学疗法

在晚期肾上腺皮质癌治疗中,尽管已经研究出了几种细胞毒性化疗药物,但研究仍然为数不多。密妥坦可以提高肾上腺皮质癌细胞对细胞毒性药物的敏感性,可能的机制是通过抑制 MDR1 基因来发挥作用。MDR1 基因是一种肾上腺皮质癌细胞发生化疗耐药的相关基因[85-87]。但是,有可能同时存在影响化疗药物敏感性的其他因素,因为化疗药物联合密妥坦的治疗,目前并没有取得非常好的治疗效果。有一些同时接受化疗的患者,需要增加密妥坦的治疗剂量来取得更好的疗效,这可能与密妥坦的吸收不良有关。

一项随机试验显示,晚期肾上腺皮质癌患者,密妥坦联合依托泊苷、多柔比星和顺铂( EDP-M 方案 )治疗,对比密妥坦联合链脲佐菌素治疗,前一治疗方案具有更长的中位无进展生存期( 5.0 vs 2.1 个月 ),但未观察到对总体生存期的影响[88]。尽管晚期肾上腺皮质癌中位总体生存率仅为 14.8 个月,在密妥坦单药治疗之后,EDP-M 方案仍然是最好的选择。如果患者 EDP-M 治疗失败,其他可能的化疗方案有吉西他滨、卡培他滨、沙利度胺或节拍性细胞毒药物化疗[89-92]。细胞毒药物不是所有患者都有效,相关的研究侧重于探讨与疗效相关的因素,如治疗的敏感度和对于治疗的应答反应。切除修复交叉补充组蛋白 -1( the excision repair cross complementing group 1, ERCC1 )的高表达被认为是应答反应的预测指标,在接受铂类化疗的肾上腺皮质癌患者中,ERCC1 与其较差的总生存率相关[93]。

### 放疗

放疗也可以作为肾上腺皮质癌的辅

助治疗。然而几十年来,肾上腺皮质癌被认为是放射治疗不敏感的肿瘤,手术后放疗结果欠佳[56]。最近,几项研究表明放射治疗依然可以改善手术后患者的疾病状态(56%~100% 的患者可获得局部控制),尽管尚未发现放疗可以改善患者无病生存率和整体生存率[94-98]。由于这些研究中均属于回顾性研究,所以很难解释这些不一致结果的原因。因此需要前瞻性研究,进一步确定辅助性放疗对局部疾病控制的价值。放疗效果另一个评价指标是患者的症状缓解。目前一些研究中均属于很小的队列研究,显示肾上腺皮质癌患者接受放疗后,局部疼痛的缓解[94, 98]。

## 肿瘤继发的高水平激素治疗

控制过量分泌的激素水平,在控制患者的疾病症状和改善生活质量显得尤为重要,在某些情况下甚至可以提高生存率。密妥坦可以有效降低血清皮质醇水平。酮康唑和甲吡酮,单独或联合使用,也常用来控制糖皮质激素过多[99]。酮康唑通常以 200mg 每天两次的起始剂量使用,可增至 1200mg/d。美替拉酮的起始剂量为 250mg,每天两次,可间隔 250mg 的剂量增加,直到 2~3g/d。酮康唑治疗期间,应常规检测患者肝功能,肾上腺皮质激素水平,如雄激素和盐皮质激素可能在美替拉酮治疗下增加[100, 101]。在糖皮质激素过量的情况下,米非司酮是一种直接受体拮抗剂,低钾血症和高血压是米非司酮最常见的副作用[100-102]。米非司酮治疗起始剂量为每天 300mg,直至每天 1200mg。安体舒通(剂量增加到 200~400mg/d)可以减轻女性肾上腺皮质癌患者雄激素相关的影响,以及减轻盐皮质激素过多分泌肿瘤患者的高盐皮质激素效应[103]。

## 靶向治疗

在分子和基因水平上的新发现,确定了肾上腺皮质癌潜在的几个治疗靶点。其中之一是胰岛素样生长因子 -2(IGF2)结合到的 IGF1R,其激活 PI3K/Akt/mTOR 途径。因为 IGF2 过量表达是肾上腺皮质癌中重要的分子改变[104-107],IGF-mTOR 通路已成为针对性开发治疗的主要通路之一。然而,各种临床研究中,IGF1R 单克隆抗体和 IGF1R 抑制剂,仅在小范围患者人群内显示阳性结果[43, 108-110]。Linsitinib(OSI-906)III 试验第一阶段显示在 24 周内显示有 9/90 例患者部分应答或使疾病稳定[111]。IGF 也参与了已知的 mTOR 抑制剂激活逃避机制。为了规避这一点,出现了一个 II 期临床研究,联合使用 IGF1R 单克隆抗体(cixutumumab,西妥木单抗)与 mTOR 抑制剂(temsirolimus,西罗莫司),使 26 例患者中有 11 例病情趋于稳定,患者疾病稳定期延长(6~21 个月)[110]。

还有其他的一些生长因子靶点,例如转化生长因子 -α(TGF-α)[112]和血管内皮生长因子(VEGF)。VEGF 连同其受体 VEGFR 在肾上腺皮质癌中过度表达[113-115]。在阿昔替尼(VEGFR 酪氨酸激酶)治疗晚期肾上腺皮质癌患者的一项 II 期临床试验中,8/13 患者病情稳定 3 个月[116]。肾上腺皮质癌中涉及许多途径的受体属于酪氨酸激酶家族,可能使用酪氨酸激酶抑制剂(TKI)更有效。舒尼替尼,TKI 的一种,可使 5/35 患者病情稳定[117]。但是其他几项 TKI 临床试验结果令人沮丧[118-121]。在散发肾上腺皮质肿瘤中,WNT 信号通路也起着重要的作用[122],该靶点的治疗仅在体外有效[123],临床试验尚未完成。

总之,肾上腺皮质癌的靶向疗法,只有一小部分患者从中受益。同时我们必须承认,这些临床试验还存在一些问题,如可能发生药物之间的相互作用,例如密妥坦与靶向药物之间的相互影响。另外,有证据表明 TKI 单药治疗,会导致代偿性其他信号通路的激活[124]。目前临床试验缺乏有针对性的有效的单药治疗,但一般认为,在肾上腺皮质癌患者中,联合疗法会获得有意义的肿瘤应答。还有一个重要的挑战是,如何确定哪些患者能够从哪些治疗中获益。

## 随访

肾上腺皮质癌患者的随访:一般局限性病变患者,每 3 个月随诊一次;晚期或转移性患者,每 2~4 个月进行随访一次。经过 2 年随访,确认无复发后,随访时间间隔可以逐步增加[55]。然而,即使在没有疾病进展迹象的患者中,也建议随访至少 10 年。患者需要耐心接受系统的完整的体格检查,以及生化评估和影像学检查(腹部 CT 或 MRI 和胸部 CT )[55]。

## 预后因素

虽然肾上腺皮质癌患者的总体预后很差,但病程存在明显的个体差异性。准确的预后评估,对于帮助患者和医生制订治疗方案,确定随访频率和随访持续时间显得至关重要。下面提出的与预后相关的因素可能有一定建设性意义。

### 病理

在肾上腺皮质癌患者中,ENSAT 提出肿瘤的初步诊断和完全切除(R0)的病理参数,是最重要、最有效的预后因素[37,38,55]。

Ⅰ 期患者的五年生存率为 70%~85%,Ⅱ 期为 60%~65%,Ⅲ 期为 30%~55%,而 Ⅳ 期仅为 10%~15%[2,37,38]。由于疾病进展和转移在很大程度上决定了预后,肾上腺皮质癌患者,Ⅰ/Ⅱ 期所有重要的疾病进展因素和预后因素总结在表 12.3 中。评估几个临床和标准切除(R0)组织的病理学研究,确定 Ki67 指数为预测复发的唯一最重要的因素[81]。Ki67 在肾上腺皮质癌患者中,明确作为预后因子[125-127]。在一些医学中心,Ki67 是使用最多且最常规的诊断和预测标记物,并指导治疗[1,57]。最近的一项研究,探讨了 Ki67 染色结果观察的可重复性[128],在人工观察者之间存在较高的差异性,而基于计算机的数字图像分析,结果更为可靠[128]。在最近的一项包括 444 例患者,分期为 Ⅲ 或 Ⅳ 的肾上腺皮质癌的 ENSAT 研究显示,有几个因素对于预测似乎很重要,即改良的 ENSAT 分类(Ⅲ、Ⅳa、Ⅳb、Ⅳc)、肿瘤分级、切除状态、年龄以及肿瘤或肿瘤激素相关症状[50]。肿瘤分级包括 Weiss 评分和 Ki67 指数。Bilimoria 等人报道完全切除与预后之间的相关性,其显示的中位生存率,完全切除(R0)的为 51.2 个月,镜检切缘阳

表 12.3　ENSAT 分级为 Ⅰ/Ⅱ 级肾上腺皮质癌患者的预后因素

| 因素 | 预后不良 |
| --- | --- |
| ENSAT 分级 | Ⅱ |
| Ki67 | >10% |
| Weiss 评分 | >6 |
| 肿瘤大小 | ≥12cm |
| 切除状态 | R1, R2, Rx |
| 有丝分裂速度 | >5/50 个高倍视野(HPF) |
| 激素分泌 | 皮质醇分泌 |

ENSAT,欧洲肾上腺肿瘤研究组;Ki67,增殖指数;R1,镜检切缘阳性的不完全切除;R2,大体标本观察切缘阳性的不全切除;Rx,切缘未知状态

性的不完全切除（R1）为 12.6 个月，肉眼下标本不完全切除（R2）的为 7.0 个月[129]。WISS 评分也与预后相关，但在不同的研究者中，研究结果并不一致。肿瘤细胞的核分裂能力，是患者预后的最重要的决定因素[127, 130]。

## 临床特征

肾上腺皮质癌所分泌的激素对预后的影响并不完全清楚。尽管已知库欣综合征预示术后和化疗后疾病有进展，可能是由于感染的风险增加、代谢和血管并发症所导致，但确切的影响机制还有待阐明。一些研究表明，治疗后的皮质醇分泌降低了肾上腺皮质癌患者的总生存期[17, 131, 132]，增加了复发率[132]。但是，并不是所有的研究都表明功能性肿瘤会影响治疗结果[7, 15]。有趣的是，在 Abiven 等人的研究中，密妥坦治疗只能延长皮质醇分泌肿瘤患者的生存期，而不是所有研究人群[17]。在这一报道后的 1 年，有另一报道发现了同样的情况，提示产生皮质醇的肿瘤患者接受密妥坦治疗获益更多[133]。Berruti 等人也发现分泌皮质醇肿瘤的患者总生存率和无复发生存率有所下降，但没有发现密妥坦治疗和皮质醇分泌之间的相互作用[10]。最近，一项包括 234 例肾上腺皮质癌患者的研究表明，皮质醇分泌肿瘤患者围术期并发症的风险以及长期随访的复发风险高出 67%[53]。另外，患者年龄较大也与不良预后相关[7, 17]，但不同研究显示的数据并不一致[80, 134]。

由于这些研究是以总体人群为基础的，很难将这些结论应用到个体患者。因此，Kim 等人研究了 148 接受根治性手术切除的肾上腺皮质癌患者，并使用正态图将患者分为不同的预后组[135]。正态图组成由无复发生存率、肿瘤大小（小于或大于等于 12cm）、淋巴结状态、T 分期、皮质醇分泌和包膜侵犯，而总体生存因素包括肿瘤大小（小于或大于等于 12cm）、淋巴结状态和切缘情况[135]。仍需要进一步的研究来验证这些发现。

这些数据强调了根据患者和肿瘤特征，对患者术后进行个体化监测的重要性，如患者肿瘤的皮质醇分泌状态等。

## 分子特征

已经发现几种分子标记，用于评估肾上腺皮质癌患者的预后。它们都是基于基因表达谱（转录组），预测肾上腺皮质癌患者生存差异。使用这种技术，把肾上腺皮质癌分成两个亚组：组 C1A 和组 C1B。C1A 组的预后更差[104, 136-138]。C1A 组可以进一步分为三个亚组，TP53 失活性突变组（C1A-p53）、β-catenin 活化组（C1A-β-连环蛋白）和一个尚未确定的分子改变组（C1A-x）[139]。表观遗传修饰（如 DNA 甲基化和 microRNAs），在 C1A 组和 C1B 组之间也存在差异，可能有助于评估肾上腺皮质癌的预后[140]。Barreau 等人在肾上腺皮质癌患者中首次发现了 DNA 甲基化与生存率的相关性[141]。与单纯性肾上腺皮质腺瘤相比，肾上腺皮质癌存在更高水平的 CpG 岛甲基化表型（CIMP）。CIMP 组可以进一步分成高 CIMP 组和低 CIMP 组，其中高 CIMP 组与预后不良有关[141]。值得注意的是，预后较差的 C1A-p53 亚组和 C1A-x 亚组显示出 CIMP 特征，而 C1A-β-连环蛋白和良好预后（C1B）组显示无 CIMP 特征。

还有一些基因表达的水平，与肾上腺皮质癌的预后存在明确的关联。如类固醇生成因子 1（SF1）一样，基质金属蛋白酶 2 型、葡萄糖转运蛋白 GLUT1、垂体瘤转化基因 1（PTTG）、转化生长因子 β 信号传导介质 SMAD 和转录因子 GATA-6[142-146]。

## 小儿肾上腺皮质癌

与成人相比，儿童肾上腺皮质癌在组织学和临床特征上有一定的相似性，但实际上还是存在较大的差异。流行病学数据表明，在 20 岁以下人群中，每百万人口每年发病率为 0.21，其中超过 50% 发生在 5 岁以下[147-149]。儿童肾上腺皮质癌术后的预后明显改善，得益于术后的激素替代疗法，其可以预防或者改善术后急性肾上腺皮质功能不全[150]。小儿肾上腺皮质癌多为偶发，但一半的病例发现存在遗传因素，如 Beckwith-Wiedemann 综合征和 Li-Fraumeni 综合征[5,151]。因此，重要的是需要了解肾上腺皮质癌儿童，其系 TP53 基因的突变情况[152]。与成人相比，儿童患者更容易出现雄激素分泌过多症状（84%），而 CS 则不常见（6%）[7,153,154]。功能性肿瘤可能预示着成年人预后不良，但是这种规律还未在儿童患者中发现[148]。与成人肾上腺皮质癌相比，儿童肾上腺皮质癌的生物学行为更加难于预测，当患者在诊断后的最初几年中无病生存时，则认为预后相当好[155,156]。儿童肾上腺皮质癌，根据预后不同分为三个不同的组：有较好预后的能完全切除的小肿瘤、完全切除的大肿瘤、肿瘤残留或有远处转移的肿瘤[154]。在最重要的预后因素中，很大程度上类似于成人肾上腺皮质癌患者：肿瘤大小、切除状态（Rx）、包括几个变量在内的组织病理 Weiss 评分（包膜侵入、血管侵入、坏死和有丝分裂速度的增加）和分级[148,149]。与成人肾上腺皮质癌相似，Weiss 评分在儿童病例中也存在不确定性。因此，在 1994 年，Buggs 和同事提出修改版 Weiss 系统，用于鉴别腺瘤、低度恶性的肿瘤以及高度恶性的肿瘤，识别小儿肾上腺皮质肿瘤中，两种完全不同预后的组[157]。高度恶性的肿瘤和肿瘤质量是最可靠的预后因素。另外，与年龄较大的儿童患者相比，年龄较小的肾上腺皮质癌儿童患者预后会更好[147,154,158]。儿童肾上腺皮质癌患者，手术是唯一的最重要的治愈性手段。密妥坦、化学疗法和放疗的疗效仍然存在争议，需要进一步的研究证实。

## 结论和未来展望

在肾上腺皮质癌的诊治上，通过多年的研究，我们已经在肾上腺皮质癌发病机制和治疗上的取得一些进展。鉴于疾病的罕见性，一些多中心联合研究机构，比如欧洲肾上腺研究网络中心（ENSAT）已经出现，并已经取得了重要的成果和研究进展。研究者之间的继续合作和资金的支持，将有助于肾上腺皮质癌患者的诊断，治疗策略的完善。研究不仅集中体现在新的药物上，改善治疗目标上，也体现在优化已经存在的治疗方案中，如密妥坦。尽管密妥坦仍然是唯一批准的治疗肾上腺皮质癌的药物，但已有的分子和遗传学研究，为几个有针对性的新药试验铺平了道路。但迄今为止，这些药物只有一部分患者有效。因此识别预后标记物，防止过度治疗，减少不必要的治疗副作用非常重要。未来的研究，应该尝试更准确地找到预后标记物，监测增加复发风险的因素，对患者预后进行分层研究。目前，最重要的是考虑每个患者的个体化因素，根据他们的临床和肿瘤特征，选择最佳的诊断和治疗方案，确定个体化的术后随访策略。

（李权 译，谢建军 校）

# 参考文献

1. Fassnacht M, Kroiss M, Allolio B. Update in adreno-cortical carcinoma. J Clin Endocrinol Metab. 2013;98(12):4551–64.

2. Kerkhofs TM, Verhoeven RH, Van der Zwan JM, Dieleman J, Kerstens MN, Links TP, et al. Adrenocortical carcinoma: a population-based study on incidence and survival in the Netherlands since 1993. Eur J Cancer. 2013;49(11):2579–86.

3. Kebebew E, Reiff E, Duh QY, Clark OH, McMillan A. Extent of disease at presentation and outcome for adrenocortical carcinoma: have we made progress? World J Surg. 2006;30(5):872–8.

4. Kleihues P, Schauble B, zur Hausen A, Esteve J, Ohgaki H. Tumors associated with p53 germline mutations: a synopsis of 91 families. Am J Pathol. 1997;150(1):1–13.

5. Wiedemann HR. Tumors and hemihypertrophy associated with Wiedemann-Beckwith syndrome. Eur J Pediatr. 1983;141(2):129.

6. Waldmann J, Bartsch DK, Kann PH, Fendrich V, Rothmund M, Langer P. Adrenal involvement in multiple endocrine neoplasia type 1: results of 7 years prospective screening. Langenbeck Arch Surg. 2007;392(4):437–43.

7. Luton JP, Cerdas S, Billaud L, Thomas G, Guilhaume B, Bertagna X, et al. Clinical features of adrenocortical carcinoma, prognostic factors, and the effect of mitotane therapy. N Engl J Med. 1990;322(17):1195–201.

8. Fassnacht M, Allolio B. Clinical management of adrenocortical carcinoma. Best Pract Res Clin Endocrinol Metab. 2009;23(2):273–89.

9. Allolio B, Fassnacht M. Clinical review: adrenocortical carcinoma: clinical update. J Clin Endocrinol Metab. 2006;91(6):2027–37.

10. Berruti A, Fassnacht M, Haak H, Else T, Baudin E, Sperone P, et al. Prognostic role of overt hypercortisolism in completely operated patients with adrenocortical cancer. Eur Urol. 2014;65(4):832–8.

11. Stewart PM, Walker BR, Holder G, Ohalloran D, Shackleton CHL. 11-Beta-hydroxysteroid dehydrogenase-activity in cushings-syndrome—explaining the mineralocorticoid excess state of the ectopic adrenocorticotropin syndrome. J Clin Endocr Metab. 1995;80(12):3617–20.

12. Seccia TM, Fassina A, Nussdorfer GG, Pessina AC, Rossi GP. Aldosterone-producing adrenocortical carcinoma: an unusual cause of Conn's syndrome with an ominous clinical course. Endocr Relat Cancer. 2005;12(1):149–59.

13. Ng L, Libertino JM. Adrenocortical carcinoma: diagnosis, evaluation and treatment. J Urol. 2003;169(1):5–11.

14. Hyodo T, Megyesi K, Kahn CR, McLean JP, Friesen HG. Adrenocortical carcinoma and hypoglycemia: evidence for production of nonsuppressible insulin-like activity by the tumor. J Clin Endocrinol Metab. 1977;44(6):1175–84.

15. Wajchenberg BL, Albergaria Pereira MA, Medonca BB, Latronico AC, Campos Carneiro P, Alves VA, et al. Adrenocortical carcinoma: clinical and laboratory observations. Cancer. 2000;88(4):711–36.

16. Schteingart DE, Giordano TJ, Benitez RS, Burdick MD, Starkman MN, Arenberg DA, et al. Overexpression of CXC chemokines by an adrenocortical carcinoma: a novel clinical syndrome. J Clin Endocrinol Metab. 2001;86(8):3968–74.

17. Abiven G, Coste J, Groussin L, Anract P, Tissier F, Legmann P, et al. Clinical and biological features in the prognosis of adrenocortical cancer: poor outcome of cortisol-secreting tumors in a series of 202 consecutive patients. J Clin Endocr Metab. 2006;91(7):2650–5.

18. Sturgeon C, Shen WT, Clark OH, Duh QY, Kebebew E. Risk assessment in 457 adrenal cortical carcinomas: how much does tumor size predict the likelihood of malignancy? J Am Coll Surgeons. 2006;202(3):423–30.

19. Mansmann G, Lau J, Balk E, Rothberg M, Miyachi Y, Bornstein SR. The clinically inapparent adrenal mass: update in diagnosis and management. Endocr Rev. 2004;25(2):309–40.

20. Nieman LK. Approach to the patient with an adrenal incidentaloma. J Clin Endocrinol Metab. 2010;95(9):4106–13.

21. Nogueira TM, Lirov R, Caoili EM, Lerario AM, Miller BS, Fragoso MC, et al. Radiographic characteristics of adrenal masses preceding the diagnosis of adrenocortical cancer. Horm Cancer. 2015;6(4):176–81.

22. Zhang HM, Perrier ND, Grubbs EG, Sircar K, Ye ZX, Lee JE, et al. CT features and quantification of the characteristics of adrenocortical carcinomas on unenhanced and contrast-enhanced studies. Clin Radiol. 2012;67(1):38–46.

23. Petersenn S, Richter PA, Broemel T, Ritter CO, Deutschbein T, Beil FU, et al. Computed tomography criteria for discrimination of adrenal adenomas and adrenocortical carcinomas: analysis of the German ACC registry. Eur J Endocrinol. 2015;172(4):415–22.

24. Bharwani N, Rockall AG, Sahdev A, Gueorguiev M, Drake W, Grossman AB, et al. Adrenocortical carcinoma: the range of appearances on CT and MRI. AJR Am J Roentgenol. 2011;196(6):W706–14.

25. Sangwaiya MJ, Boland GW, Cronin CG, Blake MA, Halpern EF, Hahn PF. Incidental adrenal lesions: accuracy of characterization with contrast-enhanced washout multidetector CT—10-minute delayed imaging protocol revisited in a large patient cohort. Radiology. 2010;256(2):504–10.

26. Boland GW, Lee MJ, Gazelle GS, Halpern EF, McNicholas MM, Mueller PR. Characterization of adrenal masses using unenhanced CT: an analysis of the CT literature. AJR Am J Roentgenol. 1998;171(1):201–4.

27. Blake MA, Kalra MK, Sweeney AT, Lucey BC, Maher MM, Sahani DV, et al. Distinguishing benign from malignant adrenal masses: multi-detector row CT protocol with 10-minute delay. Radiology. 2006;238(2):578–85.

28. Arnold DT, Reed JB, Burt K. Evaluation and management of the incidental adrenal mass. Proc (Bayl Univ Med Cent). 2003;16(1):7–12.

29. Boland GWL, Dwamena BA, Sangwaiya MJ, Goehler AG, Blake MA, Hahn PF, et al. Characterization of adrenal masses by using FDG PET: a systematic review and meta-analysis of diagnostic test performance. Radiology. 2011;259(1): 117–26.

30. Leboulleux S, Dromain C, Bonniaud G, Auperin A, Caillou B, Lumbroso J, et al. Diagnostic and prognostic value of 18-fluorodeoxyglucose positron emission tomography in adrenocortical carcinoma: a prospective comparison with computed tomography. J Clin Endocrinol Metab. 2006;91(3):920–5.

31. Ardito A, Massaglia C, Pelosi E, Zaggia B, Basile V, Brambilla R, et al. 18F-FDG PET/CT in the postoperative monitoring of patients with adrenocortical carcinoma. Eur J Endocrinol. 2015;173(6):749–56.

32. Hahner S, Stuermer A, Kreissl M, Reiners C, Fassnacht M, Haenscheid H, et al. [I-123]iodometomidate for molecular imaging of adrenocortical cytochrome P450 family 11B enzymes. J Clin Endocr Metab. 2008;93(6):2358–65.

33. Hennings J, Lindhe O, Bergstrom M, Langstrom B, Sundin A, Hellman P. [11C]metomidate positron emission tomography of adrenocortical tumors in correlation with histopathological findings. J Clin Endocrinol Metab. 2006;91(4):1410–4.

34. Kreissl MC, Schirbel A, Fassnacht M, Haenscheid H, Verburg FA, Bock S, et al. [(1)(2)(3)I]Iodometomidate imaging in adrenocortical carcinoma. J Clin Endocrinol Metab. 2013;98(7):2755–64.

35. Hahner S, Kreissl MC, Fassnacht M, Haenscheid H, Knoedler P, Lang K, et al. [131I]iodometomidate for targeted radionuclide therapy of advanced adrenocortical carcinoma. J Clin Endocrinol Metab. 2012;97(3):914–22.

36. Faria JF, Goldman SM, Szejnfeld J, Melo H, Kater C, Kenney P, et al. Adrenal masses: characterization with in vivo proton MR spectroscopy—initial experience. Radiology. 2007;245(3):788–97.

37. Fassnacht M, Johanssen S, Quinkler M, Bucsky P, Willenberg HS, Beuschlein F, et al. Limited prognostic value of the 2004 International Union Against Cancer staging classification for adrenocortical carcinoma: proposal for a revised TNM classification. Cancer. 2009;115(2):243–50.

38. Lughezzani G, Sun M, Perrotte P, Jeldres C, Alasker A, Isbarn H, et al. The European Network for the Study of Adrenal Tumors staging system is prognostically superior to the international union against cancer-staging system: a North American validation. Eur J Cancer. 2010;46(4):713–9.

39. Weiss LM, Medeiros LJ, Vickery Jr AL. Pathologic features of prognostic significance in adrenocortical carcinoma. Am J Surg Pathol. 1989;13(3):202–6.

40. Duregon E, Volante M, Bollito E, Goia M, Buttigliero C, Zaggia B, et al. Pitfalls in the diagnosis of adrenocortical tumors: a lesson from 300 consultation cases. Hum Pathol. 2015;46(12):1799–807.

41. Aubert S, Wacrenier A, Leroy X, Devos P, Carnaille B, Proye C, et al. Weiss system revisited: a clinicopathologic and immunohistochemical study of 49 adrenocortical tumors. Am J Surg Pathol. 2002;26(12): 1612–9.

42. Pennanen M, Heiskanen I, Sane T, Remes S, Mustonen H, Haglund C, et al. Helsinki score-a novel model for prediction of metastases in adrenocortical carcinomas. Hum Pathol. 2015;46(3):404–10.

43. Creemers SG, Hofland LJ, Korpershoek E, Franssen GJ, van Kemenade FJ, de Herder WW, et al. Future directions in the diagnosis and medical treatment of adrenocortical carcinoma. Endocr Relat Cancer. 2016;23(1):R43–69.

44. de Krijger RR, Papathomas TG. Adrenocortical neoplasia: evolving concepts in tumorigenesis with an emphasis on adrenal cortical carcinoma variants. Virchows Arch. 2012;460(1):9–18.

45. Duregon E, Volante M, Cappia S, Cuccurullo A, Bisceglia M, Wong DD, et al. Oncocytic adrenocortical tumors: diagnostic algorithm and mitochondrial DNA profile in 27 cases. Am J Surg Pathol. 2011;35(12):1882–93.

46. Papotti M, Volante M, Duregon E, Delsedime L, Terzolo M, Berruti A, et al. Adrenocortical tumors with myxoid features: a distinct morphologic and phenotypical variant exhibiting malignant behavior. Am J Surg Pathol. 2010;34(7):973–83.

47. Grondal S, Eriksson B, Hagenas L, Werner S, Curstedt T. Steroid profile in urine—a useful tool in the diagnosis and follow-up of adrenocortical carcinoma. Acta Endocrinol-Cop. 1990;122(5):656–63.

48. Arlt W, Biehl M, Taylor AE, Hahner S, Libe R, Hughes BA, et al. Urine steroid metabolomics as a biomarker tool for detecting malignancy in adrenal tumors. J Clin Endocr Metab. 2011;96(12):3775–84.

49. Kerkhofs TM, Kerstens MN, Kema IP, Willems TP, Haak HR. Diagnostic value of urinary steroid profiling in the evaluation of adrenal tumors. Horm Cancer. 2015;6(4):168–75.

50. Libe R, Borget I, Ronchi CL, Zaggia B, Kroiss M, Kerkhofs T, et al. Prognostic factors in stage III-IV adrenocortical carcinomas (ACC): an European Network for the Study of Adrenal Tumor (ENSAT) study. Ann Oncol. 2015;26(10):2119–25.

51. Bellantone R, Ferrante A, Boscherini M, Lombardi CP, Crucitti P, Crucitti F, et al. Role of reoperation in recurrence of adrenal cortical carcinoma: results from 188 cases collected in the Italian National Registry for Adrenal Cortical Carcinoma. Surgery.

1997;122(6):1212–8.

52. Grubbs EG, Callender GG, Xing Y, Perrier ND, Evans DB, Phan AT, et al. Recurrence of adrenal cortical carcinoma following resection: surgery alone can achieve results equal to surgery plus mitotane. Ann Surg Oncol. 2010;17(1):263–70.

53. Margonis GA, Kim Y, Tran TB, Postlewait LM, Maithel SK, Wang TS et al. Outcomes after resection of cortisol-secreting adrenocortical carcinoma. Am J Surg. 2015.

54. Livhits M, Li N, Yeh MW, Harari A. Surgery is associated with improved survival for adrenocortical cancer, even in metastatic disease. Surgery. 2014;156(6):1531–41.

55. Berruti A, Baudin E, Gelderblom H, Haak HR, Porpiglia F, Fassnacht M, et al. Adrenal cancer: ESMO clinical practice guidelines for diagnosis, treatment and follow-up. Ann Oncol. 2012;23 Suppl 7:vii131–8.

56. Else T, Kim AC, Sabolch A, Raymond VM, Kandathil A, Caoili EM, et al. Adrenocortical carcinoma. Endocr Rev. 2014;35(2):282–326.

57. Fassnacht M, Libe R, Kroiss M, Allolio B. Adrenocortical carcinoma: a clinician's update. Nat Rev Endocrinol. 2011;7(6):323–35.

58. Margonis GA, Amini N, Kim Y, Tran TB, Postlewait LM, Maithel SK, et al. Incidence of perioperative complications following resection of adrenocortical carcinoma and its association with long-term survival. World J Surg. 2016;40(3):706–14.

59. Bellantone R, Lombardi CP, Raffaelli M. What is the appropriate role of minimally invasive vs. open surgery for small adrenocortical cancers? Curr Opin Oncol. 2015;27(1):44–9.

60. Nelson AA, Woodard G. Severe adrenal cortical atrophy (cytotoxic) and hepatic damage produced in dogs by feeding 2,2-bis(parachlorophenyl)-1,1-dichloroethane (DDD or TDE). Arch Pathol (Chic). 1949;48(5):387–94.

61. Schteingart DE, Doherty GM, Gauger PG, Giordano TJ, Hammer GD, Korobkin M, et al. Management of patients with adrenal cancer: recommendations of an international consensus conference. Endocr Relat Cancer. 2005;12(3):667–80.

62. Poli G, Guasti D, Rapizzi E, Fucci R, Canu L, Bandini A, et al. Morphofunctional effects of mitotane on mitochondria in human adrenocortical cancer cells. Endocr Relat Cancer. 2013;20(4):537–50.

63. Sbiera S, Leich E, Liebisch G, Sbiera I, Schirbel A, Wiemer L et al. Mitotane inhibits sterol-O-acyl transferase 1 triggering lipid-mediated endoplasmic reticulum stress and apoptosis in adrenocortical carcinoma cells. Endocrinology. 2015:en20151367

64. Daffara F, De Francia S, Reimondo G, Zaggia B, Aroasio E, Porpiglia F, et al. Prospective evaluation of mitotane toxicity in adrenocortical cancer patients treated adjuvantly. Endocr Relat Cancer. 2008;15(4):1043–53.

65. Hahner S, Fassnacht M. Mitotane for adrenocortical carcinoma treatment. Curr Opin Investig Drugs. 2005;6(4):386–94.

66. Zatelli MC, Gentilin E, Daffara F, Tagliati F, Reimondo G, Carandina G, et al. Therapeutic concentrations of mitotane (o, p'-DDD) inhibit thyrotroph cell viability and TSH expression and secretion in a mouse cell line model. Endocrinology. 2010;151(6):2453–61.

67. Terzolo M, Berruti A. Adjunctive treatment of adrenocortical carcinoma. Curr Opin Endocrinol Diabetes Obes. 2008;15(3):221–6.

68. Hermsen IG, Fassnacht M, Terzolo M, Houterman S, den Hartigh J, Lebouleux S, et al. Plasma concentrations of o, p' DDD, o, p' DDA, and o, p' DDE as predictors of tumor response to mitotane in adrenocortical carcinoma: results of a retrospective ENS@T multicenter study. J Clin Endocr Metab. 2011;96(6):1844–51.

69. Terzolo M, Baudin AE, Ardito A, Kroiss M, Lebouleux S, Daffara F, et al. Mitotane levels predict the outcome of patients with adrenocortical carcinoma treated adjuvantly following radical resection. Eur J Endocrinol. 2013;169(3):263–70.

70. Baudin E, Pellegriti G, Bonnay M, Penfornis A, Laplanche A, Vassal G, et al. Impact of monitoring plasma 1,1-dichlorodiphenildichloroethane (o, p'DDD) levels on the treatment of patients with adrenocortical carcinoma. Cancer. 2001;92(6):1385–92.

71. Kerkhofs TM, Baudin E, Terzolo M, Allolio B, Chadarevian R, Mueller HH, et al. Comparison of two mitotane starting dose regimens in patients with advanced adrenocortical carcinoma. J Clin Endocrinol Metab. 2013;98(12):4759–67.

72. Cai W, Counsell RE, Schteingart DE, Sinsheimer JE, Vaz AD, Wotring LL. Adrenal proteins bound by a reactive intermediate of mitotane. Cancer Chemother Pharmacol. 1997;39(6):537–40.

73. Lindhe O, Skogseid B, Brandt I. Cytochrome P450-catalyzed binding of 3-methylsulfonyl-DDE and o, p'-DDD in human adrenal zona fasciculata/reticularis. J Clin Endocrinol Metab. 2002;87(3):1319–26.

74. Kroiss M, Quinkler M, Lutz WK, Allolio B, Fassnacht M. Drug interactions with mitotane by induction of CYP3A4 metabolism in the clinical management of adrenocortical carcinoma. Clin Endocrinol (Oxf). 2011;75(5):585–91.

75. Touitou Y, Bogdan A, Luton JP. Changes in corticosteroid synthesis of the human adrenal cortex in vitro, induced by treatment with o, p'-DDD for Cushing's syndrome: evidence for the sites of action of the drug. J Steroid Biochem. 1978;9(12):1217–24.

76. Ghataore L, Chakraborti I, Aylwin SJ, Schulte KM, Dworakowska D, Coskeran P, et al. Effects of mitotane treatment on human steroid metabolism: implications for patient management. Endocr Connect. 2012;1(1):37–47.

77. van Seters AP, Moolenaar AJ. Mitotane increases the blood levels of hormone-binding proteins. Acta Endocrinol (Copenh). 1991;124(5):526–33.

78. Chortis V, Taylor AE, Schneider P, Tomlinson JW, Hughes BA, O'Neil DM, et al. Mitotane therapy in adrenocortical cancer induces CYP3A4 and inhibits 5alpha-reductase, explaining the need for personalized glucocorticoid and androgen replacement. J Clin Endocrinol Metab. 2013;98(1):161–71.

79. Nader N, Raverot G, Emptoz-Bonneton A, Dechaud H, Bonnay M, Baudin E, et al. Mitotane has an estrogenic effect on sex hormone-binding globulin and corticosteroid-binding globulin in humans. J Clin Endocr Metab. 2006;91(6):2165–70.

80. Terzolo M, Angeli A, Fassnacht M, Daffara F, Tauchmanova L, Conton PA, et al. Adjuvant mitotane treatment for adrenocortical carcinoma. N Engl J Med. 2007;356(23):2372–80.

81. Beuschlein F, Weigel J, Saeger W, Kroiss M, Wild V, Daffara F, et al. Major prognostic role of Ki67 in localized adrenocortical carcinoma after complete resection. J Clin Endocrinol Metab. 2015;100(3): 841–9.

82. Ronchi CL, Sbiera S, Volante M, Steinhauer S, Scott-Wild V, Altieri B, et al. CYP2W1 is highly expressed in adrenal glands and is positively associated with the response to mitotane in adrenocortical carcinoma. PLoS One. 2014;9(8), e105855.

83. Volante M, Terzolo M, Fassnacht M, Rapa I, Germano A, Sbiera S, et al. Ribonucleotide reductase large subunit (RRM1) gene expression may predict efficacy of adjuvant mitotane in adrenocortical cancer. Clin Cancer Res. 2012;18(12):3452–61.

84. Germano A, Rapa I, Volante M, De Francia S, Migliore C, Berruti A, et al. RRM1 modulates mitotane activity in adrenal cancer cells interfering with its metabolization. Mol Cell Endocrinol. 2015;401(C):105–10.

85. Berruti A, Ferrero A, Sperone P, Daffara F, Reimondo G, Papotti M, et al. Emerging drugs for adrenocortical carcinoma. Expert Opin Emerg Drugs. 2008;13(3):497–509.

86. Gagliano T, Gentilin E, Benfini K, Di Pasquale C, Tassinari M, Falletta S, et al. Mitotane enhances doxorubicin cytotoxic activity by inhibiting P-gp in human adrenocortical carcinoma cells. Endocrine. 2014;47(3):943–51.

87. Flynn SD, Murren JR, Kirby WM, Honig J, Kan L, Kinder BK. P-glycoprotein expression and multidrug resistance in adrenocortical carcinoma. Surgery. 1992;112(6):981–6.

88. Fassnacht M, Terzolo M, Allolio B, Baudin E, Haak H, Berruti A, et al. Combination chemotherapy in advanced adrenocortical carcinoma. N Engl J Med. 2012;366(23):2189–97.

89. Sperone P, Ferrero A, Daffara F, Priola A, Zaggia B, Volante M, et al. Gemcitabine plus metronomic 5-fluorouracil or capecitabine as a second-/third-line chemotherapy in advanced adrenocortical carcinoma: a multicenter phase II study. Endocr Relat Cancer. 2010;17(2):445–53.

90. Chacon R, Tossen G, Loria FS, Chacon M. CASE 2. Response in a patient with metastatic adrenal corti-cal carcinoma with thalidomide. J Clin Oncol. 2005;23(7):1579–80.

91. Berruti A, Sperone P, Bellini E, Daffara F, Perotti P, Ardito A, et al. Metronomic therapy concepts in the management of adrenocortical carcinoma. Horm Cancer. 2011;2(6):378–84.

92. Germano A, Rapa I, Volante M, Lo Buono N, Carturan S, Berruti A, et al. Cytotoxic activity of gemcitabine, alone or in combination with mitotane, in adrenocortical carcinoma cell lines. Mol Cell Endocrinol. 2014;382(1):1–7.

93. Ronchi CL, Sbiera S, Kraus L, Wortmann S, Johanssen S, Adam P, et al. Expression of excision repair cross complementing group 1 and prognosis in adrenocortical carcinoma patients treated with platinum-based chemotherapy. Endocr Relat Cancer. 2009;16(3):907–18.

94. Hermsen IGC, Groenen YE, Dercksen MW, Theuws J, Haak HR. Response to radiation therapy in adrenocortical carcinoma. J Endocrinol Invest. 2010;33(10):712–4.

95. Fassnacht M, Hahner S, Polat B, Koschker AC, Kenn W, Flentje M, et al. Efficacy of adjuvant radiotherapy of the tumor bed on local recurrence of adrenocortical carcinoma. J Clin Endocrinol Metab. 2006;91(11):4501–4.

96. Sabolch A, Feng M, Griffith K, Hammer G, Doherty G, Ben-Josef E. Adjuvant and definitive radiotherapy for adrenocortical carcinoma. Int J Radiat Oncol Biol Phys. 2011;80(5):1477–84.

97. Sabolch A, Else T, Griffith KA, Ben-Josef E, Williams A, Miller BS, et al. Adjuvant radiation therapy improves local control after surgical resection in patients with localized adrenocortical carcinoma. Int J Radiat Oncol Biol Phys. 2015;92(2):252–9.

98. Polat B, Fassnacht M, Pfreundner L, Guckenberger M, Bratengeier K, Johanssen S, et al. Radiotherapy in adrenocortical carcinoma. Cancer. 2009;115(13):2816–23.

99. Corcuff JB, Young J, Masquefa-Giraud P, Chanson P, Baudin E, Tabarin A. Rapid control of severe neoplastic hypercortisolism with metyrapone and ketoconazole. Eur J Endocrinol. 2015;172(4):473–81.

100. Creemers SG, Hofland LJ, Lamberts SW, Feelders RA. Cushing's syndrome: an update on current pharmacotherapy and future directions. Expert Opin Pharmacother. 2015;16(12):1829–44.

101. Lacroix A, Feelders RA, Stratakis CA, Nieman LK. Cushing's syndrome. Lancet. 2015;386(9996): 913–27.

102. Fleseriu M, Biller BM, Findling JW, Molitch ME, Schteingart DE, Gross C, et al. Mifepristone, a glucocorticoid receptor antagonist, produces clinical and metabolic benefits in patients with Cushing's syndrome. J Clin Endocrinol Metab. 2012;97(6):2039–49.

103. Hunter MH, Carek PJ. Evaluation and treatment of women with hirsutism. Am Fam Physician. 2003;67(12):2565–72.

104. de Reynies A, Assie G, Rickman DS, Tissier F, Groussin L, Rene-Corrail F, et al. Gene expression profiling reveals a new classification of adrenocorti-

cal tumors and identifies molecular predictors of malignancy and survival. J Clin Oncol. 2009;27(7):1108–15.

105. Wang C, Sun Y, Wu H, Zhao D, Chen J. Distinguishing adrenal cortical carcinomas and adenomas: a study of clinicopathological features and biomarkers. Histopathology. 2014;64(4):567–76.

106. Giordano TJ, Thomas DG, Kuick R, Lizyness M, Misek DE, Smith AL, et al. Distinct transcriptional profiles of adrenocortical tumors uncovered by DNA microarray analysis. Am J Pathol. 2003;162(2):521–31.

107. De Martino MC, Feelders RA, de Herder WW, van Koetsveld PM, Dogan F, Janssen JA, et al. Characterization of the mTOR pathway in human normal adrenal and adrenocortical tumors. Endocr Relat Cancer. 2014;21(4):601–13.

108. Jones RL, Kim ES, Nava-Parada P, Alam S, Johnson FM, Stephens AW, et al. Phase I study of intermittent oral dosing of the insulin-like growth factor-1 and insulin receptors inhibitor OSI-906 in patients with advanced solid tumors. Clin Cancer Res. 2015;21(4):693–700.

109. Lerario AM, Worden FP, Ramm CA, Hasseltine EA, Stadler WM, Else T, et al. The combination of insulin-like growth factor receptor 1 (IGF1R) antibody cixutumumab and mitotane as a first-line therapy for patients with recurrent/metastatic adrenocortical carcinoma: a multi-institutional NCI-sponsored trial. Horm Cancer. 2014;5(4):232–9.

110. Naing A, LoRusso P, Fu S, Hong D, Chen HX, Doyle LA, et al. Insulin growth factor receptor (IGF-1R) antibody cixutumumab combined with the mTOR inhibitor temsirolimus in patients with metastatic adrenocortical carcinoma. Br J Cancer. 2013;108(4):826–30.

111. Fassnacht M, Berruti A, Baudin E, Demeure MJ, Gilbert J, Haak H, et al. Linsitinib (OSI-906) versus placebo for patients with locally advanced or metastatic adrenocortical carcinoma: a double-blind, randomised, phase 3 study. Lancet Oncol. 2015;16(4):426–35.

112. Sasano H, Suzuki T, Shizawa S, Kato K, Nagura H. Transforming growth factor alpha, epidermal growth factor, and epidermal growth factor receptor expression in normal and diseased human adrenal cortex by immunohistochemistry and in situ hybridization. Mod Pathol. 1994;7(7):741–6.

113. de Fraipont F, El Atifi M, Cherradi N, Le Moigne G, Defaye G, Houlgatte R, et al. Gene expression profiling of human adrenocortical tumors using complementary deoxyribonucleic acid microarrays identifies several candidate genes as markers of malignancy. J Clin Endocr Metab. 2005;90(3):1819–29.

114. Xu YZ, Zhu Y, Shen ZJ, Sheng JY, He HC, Ma G, et al. Significance of heparanase-1 and vascular endothelial growth factor in adrenocortical carcinoma angiogenesis: potential for therapy. Endocrine. 2011;40(3):445–51.

115. Zacharieva S, Atanassova I, Orbetzova M, Nachev E, Kalinov K, Kirilov G, et al. Circulating vascular endothelial growth factor and active renin concentrations and prostaglandin E2 urinary excretion in patients with adrenal tumours. Eur J Endocrinol. 2004;150(3):345–9.

116. O'Sullivan C, Edgerly M, Velarde M, Wilkerson J, Venkatesan AM, Pittaluga S, et al. The VEGF inhibitor axitinib has limited effectiveness as a therapy for adrenocortical cancer. J Clin Endocr Metab. 2014;99(4):1291–7.

117. Kroiss M, Quinkler M, Johanssen S, van Erp NP, Lankheet N, Pollinger A, et al. Sunitinib in refractory adrenocortical carcinoma: a phase II, single-arm, open-label trial. J Clin Endocrinol Metab. 2012;97(10):3495–503.

118. Gross DJ, Munter G, Bitan M, Siegal T, Gabizon A, Weitzen R, et al. The role of imatinib mesylate (Glivec) for treatment of patients with malignant endocrine tumors positive for c-kit or PDGF-R. Endocr-Relat Cancer. 2006;13(2):535–40.

119. Samnotra V, Vassilopoulou-Sellin R, Fojo AT, Oh WK, LaRocca RV, Ernstoff MS, et al. A phase II trial of gefitinib monotherapy in patients with unresectable adrenocortical carcinoma (ACC). J Clin Oncol. 2007;25:15527.

120. Quinkler M, Hahner S, Wortmann S, Johanssen S, Adam P, Ritter C, et al. Treatment of advanced adrenocortical carcinoma with erlotinib plus gemcitabine. J Clin Endocrinol Metab. 2008;93(6):2057–62.

121. Berruti A, Sperone P, Ferrero A, Germano A, Ardito A, Priola AM, et al. Phase II study of weekly paclitaxel and sorafenib as second/third-line therapy in patients with adrenocortical carcinoma. Eur J Endocrinol. 2012;166(3):451–8.

122. Gaujoux S, Tissier F, Groussin L, Libe R, Ragazzon B, Launay P, et al. Wnt/beta-catenin and 3′,5′-cyclic adenosine 5′-monophosphate/protein kinase a signaling pathways alterations and somatic beta-catenin gene mutations in the progression of adrenocortical tumors. J Clin Endocr Metab. 2008;93(10):4135–40.

123. Doghman M, Cazareth J, Lalli E. The T cell factor/beta-catenin antagonist PKF115-584 inhibits proliferation of adrenocortical carcinoma cells. J Clin Endocrinol Metab. 2008;93(8):3222–5.

124. Stommel JM, Kimmelman AC, Ying H, Nabioullin R, Ponugoti AH, Wiedemeyer R, et al. Coactivation of receptor tyrosine kinases affects the response of tumor cells to targeted therapies. Science. 2007;318(5848):287–90.

125. Ip JC, Pang TC, Glover AR, Soon P, Zhao JT, Clarke S, et al. Immunohistochemical validation of overexpressed genes identified by global expression microarrays in adrenocortical carcinoma reveals potential predictive and prognostic biomarkers. Oncologist. 2015;20(3):247–56.

126. Duregon E, Molinaro L, Volante M, Ventura L, Righi L, Bolla S, et al. Comparative diagnostic and prognostic performances of the hematoxylin-eosin and phospho-histone H3 mitotic count and Ki-67 index in adrenocortical carcinoma. Mod Pathol.

2014;27(9):1246–54.

127. Morimoto R, Satoh F, Murakami O, Suzuki T, Abe T, Tanemoto M, et al. Immunohistochemistry of a proliferation marker Ki67/MIB1 in adrenocortical carcinomas: Ki67/MIB1 Labeling index is a predictor for recurrence of adrenocortical carcinomas. Endocr J. 2008;55(1):49–55.

128. Papathomas TG, Pucci E, Giordano TJ, Lu H, Duregon E, Volante M, et al. An international Ki67 reproducibility study in adrenal cortical carcinoma. Am J Surg Pathol. 2015.

129. Bilimoria KY, Shen WT, Elaraj D, Bentrem DJ, Winchester DJ, Kebebew E, et al. Adrenocortical carcinoma in the United States: treatment utilization and prognostic factors. Cancer. 2008;113(11):3130–6.

130. Tissier F, Aubert S, Leteurtre E, Al Ghuzlan A, Patey M, Decaussin M, et al. Adrenocortical tumors: improving the practice of the Weiss system through virtual microscopy a national program of the French network INCa-COMETE. Am J Surg Pathol. 2012;36(8):1194–201.

131. Berruti A, Terzolo M, Sperone P, Pia A, Della Casa S, Gross DJ, et al. Etoposide, doxorubicin and cisplatin plus mitotane in the treatment of advanced adrenocortical carcinoma: a large prospective phase II trial. Endocr Relat Cancer. 2005;12(3):657–66.

132. Else T, Williams AR, Sabolch A, Jolly S, Miller BS, Hammer GD. Adjuvant therapies and patient and tumor characteristics associated with survival of adult patients with adrenocortical carcinoma. J Clin Endocrinol Metab. 2014;99(2):455–61.

133. Bertherat J, Coste J, Bertagna X. Adjuvant mitotane in adrenocortical carcinoma. N Engl J Med. 2007;357(12):1256–7. author reply 9.

134. Stojadinovic A, Ghossein RA, Hoos A, Nissan A, Marshall D, Dudas M, et al. Adrenocortical carcinoma: clinical, morphologic, and molecular characterization. J Clin Oncol. 2002;20(4):941–50.

135. Kim Y, Margonis GA, Prescott JD, Tran TB, Postlewait LM, Maithel SK, et al. Nomograms to predict recurrence-free and overall survival after curative resection of adrenocortical carcinoma. JAMA Surg. 2015:1–9.

136. Giordano TJ, Kuick R, Else T, Gauger PG, Vinco M, Bauersfeld J, et al. Molecular classification and prognostication of adrenocortical tumors by transcriptome profiling. Clin Cancer Res. 2009;15(2):668–76.

137. Assie G, Guillaud-Bataille M, Ragazzon B, Bertagna X, Bertherat J, Clauser E. The pathophysiology, diagnosis and prognosis of adrenocortical tumors revisited by transcriptome analyses. Trends Endocrinol Metab. 2010;21(5):325–34.

138. Laurell C, Velazquez-Fernandez D, Lindsten K, Juhlin C, Enberg U, Geli J, et al. Transcriptional profiling enables molecular classification of adrenocortical tumours. Eur J Endocrinol. 2009;161(1):141–52.

139. Ragazzon B, Libe R, Gaujoux S, Assie G, Fratticci A, Launay P, et al. Transcriptome analysis reveals that p53 and beta-catenin alterations occur in a group of aggressive adrenocortical cancers. Cancer Res. 2010;70(21):8276–81.

140. Assie G, Letouze E, Fassnacht M, Jouinot A, Luscap W, Barreau O, et al. Integrated genomic characterization of adrenocortical carcinoma. Nat Genet. 2014;46(6):607–12.

141. Barreau O, Assie G, Wilmot-Roussel H, Ragazzon B, Baudry C, Perlemoine K, et al. Identification of a CpG island methylator phenotype in adrenocortical carcinomas. J Clin Endocrinol Metab. 2013;98(1): E174–84.

142. Volante M, Sperone P, Bollito E, Frangipane E, Rosas R, Daffara F, et al. Matrix metalloproteinase type 2 expression in malignant adrenocortical tumors: diagnostic and prognostic significance in a series of 50 adrenocortical carcinomas. Mod Pathol. 2006;19(12):1563–9.

143. Fenske W, Volker HU, Adam P, Hahner S, Johanssen S, Wortmann S, et al. Glucose transporter GLUT1 expression is an stage-independent predictor of clinical outcome in adrenocortical carcinoma. Endocr Relat Cancer. 2009;16(3):919–28.

144. Demeure MJ, Coan KE, Grant CS, Komorowski RA, Stephan E, Sinari S, et al. PTTG1 overexpression in adrenocortical cancer is associated with poor survival and represents a potential therapeutic target. Surgery. 2013;154(6):1405–16.

145. Parviainen H, Schrade A, Kiiveri S, Prunskaite-Hyyrylainen R, Haglund C, Vainio S, et al. Expression of Wnt and TGF-beta pathway components and key adrenal transcription factors in adrenocortical tumors: association to carcinoma aggressiveness. Pathol Res Pract. 2013;209(8):503–9.

146. Duregon E, Volante M, Giorcelli J, Terzolo M, Lalli E, Papotti M. Diagnostic and prognostic role of steroidogenic factor 1 in adrenocortical carcinoma: a validation study focusing on clinical and pathologic correlates. Hum Pathol. 2013;44(5):822–8.

147. McAteer JP, Huaco JA, Gow KW. Predictors of survival in pediatric adrenocortical carcinoma: a surveillance, epidemiology, and end results (SEER) program study. J Pediatr Surg. 2013;48(5):1025–31.

148. Wieneke JA, Thompson LD, Heffess CS. Adrenal cortical neoplasms in the pediatric population: a clinicopathologic and immunophenotypic analysis of 83 patients. Am J Surg Pathol. 2003;27(7):867–81.

149. Ribeiro RC, Sandrini Neto RS, Schell MJ, Lacerda L, Sambaio GA, Cat I. Adrenocortical carcinoma in children: a study of 40 cases. J Clin Oncol. 1990;8(1):67–74.

150. Hayles AB, Hahn Jr HB, Sprague RG, Bahn RC, Priestley JT. Hormone-secreting tumors of the adrenal cortex in children. Pediatrics. 1966;37(1): 19–25.

151. Li FP, Fraumeni Jr JF. Rhabdomyosarcoma in children: epidemiologic study and identification of a familial cancer syndrome. J Natl Cancer Inst. 1969;43(6):1365–73.

152. Choong SS, Latiff ZA, Mohamed M, Lim LL, Chen

KS, Vengidasan L, et al. Childhood adrenocortical carcinoma as a sentinel cancer for detecting families with germline TP53 mutations. Clin Genet. 2012;82(6):564–8.

153. Sandrini R, Ribeiro RC, DeLacerda L. Childhood adrenocortical tumors. J Clin Endocrinol Metab. 1997;82(7):2027–31.

154. Michalkiewicz E, Sandrini R, Figueiredo B, Miranda ECM, Caran E, Oliveira-Filho AG, et al. Clinical and outcome characteristics of children with adrenocortical tumors: a report from the international pediatric adrenocortical tumor registry. J Clin Oncol. 2004;22(5):838–45.

155. Ribeiro RC, Michalkiewicz EL, Figueiredo BC, DeLacerda L, Sandrini F, Pianovsky MD, et al. Adrenocortical tumors in children. Braz J Med Biol Res. 2000;33(10):1225–34.

156. Teinturier C, Pauchard MS, Brugieres L, Landais P, Chaussain JL, Bougneres PF. Clinical and prognostic aspects of adrenocortical neoplasms in childhood. Med Pediatr Oncol. 1999;32(2):106–11.

157. Bugg MF, Ribeiro RC, Roberson PK, Lloyd RV, Sandrini R, Silva JB, et al. Correlation of pathological features with clinical outcome in pediatric adrenocortical neoplasia—a study of a Brazilian population. Am J Clin Pathol. 1994;101(5):625–9.

158. Sabbaga CC, Avilla SG, Schulz C, Garbers JC, Blucher D. Adrenocortical carcinoma in children: clinical aspects and prognosis. J Pediatr Surg. 1993;28(6):841–3.

# 13

# 肾上腺肿瘤手术技巧

Dhaval Patel

## 适应证

肾上腺肿瘤在做出治疗决策之前,需要进一步的对肾上腺肿瘤进行评估。首先需要了解肿瘤是良性还是恶性,功能性还是非功能性。如果肾上腺肿瘤可能是恶性

的,那么是原发肾上腺皮质癌,还是继发性的转移灶,如继发于肺癌、肾细胞癌、乳腺癌。肾上腺肿瘤切除的适应证列于表13.1。每一例病例的病情检查,如功能性及恶性的相关特征,已经在其他章节里描述。在这里对手术方式、技巧、切除范围以及外科干预进一步讨论。

表 13.1 手术适应证

| 功能性肿瘤 | 无功能性肿瘤 |
| --- | --- |
| 嗜铬细胞瘤 | 大于 4cm 的肾上腺偶发瘤或者不断增大的肿瘤 |
| 单侧肾上腺静脉取样(醛固酮瘤或者增生)的康恩综合征 | 来源于其他原发部位的孤立性转移灶 |
| 库欣综合征 | 有症状的囊肿或者血管平滑肌脂肪瘤 |
| 皮质分泌瘤 | 肾上腺皮质癌 |
| 难治性双侧肾上腺增生 | |
| 异位促肾上腺皮质激素(ACTH)综合征 | |
| 经蝶窦手术失败的库欣病 | |
| 男性化 / 女性化的肿瘤 | |
| 肾上腺皮质癌 | |

## 手术方式及技巧

肾上腺肿瘤的切除方式有开放手术、腹腔镜手术、机器人手术方式。手术路径有经腹腔或者经后腹腔实施。对于良性肾

上腺疾病的手术,与开放手术相比,微创手术具有更短的住院时间、更少肺肾心脏相关并发症、更轻微疼痛[1]。在术前或者术中发现可能为肾上腺皮癌时,选择开放手术,整块切除肾上腺及周围受侵犯的器官组织被认为是较合理的治疗方式。Mir 等

在一个较大的单个医疗中心中,比较了肾上腺皮质癌腹腔镜手术及开放手术的相关数据,发现腹腔镜手术途径的患者术后复发以及死亡率没有增加[2]。然而 Donatini 等认为,如果选择合适的肾上腺皮质癌患者,无论通过腹腔镜手术还是开放手术,术后肿瘤预后并没有差异。小于 10cm 并且没有侵犯到肾上腺区域外的肿瘤,适用于腹腔镜下的肾上腺切除术。排除肾上腺外侵犯时,建议选择腹腔镜切除肾上腺。两组患者特异性生存率及无病生存率是相同的[3]。尽管这些报道显示微创手术途径的价值,近年来的共识是,开放手术仍然是治疗肾上腺皮质癌的标准方式,因为微创手术容易导致肿瘤播散的危害,远超过微创带来的益处。

## 解剖与技术评估

肾上腺位于肾上极的腹膜后腔,并且被腹膜后脂肪所包裹,当发生库欣综合征时,这些脂肪会增多增厚。作为外科医生,应该知道左右两侧的肾上腺中央静脉回流位置的不同。右侧肾上腺中央静脉直接从下腔静脉右后侧方向汇入。左侧肾上腺中央静脉与左侧膈下静脉合并后汇入左肾静脉。肾上腺嗜铬细胞瘤以及肾上腺皮质癌会有巨大的附属静脉,需要在手术中结扎。据报道约有 13% 的患者肾上腺中央静脉发生变异,Scholten 等分析了 546 名肾上腺切除的患者,其中 70 例患者肾上腺静脉的解剖是变异的。左侧发生变异较右侧多,左右侧变异分别为 17% 及 9%。另外,嗜铬细胞瘤左右侧发生率分别为 35%、21%;肿瘤左右侧的平均大小分别为 5.1cm 和 3.3cm,这些占位病变的静脉解剖更容易变异,静脉的变异包括:一根主要静脉加另一根副小静脉,二根肾上腺静脉,多于二根的肾上腺静脉;不同的静脉回流也存在不同,

分别汇入下腔静脉、肝静脉和膈下静脉[4]。与静脉相比,两侧肾上腺动脉解剖是相似的,由肾上腺上、中、下动脉组成。

肾上腺切除在全身麻醉下完成,选择开放手术的患者,将有机会通过硬膜外麻醉的留置管用于术后的镇痛。所有的患者应行深静脉血栓形成的预防,特别是库欣综合征的患者,深静脉血栓形成的概率比普通人高出十倍[5]。无论是有生化依据的库欣综合征还是亚临床库欣综合征,围术期应该给予应激剂量的类固醇,包括 100mg 的氢化可的松,并持续 3 天逐渐减量的应用[6]。保留导尿。尽管有足够的 α 及 β 受体的阻断,但由于血流动力学的改变,嗜铬细胞瘤患者术后仍需要持续监护。有创性的监测包括动脉血压变化,中心静脉压的测定。充分准备好升高及降低血压的血管活性药物。恶性肾上腺肿瘤整块切除的患者,术后同样需要有创监护。对于肾上腺皮质癌的患者,特别是右侧肾上腺肿瘤,可能需要血管移植物及相关器械进行血管的重建。对于肾上腺皮质癌侵犯下腔静脉,并形成瘤栓的患者,术前评估极为重要。常规肾上腺肿瘤的术前准备事项列于表 13.2。

表 13.2　术前准备

| 肿瘤类型 | 术前准备 |
| --- | --- |
| 嗜铬细胞瘤 | α 受体的阻断剂、补充血容量、心动过速时使用 β 受体阻断剂 |
| 醛固酮瘤 | 补钾、控制血压 |
| 库欣综合征 | 围术期应激性使用类固醇 |
| 肾上腺皮质癌 | 若肿瘤分泌皮质醇则围术期应激性使用类固醇<br>补钾<br>如果肿瘤分泌醛固酮则控制血压 |
| 偶发瘤(非功能性) | 无 |

## 经腹腹腔镜手术

大部分外科医生选择经腹腹腔镜下肾上腺切除。患者侧卧位，使髂前上棘与手术台屈曲点位于同一水平。将患者保护性固定在折腰位的手术台上。辨认锁骨中线，并于肋缘下切开一指宽的切口，零度镜辅助下直视进入腹腔。更换零度镜为30度镜，并在直视下安置其他套管针。左侧肾上腺切除套管针的位置如图13.1。

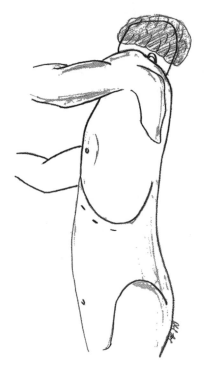

**图13.1** 左侧肾上腺切除患者侧卧体位。三个套管针位置的标记

右侧肾上腺切除，直视下建立四个通道。这些通道分布于锁骨中线到中辅助线，通道之间相隔两横指。第一步是从肝脏的三角韧带开始分离，游离到肝右叶中间，并暴露右肾上腺中央静脉。这一步的完成，需要一种蛇形、扇形或者桨形的拉钩，从肝脏右叶中间后面暴露并建立操作空间。先离断肝脏三角韧带，从后方沿肝脏边缘及下腔静脉侧面，分离腹膜及肾筋膜。分离过程中应减少对肿瘤的操作，在抓取肾上腺时，避免并减少触及肿瘤包膜的可能性。分离面延伸于下腔静脉与右肾上腺之间。右侧肾上腺静脉通常在自上而下的分离中暴露，一旦显露，则分离周围的组织，并夹闭离断。附近可能伴随副动静脉，也要夹闭离断。肾上腺的下极从肾蒂上方分离，避免损伤肾动静脉。分离肾上腺与背部肌肉及肾上极的附着面。向上分离到膈肌，分离的组织包括肾上腺周围的脂肪。当切除组织从膈肌附着处离断后，仔细检查肾上腺窝内的出血。最后从侧孔置入标本袋并取出标本。右肾上腺切除的步骤见图13.2。

左侧肾上腺切除，在直视下建立三个通道。这些通道的分布从锁骨中线至离腋中线大约两指宽的地方。距离脾脏1cm处横断脾侧韧带，解剖从结肠脾曲开始，至可以见到胃底的脾上极。这些步骤完成后，脾脏及胰腺会因重力自动牵开。类似于右侧，解剖是从上而下，一直解剖至后方的腰大肌。而且在分离肾上腺中部时，可以暴露膈下静脉，并追踪到左肾上腺中央静脉。当确认中央静脉后，分离静脉周围组织，夹闭并离断。左肾上腺中央静脉的离断，标志着肾上腺下极主要部分已经解剖，如果需要分离这个平面以下部分，需十分的小心，避免意外损伤肾蒂血管。继续分离肾上腺与肾上极及背侧腰肌的平面。在离断肾上腺附着于膈肌处后，仔细检查有无肾上腺窝里的出血。标本从侧孔置入的标本袋取出。左肾上腺切除的步骤如绘图13.3。

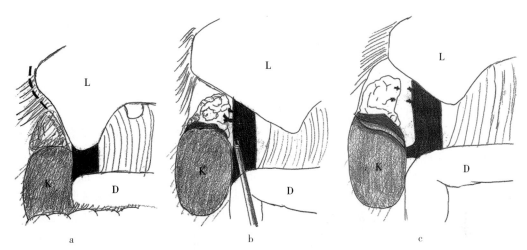

**图 13.2** 右肾上腺切除的步骤。（a）沿 dotted 线分离三角韧带；（b）至上而下分离并识别右肾上腺中央静脉及副静脉；（c）夹闭并离断右肾上腺中央静脉。连续分离右肾上极边缘和后腹膜在背侧的附着。D 十二指肠，IVC 下腔静脉，K 肾脏，L 肝脏

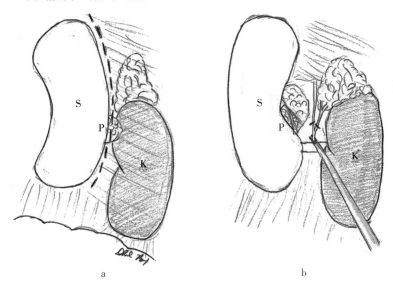

**图 13.3** 左肾上腺切除的步骤。（a）沿 dotted 线，距离脾脏 1cm 处分离腹膜；（b）至上而下的分离并辨别膈下静脉及左上腺中央静脉，夹闭并离断左肾上腺中央静脉。沿肾上极分离，离断背部的附着。K 肾脏，P 胰腺，S 脾脏

## 经后腹腔腹腔镜途径

对于需要双侧肾上腺切除患者、腹腔内手术史导致腹腔内严重粘连的患者，经背侧后腹腔路径非常有价值。

患者动静脉通路建立及全身麻醉完成后，患者给予俯卧折叠位。即臀膝折叠90°，所有着力部位留置衬垫。垫起臀部及下胸部，使得两者之间的悬空。触摸或者通过 B 超定位 12 肋尖，在 12 肋尖下方

作 1.5cm 横向切口。切口延伸并向深处分离,到达深部肌层并穿过筋膜进入后腹腔。操作空间建立,直接手指分离腹壁后方及腹膜后脂肪。在手指的引导下,离此通道 4~5cm 的侧面,11 肋下方,放置 5mm 的套管针。下一个 10mm 的通道,在手指的引导下建立在 12 肋下 2~3cm 处。于最初的通道置入并固定 10mm 球囊套管针,二氧化碳气体扩张后腹腔。游离腹膜后脂肪,将肾上腺上极从膈肌上游离下来,然后暴露肾上极。游离肾上腺的中间及前方。对于右侧肾上腺,将腺体从下腔静脉边缘分离出,并辨认肾上腺中央静脉。对于左侧肾上腺,从肾上腺中间分离,并辨认肾上腺中央静脉。夹闭并离断肾上腺中央静脉。最后完全游离肾上腺侧面及上方的附着处。检查创面的出血并取出标本。

## 腹腔镜下保留肾上腺皮质的肾上腺切除术

具有 2 型多发性内分泌瘤(multiple endocrine neoplasia 2, MEN2)、希佩尔·林道综合征(von Hippel Lindau, VHL)以及双侧嗜铬细胞瘤病史的患者,有进行保留皮质的肾上腺部分切除的手术指征,以避免长期激素替代治疗出现艾迪生病风险。此外,此类患者出现对侧嗜铬细胞瘤的风险较高,因此需要进行肾上腺切除。腹腔镜下肾上腺保留皮质的切除与肾上腺切除的操作方法是类似的。术中超声可以用来确定较小的肿瘤以及切除的边界。肾上腺实质可以用电刀、超声刀或者 LigaSure 离断。剩余的腺体留在原处保留。剩余腺体尤其在肾上腺静脉未能保留的情况下,会导致血供不足,应避免发生。

## 开放性肾上腺切除

对于可能为恶性肾上腺肿瘤的患者,开放手术是目前最佳的术式。瘤体巨大、有局部侵犯的临床表现或局部复发,很有可能是恶性肿瘤。肋缘下切口为紧贴肋缘下两指。肿瘤局部浸润的患者,为了很好的控制血管,胸腹联合切口是必要的。对可能为恶性肿瘤的患者应常规进行后腹膜的淋巴结清扫。对于右侧开放性肾上腺切除术,为了足够的暴露手术视野以便控制肝下腔静脉,采用扩大的克式切口是很重要的。分离三角韧带,适当游离肝右叶。如果还需要进一步的暴露,可通过离断镰状韧带、冠状韧带以及三角韧带来完全游离肝脏。如果游离需要,可以游离并接扎从下腔静脉至肝尾叶的小静脉。仔细分离肝门,环绕 Rommel 止血带以便阻断肝门时需要。肿瘤从腔静脉上或右肾上腺静脉分离前必须完成肝上腔静脉的控制。对于有瘤栓的患者,一旦肝下腔静脉、肝上腔静脉以及肝门血管分离完成,即可切开静脉取出瘤栓。如果下腔静脉长段闭锁或广泛肝内瘤栓形成延升至右心房,术中需要进行静脉分流或体外循环。术中可利用食管超声心动图用来确定瘤栓延升的位置。恶性肿瘤可能侵犯周围脏器,因此,邻近器官需要被切除,包括右肾以及肝右叶。

对于开放性左侧肾上腺切除,有可能存在局部侵犯需要切除胰尾和脾脏。先分离胃结肠韧带,游离胰腺以便完整切除。否则,左侧肾上腺将在脾脏、胰腺及左半结肠之间旋转。如果局部有侵犯,需要分离肾静脉。局部浸润性肿瘤患者,如果瘤体累及膈肌,则需要袖套状切除部分膈肌。膈肌切除后直接关闭或者用 GORE-TEX 补片修补。膈肌切除后在膈肌上方应放置胸腔引流管。

## 切除范围

对于 ACTH 非依赖性库欣综合征及单侧皮质醇肾上腺腺瘤患者,目前的标准治疗是腹腔镜下肾上腺全切。原发性双侧肾上腺结节性增生的患者,目前标准的治疗是双侧肾上腺切除。然而,考虑到终生激素治疗的可能性,Debillon 等对原发性双侧肾上腺结节性增生导致的库欣综合征患者,采用单侧肾上腺切除的疗效进行回顾性分析。15 位患者接受了单侧较大腺体的肾上腺切除,术后尿液中的游离皮质醇正常或偏低。此外,同组患者的代谢并发症如高血压、肥胖以及糖尿病均得到改善。两位患者出现复发,其中一位患者给予米托坦治疗,另外一位接受再次手术。复发率较低,作者认为单侧肾上腺切除对于原发性双侧肾上腺结节性增生的患者是一种选择[7]。虽然此次研究提出了改良的治疗方法,但是对于原发性双侧肾上腺结节性增生及库欣综合征的患者,目前标准的治疗仍是双侧肾上腺切除。

对于康恩综合征的患者进行肾上腺切除范围目前学术界还有争议。Ishidoya 等对分别接受腹腔镜肾上腺全切(63 例)以及腹腔镜肾上腺部分切除术(29 例)的单侧醛固酮肾上腺腺瘤患者进行比较研究。所有接受腹腔镜肾上腺全切的患者高血压均得到明显改善。接受肾上腺部分切除的 29 位患者中,有 2 例术后仍有高血压,未有任何改善,这代表治疗可能失败[8]。Weisbrod 等对接受偏侧性肾上腺切除的患者标本,以肾上腺静脉为抽样标准进行组织学研究,发现 15% 的患者同时具有腺瘤和增生。如果这些患者接受肾上腺

部分切除,很有可能不能得到治愈或高血压得不到改善。16% 的患者有肾上腺增生而没有腺瘤。因此,共计 31% 的患者有肾上腺增生,伴有或不伴有腺瘤,导致了原发性醛固酮增多症[9]。这些患者接受部分肾上腺切除是没有效果的。考虑到肾上腺部分切除的高失败率,对于单侧醛固酮肾上腺腺瘤的患者,肾上腺全切仍是手术治疗的金标准。

肾上腺皮质癌手术切除的目标是治愈性切除。对 I 期肾上腺皮质癌的患者,大范围的肾上腺切除应包括周围的后腹膜脂肪以及淋巴组织以达到治愈性切除。II 期及 III 期肾上腺皮质癌的患者,完全切除肿瘤需要切除同侧肾脏、肝脏、脾脏、胰腺、胃、结肠或部分下腔静脉。

对于嗜铬细胞瘤的患者,选择切除范围以及行保留皮质的切除可能性主要基于以下三点假设:①恶性风险较低;②低或中度复发风险,能够被监测、诊断和治愈;③很大可能维持正常肾上腺皮质功能[10]。散发肾上腺嗜铬细胞瘤患者应进行肾上腺全切术。考虑到对侧嗜铬细胞瘤复发的高度可能性以及类固醇依赖的发生率,遗传性综合征如 MEN 2A 和 VHL 患者应接受肾上腺部分切除。

## 预后

肾上腺皮质醇腺瘤引起的库欣综合征患者预后非常好。该病许多患者需要类固醇补充治疗,直至下丘脑 – 垂体 – 肾上腺皮质系统(hypothalamus-pituitary-adrenal,HPA)轴完全恢复。Välimäki 等通过对 14 例接受手术的库欣综合征患者的长期随访,没有发现患者再次出现库欣综合征的

临床表现,然而 14 位患者中有 5 位患者的代谢并发症没有得到改善,提示可能存在其他潜在的病因。有 13 位患者最终停止了类固醇替代治疗(平均 11.8 个月,间距 3~28 个月)[11]。Di Dalmazi 等对 HPA 轴术后恢复情况进行了回顾观察,发现 99.7% 的库欣综合征患者存在肾上腺功能不全,这和预期结果一致。亚临床皮质醇增多症患者中 51.4%~91.3% 存在肾上腺功能不全,且根据其生化定义不同而存在差异。库兴综合征患者术后 HPA 轴恢复平均时间为 11.2 个月,而亚临床皮质醇增多症患者为 6.5 个月[12]。

外科医生会观察库欣综合征患者肾上腺切除术后症状缓解情况,从而明确缓解率及时间。Sippel 等发现大多数患者在平均 7~9 个月内出现机体功能缓解。但是,症状缓解需要多达 4 年。约 80% 的患者生活质量得到改善,基础疾病如高血压、糖尿病术后亦可得到改善。41 例患者术前患有糖尿病,而术后 79% 得到治愈;78 例患者血压较高,其中 67% 术后血压下降甚至恢复正常[13]。

既往回顾性研究提示手术对亚临床库欣病患者有益,但是尚缺乏有力证据明确其最佳治疗方案[14, 15]。亚临床皮质醇增多症患者,仅有生化改变而缺乏明显的临床表现。对亚临床患者进行的回顾性分析发现,肾上腺切除术对患者有益。一项早期的 9 例小样本队列研究显示,8 例术前高血压患者术后血压得到改善,3 例糖尿病患者术后血糖控制改善、药物使用减量,几乎所有患者术后体重减轻[16]。另一项回顾性研究中,35 例亚临床皮质醇增多症患者行肾上腺切除术(20 例)或者观察随访(15 例)。手术患者中 53% 血压得到改善、50% 血糖控制得到改善,而对照组中无任何改变[17]。Chiodini 等纳入 41 例

亚临床皮质醇增多症患者,其中 25 例行肾上腺切除术,另外 16 例拒绝手术治疗。随访 18 个月后显示,手术组患者体重(32% vs 12.5%)、血压(56% vs 0%)及空腹血糖(48% vs 0%)等均有改善。而未行手术治疗患者血压(50% vs 0%)、空腹血糖(37.5% vs 0%)及 LDL 水平(50% vs 20%)均有恶化[18]。

意大利的一个课题组对 45 例亚临床皮质醇增多症患者进行了长达 15 年的随访研究,这也是目前最大的研究之一。其中 23 例患者进行了肾上腺切除术,另外 22 例单纯进行随访观察。两组间代谢疾病发病率无差异,如糖尿病(34.8% vs 27.3%)、高血压(78.3% vs 68.2%)、高血脂(34.8% vs 31.8%)、肥胖(26.1% vs 27.3%)和骨质疏松(21.7% vs 27.3%)。长期随访后发现 18 例手术组高血压患者中,有 12 位术后血压得到改善甚至恢复正常。糖尿病(5/8)、高脂血症(3/8)及体质指数(3/6)均有改善,尽管未达到统计学意义。不足的是,研究者未进行组间比较[15]。这些研究都显示了手术可以改善代谢症状,但是这些研究均有缺陷:样本量小、回顾性研究、缺少随机化及统一的医疗干预。目前,许多外科医生会根据这些回顾性研究数据,推荐亚临床库欣病行肾上腺切除术。

肾上腺切除术对肾上腺醛固酮腺瘤(aldosterone producing adenomas, APA)患者预后的影响研究比较广泛。Sawka 等[19]在一项包含 97 例肾上腺切除术后 APA 患者的队列研究中发现,98% 的患者血压得到控制(血压下降或降压药物减量),其中 33% 患者血压恢复正常。既往无家族史(比值比为 10.9)和术前降压药物使用不超过两种(比值比为 4.7)为术后血压恢复正常的重要因素。Zarnegar 等[20]探索了

- - -

上述两点及其他术前因素是否可预测 APA 患者术后血压控制,并建立了简单易行的醛固酮缓解评分(aldosterone resolution score, ARS)。该评分包括以下四点(表13.3):降压药物不超过两种、体质指数≤25kg/m²、高血压病程≤6年和是否为女性患者。根据 ARS 评分:低分(0~1)患者血压逆转可能性为27%、中等评分(2~3)者46% 和高分(4~5)患者为75%。这些发现在一组患者中得到验证[20]。

**表 13.3　醛固酮缓解评分**

| 预测因子 | 分数 | |
|---|---|---|
| | 有 | 无 |
| 降压药物不超过两种 | 2 | 0 |
| 体质指数≤25kg/m² | 1 | 0 |
| 高血压病程≤6年 | 1 | 0 |
| 女性 | 1 | 0 |
| 合计 | 5 | 0 |

Adapted from Zarnegar et al.[20], with permission

既往研究证实,APA 患者行肾上腺切除术后,心脏疾病发病率降低。Catena 等[21]比较了两组年龄和性别匹配的原发性醛固酮增多症和原发性高血压患者。其中,APA 患者中要么接受肾上腺切除术,要么服用螺内酯,后者主要适用于双侧原发性醛固酮增多症(原醛)患者。与原发性高血压患者相比,原醛患者治疗前的病史中,原醛主诉心血管事件发生率较高(原醛的心血管事件发生35% vs 原发性高血压心血管事件发生率11%,OR: 4.61)。两组患者治疗后,进行了前瞻性随访,观察心血管事件(包括心肌梗死、中风、血管再通手术和持续性心律失常)的发生,结果显示19%的

原醛患者及18%的原发性高血压患者发生了心血管事件(HR: 0.93)。因此,对于原醛患者而言,肾上腺切除术即使不能使其术后血压恢复正常,其可降低心脏病发生率。

除了控制血压和降低心血管事件发生率外,肾上腺切除术可以提高患者生活质量。在一项前瞻性队列研究中,利用 SF-36 健康问卷,在三个时间点:术前、术后3月和术后6月对22位患者分别进行了调查,同时该评分与普通人群评分进行了比较。与术前相比,患者生理机能、一般健康状态、由生理健康问题和情绪问题带来的社会角色限制、心理健康和活力等均有明显改善[22]。因此,肾上腺切除术带来的益处,远不止控制血压和降低心脏病发病率。

一直以来,肾上腺切除术均为治疗肾上腺皮质癌(adrenocortical carcinoma, ACC)的最佳方案,而治愈性切除为影响 ACC 患者术后总体生存最为重要的因素之一。Margonis 等[23]在一项回顾性多中心研究中,比较了治愈性切除或者镜下切缘阳性切除的两组 ACC 患者。通过多因素分析发现,治愈性切除患者五年总体生存时间为96.3月,而镜下切缘阳性切除患者仅有25.1月。治愈性切除的患者术后5年存活率将近65%,而镜下切缘阳性切除的仅有33.8%[23]。该研究突出了熟练手术技巧的重要性,提示应在术前充分计划,尽可能行治愈性切除以期最佳预后。在一项单中心、回顾性研究中,共纳入330位 ACC 患者,研究发现无论手术与否预后均较差。275位患者行手术治疗,术后中位局部无复发时间刚超过1年,局部复发的主要原因是切缘阳性和疾病分期较晚。所有患者的中位总体生存时间为3.21年,且随着分期升高而逐渐缩短[24]。多因素分析证实

高龄、功能性肿瘤和较晚的分期与不良预后相关。

Reibetanz 等在一项包括 283 例手术患者的回顾性研究中，探索了淋巴结清扫对 ACC 患者肿瘤学预后的影响，其中 47（16.6%）例行淋巴结清扫术，而剩余 236（83.4%）例仅行单纯手术切除术。多因素分析发现淋巴结状态与患者淋巴结清扫术后复发及疾病相关死亡密切相关[25]。以上结果提示淋巴结清扫可影响 ACC 患者肿瘤学预后，但是该研究具有局限性，即属于回顾性研究及清扫率较低。

嗜铬细胞瘤患者术后必须终生随访。Khorram-Manesh 等对 121 位术后患者进行了为期 15±6 年的随访。8 位患者在术后 8.5±6 年出现复发，其中 4 例死亡。在总体随访期内，42 例患者死亡，而瑞典人群预期死亡人数只有 23.6。确诊时 85% 的患者患有高血压病，术后 1 年血压有改善，但是仍有半数患者血压偏高。尽管恶性比例及恶性致死率不高，但是嗜铬细胞瘤患者死亡风险是增加的[26]。

与散发嗜铬细胞瘤患者相比，遗传性患者的琥珀酸脱氢酶亚基 B（succinate dehydrogenase subunit B，SDHB）存在种系突变，且预后不同。SDHB 突变患者转移及发生疾病特异性死亡风险增加。Schovanek 等[27]在一项回顾性研究中发现，超过 4.5cm 的嗜铬细胞瘤或副神经节瘤更容易远处转移。肿瘤超过 5.5cm 的患者总体生存期较短，同时确诊时年龄证实为独立预后评估因子。因此，嗜铬细胞瘤患者需要行生化和影像学的终生随访。

具有遗传综合征的患者，其临床处理和手术方法存在挑战。如 MEN 2A 和 VHL 患者容易发生嗜铬细胞瘤，且复发率较高。考虑到对侧可能再发，避免两侧肾上腺切除术后激素替代治疗，因此许多外科医生提倡这类患者行保留皮质的肾上腺部分切除术。Benhammou 等[28]报道了行肾上腺部分切除术后的 VHL 患者，局部肿瘤复发率、需要再次干预的比率及长期随访中肿瘤预后情况。36 例 VHL 患者成功进行了腹腔镜或者开放的肾上腺部分切除术，其中 11% 的患者局部复发，另还有 11% 的患者需要进行对侧肾上腺部分切除术。在为期超过 5 年（中位时间 9.25 年）的随访中，无患者发生转移性嗜铬细胞瘤。行对侧全切或部分切患者中，11% 的需要长期激素治疗。研究认为对 VHL 相关嗜铬细胞瘤患者行肾上腺部分切除术是合理可行的。

Castinetti 等从位于欧洲、美洲、中国和印度等 30 个医学中心纳入 1210 例 MEN 2A 患者，这也是目前探索 MEN 2A 患者手术方式及治疗措施最大的研究之一。该数据库中，563 例患者为嗜铬细胞瘤，其中 44% 为双侧，56% 为单侧。在后续随访中，发现 30% 的单侧患者，对侧发生了肾上腺嗜铬细胞瘤。在 552 例手术患者中，79% 的患者行（单侧或双侧）肾上腺全切，而仅 21% 的患者行保留皮质的肾上腺部分切除术。3% 的肾上腺部分切除手术患者复发，而肾上腺全切患者的复发率为 2.5%。在平均时间为 13 年的随访中，两组复发率无差别。双侧嗜铬细胞瘤患者，行肾上腺部分切除术后激素依赖率为 42.7%，而双侧全切患者为 100%。考虑可能发生肾上腺危象的风险，研究者建议 MEN 2A 患者行肾上腺部分切除术[29]。

综上，肾上腺肿瘤的评估需要按步骤进行，从而决定采取何种手术方式或者治疗方案。除 ACC 或者恶性嗜铬细胞瘤外，腹腔镜肾上腺切除术已经成为标准术式。切除范围根据致病机制、遗传背景及手术技巧决定，以期获得最佳的肿瘤预后。良性肾上腺疾病患者预后较好，未行治愈性切除（R0）的肾上腺皮质癌患者预后较差。

（许露伟　译，谢建军　校）

# 参考文献

1. Lee J, El-Tamer M, Schifftner T, Turrentine FE, Henderson WG, Khuri S, et al. Open and laparoscopic adrenalectomy: analysis of the National Surgical Quality Improvement Program. J Am Coll Surg. 2008;206(5):953–9. discussion 9–61.
2. Mir MC, Klink JC, Guillotreau J, Long JA, Miocinovic R, Kaouk JH, et al. Comparative outcomes of laparoscopic and open adrenalectomy for adrenocortical carcinoma: single, high-volume center experience. Ann Surg Oncol. 2013;20(5):1456–61.
3. Donatini G, Caiazzo R, Do Cao C, Aubert S, Zerrweck C, El-Kathib Z, et al. Long-term survival after adrenalectomy for stage I/II adrenocortical carcinoma (ACC): a retrospective comparative cohort study of laparoscopic versus open approach. Ann Surg Oncol. 2014;21(1):284–91.
4. Scholten A, Cisco RM, Vriens MR, Shen WT, Duh QY. Variant adrenal venous anatomy in 546 laparoscopic adrenalectomies. JAMA Surg. 2013;148(4):378–83.
5. van der Pas R, Leebeek FW, Hofland LJ, de Herder WW, Feelders RA. Hypercoagulability in Cushing's syndrome: prevalence, pathogenesis and treatment. Clin Endocrinol (Oxf). 2013;78(4):481–8.
6. Shen WT, Lee J, Kebebew E, Clark OH, Duh QY. Selective use of steroid replacement after adrenalectomy: lessons from 331 consecutive cases. Arch Surg. 2006;141(8):771–4. discussion 4-6.
7. Debillon E, Velayoudom-Cephise FL, Salenave S, Caron P, Chaffanjon P, Wagner T, et al. Unilateral adrenalectomy as a first-line treatment of Cushing's syndrome in patients with primary bilateral macronodular adrenal hyperplasia. J Clin Endocrinol Metab. 2015;100(12):4417–24.
8. Ishidoya S, Ito A, Sakai K, Satoh M, Chiba Y, Sato F, et al. Laparoscopic partial versus total adrenalectomy for aldosterone producing adenoma. J Urol. 2005;174(1):40–3.
9. Weisbrod AB, Webb RC, Mathur A, Barak S, Abraham SB, Nilubol N, et al. Adrenal histologic findings show no difference in clinical presentation and outcome in primary hyperaldosteronism. Ann Surg Oncol. 2013;20(3):753–8.
10. Castinetti F, Taieb D, Henry JF, Walz M, Guerin C, Brue T, et al. Management of endocrine disease: outcome of adrenal sparing surgery in heritable pheochromocytoma. Eur J Endocrinol. 2016;174(1):R9–18.
11. Valimaki M, Pelkonen R, Porkka L, Sivula A, Kahri A. Long-term results of adrenal surgery in patients with Cushing's syndrome due to adrenocortical adenoma. Clin Endocrinol (Oxf). 1984;20(2):229–36.
12. Di Dalmazi G, Berr CM, Fassnacht M, Beuschlein F, Reincke M. Adrenal function after adrenalectomy for subclinical hypercortisolism and Cushing's syndrome: a systematic review of the literature. J Clin Endocrinol Metab. 2014;99(8):2637–45.
13. Sippel RS, Elaraj DM, Kebebew E, Lindsay S, Tyrrell JB, Duh QY. Waiting for change: symptom resolution after adrenalectomy for Cushing's syndrome. Surgery. 2008;144(6):1054–60. discussion 60–1.
14. Chiodini I. Clinical review: diagnosis and treatment of subclinical hypercortisolism. J Clin Endocrinol Metab. 2011;96(5):1223–36.
15. Toniato A, Merante-Boschin I, Opocher G, Pelizzo MR, Schiavi F, Ballotta E. Surgical versus conservative management for subclinical Cushing syndrome in adrenal incidentalomas: a prospective randomized study. Ann Surg. 2009;249(3):388–91.
16. Mitchell IC, Auchus RJ, Juneja K, Chang AY, Holt SA, Snyder 3rd WH, et al. "Subclinical Cushing's syndrome" is not subclinical: improvement after adrenalectomy in 9 patients. Surgery. 2007;142(6):900–5. discussion 5 e1.
17. Iacobone M, Citton M, Viel G, Boetto R, Bonadio I, Mondi I, et al. Adrenalectomy may improve cardiovascular and metabolic impairment and ameliorate quality of life in patients with adrenal incidentalomas and subclinical Cushing's syndrome. Surgery. 2012;152(6):991–7.
18. Chiodini I, Morelli V, Salcuni AS, Eller-Vainicher C, Torlontano M, Coletti F, et al. Beneficial metabolic effects of prompt surgical treatment in patients with an adrenal incidentaloma causing biochemical hypercortisolism. J Clin Endocrinol Metab. 2010;95(6):2736–45.
19. Sawka AM, Young WF, Thompson GB, Grant CS, Farley DR, Leibson C, et al. Primary aldosteronism: factors associated with normalization of blood pressure after surgery. Ann Intern Med. 2001;135(4):258–61.
20. Zarnegar R, Young Jr WF, Lee J, Sweet MP, Kebebew E, Farley DR, et al. The aldosteronoma resolution score: predicting complete resolution of hypertension after adrenalectomy for aldosteronoma. Ann Surg. 2008;247(3):511–8.
21. Catena C, Colussi G, Nadalini E, Chiuch A, Baroselli S, Lapenna R, et al. Cardiovascular outcomes in patients with primary aldosteronism after treatment. Arch Intern Med. 2008;168(1):80–5.
22. Sukor N, Kogovsek C, Gordon RD, Robson D, Stowasser M. Improved quality of life, blood pressure, and biochemical status following laparoscopic adrenalectomy for unilateral primary aldosteronism.

J Clin Endocrinol Metab. 2010;95(3):1360–4.

23. Margonis GA, Kim Y, Prescott JD, Tran TB, Postlewait LM, Maithel SK, et al. Adrenocortical carcinoma: impact of surgical margin status on long-term outcomes. Ann Surg Oncol. 2016;23(1):134–41.

24. Ayala-Ramirez M, Jasim S, Feng L, Ejaz S, Deniz F, Busaidy N, et al. Adrenocortical carcinoma: clinical outcomes and prognosis of 330 patients at a tertiary care center. Eur J Endocrinol. 2013;169(6):891–9.

25. Reibetanz J, Jurowich C, Erdogan I, Nies C, Rayes N, Dralle H, et al. Impact of lymphadenectomy on the oncologic outcome of patients with adrenocortical carcinoma. Ann Surg. 2012;255(2):363–9.

26. Khorram-Manesh A, Ahlman H, Nilsson O, Friberg P, Oden A, Stenstrom G, et al. Long-term outcome of a large series of patients surgically treated for pheochromocytoma. J Intern Med. 2005;258(1):55–66.

27. Schovanek J, Martucci V, Wesley R, Fojo T, Del Rivero J, Huynh T, et al. The size of the primary tumor and age at initial diagnosis are independent predictors of the metastatic behavior and survival of patients with SDHB-related pheochromocytoma and paraganglioma: a retrospective cohort study. BMC Cancer. 2014;14:523.

28. Benhammou JN, Boris RS, Pacak K, Pinto PA, Linehan WM, Bratslavsky G. Functional and oncologic outcomes of partial adrenalectomy for pheochromocytoma in patients with von Hippel-Lindau syndrome after at least 5 years of followup. J Urol. 2010;184(5):1855–9.

29. Castinetti F, Qi XP, Walz MK, Maia AL, Sanso G, Peczkowska M, et al. Outcomes of adrenal-sparing surgery or total adrenalectomy in phaeochromocytoma associated with multiple endocrine neoplasia type 2: an international retrospective population-based study. Lancet Oncol. 2014;15(6):648–55.

# 局部晚期和转移性肾上腺皮质癌的治疗

**14**

Sarika N.Rao, Mouhammed Amir Habra
Ranran Zhang, Ricardo V.Loyd

## 标准治疗

### 综述

肾上腺皮质癌（adrenocortical carcinoma，ACC）是一种罕见的疾病，据估计发病率为 0.7~2 例 /100 万[1-3]。总体预后很差，尤其是晚期 ACC 的患者，这些患者不是Ⅲ期（伴有淋巴结受累的任何大小的原发性肿瘤，或者侵犯局部软组织或其他器官，亦或在肾静脉或下腔静脉形成癌栓），就是Ⅳ期（远处转移）的患者。ACC 患者中，在诊断时约有 16%~34% 为Ⅲ期，21%~36% 为Ⅳ期[4-7]，Ⅲ期 ACC 患者的 5 年总生存率约为 50%，发生转移的肾上腺皮质癌患者则低于 15%[5,6,8]。晚期 ACC 的处理包括手术局部切除、控制围术期过量分泌的激素、使用新辅助抗肿瘤药物。原发灶手术切除后的局部复发率和远处复发率仍然很高，根治性手术后仍有三分之二的患者很快复发，因此为了延长无复发生存时间，需要辅助治疗[9]。目前的医疗策略，主要是米托坦和传统化疗联合，治疗效果并不理想，部分病例还需要放射治疗，但这些治疗大多被视为晚期 ACC 患者的姑息治疗。

在本章的前半部分，我们将回顾进展期 ACC 的标准医学疗法，它们的有效性和局限性，以及它们使用的具体适应证。在后半部分内容中，我们将讨论抗癌症药物使用的新趋势，靶向分子治疗的应用及效果。

### 过量激素的治疗

约 40%~70% ACC 会分泌过量激素[4,10,11]。在有激素活性的 ACC 中，广泛存在复杂的代谢、感染、骨骼肌肉系统和心血管系统的紊乱，并且使这一侵袭性恶性肿瘤的治疗进一步复杂化。在一项 524 例手术切除的 ACC 患者研究中，275 例（52.5%）伴有激素活性，皮质醇过度产生最为常见，占 150 例（28.6%），其次是雄激素过多 58 例（11.1%），9 名患者（1.7%）雌激素过多，7 名患者盐皮质激素过多（1.3%）和多种激素分泌（通常为皮质醇和过量的类固醇），ACC 中激素过多产生的这种分布特征与其他研究结果具有一致性[4,5]。

由于 ACC 的侵袭性强，治疗重点在于减轻肿瘤负担。如果可行的话，晚期及转移性 ACC 患者应选择手术切除原发灶，但是这种策略最好考虑由经验丰富的多学科团队来完成[11,12]。对于不能切除的那些有激素活性 ACC、无法切除的复发病灶或者在手术前准备中,需要药物治疗来控制激素。控制 ACC 中皮质醇和其他激素的过多产生的药物中,包括米托坦(具有分解肾上腺素和抑制类固醇生成的联合优势),类固醇生成酶抑制剂(酮康唑,甲吡酮或依托咪酯),糖皮质激素阻断剂(米非司酮)或盐皮质激素阻滞剂(螺内酯或依普利酮)[13]。通常需要多种药物联合治疗,当然也增加了药物相互作用的可能性。因此,需要监测患者对治疗的反应以及副作用来调整治疗计划,这些监测包括临床评估和实验室检查。显性肝转移的患者,选择局部治疗(如肝化疗栓塞)可能会降低激素的分泌,但应该是基于个体化的干预[14]。

## 晚期及转移性肾上腺皮质癌的手术治疗

复发性或转移性 ACC 的预后不佳,并且手术治疗的效果有限。尽管如此,如果是局部复发 ACC 且手术可以达到切缘阴性,也应该考虑手术治疗[15,16]。另外,如果切除大部分病灶可以控制皮质醇过多带来的病情,也应考虑减瘤手术。对于那些病程进展相对缓慢、器官(通常是肝脏和肺)转移灶数量比较少的患者来说,切除转移性的部位也是一个很有吸引力的选择。

在 253 例 ACC 患者[57 例(22.5%)Ⅲ期和54例(21.3%)Ⅳ期患者]的回顾性研究中,182例(71.9%)进行了根治性手术,105例(41.5%)行扩大手术。111例Ⅲ期及Ⅳ期患者中有65例(58.6%)使用佐剂或米托坦新辅助治疗。5年总生存率,Ⅲ期为24%,Ⅳ期为0%[6]。

另一项研究评估了7例 ACC 晚期患者的手术结果,未辅助使用米托坦。5例Ⅲ期患者和2例Ⅳ期患者的肿瘤被整体切除,6例行肝、下腔静脉联合切除,2例行肾切除术。尽管米托坦在术后不能立即使用,但有5名患者在肿瘤复发时接受了米托坦治疗。Ⅲ期患者的3年无病生存率和总生存率分别为20%和40%,中位随访时间为32个月。所有7例Ⅲ期和Ⅳ期患者估计3年无病生存率为14.3%,中位无病生存期为18.6个月[17]。

在一组113例 ACC 患者中,107例接受了手术,Ⅲ期或Ⅳ期患者(N=56)的中位总生存期为15个月,5年总生存率为10%。完成根治性二次切除62例。在根治性切除患者中,43例(69%)为远处转移,14例(23%)为局部复发,5例(8%)为两者均有,本组中位生存期为74个月,5年总生存率为57%。然而,在不完全切除的患者中,5年总生存率为0%[18]。在国立癌症研究所的57例接受转移灶切除,或者转移性 ACC 再次切除的患者中,有19例治疗局部复发,其余38例发生远处转移。总共116人次转移灶切除术(首次复发或随后的手术),主要在肺或胸腔(48次手术)或肝脏(23次手术,为第一次转移灶)。其中22例(39%)无疾病征象(no evidence of disease, NED),28例患者接受了两次或两次以上的复发疾病手术,无病生存期为2.8个月至12年以上(中位数为4.1年),其中22例在首次转移瘤切除后表现为 NED[19]。根据这些结果推断,在临床实践中,评估患者重复切除时应考虑无病区间,即间隔越长,总生存时间越长,这两项研究都强调了手术干预在复发性 ACC 患者中的潜在作用。

如前所述,在转移性病灶为易切除的孤立病灶时,可以考虑切除,因为它可以改善总体生存[18,20-23]。在 Mayo Clinic 和 MD

Anderson 癌症中心接受转移瘤切除术的 27 例患者中,肺部 19 例、肝脏 11 例、脑 1 例,11 例患者完全切除(R0),中位总生存时间为 2.35 年,转移部位与术后总生存期无关[15]。

在一项研究中,28 例接受肝转移灶切除的 ACC 患者(11 例同步转移)中,所有 28 例患者出现复发。肝切除术后中位无病生存时间和总生存时间分别为 7 个月和 31.5 个月,5 年生存率为 39%[23]。同样,来自德国和美国国立卫生研究院(NIH)的两项回顾性研究(共 50 例患者)接受了肺转移瘤切除术,发现 5 年总生存率(从第一次肺部手术时计算)为 24.5% 至 41%,中位总生存时间为 40~50.2 个月[22,24],美国国立卫生研究院的研究报道了 6 个月的中位同侧无复发存活时间[22]。所有患者都有复发的肺转移。尽管治愈率很低,但是肝和肺转移灶切除与长期生存相关。

## 放射治疗

ACC 患者接受放疗的比较少。有少量的采用放疗进行局部控制的回顾性资料报道,因为 ACC 本身比较罕见,所以研究资料就更少。有细胞培养的实验研究显示,在接受米托坦治疗时,放疗效果会更好。虽然目前还没有有关放疗的前瞻性研究资料,但放疗往往单独使用或与全身治疗联合,成为姑息治疗手段之一[25]。

## 米托坦单药治疗

米托坦是美国食品药品管理局(FDA)唯一批准的用于转移性 ACC 的药物,它经常被用作晚期 ACC 患者的辅助治疗。米托坦具有分解肾上腺素和阻滞类固醇生成的活性,可用于当手术切除不彻底时,或者

存在手术禁忌时以及激素功能性肿瘤。有个案病例报道转移性患者使用米托坦单药治疗获得长时间缓解[26-28]。已公布的关于米托坦单药治疗资料为多回顾性研究,仅在 10%~30% 的患者中出现部分应答[11,29-32],两项小型前瞻性研究涉及辅助使用米托坦,产生了类似的应答率[33,34]。米托坦的毒性作用有:由于该药对肾上腺素分解作用而导致的肾上腺功能不全以及 CYP3A4 的活化导致氢化可的松失活增加,迫使同时使用高于平均水平的糖皮质激素替代物,在米托坦治疗期间,许多临床医生倾向于使用氢化可的松替代物来替代其他糖皮质激素(地塞米松或泼尼松),尽管有不同的方法来替代类固醇,但一种可接受的方法是在米托坦治疗开始前或者开始后不久,使用氢化可的松 10mg,每天两次,通过临床评估和实验室检查,来调整药物剂量,米托坦的其他常见副作用包括可能在治疗早期出现的消化反应(恶心,呕吐或腹泻),可以通过减少剂量和支持对症治疗来缓解。神经系统症状(头晕,嗜睡,抑郁和共济失调)往往与较高的米托坦水平有关,可以通过减少剂量或停用药物来逆转。其他不太常见的副作用可能包括肝毒性、肝酶谱升高、皮疹、高血脂、痛性男性乳房发育症、甲状腺功能障碍以及罕见的出血性膀胱炎等[11,12,35,36]。

米托坦从每天 2~3g 的低剂量开始使用,根据耐受性和定期监测米托坦血清水平(肿瘤靶标 14~20mg/L),进行逐步增加剂量[37]。在一项包括 40 位 ACC 患者的前瞻性多中心研究中,患者接受了低剂量(2 周内缓慢剂量增加 1~3g)或高剂量(2 周内剂量逐渐增加 1.5~6g)米托坦,但最大血浆米托坦浓度中位数或副作用分布差异无统计学意义[38]。一般来说,开始使用米托坦的患者需要告知不良反应,包括治疗

期间需要类固醇替代治疗,停用米托坦后肾上腺功能不全通常是可逆的,但米托坦停药后皮质醇产生可能需要几个月才能恢复正常。在使用米托坦期间,我们通常每3~4周检测一次血清米托坦水平,然后再降低检测频率,其他监测值包括全血计数、甲状腺及肾肝功能、电解质和血脂水平。特别是对于具有激素活性 ACC,可以增加其他测试,来评估疾病对治疗的反应,并调整糖皮质激素替代的剂量。

## 全身化疗

全身治疗适用于转移性 ACC。晚期 ACC 的单药化疗及联合化疗见表 14.1。

### 单药化疗

目前 ACC 使用单药化疗经验很少,有些病例报告显示顺铂对 ACC 有积极作用,然而效果欠佳,推荐联合治疗[39,40]。

52 名晚期 ACC 患者,表现为组织学分化差或无激素活性的特征,使用多柔比星(每 3 周 $60mg/m^2$)单药化疗。在 16 名先前没有使用米托坦的患者中,有 3 名(19%)有应答,而米托坦治疗失败的患者中也没有出现应答[30]。伊立替康是一种拓扑异构酶 I 抑制剂,作为单药(每 14 天 $250mg/m^2$)给予 12 名晚期 ACC 患者,没有客观的抑制肿瘤反应,只有 3 名患者(25%)有短暂的疾病稳定期(范围 1.5~4 个月)[41]。

曲磷胺是一种口服烷化剂,属于环磷酰胺家族,在治疗肉瘤和一些妇科癌症方面已经显示出一定的疗效[42,43],并且总体上耐受性良好。因此,在 27 名 ACC 患者(13 名患者接受单药治疗,14 名患者使用米托坦)同时使用曲磷胺(每日 150mg)的回顾性分析中评估了这种药物在 ACC 中的使用潜力,只有 3 名患者病情稳定,最长

的时间是 479 天,整个组的中位无进展生存期为 84 天,中位总生存期为 198 天,尽管曲磷胺总体耐受性良好,但其作为 ACC 补救治疗的有效性非常有限[44]。

## 联合化疗

### 米托坦和链脲霉素

在一项包括 40 名复发性或转移性 ACC 患者的小型 II 期临床试验中,联合使用米托坦(每天 1~4g)和静脉注射链脲霉素(每天 1g,连续 5 天,然后每 3 周 2g)。36% 的受试者报告完全或部分应答,2 年总生存率为 70%[45]。有 3 名不能手术的晚期患者,使用新辅助链脲霉素和米托坦治疗后,其中两名患者明显缓解,并转变为可以行手术治疗,在血生化和转移病灶中也可见应答[46]。

### 米托坦加依托泊苷、多柔比星和顺铂

在临床预实验中,依托泊苷和顺铂有协同作用[47]。早期报道中,有两例晚期 ACC 患者使用依托泊苷联合顺铂联合化疗,显示出疗效[48]。随后 II 期临床试验纳入了 45 例,先前没有的治疗(36 例)或先前接受米托坦(9 例)治疗的晚期 ACC 患者,在 21 天周期中给予顺铂(第 1 天和第 2 天为 $50mg/m^2$)和依托泊苷(第 1、2、3 天为 $100mg/m^2$),仅在五个患者中看到部分应答,这已经是最好的结果,产生了 11% 的应答率。在米托坦初始组中,16 名患者在疾病进展时继续接受米托坦辅助治疗,2 名患者部分缓解[33]。在 ACC 患者中,多药耐药基因(MDR-1)高表达,并且有预期的 p-糖蛋白高表达[49],加入米托坦干扰了 p-糖蛋白同时增强了药物的积累和毒性,因此米托坦与细胞毒性化疗似乎是一个合理的组合。在 72 例转移性或局部

表 14.1　肾上腺皮质癌全身化疗的研究综述

| | 药物（剂量） | 患者数 | 研究设计/设置 | 患者的反应数（根据报告） | 反应的持续时间 |
|---|---|---|---|---|---|
| Decker et al.[30] | 柔红霉素（60mg/m² 每 3 周） | 16 | 预期的，初始治疗 | 3 | 未报告 |
| Baudin et al.[41] | 伊立替康（250mg/m² 每 2 周） | 12 | 预期的 | 3（SD） | 1.5~4 个月 |
| Krois et al.[44] | 环磷酰胺（150mg 每日） | 27（14 例联合使用米托坦） | 回顾 | 3（SD） | 84 天 |
| Khan et al.[45] | 米托坦（1~4g 口服每日）+链脲霉素（1g 静脉注射每日 ×5 日，然后后 2g IV 每 3 周）(M-S) | 40 | 第二周期 | 14 | |
| Williamson et al.[33] | 顺铂（50 mg/m² 在第 1 天和第 2 天）+依托泊苷（100mg/m² 在第 1/2/3 天，每 21 天一个周期） | 45（9 个患者之前接受米托坦） | 第二周期 | 5（PR） | |
| Berruti et al.[50] | 米托坦（4g/d）+依托泊苷（100mg/m² 在第 5~7 天）+阿霉素（20mg/m² 在第 1 和 8 天）+顺铂（40mg/m² 在第 1 和 9 天）（EDP-M） | 72 | 第二周期 | 5（CR）30（PR） | |
| Fassnacht et al.[51] | EDP-M（perBerrutiprotocol[50]）对比. 米托坦+链脲霉素（M-S）(per Khanprotocol[45]) | 304（151 in EDP-M and 153 in M-S） | 第三周期 | EDP-M: -2（CR）-33（PR）-53（SD）M-S: 1（CR）13（PR）34（SD） | 5 个月 vs 2.1 个月 |
| Sperone et al.[62] | 米托坦 联合 吉西他滨（800 mg/m²）+卡培他滨（1500mg/d）or5-氟尿嘧啶（200mg/(m²·d)） | 28 | 第二周期 | 1（CR）1（PR）11（SD） | CR(20个月)PR(10) |

SD，稳定期；PR，部分反应；CR，完全反应

晚期 ACC 患者的 II 期研究中，使用米托坦（M）（每天 4g）联合依托泊苷（E）静脉注射（第 5~7 天 100mg/m²）、阿霉素（D）（第 1 天和第 8 天 20mg/m²）以及每 4 周给予顺铂（P）（第 1 天和第 9 天 40mg/m²）（EDP-M），48.6% 的患者（5 名完全应答和 30 名部分应答）产生了客观应答[50]，随后，出现 ACC 患者大样本研究和第一个 III 期临床试验，是第一个关于进展性和转移性肾上腺皮质癌治疗（FIRM-ACT）的国际随机对照研究，304 名不适合行根治手术的晚期 ACC 患者，被随机分配到米托坦 +EDP（EDP-M）组或米托坦 + 链脲霉素组，EDP-M 组患者的应答率显著优于链脲霉素 – 米托坦组（23.2% vs 9.2%），EDP-M 组的中位无进展生存期也显著高于链脲霉素 – 米托坦组（5.0 个月 vs 2.1 个月），两组患者的中位总生存期没有统计学差异（15 个月 vs 12 个月），严重不良事件发生率也没有统计学差异[51]。这一具有里程碑意义的研究，高度揭示了 ACC 的分子发病机制和耐药机制，并探索更有效的、毒性更小的方案治疗 ACC。

ACC 发生耐药机制可能包括高水平的 P- 糖蛋白，特别是与阿霉素耐药相关[52]。肿瘤细胞可以利用切除修复交叉互补基因 1（ERCC1）作为工具，抵消基于顺铂化疗的作用，显示出其与顺铂耐药性 ACC 患者的生存期成反比[53,54]。在应用顺铂或米托坦处理后的 ACC 细胞株中，发现 cMET 过表达，这可能是 ACC 患者对目前使用的化疗方案不太敏感的另一个潜在机制[55]。

虽然细胞毒性化疗联合米托坦的应用在 ACC 治疗中的长期作用有限，但这种联合治疗把临界可切除的 ACC，转变为可切除的 ACC 提供可能（图 14.1）。在回顾性评估为临界性可切除的 15 例 ACC 患者中

（根据影像提示需要多器官切除，存在小体积的肿瘤、寡转移，或患者存在状态不佳的情况），全身性新辅助治疗产生 39% 的目标有效率，54% 疾病稳定性；这些患者的中位无病存活时间为 28 个月，而以手术治疗为初始治疗的 38 个 ACC 患者无病存活时间为 13 个月。这些发现强调不同方式联合治疗（包括手术和化疗）改善 ACC 长期预后的重要性。目前有一项前瞻性研究正在进行中，以验证这些早期的回顾性观察结果[56]。对 ACC 全身治疗后疗效的评估，推荐 18- 氟脱氧葡萄糖正电子发射断层摄影术 / 计算机断层摄影术（FDG PET/CT）作为监测和指导的有效工具，与传统 CT 相比略有优势，FDG PET/CT 使用改变了约 10% 的病例在重建期间的临床处理，并且在重建期间分别具有约 98.4% 和 100% 的灵敏度和特异性[57,58]（图 14.2）。

## 米托坦联合吉西他滨和氟嘧啶

在 2003 年 ACC 共识性会议上，吉西他滨被认为是最有希望的药物之一[59]，它与氟尿嘧啶如卡培他滨或 5- 氟尿嘧啶的联合治疗，在晚期胰腺癌中有效[60]，并且对耐药性肾癌有一定的效果[61]。II 期研究评估了先前接受过米托坦联合一种或两种全身化疗方案后病情进展的 28 名患者（22 名接受卡培他滨和 6 名接受卡培他滨治疗），评估了米托坦加吉西他滨（800mg/m²）和卡培他滨（每天 1500mg），或把卡培他滨更换为 5- 氟尿嘧啶（每天 200mg/m²）作为补救疗法的联合，最终结果显示氟嘧啶与吉西他滨和米托坦联合使用时没有区别。一名转移性肝病和骨转移患者完全缓解（持续 20 个月以上），另一名患者达到部分缓解（持续 10 个月），11 例病情稳定，其余 15 例病情进展，28 例患者中位疾病进展时间为 5.3 个月[62]。

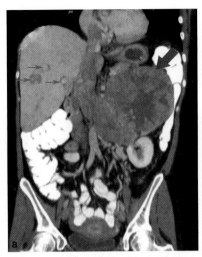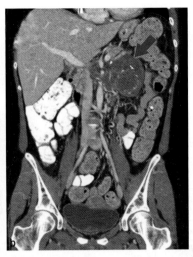

图14.1 CT（冠状位）显示肾上腺皮质癌新辅助化疗的疗效：(a) 左侧肾上腺皮质癌（粗红箭头），肿瘤在左肾静脉内，向下腔静脉及右心房方向延伸，伴有多发性肝转移（细红箭头）。(b) 治疗后显示，原发肿瘤明显缩小（粗红箭头），肿瘤血管扩张，肝转移消失。这种疗效有助于提高手术切除的成功率

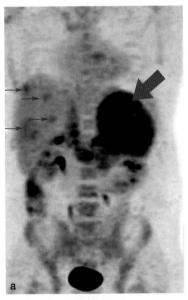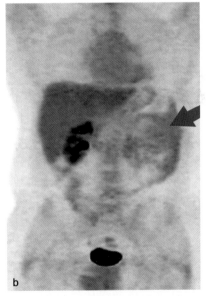

图14.2 FDG-PET 冠状面显示图。(a) 图像显示一个大的伴血管扩张的左侧肾上腺皮质癌（粗红色箭头），FDG 摄取明显增加，伴有肝转移（治疗前）；(b) 左肾上腺肿瘤在治疗后，肝转移消失，FDG 摄取明显降低（粗红箭头）

## 新兴的治疗方法

### 综述

考虑到治疗高失败率以及 ACC 显著的临床异质性，在过去二十年中花费了大量的努力，来了解 ACC 发病机制中涉及的分子特征和细胞通路。这些努力旨在指导个体化治疗和评估预后[63]。ACC 中最常见机制包括胰岛素样生长因子 2（IGF2）的过度表达，其导致胰岛素样生长因子受

体 –1（IGF-1R）的活化和β- 连环蛋白信号传导的激活（图 14.3）。最近通过全外显子测序进一步了解 ACC，已知的启动基因 包 括（CTNNB1，TP53，CDKN2A，RB1 和 MEN1）以及与 ACC 少相关的基因（ZNRF3，DAXX，TERT 和 MED12）[64]，91 个原发性 ACC 病例的全基因组分析也发现许多相同的 驱 动 基 因（TP53，ZNFR3 和 CTNNB1）

以及一些独特的基因（PRKAR1A，CCNE1 和 TERF2）表达，全基因组加倍是 ACC 一个共同的特征，并与更具侵袭性的行为有关。这些新发表的数据对 ACC 临床治疗的影响仍不明朗，正如我们在第 14 章后半部分所讨论的那样，但这些发现可能为未来 ACC 分子靶向治疗奠定基础（表 14.2）[65]。

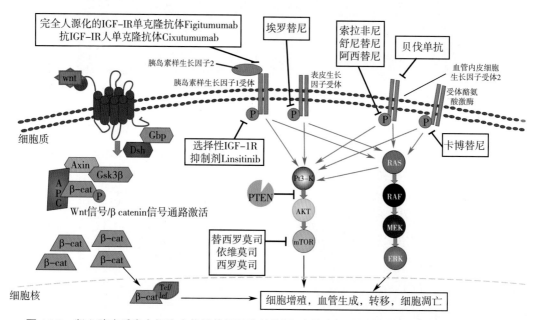

**图 14.3** 肾上腺皮质癌中细胞内信号传导通路的简图，在临床上选择有效药物针对这些靶向通路

## 抗血管内皮生长因子治疗

一般来说，恶性肿瘤依赖于足够的血液供应来支持其生长和侵袭。血管内皮生长因子（vascular-endothelial growth factor，VEGF）是与其酪氨酸激酶受体结合的主要信号蛋白，诱导引起内皮增殖和迁移到新生血管形成部位的信号级联[66]。毫无疑问其在癌症中的过表达已经成为治疗的靶标。抗 VEGF 制剂已经在癌症治疗中显示出非常令人鼓舞的结果，包括晚期结肠癌[67]、肾癌[68] 和肺癌[69] 的治疗，这也引起了靶向 VEGF 信号通路在肾上腺皮质癌中的研究兴趣[70]。

VEGF 的表达已被证明在 ACC 高于良性肾上腺肿瘤[71-73]。此外 VEGF 的表达，特别是 VEGF2 亚型与 ACC 中较差的预后相关[74]。因此，阻止该信号传导在治疗中可能是至关重要的。在 ACC 的异种移植模型中，具有抗 VEGF 活性的多重激酶抑制剂索拉非尼，与 mTOR 抑制剂依维莫司的联合使用，在原发及转移灶中均可抑制肿瘤生长、缩小肿瘤体积和促进凋亡[75]。

个案报道已经描述了在转移性 ACC 中，肿瘤对索拉非尼和舒尼替尼的部分敏感[76-78]。在 25 例患者的 Ⅱ 期研究中，索拉非尼联合紫杉醇尽管耐受性良好，但由于

表 14.2 在肾上腺皮质癌研究中的靶向治疗摘要

| 研究者 | 药物（剂量） | 靶点 | 患者数量 | 临床试验 | 最好效果（患者数量） | 中位无进展生存期 |
|---|---|---|---|---|---|---|
| Berruti et al.[79] | 索拉非尼（400mg，每日两次）+紫杉醇（每周60mg/m²） | VEGFR | 25 | II期临床，挽救性治疗 | 无效果 | 无报道 |
| Kroiss et al.[80] | 舒尼替尼（每日50mg×4周） | VEGFR | 38 | II期临床 | 疾病稳定（5） | 5.6~11.2个月 |
| Wortmann et al.[83] | 贝伐单抗（每3周，5mg/kg/体卡培他滨（950mg/m²） | 抗VEGF单克隆抗体 | 10 | 挽救性治疗 | 无效果 | 无报道 |
| O'Sullivan et al.[84] | Axitinib（每日2次，每次5mg） | 特异性VEGFR | 13 | II期临床 | 生长率下降（4） | 5.48个月 总生存期:13.7个月 |
| Ganesan et al.[86] | 来那度胺+西罗莫司 | 抗血管生成+mTOR抑制剂 | 3 | I期临床 | 疾病稳定（2） | 未报道 |
| Quinkler et al.[92] | 厄洛替尼（每日100mg）+吉西他滨（800mg/m²，静脉注射，第2周一次） | EGFR | 10 | 挽救性治疗 | 部分有效（1） | 8个月 |
| Haluska et al.[102] | Figitumumab（每个周期的第1天使用20mg/kg） | 抗IGF-1R单克隆抗体 | 14 | I期临床 | 疾病稳定（8） | 6个月 |
| Naing et al.[108] | 西妥木单抗（每周3~6mg/kg）+西罗莫司（每周25~37.5mg，静脉注射） | 抗IGF-1R单克隆抗体+mTOR抑制剂 | 26 | I期临床 | 疾病稳定（1） | 大于6个月 |
| Lerario et al.[103] | 西妥木单抗（每2周，10mg/kg）+米托坦（每日2g） | 抗IGF-1R单克隆抗体 | 20 | I期临床 | 部分缓解（1），疾病稳定（7） | 2.66~48周 |
| Jones et al.[106] | 林斯替尼（>300mg） | IGF-1R及胰岛素抑制剂 | 66 | I期临床 | 部分有效（2）疾病稳定（27） | 部分有效:199~703天；疾病稳定:<24周（中位无进展生存期无数据） |
| Fassnacht et al.[107] | 林斯替尼（每天150mg） | IGF-1R及胰岛素抑制剂 | 90 | III期临床（与安慰剂对比） | 无效 | 无报道 |

9 名患者的肿瘤进展而早期停药[79]。在另一个 Ⅱ 期试验中，38 名，包括无法手术的，之前没有对米托坦以及其他 1~3 种化疗药物起作用的晚期 ACC 患者，给予 6 周周期单剂型舒尼替尼（50mg 舒尼替尼，每周 4 周，随后 2 周停药），其中超过一半患者仍同时接受米托坦治疗，只有 5 例患者病情稳定，无进展生存期为 5.6~11.2 个月，总生存期为 14.0~35.5 个月，在这 5 名患者中，只有 1 名患者使用米托坦治疗，而在 30 例病情恶化的患者中，21 名患者进行了米托坦治疗[80]。对于那些米托坦治疗无效的患者，与索拉非尼相比，使用舒尼替尼被证明具有一定的单剂活性，因为所有酪氨酸激酶抑制剂都是通过 CYP3A4（细胞色素 P450 3A4 酶）代谢的，可由米托坦诱导以增加药物清除率[81]。

10 例难治性 ACC 患者每 21 天给予贝伐单抗（Bevacizumab，一种抗 VEGF 单克隆抗体），剂量为 5mg/kg 静脉注射，联合口服卡培他滨（氟尿嘧啶的前体药物）剂量为 950mg/m$^2$、每日两次。选择卡培他滨是因为它是一种口服剂，而且之前已有报道证实，氟尿嘧啶有抗肾上腺素的特性[82]。所有患者曾接受过 EDP-M 抑或**链脲霉素联合**米托坦治疗，一些患者可能之前也有过酪氨酸激酶的治疗。有 5 名患者也由当地医师指导下同时接受过米托坦治疗。这所有的 10 例均没有见到客观的疗效[83]。这种结果的出现可能由于药物的明显细胞毒性，可能贝伐单抗与卡培他滨的使用剂量不足。

舒尼替尼和索拉非尼是靶向 VEGF 受体以及其他激酶的多激酶抑制剂，而阿昔单抗是 VEGFR1、2 和 3 的选择性抑制剂，之前对 13 例 ACC 患者进行了 Ⅱ 期临床试验，使用至少一个化学疗法联合或者不联合米托坦治疗，阿昔替尼以 5mg，每天

2 次开始，在允许剂量的范围内调整（其中 7 名患者的剂量予以提高）。尽管在 13 例患者中有 4 例发生瘤体生长速度降低，但按实体肿瘤反应评估标准（Response Evaluation Criteria in Solid Tumors，RECIST）判断为无响应，中位无进展生存期为 5.48 个月，中位总生存期为 13.7 个月[84]。

尽管临床前数据表明靶向 VEGFR 是一个合理的选择，但临床应用的 VEGFR 酪氨酸激酶抑制剂，并没有引起客观的 RECIST 反应，病情稳定是其治疗的最佳结果，而且只有舒尼替尼才能实现[80]。

### 其他血管靶向药物治疗

来那度胺是一种免疫调节、抗炎和抗血管生成药物，目前批准用于多发性骨髓瘤和骨髓发育异常的治疗，其对实体瘤有抗肿瘤活性，既作为单一药物使用，也可与其他细胞毒性或靶向药物联合使用[85]。例如在 I 期临床研究中，给予 3 名 ACC 患者来那度胺和 mTOR 抑制剂坦罗莫司联合用药，其中 2 名患者病情稳定，是获得的最佳结果[86]。已有个案报道记录了其他抗血管生成化合物（如沙利度胺）的部分敏感[87]，但迄今为止，还没有大样本关于抗血管生成药物治疗 ACC 的疗效评估。

## 抗 EGFR 治疗

已经发现表皮生长因子受体（epidermal growth factor receptors，EGFR）在超过 80% 的 ACC 中表达[88,89]，研究为那些靶向受体的药物提供理论基础。目前有三种药物可用于阻断 EGFR：西妥昔单抗、厄洛替尼和吉非替尼[90]。在高表达 EGFR 的 ACC 肿瘤样品中，厄洛替尼可降低细胞活力并诱导凋亡[91]，但在正常组织中未观察

到这种模式，表明在 ACC 中当 EGFR 高度表达时，可见对 EGFR 抑制剂的敏感性增加。

在 ACC 进展的 10 例多线治疗失败的患者中，研究了厄洛替尼与吉西他滨的联合使用（后者由于其在 2005 年 ACC 共识会议[59]中作为二线或三线剂型提出的功效而被选择），所有患者先前都接受过手术、米托坦和至少两种细胞毒性替代治疗方案，只有 1 名患者发现最小反应，无进展生存时间为 8 个月，其他人都有疾病进展，与临床前期数据相反，具有最小 EGFR 表达的患者表现出最大的反应，对最高 EGFR 表达的患者反之亦然[92]。因此，研究表明，吉西他滨和厄洛替尼联合使用疗效有限。

## mTOR 抑制剂

在磷脂酰肌醇 3- 激酶（phosphatidyli-nositol 3-kinase, PI3K）/AKT 信号通路内，蛋白激酶 mTOR 作为细胞生长、代谢和增殖的看门人，它接收来自压力、营养素和生长因子受体的传感器信号[93,94]。然而，mTOR 在 ACC 中的作用和功能尚未得到充分阐明[95]。此外，mTOR 标记的表达在 ACC 中是多样的，Doghman 等人表明依维莫司对 mTOR 信号传导的药理性抑制，大大减少了体外和体内儿童期肾上腺皮质肿瘤细胞生长[96]。在另一项对 ACC 细胞株特异性研究中，mTOR 抑制剂西罗替尼在体外实验中明显抑制细胞生长、减少激素活性细胞中皮质醇的过量产生[97]。

## 胰岛素样生长因子受体抑制剂

IGF2 的过度表达是 ACC 中最常见的分子表现，并且存在于约 90% 的 ACC 肿瘤[98,99]。IGF2 信号通过 IGF1 受体（IGF-1R）启动下游信号级联，驱动 ACC 和其他癌症的增殖、迁移和转移[100]，在前期临床研究中，无论是体外研究还是异体移植物[101]，使用米托坦联合 IGF 抑制剂拮抗 IGF-1R 途径的抗增殖作用效果，比单独使用任何一种制剂更强的。在使用依托米单抗（针对 IGF-1R 的单克隆抗体）用于难治性 ACC 的 I 期研究中，很少出现不良事件，但最好的结果只是疾病稳定[102]。在另一个 I 期试验中，抗 IGF-1R 抗体西妥木单抗与米托坦联合显示有限的生物活性[103]。胰岛素样生长因子受体（IGF-1R）和胰岛素受体（insulin receptor）的小分子抑制剂 Linsitinib 已经在几个实体瘤中初步证明了其抗肿瘤活性，并且耐受性良好[104,105]。在 I 期研究中，特别是 ACC，发现部分反应[106]。然而在 III 期试验中，linsitinib 没有改善无病或总体生存，尽管在少数患者中观察到部分反应和疾病稳定[107]。在 26 例重度预处理的 ACC 患者中，mTOR 抑制剂（坦罗莫司，静脉注射 25~37.5mg/ 周）与 IGF-1R 抑制剂（西妥木单抗，3~6mg/（kg·周））联合用药后 11 例患者中（42%）持久的疾病稳定（>6 个月），但无完全或部分客观疗效[108]。因此，尽管 ACC 中 IGF2 的上调，IGF-1R 抑制剂尚未显示出有效性，但是可能需要进一步的研究来确定哪些人可以从这种治疗中受益。

## cMET 抑制剂

已知肝细胞生长因子（hepatocyte growth factor, HGF）通过增加血管生成细胞因子来刺激肿瘤血管生成，并直接激活 cMET 受体，增强内皮细胞增殖和运动[109]。已知 HGF 参与肿瘤侵袭性和抗药性[110]。在前期临床研究中,肾上腺腺瘤和正常肾上腺组织相比,MET mRNA 水平在 ACC 中是上调的(特别是化疗或放射治疗后)[55]。此外,HGF 和 cMET 蛋白增加导致 ACC 中 cMET 信号通路激活增加,因此促进血管发生,并减少细胞凋亡,在 ACC 的 cMET- 敲除模型中也是如此。使用卡博替尼(一种强大的多激酶抑制剂,包括 cMET)被证明可以减少 ACC 肿瘤体外生长[55]。其他泌尿生殖系统恶性肿瘤通常涉及 cMET 失调,并且在对这些癌症患者的 cMET 抑制剂的研究中,21% 出现部分敏感和 34% 疾病稳定[111]。在多次治疗失败后发生快速疾病进展的单一病例中,使用了卡泊沙坦作为补救药物,治疗后一个月内部分敏感,并在随后的 3 个月和 7 个月随访期间作用持续[112]。卡泊沙坦治疗转移性 ACC 的疗效,还需要进一步的临床试验。

## 免疫治疗

### 白介素 –13

与良性肾上腺皮质肿瘤相比,ACC 组织的基因组分布已经确定了几种失调基因的过表达,其中,白介素 13(IL-13)受体 α2(IL-13Rα2)是一个突出的恶性肿瘤潜在标志物[113]。已经显示细胞因子 IL-13 通过 IL-13Rα2 信号在细胞模型中促进肿瘤侵袭[114]。因此,这种细胞表面受体在治疗策略中成了具有吸引力的靶点,IL-13-PE 是由 IL-13 和假单胞菌内毒素(PE)组成的细胞毒素,对其他恶性肿瘤中表达 IL-13Rα2 的癌细胞具有细胞毒性[115]。ACC 细胞也显示对 IL-13-PE 敏感,并且延长了小鼠异种移植模型的存活时间[114]。在评估该药物在其他恶性肿瘤(例如胶质瘤)中的功效时,将 IL-13-PE 直接注射到恶性部位[116]。然而,在最近的一项研究中,

6 名标准治疗失败的转移性 ACC 患者静脉内给予 IL-13-PE,所有患者 IL-13Rα2 的表达均高于 30%,在研究结束时,只有 5 名患者有可检测的敏感性,所有患者最终都出现了疾病进展,尽管 1 名患者通过 6 个疗程治疗疾病稳定[117],可检测的中和抗体可能降低了肿瘤应答,未来的研究需要减少这种抗体效应,以评估 IL-13-PE 的真正功效,特别是因为那些有反应的患者。

### 抗 PD-1 抑制剂

目前正在进行全面评估免疫系统如何调节肿瘤进展,负责介导肿瘤诱导的免疫抑制的最关键途径之一是程序性死亡受体 1(PD-1)途径。通常在慢性炎症环境中促进耐受性和预防组织损伤[118],许多人类实体瘤表达 PD 配体 1(PD-L1),这通常与较差的预后相关。使用单克隆抗体阻断 PD-1/PD-L1 轴已经在各种实体瘤包括黑素瘤、非小细胞肺癌和晚期肾细胞癌治疗中出现有希望的结果[119-121]。因此,其在 ACC 中的疗效似乎值得期待,在 28 例手术治疗 ACC 患者中,3 例(10.7%)患者 PD-L1 表达阳性,但 PD-L1 表达与疾病期或总生存时间无关[122]。免疫检查点的作用及其治疗意义仍有待确定,目前,3 个临床 Ⅱ 期研究正在评估纳武单抗(NCT 02720484)或派姆单抗(NCT 02673333,02721732)用于局部晚期或转移性 ACC 的疗效。

## ATR-101

最初开发用于治疗动脉粥样硬化的酰基辅酶 A:胆固醇酰基转移酶(ACAT)如 ATR-101 的抑制剂也被发现具有抗肾上腺素特性[123],特别是在豚鼠、狗和猴[124-126],并减少肾上腺皮质腺苷三磷酸(ATP)水平[127]。观察到的 ATR-101 的毒性限于

肾上腺、卵巢和皮脂腺[126]，因此，可以假设 ATR-101 对 ACC 治疗有效，在细胞培养物中，异种移植小鼠模型和体内治疗狗，ATR-101 显示出诱导细胞凋亡、消耗 ATP、肾上腺肿瘤细胞分解的证据[128,129]。目前，ATR-101 仍在在 I 期研究，对于使用标准治疗疾病仍然进展的晚期 ACC 患者（NCT01898715）评估其安全性和耐受性。另外，由于前期临床的建议，ATR-101 可以影响肾上腺皮质功能[123,130]，还将收集关于激素生成变化的信息，包括皮质醇、醛固酮、雌激素和睾丸激素。

## 结论

进展期（晚期）ACC 治疗是一个挑战，如图 14.4 所示，如果可以完整的手术切除，则可带来理想的结果。因此，局部晚期

或转移性疾病的患者，首先应考虑是否可以把手术治疗作为首选治疗，或在手术前，在经验丰富的多学科小组监督下先进行新辅助化疗。基于手术的需要切除的范围判断是否行辅助化疗（使用米托坦单药治疗或米托坦联合顺铂治疗）。如果手术切除不可行，则 EDP-M 被认为是晚期 ACC 的一线治疗[51]。如果对 EDP-M 无应答，那么我们建议考虑其他的全身治疗，如吉西他滨 - 卡培他滨联合，或者链脲霉素 - 米托坦联合，或者入组临床试验。虽然有一些较新的靶向治疗方案，在其他恶性肿瘤和 ACC 的孤立病例中有效，但是在大样本研究中，许多已经失败了，只留下少数治疗方案而且预后并不理想。随着细胞内多通路的靶向治疗和免疫治疗的发展，希望获得一种切实的治疗方案，来治疗这种致命的疾病。

**（贺兴军　申余勇　译，王小祥　校）**

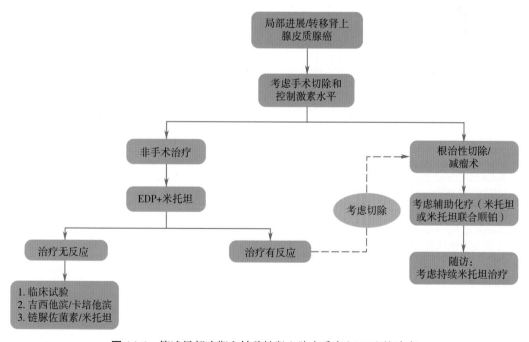

**图 14.4** 简述局部晚期和转移性肾上腺皮质癌（ACC）的治疗

# 参考文献

1. Else T, Kim AC, Sabolch A, Raymond VM, Kandathil A, Caoili EM, et al. Adrenocortical carcinoma. Endocr Rev. 2014;35(2):282–326.
2. Allolio B, Fassnacht M. Clinical review: adrenocortical carcinoma: clinical update. J Clin Endocrinol Metab. 2006;91(6):2027–37.
3. Kerkhofs TM, Verhoeven RH, Van der Zwan JM, Dieleman J, Kerstens MN, Links TP, et al. Adrenocortical carcinoma: a population-based study on incidence and survival in the Netherlands since 1993. Eur J Cancer. 2013;49(11):2579–86.
4. Ayala-Ramirez M, Jasim S, Feng L, Ejaz S, Deniz F, Busaidy N, et al. Adrenocortical carcinoma: clinical outcomes and prognosis of 330 patients at a tertiary care center. Eur J Endocrinol. 2013;169(6):891–9.
5. Abiven G, Coste J, Groussin L, Anract P, Tissier F, Legmann P, et al. Clinical and biological features in the prognosis of adrenocortical cancer: poor outcome of cortisol-secreting tumors in a series of 202 consecutive patients. J Clin Endocrinol Metab. 2006;91(7):2650–5.
6. Icard P, Goudet P, Charpenay C, Andreassian B, Carnaille B, Chapuis Y, et al. Adrenocortical carcinomas: surgical trends and results of a 253-patient series from the French Association of Endocrine Surgeons study group. World J Surg. 2001;25(7):891–7.
7. Fassnacht M, Johanssen S, Quinkler M, Bucsky P, Willenberg HS, Beuschlein F, et al. Limited prognostic value of the 2004 International Union Against Cancer staging classification for adrenocortical carcinoma: proposal for a Revised TNM Classification. Cancer. 2009;115(2):243–50.
8. Assie G, Antoni G, Tissier F, Caillou B, Abiven G, Gicquel C, et al. Prognostic parameters of metastatic adrenocortical carcinoma. J Clin Endocrinol Metab. 2007;92(1):148–54.
9. Brix D, Allolio B, Fenske W, Agha A, Dralle H, Jurowich C, et al. Laparoscopic versus open adrenalectomy for adrenocortical carcinoma: surgical and oncologic outcome in 152 patients. Eur Urol. 2010;58(4):609–15.
10. Berruti A, Fassnacht M, Haak H, Else T, Baudin E, Sperone P, et al. Prognostic role of overt hypercortisolism in completely operated patients with adrenocortical cancer. Eur Urol. 2014;65(4):832–8.
11. Luton JP, Cerdas S, Billaud L, Thomas G, Guilhaume B, Bertagna X, et al. Clinical features of adrenocortical carcinoma, prognostic factors, and the effect of mitotane therapy. N Engl J Med. 1990;322(17):1195–201.
12. Nieman LK, Biller BM, Findling JW, Murad MH, Newell-Price J, Savage MO, et al. Treatment of Cushing's syndrome: an endocrine society clinical practice guideline. J Clin Endocrinol Metab. 2015;100(8):2807–31.
13. Rao SN, Habra MA. 5th International ACC symposium: old syndromes with new biomarkers and new therapies with old medications. Horm Cancer. 2016;7(1):17–23.
14. Cazejust J, De Baere T, Auperin A, Deschamps F, Hechelhammer L, Abdel-Rehim M, et al. Transcatheter arterial chemoembolization for liver metastases in patients with adrenocortical carcinoma. J Vasc Interv Radiol. 2010;21(10):1527–32.
15. Dy BM, Strajina V, Cayo AK, Richards ML, Farley DR, Grant CS, et al. Surgical resection of synchronously metastatic adrenocortical cancer. Ann Surg Oncol. 2015;22(1):146–51.
16. Grubbs EG, Callender GG, Xing Y, Perrier ND, Evans DB, Phan AT, et al. Recurrence of adrenal cortical carcinoma following resection: surgery alone can achieve results equal to surgery plus mitotane. Ann Surg Oncol. 2010;17(1):263–70.
17. Ohwada S, Izumi M, Kawate S, Hamada K, Toya H, Togo N, et al. Surgical outcome of stage III and IV adrenocortical carcinoma. Jpn J Clin Oncol. 2007;37(2):108–13.
18. Schulick RD, Brennan MF. Long-term survival after complete resection and repeat resection in patients with adrenocortical carcinoma. Ann Surg Oncol. 1999;6(8):719–26.
19. Datrice NM, Langan RC, Ripley RT, Kemp CD, Steinberg SM, Wood BJ, et al. Operative management for recurrent and metastatic adrenocortical carcinoma. J Surg Oncol. 2012;105(7):709–13.
20. Bellantone R, Ferrante A, Boscherini M, Lombardi CP, Crucitti P, Crucitti F, et al. Role of reoperation in recurrence of adrenal cortical carcinoma: results from 188 cases collected in the Italian National Registry for Adrenal Cortical Carcinoma. Surgery. 1997;122(6):1212–8.
21. Meyer A, Niemann U, Behrend M. Experience with the surgical treatment of adrenal cortical carcinoma. Eur J Surg Oncol. 2004;30(4):444–9.
22. Kemp CD, Ripley RT, Mathur A, Steinberg SM, Nguyen DM, Fojo T, et al. Pulmonary resection for metastatic adrenocortical carcinoma: the National Cancer Institute experience. Ann Thorac Surg. 2011;92(4):1195–200.
23. Gaujoux S, Al-Ahmadie H, Allen PJ, Gonen M, Shia J, D'Angelica M, et al. Resection of adrenocortical carcinoma liver metastasis: is it justified? Ann Surg Oncol. 2012;19(8):2643–51.
24. op den Winkel J, Pfannschmidt J, Muley T, Grunewald C, Dienemann H, Fassnacht M, et al. Metastatic adrenocortical carcinoma: results of 56 pulmonary metastasectomies in 24 patients. Ann Thorac Surg. 2011;92(6):1965–70.
25. Ho J, Turkbey B, Edgerly M, Alimchandani M, Quezado M, Camphausen K, et al. Role of radiotherapy in adrenocortical carcinoma. Cancer J. 2013;19(4):288–94.
26. Ghorayeb NE, Rondeau G, Latour M, Cohade C, Olney H, Lacroix A, et al. Rapid and complete remission of metastatic adrenocortical carcinoma persisting 10 years after treatment with mitotane monotherapy: case report and review of the literature. Medicine. 2016;95(13):e3180.

27. Becker D, Schumacher OP. o, p'DDD therapy in invasive adrenocortical carcinoma. Ann Intern Med. 1975;82(5):677–9.

28. Ilias I, Alevizaki M, Philippou G, Anastasiou E, Souvatzoglou A. Sustained remission of metastatic adrenal carcinoma during long-term administration of low-dose mitotane. J Endocrinol Invest. 2001;24(7):532–5.

29. Venkatesh S, Hickey RC, Sellin RV, Fernandez JF, Samaan NA. Adrenal cortical carcinoma. Cancer. 1989;64(3):765–9.

30. Decker RA, Elson P, Hogan TF, Citrin DL, Westring DW, Banerjee TK, et al. Eastern Cooperative Oncology Group study 1879: mitotane and adriamycin in patients with advanced adrenocortical carcinoma. Surgery. 1991;110(6):1006–13.

31. Haak HR, Hermans J, van de Velde CJ, Lentjes EG, Goslings BM, Fleuren GJ, et al. Optimal treatment of adrenocortical carcinoma with mitotane: results in a consecutive series of 96 patients. Br J Cancer. 1994;69(5):947–51.

32. Barzon L, Fallo F, Sonino N, Daniele O, Boscaro M. Adrenocortical carcinoma: experience in 45 patients. Oncology. 1997;54(6):490–6.

33. Williamson SK, Lew D, Miller GJ, Balcerzak SP, Baker LH, Crawford ED. Phase II evaluation of cisplatin and etoposide followed by mitotane at disease progression in patients with locally advanced or metastatic adrenocortical carcinoma: a Southwest Oncology Group Study. Cancer. 2000;88(5):1159–65.

34. Baudin E, Pellegriti G, Bonnay M, Penfornis A, Laplanche A, Vassal G, et al. Impact of monitoring plasma 1,1-dichlorodiphenildichloroethane (o, p'DDD) levels on the treatment of patients with adrenocortical carcinoma. Cancer. 2001;92(6):1385–92.

35. Shawa H, Deniz F, Bazerbashi H, Hernandez M, Vassilopoulou-Sellin R, Jimenez C, et al. Mitotane-induced hyperlipidemia: a retrospective cohort study. Int J Endocrinol. 2013;2013:624962.

36. Daffara F, De Francia S, Reimondo G, Zaggia B, Aroasio E, Porpiglia F, et al. Prospective evaluation of mitotane toxicity in adrenocortical cancer patients treated adjuvantly. Endocr-Relat Cancer. 2008;15(4):1043–53.

37. Terzolo M, Pia A, Berruti A, Osella G, Ali A, Carbone V, et al. Low-dose monitored mitotane treatment achieves the therapeutic range with manageable side effects in patients with adrenocortical cancer. J Clin Endocrinol Metab. 2000;85(6):2234–8.

38. Kerkhofs TM, Baudin E, Terzolo M, Allolio B, Chadarevian R, Mueller HH, et al. Comparison of two mitotane starting dose regimens in patients with advanced adrenocortical carcinoma. J Clin Endocrinol Metab. 2013;98(12):4759–67.

39. Chun HG, Yagoda A, Kemeny N, Watson RC. Cisplatin for adrenal cortical carcinoma. Cancer Treat Rep. 1983;67(5):513–4.

40. van Slooten H, van Oosterom AT. CAP (cyclophosphamide, doxorubicin, and cisplatin) regimen in adrenal cortical carcinoma. Cancer Treat Rep. 1983;67(4):377–9.

41. Baudin E, Docao C, Gicquel C, Vassal G, Bachelot A, Penfornis A, et al. Use of a topoisomerase I inhibitor (irinotecan, CPT-11) in metastatic adrenocortical carcinoma. Ann Oncol. 2002;13(11):1806–9.

42. Blomqvist C, Wiklund T, Pajunen M, Virolainen M, Elomaa I. Oral trofosfamide: an active drug in the treatment of soft-tissue sarcoma. Cancer Chemother Pharmacol. 1995;36(3):263–5.

43. Gunsilius E, Gierlich T, Mross K, Gastl G, Unger C. Palliative chemotherapy in pretreated patients with advanced cancer: oral trofosfamide is effective in ovarian carcinoma. Cancer Invest. 2001;19(8):808–11.

44. Kroiss M, Deutschbein T, Schlotelburg W, Ronchi CL, Neu B, Muller HH et al. Salvage treatment of adrenocortical carcinoma with trofosfamide. Horm Cancer. 2016.

45. Khan TS, Imam H, Juhlin C, Skogseid B, Grondal S, Tibblin S, et al. Streptozocin and o, p'DDD in the treatment of adrenocortical cancer patients: long-term survival in its adjuvant use. Ann Oncol. 2000;11(10):1281–7.

46. Eriksson B, Oberg K, Curstedt T, Hemmingsson A, Johansson H, Lindh E, et al. Treatment of hormone-producing adrenocortical cancer with o, p'DDD and streptozocin. Cancer. 1987;59(8):1398–403.

47. Schabel Jr FM, Trader MW, Laster Jr WR, Corbett TH, Griswold Jr DP. cis-Dichlorodiammineplatinum(II): combination chemotherapy and cross-resistance studies with tumors of mice. Cancer Treat Rep. 1979;63(9-10):1459–73.

48. Johnson DH, Greco FA. Treatment of metastatic adrenal cortical carcinoma with cisplatin and etoposide (VP-16). Cancer. 1986;58(10):2198–202.

49. Villa R, Orlandi L, Berruti A, Dogliotti L, Zaffaroni N. Modulation of cytotoxic drug activity by mitotane and lonidamine in human adrenocortical carcinoma cells. Int J Oncol. 1999;14(1):133–8.

50. Berruti A, Terzolo M, Sperone P, Pia A, Della Casa S, Gross DJ, et al. Etoposide, doxorubicin and cisplatin plus mitotane in the treatment of advanced adrenocortical carcinoma: a large prospective phase II trial. Endocr Relat Cancer. 2005;12(3):657–66.

51. Fassnacht M, Terzolo M, Allolio B, Baudin E, Haak H, Berruti A, et al. Combination chemotherapy in advanced adrenocortical carcinoma. N Engl J Med. 2012;366(23):2189–97.

52. Shen F, Chu S, Bence AK, Bailey B, Xue X, Erickson PA, et al. Quantitation of doxorubicin uptake, efflux, and modulation of multidrug resistance (MDR) in MDR human cancer cells. J Pharmacol Exp Ther. 2008;324(1):95–102.

53. Millis SZ, Ejadi S, Demeure MJ. Molecular profiling of refractory adrenocortical cancers and predictive biomarkers to therapy. Biomark Cancer. 2015;7:69–76.

54. Ronchi CL, Sbiera S, Kraus L, Wortmann S, Johanssen S, Adam P, et al. Expression of excision repair cross complementing group 1 and prognosis in adrenocortical carcinoma patients treated with platinum-based chemotherapy. Endocr Relat Cancer.

2009;16(3):907–18.

55. Phan LM, Fuentes-Mattei E, Wu W, Velazquez-Torres G, Sircar K, Wood CG, et al. Hepatocyte growth factor/cMET pathway activation enhances cancer hallmarks in adrenocortical carcinoma. Cancer Res. 2015;75(19):4131–42.

56. Bednarski BK, Habra MA, Phan A, Milton DR, Wood C, Vauthey N, et al. Borderline resectable adrenal cortical carcinoma: a potential role for preoperative chemotherapy. World J Surg. 2014;38(6):1318–27.

57. Chuang HH, Deniz F, Sircar K, Jimenez C, Rubin De Celis C, Wood CG, et al. [(1)(8)F]Fluorodeoxyglucose positron emission tomography-guided therapy in metastatic adrenocortical carcinoma: an illustrative case. J Clin Oncol. 2012;30(26):e246–9.

58. Takeuchi S, Balachandran A, Habra MA, Phan AT, Bassett Jr RL, Macapinlac HA, et al. Impact of (1)(8)F-FDG PET/CT on the management of adrenocortical carcinoma: analysis of 106 patients. Eur J Nucl Med Mol Imaging. 2014;41(11):2066–73.

59. Schteingart DE, Doherty GM, Gauger PG, Giordano TJ, Hammer GD, Korobkin M, et al. Management of patients with adrenal cancer: recommendations of an international consensus conference. Endocr Relat Cancer. 2005;12(3):667–80.

60. Herrmann R, Bodoky G, Ruhstaller T, Glimelius B, Bajetta E, Schuller J, et al. Gemcitabine plus capecitabine compared with gemcitabine alone in advanced pancreatic cancer: a randomized, multicenter, phase III trial of the Swiss Group for Clinical Cancer Research and the Central European Cooperative Oncology Group. J Clin Oncol. 2007;25(16):2212–7.

61. Tannir NM, Thall PF, Ng CS, Wang X, Wooten L, Siefker-Radtke A, et al. A phase II trial of gemcitabine plus capecitabine for metastatic renal cell cancer previously treated with immunotherapy and targeted agents. J Urol. 2008;180(3):867–72.

62. Sperone P, Ferrero A, Daffara F, Priola A, Zaggia B, Volante M, et al. Gemcitabine plus metronomic 5-fluorouracil or capecitabine as a second-/third-line chemotherapy in advanced adrenocortical carcinoma: a multicenter phase II study. Endocr Relat Cancer. 2010;17(2):445–53.

63. Assie G, Jouinot A, Bertherat J. The "omics" of adrenocortical tumours for personalized medicine. Nat Rev Endocrinol. 2014;10(4):215–28.

64. Assie G, Letouze E, Fassnacht M, Jouinot A, Luscap W, Barreau O, et al. Integrated genomic characterization of adrenocortical carcinoma. Nat Genet. 2014;46(6):607–12.

65. Zheng S, Cherniack AD, Dewal N, Moffitt RA, Danilova L, Murray BA, et al. Comprehensive pan-genomic characterization of adrenocortical carcinoma. Cancer Cell. 2016;29(5):723–36.

66. Kerbel RS. Tumor angiogenesis. N Engl J Med. 2008;358(19):2039–49.

67. Hurwitz H, Fehrenbacher L, Novotny W, Cartwright T, Hainsworth J, Heim W, et al. Bevacizumab plus irinotecan fluorouracil and leucovorin for meta-

static colorectal cancer. N Engl J Med. 2004;350(23):2335–42.

68. Yang JC, Haworth L, Sherry RM, Hwu P, Schwartzentruber DJ, Topalian SL, et al. A randomized trial of bevacizumab, an anti-vascular endothelial growth factor antibody, for metastatic renal cancer. N Engl J Med. 2003;349(5):427–34.

69. Sandler A, Gray R, Perry MC, Brahmer J, Schiller JH, Dowlati A, et al. Paclitaxel-carboplatin alone or with bevacizumab for non-small-cell lung cancer. N Engl J Med. 2006;355(24):2542–50.

70. Kirschner LS. Emerging treatment strategies for adrenocortical carcinoma: a new hope. J Clin Endocrinol Metab. 2006;91(1):14–21.

71. Wang CP, Zhang J, Gao J, Liu PP, Wu SF, Zeng X, et al. Clinicopathologic features and expression of epidermal growth factor receptor and vascular endothelial growth factor in adrenocortical tumors. Zhonghua Bing Li Xue Za Zhi. 2012;41(10):686–90.

72. Xu YZ, Zhu Y, Shen ZJ, Sheng JY, He HC, Ma G, et al. Significance of heparanase-1 and vascular endothelial growth factor in adrenocortical carcinoma angiogenesis: potential for therapy. Endocrine. 2011;40(3):445–51.

73. de Fraipont F, El Atifi M, Gicquel C, Bertagna X, Chambaz EM, Feige JJ. Expression of the angiogenesis markers vascular endothelial growth factor-A, thrombospondin-1, and platelet-derived endothelial cell growth factor in human sporadic adrenocortical tumors: correlation with genotypic alterations. J Clin Endocrinol Metab. 2000;85(12):4734–41.

74. Zhang F, Lin H, Cao K, Wang H, Pan J, Zhuang J, et al. Vasculogenic mimicry plays an important role in adrenocortical carcinoma. Int J Urol. 2016.

75. Mariniello B, Rosato A, Zuccolotto G, Rubin B, Cicala MV, Finco I, et al. Combination of sorafenib and everolimus impacts therapeutically on adrenocortical tumor models. Endocr Relat Cancer. 2012;19(4):527–39.

76. Butler C, Butler WM, Rizvi AA. Sustained remission with the kinase inhibitor sorafenib in stage IV metastatic adrenocortical carcinoma. Endocr Pract. 2010;16(3):441–5.

77. Lee JO, Lee KW, Kim CJ, Kim YJ, Lee HE, Kim H, et al. Metastatic adrenocortical carcinoma treated with sunitinib: a case report. Jpn J Clin Oncol. 2009;39(3):183–5.

78. Zhuang J, Wang D, Wu R, Tu X, Chen Y, Qiu S. Sunitinib monotherapy instead of mitotane combination therapy for the treatment of refractory adrenocortical carcinoma. Int J Urol. 2015;22(11):1079–81.

79. Berruti A, Sperone P, Ferrero A, Germano A, Ardito A, Priola AM, et al. Phase II study of weekly paclitaxel and sorafenib as second/third-line therapy in patients with adrenocortical carcinoma. Eur J Endocrinol. 2012;166(3):451–8.

80. Kroiss M, Quinkler M, Johanssen S, van Erp NP, Lankheet N, Pollinger A, et al. Sunitinib in refractory adrenocortical carcinoma: a phase II, single-arm, open-label trial. J Clin Endocrinol Metab.

2012;97(10):3495–503.

81. van Erp NP, Gelderblom H, Guchelaar HJ. Clinical pharmacokinetics of tyrosine kinase inhibitors. Cancer Treat Rev. 2009;35(8):692–706.

82. Montoya M, Brown JW, Fishman LM. Comparative effects of chemotherapeutic agents on the growth and survival of human adrenal carcinoma cells in culture. Horm Metab Res. 2008;40(5):302–5.

83. Wortmann S, Quinkler M, Ritter C, Kroiss M, Johanssen S, Hahner S, et al. Bevacizumab plus capecitabine as a salvage therapy in advanced adrenocortical carcinoma. Eur J Endocrinol. 2010;162(2):349–56.

84. O'Sullivan C, Edgerly M, Velarde M, Wilkerson J, Venkatesan AM, Pittaluga S, et al. The VEGF inhibitor axitinib has limited effectiveness as a therapy for adrenocortical cancer. J Clin Endocrinol Metab. 2014;99(4):1291–7.

85. Segler A, Tsimberidou AM. Lenalidomide in solid tumors. Cancer Chemother Pharmacol. 2012;69(6): 1393–406.

86. Ganesan P, Piha-Paul S, Naing A, Falchook G, Wheler J, Janku F, et al. Phase I clinical trial of lenalidomide in combination with temsirolimus in patients with advanced cancer. Invest New Drugs. 2013;31(6):1505–13.

87. Chacon R, Tossen G, Loria FS, Chacon M. CASE 2. Response in a patient with metastatic adrenal cortical carcinoma with thalidomide. J Clin Oncol. 2005;23(7):1579–80.

88. Kamio T, Shigematsu K, Sou H, Kawai K, Tsuchiyama H. Immunohistochemical expression of epidermal growth factor receptors in human adrenocortical carcinoma. Hum Pathol. 1990;21(3):277–82.

89. Edgren M, Eriksson B, Wilander E, Westlin JE, Nilsson S, Oberg K. Biological characteristics of adrenocortical carcinoma: a study of p53, IGF, EGF-r, Ki-67 and PCNA in 17 adrenocortical carcinomas. Anticancer Res. 1997;17(2B):1303–9.

90. Thatcher N. The place of targeted therapy in the patient management of non-small cell lung cancer. Lung Cancer. 2007;57 Suppl 2:S18–23.

91. Gagliano T, Gentilin E, Tagliati F, Benfini K, Di Pasquale C, Feo C, et al. Inhibition of epithelial growth factor receptor can play an important role in reducing cell growth and survival in adrenocortical tumors. Biochem Pharmacol. 2015;98(4):639–48.

92. Quinkler M, Hahner S, Wortmann S, Johanssen S, Adam P, Ritter C, et al. Treatment of advanced adrenocortical carcinoma with erlotinib plus gemcitabine. J Clin Endocrinol Metab. 2008;93(6):2057–62.

93. Konings IR, Verweij J, Wiemer EA, Sleijfer S. The applicability of mTOR inhibition in solid tumors. Curr Cancer Drug Targets. 2009;9(3):439–50.

94. Dancey J. mTOR signaling and drug development in cancer. Nat Rev Clin Oncol. 2010;7(4):209–19.

95. De Martino MC, van Koetsveld PM, Pivonello R, Hofland LJ. Role of the mTOR pathway in normal and tumoral adrenal cells. Neuroendocrinology. 2010;92 Suppl 1:28–34.

96. Doghman M, El Wakil A, Cardinaud B, Thomas E, Wang J, Zhao W, et al. Regulation of insulin-like growth factor-mammalian target of rapamycin signaling by microRNA in childhood adrenocortical tumors. Cancer Res. 2010;70(11):4666–75.

97. De Martino MC, van Koetsveld PM, Feelders RA, Sprij-Mooij D, Waaijers M, Lamberts SW, et al. The role of mTOR inhibitors in the inhibition of growth and cortisol secretion in human adrenocortical carcinoma cells. Endocr Relat Cancer. 2012;19(3):351–64.

98. de Fraipont F, El Atifi M, Cherradi N, Le Moigne G, Defaye G, Houlgatte R, et al. Gene expression profiling of human adrenocortical tumors using complementary deoxyribonucleic acid microarrays identifies several candidate genes as markers of malignancy. J Clin Endocrinol Metab. 2005;90(3):1819–29.

99. Gicquel C, Bertagna X, Gaston V, Coste J, Louvel A, Baudin E, et al. Molecular markers and long-term recurrences in a large cohort of patients with sporadic adrenocortical tumors. Cancer Res. 2001;61(18):6762–7.

100. Ragazzi M, Ciarrocchi A, Sancisi V, Gandolfi G, Bisagni A, Piana S. Update on anaplastic thyroid carcinoma: morphological, molecular, and genetic features of the most aggressive thyroid cancer. Int J Endocrinol. 2014;2014:790834.

101. Barlaskar FM, Spalding AC, Heaton JH, Kuick R, Kim AC, Thomas DG, et al. Preclinical targeting of the type I insulin-like growth factor receptor in adrenocortical carcinoma. J Clin Endocrinol Metab. 2009;94(1):204–12.

102. Haluska P, Worden F, Olmos D, Yin D, Schteingart D, Batzel GN, et al. Safety, tolerability, and pharmacokinetics of the anti-IGF-1R monoclonal antibody figitumumab in patients with refractory adrenocortical carcinoma. Cancer Chemother Pharmacol. 2010;65(4):765–73.

103. Lerario AM, Worden FP, Ramm CA, Hesseltine EA, Stadler WM, Else T, et al. The combination of insulin-like growth factor receptor 1 (IGF1R) antibody cixutumumab and mitotane as a first-line therapy for patients with recurrent/metastatic adrenocortical carcinoma: a multi-institutional NCI-sponsored trial. Horm Cancer. 2014;5(4):232–9.

104. Puzanov I, Lindsay CR, Goff L, Sosman J, Gilbert J, Berlin J, et al. A phase I study of continuous oral dosing of OSI-906, a dual inhibitor of insulin-like growth factor-1 and insulin receptors, in patients with advanced solid tumors. Clin Cancer Res. 2015;21(4):701–11.

105. Ji QS, Mulvihill MJ, Rosenfeld-Franklin M, Cooke A, Feng L, Mak G, et al. A novel, potent, and selective insulin-like growth factor-I receptor kinase inhibitor blocks insulin-like growth factor-I receptor signaling in vitro and inhibits insulin-like growth factor-I receptor dependent tumor growth in vivo. Mol Cancer Ther. 2007;6(8):2158–67.

106. Jones RL, Kim ES, Nava-Parada P, Alam S, Johnson FM, Stephens AW, et al. Phase I study of intermittent oral dosing of the insulin-like growth factor-1 and insulin receptors inhibitor OSI-906 in patients with advanced solid tumors Clin Cancer Res 2015;21(4):693–700

107. Fassnacht M, Berruti A, Baudin E, Demeure MJ,

Gilbert J, Haak H, et al. Linsitinib (OSI-906) versus placebo for patients with locally advanced or metastatic adrenocortical carcinoma: a double-blind, randomised, phase 3 study. Lancet Oncol. 2015;16(4):426–35.

108. Naing A, Lorusso P, Fu S, Hong D, Chen HX, Doyle LA, et al. Insulin growth factor receptor (IGF-1R) antibody cixutumumab combined with the mTOR inhibitor temsirolimus in patients with metastatic adrenocortical carcinoma. Br J Cancer. 2013;108(4):826–30.

109. Forte G, Minieri M, Cossa P, Antenucci D, Sala M, Gnocchi V, et al. Hepatocyte growth factor effects on mesenchymal stem cells: proliferation, migration, and differentiation. Stem Cells. 2006;24(1):23–33.

110. Jacobsen F, Ashtiani SN, Tennstedt P, Heinzer H, Simon R, Sauter G, et al. High c-MET expression is frequent but not associated with early PSA recurrence in prostate cancer. Exp Ther Med. 2013;5(1):102–6.

111. Jardim DL, de Melo Gagliato D, Falchook G, Zinner R, Wheler JJ, Janku F, et al. MET abnormalities in patients with genitourinary malignancies and outcomes with c-MET inhibitors. Clin Genitourin Cancer. 2015;13(1):e19–26.

112. Rao SN, Habra MA. Early experience with cabozantinib salvage therapy in a patient with progressive adrenocortical carcinoma. Abstract presented at 17th Annual Adrenal Cortex Conference, Boston, MA, 29–31 Mar 2016.

113. Fernandez-Ranvier GG, Weng J, Yeh RF, Khanafshar E, Suh I, Barker C, et al. Identification of biomarkers of adrenocortical carcinoma using genomewide gene expression profiling. Arch Surg. 2008;143(9):841–6.

114. Jain M, Zhang L, He M, Patterson EE, Nilubol N, Fojo AT, et al. Interleukin-13 receptor alpha2 is a novel therapeutic target for human adrenocortical carcinoma. Cancer. 2012;118(22):5698–708.

115. Debinski W, Obiri NI, Pastan I, Puri RK. A novel chimeric protein composed of interleukin 13 and Pseudomonas exotoxin is highly cytotoxic to human carcinoma cells expressing receptors for interleukin 13 and interleukin 4. J Biol Chem. 1995;270(28):16775–80.

116. Kunwar S, Prados MD, Chang SM, Berger MS, Lang FF, Piepmeier JM, et al. Direct intracerebral delivery of cintredekin besudotox (IL13-PE38QQR) in recurrent malignant glioma: a report by the Cintredekin Besudotox Intraparenchymal Study Group. J Clin Oncol. 2007;25(7):837–44.

117. Liu-Chittenden Y, Jain M, Kumar P, Patel D, Aufforth R, Neychev V, et al. Phase I trial of systemic intravenous infusion of interleukin-13-Pseudomonas exotoxin in patients with metastatic adrenocortical carcinoma. Cancer Med. 2015;4(7):1060–8.

118. McDermott DF, Atkins MB. PD-1 as a potential target in cancer therapy. Cancer Med. 2013;2(5):662–73.

119. Wolchok JD, Kluger H, Callahan MK, Postow MA, Rizvi NA, Lesokhin AM, et al. Nivolumab plus ipilimumab in advanced melanoma. N Engl J Med. 2013;369(2):122–33.

120. Brahmer J, Reckamp KL, Baas P, Crino L, Eberhardt WE, Poddubskaya E, et al. Nivolumab versus docetaxel in advanced squamous-cell non-small-cell lung cancer. N Engl J Med. 2015;373(2):123–35.

121. Motzer RJ, Escudier B, McDermott DF, George S, Hammers HJ, Srinivas S, et al. Nivolumab versus everolimus in advanced renal-cell carcinoma. N Engl J Med. 2015;373(19):1803–13.

122. Fay AP, Signoretti S, Callea M, Telomicron GH, McKay RR, Song J, et al. Programmed death ligand-1 expression in adrenocortical carcinoma: an exploratory biomarker study. J Immunother Cancer. 2015;3:3.

123. Sliskovic DR, White AD. Therapeutic potential of ACAT inhibitors as lipid lowering and anti-atherosclerotic agents. Trends Pharmacol Sci. 1991;12(5):194–9.

124. Dominick MA, Bobrowski WA, MacDonald JR, Gough AW. Morphogenesis of a zone-specific adrenocortical cytotoxicity in guinea pigs administered PD 132301-2, an inhibitor of acyl-CoA:cholesterol acyltransferase. Toxicol Pathol. 1993;21(1):54–62.

125. Dominick MA, McGuire EJ, Reindel JF, Bobrowski WF, Bocan TM, Gough AW. Subacute toxicity of a novel inhibitor of acyl-CoA: cholesterol acyltransferase in beagle dogs. Fundam Appl Toxicol. 1993;20(2):217–24.

126. Reindel JF, Dominick MA, Bocan TM, Gough AW, McGuire EJ. Toxicologic effects of a novel acyl-CoA:cholesterol acyltransferase inhibitor in cynomolgus monkeys. Toxicol Pathol. 1994;22(5):510–8.

127. Vernetti LA, MacDonald JR, Wolfgang GH, Dominick MA, Pegg DG. ATP depletion is associated with cytotoxicity of a novel lipid regulator in guinea pig adrenocortical cells. Toxicol Appl Pharmacol. 1993;118(1):30–8.

128. Cheng Y, Kerppola RE, Kerppola TK. ATR-101 disrupts mitochondrial functions in adrenocortical carcinoma cells and in vivo. Endocr Relat Cancer. 2016;23(4):1–19.

129. LaPensee CR, Mann JE, Rainey WE, Crudo V, Hunt 3rd SW, Hammer GD. ATR-101, a selective and potent inhibitor of acyl-CoA acyltransferase 1, induces apoptosis in H295R adrenocortical cells and in the adrenal cortex of dogs. Endocrinology. 2016;157(5):1775–88.

130. Nishimura J, Ohmichi K, Wato E, Saito T, Takashima K, Tanaka T, et al. Effects of compound X, a novel potent inhibitor of acyl-coenzyme A:cholesterol O-acyltransferase, on the adrenal gland of rats. Exp Toxicol Pathol. 2013;65(7–8):961–71.

# 局部进展性和转移性嗜铬细胞瘤和副神经节瘤的诊治

# **15**

Alejandro Roman-González, Paola Jiménez Vásquez, Samuel Mayer Hyde, Aaron C.Jessop, Camilo Jimenez

## 引言

　　嗜铬细胞瘤和副神经节瘤不是常见的神经内分泌肿瘤,常常发生在内分泌型高血压病患者中。许多医生在临床实践中很少有机会诊断或治疗嗜铬细胞瘤或副神经节瘤,非常少的临床医师会有机会接触到有转移的、高度恶性的嗜铬细胞瘤和副神经节瘤(malignant pheochromocytoma and paraganglioma, MPP)。本章节将会对 MPP 患者的诊断、治疗等最新情况进行讨论,提高临床医师对潜在高危患者的密切随访意识。令人鼓舞的是,我们有了第一项关于 MPP 的前瞻性的临床研究。研究的基本理论和初步的实验结果我们也会在本章进行讨论。

## 恶性嗜铬细胞瘤和副神经节瘤

　　嗜铬细胞瘤起源于肾上腺的嗜铬细胞,而副神经节瘤则起源于副神经节的嗜铬细胞[1],两者都是罕见的肿瘤,偶见转移至其他器官,例如骨骼、肝脏和肺。无论在组织学、基因学、生化或是分子生物学中,目前尚未发现一种可以区分良性还是恶性

的标志物;因此,MPP 的诊断依赖于排除其他转移性疾病后诊断。

　　过去认为,10% 的嗜铬细胞瘤是恶性肿瘤;然而最近的研究认为,嗜铬细胞瘤恶性比例可高达 26%。这么高的比例源自于不同的影响因素,比如 MPP 患者很少去能够诊断这类疾病的医疗机构、随访时间长短不同、核医学科检查水平、肿瘤的遗传背景。举例来说,一些小样本量回顾性研究报道,在小的医学中心嗜铬细胞瘤恶变率可以低至 5%[2] 而在大的医学中心可以高达 25.5%[2]。一项研究对已发表的最大规模的临床回顾性研究进行分析后认为,嗜铬细胞瘤的恶性比例为 17%[2]。

　　嗜铬细胞瘤和副神经节瘤的转移主要发生在淋巴结,其次是骨骼[4]、肝脏和肺。这些肿瘤局部主要侵犯肾脏、胰腺、脾脏、下腔静脉、主动脉。考虑到肝脏和肾上腺一样接近这些结构,对肝脏的侵犯高度提示肿瘤恶性。患者中很少出现乳腺[3,5,6]或者皮肤的转移[7-9]。相较于良性肿瘤,MPP 患者总体生存期更短[3]。据报道 MPP 患者 5 年生存期约为 60%[10]~75.4%[11]。

　　MPP 转移根据发生转移的时间可以分为同期转移或后期转移[3]。同期转移定义为诊断疾病后 6 个月之内发现转移。后

期转移定义为初次诊断 6 个月之后发现转移。据观察，后期转移的患者比同期转移的患者拥有更长的总体生存期。MPP 患者亦可以按照肿瘤负荷高低进行分类[12]。MPP 患者生存期差异很大，患者的预后也不尽相同；一些患者肿瘤进展很快，生存期很短，而有些患者很少或没有肿瘤进展，他们的总生存期就会很长。总而言之，生存期长短取决于肿瘤的分型和转移负荷。出现骨转移、高肿瘤负荷、同期转移的肿瘤患者生存期会更短[3,11]。

## 遗传学

对于嗜铬细胞瘤和副神经节瘤的患者，应该考虑遗传学的检查。目前已经公认这对患者的总体评估有重要意义。嗜铬细胞瘤和副神经节瘤有着显著的遗传相关性，而在 MPP 患者中，遗传相关度甚至更高。考虑到医学、遗传学、心理学因素等，遗传／基因学咨询可以帮助患者决定是否进行基因学的相关检查。

有人统计大约有 20%~40% 的嗜铬细胞瘤和副神经节瘤存在潜在的敏感基因突变，这也包括一些散发的病例报[13-17]。识别出有遗传易感性的患者，可以影响后续的治疗和随访。在一些案例中甚至可以提供预后信息。结合以上信息，不管是否存在潜在的家族病史，更推荐对诊断嗜铬细胞瘤和副神经瘤的患者进行基因学检查[15,18-21]。基因学检查，会使家族遗传性疾病诊断出的概率高出 10%，这和美国临床肿瘤学协会推荐一致[22]。在有遗传易感体质的人群中，SDHB 基因的突变概率高达 50%，甚至高于患有恶性嗜铬细胞瘤和副神经节瘤的人群[17,23-25]。

到目前为止，已经有 14 个 MPP 相关基因被发现，一些和肾上腺瘤和副神经节瘤疾病进展相关的基因也逐渐被发现（例如，*KIF1Bβ* 和 *EGLN1*）[26,27]。包括 VHL、NF1、和 RET 在内的潜在基因，被证实与肿瘤中的一些典型症状相关，以及和继发于嗜铬细胞瘤副神经节瘤的症状相关的基因：*SDHA*、*SDHB*、*SDHC*、*SDHD*、*SDHAF2*、*TMEM127*、*FH* 及 *MAX*。有一些方法通过纳入肿瘤部位、生化表型、症状特征以及转移情况[15,18,20,27]可以计算出患者需要检查的靶基因。对于提供精确地基因风险评估来说，详细了解患者的病史非常重要，这里需要关注的重点是怎么指导患者进行基因咨询和检查。

*SDHB* 的突变与 MPP 显著相关，因此推荐患有恶性疾病的患者首先至少行 *SDHB* 基因检测[18,28-30]。在所有嗜铬细胞瘤和副神经节瘤患者中，*SDHB* 基因突变的外显率高达 92%[31]，而恶变的风险约为 34%[32]。在一些散发病例报道中，*SDHB* 基因突变与良性嗜铬细胞瘤和副神经节瘤也显著相关，这意味着疾病转移和阳性家族史不是进行 *SDHB* 基因检测的唯一适应证[17,33]。*SDHB* 突变导致的良性嗜铬细胞瘤和副神经节瘤患者中，对患者及亲属进行基因学检测可以提供有效的预后信息，因为检测结果可以预测疾病后期的转移风险。需要认识到，与 *SDHB* 基因突变相关的多发副神经节瘤发病率越来越高，往往不伴有典型的临床表现，包括肾细胞癌（RCC）、胃肠间质细胞瘤（GISTs）以及可能包括甲状腺非髓样细胞癌[32,34,35]。恶性嗜铬细胞瘤和副神经节瘤也被报道与 *SDHD* 基因突变有关，但总体恶变风险低于 5%[31,34]。*SDHC* 相关肿瘤几乎总是良性肿瘤[36,37]，目前尚未在任何大家族中发现 *SDHAF2* 突变相关的恶性肿瘤[38]。在 *SDHA* 相关 PCC/PGL 的患者中，*SDHA*

基因表型和肿瘤恶变相关性目前仍不清楚。

据报道，MPP 在冯席佩尔林顿（VHL）患者中发病率为 5%，在 1 型神经纤维瘤（NF1）患者中发病率为 12%，在 2 型多发性内分泌瘤（MEN2）患者中少于 1%[39-42]。这些疾病都可以增加患嗜铬细胞瘤和副神经节瘤的风险[43-45]。但患有 MEN2 患者尚未发现同时患有副神经节瘤[42]。对于散发的 MPP 患者，很少单独进行 NF1 或者 RET 基因检测；然而对于未发现 SDHB 基因突变的散发性 MPP 患者，需要考虑 VHL 基因检测[28]。

目前，MAX 及 TMEM127 被证实为嗜铬细胞瘤和副神经节瘤敏感基因，MAX 突变相关肿瘤有更高的恶变风险；初步观察发现，在 MAX 表型突变携带者中，有 10%~37% 检查出恶性的嗜铬细胞瘤和副神经节瘤[46-48]。这些结果来自于小的队列研究，需要进行进一步研究来阐明 MAX 基因突变外显率和恶变风险的关系；然而，MAX 基因突变导致的恶变风险，大于除 SDHB 基因以外的其他 PCC/PGL 敏感基因。临床上 MAX 基因突变检测相对开展较晚，基因突变导致 MPP 疾病发生的概率，随着 SDHB 及 MAX 两种基因检测更多的应用会逐渐升高。目前有一份关于 MEM127 突变的个体罹患 MPP 的报道[49]。

患有 MPP 个体的基因检测应该至少包括 SDHB，而且越来越多的证据支持推荐同时进行 MAX 基因检测。如果患者具有典型的病史、生化表型、肿瘤的位置、或者有其他嗜铬细胞瘤和副神经节瘤相关的敏感基因（比如，双侧颈动脉瘤通常进行 SDHD 基因检测），则推荐检测。随着下一代基因测序平台（next-generation sequencing，NGS）的发展，允许同时检测

多个嗜铬细胞瘤和副神经节瘤敏感基因，但没有必要检测所有基因。多个商业实验室提供嗜铬细胞瘤和副神经节瘤十个敏感基因的检测，甚至可以进行全组的基因检测，或者可以通过风险预测和患者情况自定义 NGS 检测。不管怎样，患者应该积极参与寻求基因检测，加入健康管理团队的决策中来，并且积极准备种系基因的检测。

这些准备应该包括：①认识与理解当前可以采用的基因检测方法以及相应的敏感度，技术局限性等（实验室技术细节可以参照美国国家生物技术信息中心的基因检测信息）；②实施个体化风险评估，以确定每个患者需要检测哪些基因；③检查前和检查后的患者及家属咨询。美国国家综合癌症网络的神经内分泌肿瘤的临床实践指南（版本 1.2016）和美国内分泌学会临床实践指南[18]，都提到关于嗜铬细胞瘤和副神经节瘤基因检测咨询，作为基因检测推荐的一部分，列出基因咨询的相关好处，对于临床决策和对患者及家属的治疗选择的意义。

MPP 患者在进行基因检测中，仍然需要考虑到其他基因相关疾病的风险，这些可以进一步影响患者后续的临床治疗策略。推荐管理和监督的目标人群应该包括患者、家属甚至年幼的儿童[50]。在进行基因测试之前，任何患者都应考虑接受非决定性基因检测（例如，未知意义的变异或者未知临床意义的变异），特别是当更多的 NGS 平台允许同时分析多个嗜铬细胞瘤/副神经节瘤易感基因时，这在某些情况下可能是首选的检测方法[51]。另一件比较重要的事情是关于患者的医疗保险，患者需要考虑到基因检测的保险报销覆盖范围、自费费用以及保险方面的影响[52]。最后但也很重要的一点

是,应该在每个患者身上观察,遗传疾病的遗传检测所带来的潜在心理影响,应考虑到某些患者和家庭成员的某些结果,可能会带来精神上的痛苦[53]。

每一种已知的遗传性嗜铬细胞瘤/副神经节瘤综合征,都是在常染色体显性模式下遗传的,并且可以表现出不同的临床表现和外显率。携带嗜铬细胞瘤/副神经节瘤基因突变的高危家庭成员,应该提供预测性基因检测。特别注意的是,患者一旦出现 SDHD、SDHAF2 和 MAX 基因突变,其后代患有嗜铬细胞瘤和副神经节瘤风险将会升高,但有一点需要注意,这些遗传相关风险并不绝对适用于所有 MPP 病例[32, 34, 38, 47]。发生这类基因突变的母亲,其后代也同样需要预测母亲将疾病遗传给孩子的风险,尤其是一些男性遗传变异携带者,将遗传突变遗传给儿童的风险更高。因此,对于可能从母亲那里遗传来的突变个体,需要基因检测。这个独特的遗传模型,在评估遗传风险和 MPP 遗传咨询时尤其需要考虑,他们也许更需要进行 MAX 基因检测,也更易在 MAX 基因检测中出现阳性结果。SDHB,SDHC 和 SDHD 基因突变被证实和 Carney-Stratakis 综合征相关,该突变会特异性增加患者发生胃肠道间质瘤的风险[54];双等位基因 SDHA 和 SDHB 的突变,可以导致常染色体隐性线粒体损伤性疾病,包括 Leigh 综合征和脑白质病变[55, 56]。

MPP 的遗传相关性是显而易见的,所有这类患者都应该接受基因检测。随着对嗜铬细胞瘤和副神经节瘤的基因学认识越来越深入,关注这个领域的进展,可以影响到基因风险的评估、检测以及患者基因咨询的结果。

# 恶性肿瘤的预测因子

一些研究试图通过临床和病理学的发现,来预测嗜铬细胞瘤和副神经节瘤的恶变可能性。由于组织学分析的信息缺少标准化、难以重现和灵活性,所以使用恶性肿瘤的预测因子需要长期的随访、评估疾病影像学程度以及最初的手术治疗方法。

## 临床中预测恶性肿瘤指标

三个公认的应用于临床预测嗜铬细胞瘤和副神经节瘤恶性可能的指标,分别是原发肿瘤大小、原发肿瘤部位以及是否激活 SDHB 基因种系突变。

### 原发肿瘤大小

原发肿瘤的大小可以预测肿瘤转移的情况[3, 57],而且和肿瘤预后相关。原发肿瘤大于 5cm 提示高度转移风险、短生存期以及需要进行终生随访[11]。

### 原发肿瘤部位

早期肿瘤定位是预测肿瘤转移的主要标志物。与嗜铬细胞瘤或者副交感神经神经节瘤相比,交感神经瘤患者恶性比例(肿瘤位于胸腔、腹腔和盆腔)更高。事实上,交感神经副神经节瘤恶性比例高达 70%,然而嗜铬细胞瘤患者和头颈部副神经节瘤患者恶性比例分别为 15%~17% 和少于 5%。一项来自安德森临床肿瘤中心的回顾性研究发现,交感神经副神经节瘤的患者发生转移风险更高(比值:4.5;95%CI: 2.8~7.3),提示患者需要终生随访。纵隔、腹腔和盆腔副神经节瘤患者出现 5 年肿瘤新发事件(转移或复发)风险为 18%。SDHB 基因的突变表型可以作为独立因子,来判断交感神经副神经节瘤发生。相比较于 *SDHB* 基因突变,原发肿瘤的位置与死亡风险相关性更高[3]。

### 生殖系 *SDHB* 突变

存在 *SDHB* 突变的嗜铬细胞瘤和副神经节瘤患者,其临床表型的初步特征显示高达 50% 容易出现转移。Amar 等[58]进一步研究发现 *SDHB* 突变相关的 MPP,相对于单纯 MPP 突变患者其预后更差。因为这些病例数较少,相对零散,因此这些结果需要进一步更大的前瞻性研究证实。*SDHB* 突变肿瘤患者相对于单纯嗜铬细胞瘤和副神经节瘤患者更容易出现转移。

### 生殖系 *FH* 基因突变

最近发现延胡索酸盐水合酶(fumarate hydratase, FH)基因与 MPP 相关,*FH* 基因编码 FH 酶[59]。Castro-Vega 等发现 5 个嗜铬细胞瘤和副神经节瘤的患者发生了 FH 基因突变[60]。然而在另一项研究中,Clark 等发现,出现 *FH* 基因突变的患者随访 5 年均未出现疾病恶变[61]。*FH* 基因突变相关的嗜铬细胞瘤和副神经节瘤比较罕见,仍然需要进一步研究来确认 *FH* 基因突变与肿瘤恶性进展风险的密切关系。

## 恶性肿瘤病理学和分子生物学标志物

嗜铬细胞瘤和副神经节瘤患者是否具有恶性潜能,首先需要组织学评估,但目前仍然缺乏有效的组织学恶性潜能的标志物。从治疗角度来说,明确的组织学特征可以告诉我们原发性肿瘤切除是否需要辅助治疗。

举例来说:一些恶性病理分子标志物(如 ki67,当比例 >3%)是肿瘤的恶性的特异性标志物[62,63]。有限的一些回顾性调查研究证实这个观点[64-68]。其中一项研究发现 ki67 表达增加是肿瘤的恶性疾病的强标志物[63]。然而,也有研究显示表达水平与恶性没有明显的相关性[69]。另外一些低表达甚至不表达 ki67 的嗜铬细胞瘤和副神经节瘤患者,也很容易出现恶性进展,然而有一些 ki67 超过 3% 的患者肿瘤却进展很慢,因此除了 ki67 以外的恶性标志物值得进一步研究。

用于评估恶性程度的两项病理评分系统:肾上腺肿瘤评分系统[70]和嗜铬细胞瘤 / 神经节细胞瘤分级系统[71]。这两个系统均纳入了 Ki67 和其他标志物(如低分化标志物),然而这两个系统尚未用于评估肿瘤的恶性程度。而且这些评分系统比较主观,应用于临床比较困难[72]。另外分化较好的肿瘤仍然会出现恶性进展,因为这两个系统的不可靠及对临床实践指导意义较差,因此肾上腺肿瘤评分系统和嗜铬细胞瘤 / 神经节细胞瘤分级系统未被推荐使用。目前需要长期前瞻性研究去评估组织学标志物在嗜铬细胞瘤或副神经节瘤的应用价值。

其他评估肿瘤恶性的病理和分子标志物如肿瘤坏死[73]、透明样变性[73]、有丝分裂率、SDHB 免疫化学、细胞外基质金属蛋白酶(extracellular matrix metalloproteinase inducer, EMPRINN)、人端粒酶反转录酶[74]、锌 – 手指转录因子(zinc-finger transcription factor, SNAIL)、EM66、mm-23、COX-2、Galectin-3、胰岛素样生长因子 2、miR-483-5p、miR-183、miR-101 等免疫标志物[75]。

## 恶性肿瘤激素标志物

临床上怀疑嗜铬细胞瘤和副神经节瘤的患者,比如阵发型高血压、心动过速、或者偶发性肾上腺肿瘤,需要进行 24 小时分段的变肾上腺素或者血浆总变肾上腺素的生化检查。通常,变肾上腺素水平高于正常值上限 3 倍,会考虑诊断嗜铬细胞瘤或者交感神经副神经节瘤[18],但也可能遇到患者激素水平上升不明显的情况。切除嗜铬细胞瘤或者副神经瘤的患者,应在临床随访中监测血浆或尿液中肾上腺素水平,来判断疾病是否出现复发或转移。

已经诊断为肿瘤转移的患者也可能拥有较低的肿瘤负荷,因而肾上腺素水平较低,因此,当出现变肾上腺素任何水平的升高时,都需要进行影像学检查。此外,因为嗜铬细胞瘤和副神经节瘤的转移灶可能是无功能的或者体积较小,因此对肾上腺素水平影响很小甚至没有影响。对于恶性嗜铬细胞瘤和副神经节瘤或者怀疑恶性嗜铬细胞瘤和副神经节瘤的患者,也应该在初次病情检查中或者长期随访中进行连续的影像学检查。

评估激素产生的特征,对于肿瘤的定位十分重要。肿瘤同时产生变肾上腺素和去甲肾上腺素,高度提示肿瘤位于肾上腺。交感神经副神经节瘤缺少一种酶,一种使去甲肾上腺素转换为肾上腺素的酶,N- 甲基苯乙胺醇酶;这也是为什么副神经节瘤的激素合成,以高水平去甲变肾上腺素为特点。转移性的疾病常见于交感神经副神经节瘤患者,因此此类患者常常高表达去甲变肾上腺素。此外,在恶性病变中,总变肾上腺素的浓度与原发肿瘤的大小、肿瘤负荷相关[76]。

如果嗜铬细胞瘤和副神经节瘤发生转移,并不意味着肿瘤一定是未分化的,大部分转移患者的激素分泌特征,仍然和未转移的患者相似。然而,高浓度的 3,4- 左旋多巴、多巴胺和血浆 3- 甲氧基硫胺[77] 被提出可以作为疾病转移的标志物[78],这也提示发生转移的肿瘤缺少催化 3,4- 苯丙氨酸转化为儿茶酚胺的酶。这些数据仍需进一步证实,因为这个实验并未按照"肿瘤标志物预后研究报告建议"(REMARK)标准[79],并且研究结果有一定的偏见。因此,前瞻性的研究需要在其他大的中心开展来证实 3,4- 苯丙氨酸、多巴胺和血浆 3- 甲氧基硫胺,可以作为嗜铬细胞瘤和副神经节瘤恶性进展的潜在标志物。

## 影像学检查作用

嗜铬细胞瘤和副神经节瘤的患者,需要做影像学检查来判断肿瘤有无转移,是否为恶性可能。血生化检查诊断嗜铬细胞瘤的患者,存在散发的嗜铬细胞瘤患者以及腹部 CT/MRI 检查发现单个结节小于 5cm 的患者均不需要进行其他的影像学检查。但是,一旦检查提示患者有恶性可能,例如结节大于 5cm、SDHB 基因突变相关肿瘤、肾上腺外肿瘤、多发性肿瘤,都必须进行影像学检查以及其他检查来判断肿瘤良恶性,以及肿瘤是否发生转移,如果发生转移,则会对 [131] I- 间碘苯甲胍靶向治疗(MIBG)产生应答。

对于嗜铬细胞瘤和副神经节瘤患者,还未确立理想的影像学检查模式。一般需要考虑以下几个方面,包括基因学背景和肿瘤部位。大部分患者需要进行最少一项影像学检查,比如 CT/MRI(图 15.1),诊断转移的敏感度可以达到 95%。所有的患者应该进行至少一项功能影像学检查比如 [131] I-MIBG 扫描(图 15.2)或者 2- 去氧 -2-［氟 -18］氟代葡萄糖($^{18}$F-FDG)正电子发射断层扫描(PET)/CT(图 15.3)。存在 SDHB 基因突

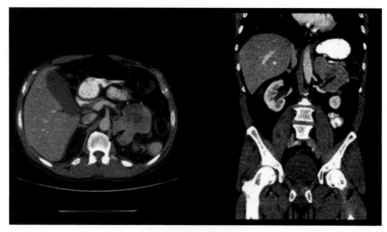

**图 15.1** CT 扫描显示一位 41 岁女性,显示神经纤维瘤及恶性嗜铬细胞瘤。巨大左侧肾上腺肿块(箭头),异质性及侵犯肾脏。在切除肿块后,患者需要进行密切影像学随访以及每年至少一次的儿茶酚胺检查

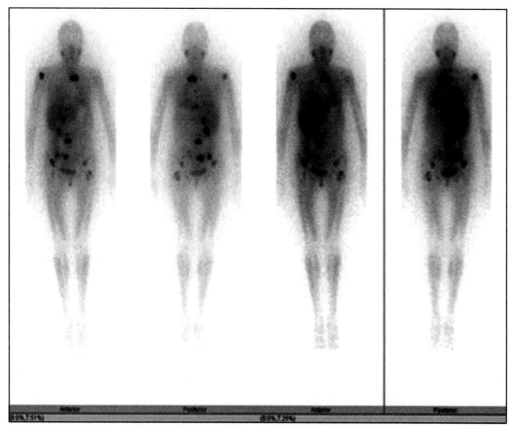

**图 15.2** $^{131}$I-MIBG 扫描一位 41 岁女性,显示神经纤维瘤及恶性嗜铬细胞瘤。腹腔右上象限异常活性,提示局部复发。多灶性的异常活性,与转移部位相一致。显示脊柱,左后第四肋、盆腔、右肱骨近端以及右肾区域病灶。一处腹膜软组织结节显示 MIBG 摄取,与腹膜转移灶相一致

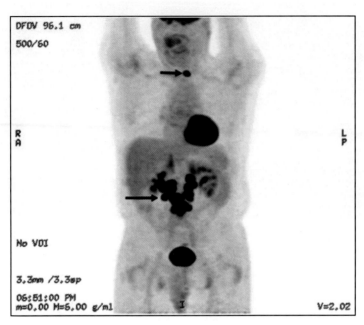

**图 15.3**　一位 53 岁男性，*SDHB* 突变的恶性嗜铬细胞瘤 [18]F–FDG PET/CT 扫描

变的患者需要进行 [18]F–FDG PET/CT 检查，该检查诊断转移的敏感度可以达到 100%。然而，[18]F–FDG PET/CT 也可能出现假阳性结果（例如：感染或炎症改变），也可能存在无法诊断出转移的情况，例如无法发现偶发肾上腺瘤的恶变。[131]I–MIBG 扫描可以提供非常有用的治疗指导信息，[131]I–MIBG 敏感型肿瘤会对 [131]I–MIBG 靶向治疗产生应答反应。此外，[131]I–MIBG 扫描可以发现 [18]F–FDG PET/CT 没有发现的转移灶。

在转移性嗜铬细胞瘤和副神经节瘤患者中，骨转移较为常见[4]，一般伴有典型的表现有疼痛、高钙血症、骨折。全身治疗和抗骨溶解治疗可以降低骨相关事件的发生率。骨扫描可以判断恶性肿瘤患者是否发生骨转移[10]。

MRI 推荐用于此类患者的长期随访，这样可以进一步降低患者辐射暴露的风险。结合生长抑素类似物的影像学检查，在疾病诊断中的作用尚不明朗，也未在转移性嗜铬细胞瘤和副神经节瘤患者中进

行系统化的评估。这类检查中最有前景的是 [68]镓 –DOTANOC PET/CT[80]，伴有 MEN2 症状的恶性嗜铬细胞瘤患者，其诊断敏感度为 100%，准确率优于 [131]I–MIBG 扫描。

## 治疗

由于高肿瘤负荷以及过量的儿茶酚胺的分泌，转移性嗜铬细胞瘤和副神经节瘤的死亡率会很高。这些患者 5 年中位生存率为 60%。患者通常接受一到二种治疗途径：密切监测或者全身治疗（如化疗、放疗、分子靶向治疗和或免疫治疗）。

对于 MPP 患者的密切监测是可行的；事实上，MPP 患者的其中一个亚组进展非常缓慢，生存期可以很长，没有或很少出现症状，并且症状可以通过 α 和 β 受体阻滞剂类药物控制。目前 MPP 患者的全身治疗是一种姑息治疗；这种治疗的主要目的是

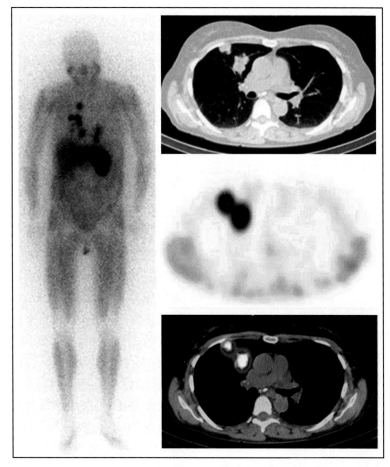

**图 15.4** [131] I-MIBG 扫描一位患有恶性嗜铬细胞瘤的 56 岁女性。左侧图：[131] I-MIBG 前面全身扫描显示胸内多灶性的异常摄取。右侧图：CT（上）、SPECT（中）和融合 SPECT/CT 影像显示肺部摄取结节与肺转移灶一致。

延长患者无肿瘤进展生存期，改善生活治疗；对于肿瘤进展比较慢的患者，全身治疗如化疗，可能在没有提供生存受益的情况下增加不必要的细胞毒性[12]，因此采用这种治疗方案需要更多考虑。对于此类患者，初次诊断一年以内的患者可以每 3 月进行一次临床和核医学影像学检查，之后建议每 6~12 月进行一次随访。一旦发现肿瘤进展，绝大多数患者都需要考虑进一步全身治疗干预疾病进程[12, 81]（图 15.4）。

## 全身治疗

出现四种 MPP 典型症状中的一种时，则需要全身治疗：

1. α 和 β 阻断药物无法控制的儿茶酚胺过量分泌症状。

2. 出现与肿瘤负荷和肿瘤进展相关的症状。

3. 巨大肿瘤，出现 7 处或者超过 7 处的骨转移；侵犯 50% 及以上肝实质组织；或伴有多发肺内大于 2cm 的结节。

4. 根据 RECIST1.1[12] 诊断标准，肿瘤

进展超过 3~6 个月。

总的来说，大约 40% 的患者经过全身治疗，出现部分放射性应答、肿瘤趋向稳定、症状改善的相关情况。在目前可以利用的治疗方法中，只有全身化疗可以适度提高总生存期，结论来自于一项单中心回顾性研究（到目前，已发表的最大的一项研究）[10]。不幸的是，考虑本疾病的罕见性，尚未发布相关指南指导如何序贯治疗 MPP，以延长无进展生存期，提高总生存时间以及改善生活质量。

## 化疗

全身性化疗治疗 MPP 最早可追溯到 20 世纪 60 年代。考虑到疾病的罕见性，我们对全身化疗治疗 MPP 的认识，来源于小样本的研究，不同药物的回顾性临床对照研究，例如，环磷酰胺、长春新碱、阿霉素、达卡巴嗪（CyVADic）；环磷酰胺、阿霉素和长春新碱（CyAV）；环磷酰胺、阿霉素（CyA）；环磷酰胺、羟基道诺霉素、安平可、强的松（CHOP）（表 15.1）[82-85]。这些研究使用不同参数来评估治疗效果[10,12]并且包括不同方案都是由至少两种化疗药物组成。最常用的化疗方案包括环磷酰胺、长春新碱、达卡巴嗪（CVD）含或不含阿霉素。有研究证实这个化疗方案及其变种有效应答率为 25%~55%[12,82,85]。在 Huang 等一些小样本报道中，也出现过完全有效的情况，但在更大更新的研究中未见完全有效的报道，如 Ayala-Ramirez 等及 Hadoux 等的报道[12,82,85]。

在他们的回顾性研究中，Ayala-Ramirez 等发现接受全身化疗的 MPP 患者，5 年总生存率为 51%。作者指出患者是否产生应答，主要取决于两种情况：①常规放疗后肿瘤体积缩小；②使用降压药的剂量与数量的减少。有应答者中位生存时间为 6.4 年，长于无应答反应的患者 3.7 年，但需要注意的是这个结果无明显的统计学差异（$P=0.095$）。然而，在对诊断时的肿瘤大小进行调整后的多变量分析显示，有应答组生存期仍是显著高于无应答组（$p=0.05$；HR: 0.22；95%CI: 0.05~1.0）。这项研究初次证实全身性化疗改善 MPP 患者生存期。

对 CVD 产生应答并不意味着可以治愈肿瘤，考虑到肿瘤的体积与临床症状相关，通过减低肿瘤负荷产生效果。一些肿瘤学家建议长期使用 CVD 化疗控制疾病及预防耐药；然而，不能忽视 CVD 及其他化疗药的副作用，这些副作用可以影响患者的生存质量。阿霉素的使用需要限制剂量，长期使用长春新碱可以导致周围神经病变及便秘，一些激素敏感性的 MPP 患者更容易出现并发症[86]。有报道证实长期的 CVD 化疗，会出现罕见的并发症，包括继发的白血病、脊髓增生异常症、Sweet 综合征。对 CVD 化疗有初始反应的患者，在 6 个周期的化疗后，只要出现部分放疗敏感或者疾病稳定的临床改善，仍可维持应用，维持过程中联合达卡巴嗪或者替莫挫安，以及间断性的使用其他药物。这个维持化疗方案，也类似于治疗结肠、肝、乳腺癌，可以减少副作用的发生率，可以改善生活质量，也有可能增加肿瘤无进展生存期。此外，考虑到可以选择的化疗方案很少，这个方案作为一线治疗，也可以在疾病进展时再次使用，即也可以作为二线治疗选择。

其他化疗方案包括顺铂、5- 氟尿嘧啶、甲氧蝶呤、异环磷酰胺、链脲霉素[10]也会被用于治疗 MPP 患者；然而，没有强力的临床证据证实这种方案的临床效果。

表 15.1 至少包括 15 例患者的恶性嗜铬细胞瘤和副神经节瘤的回顾性研究一览

| 研究 | 评估患者/总病例数 | 化疗药物 | 平均周期数 | 方法学 | 反应率 | 平均反应周期（月） | 总生存期 |
|---|---|---|---|---|---|---|---|
| Huang 等[82] | 18 | C（750mg/m²，第 1 天）V（1.4mg/m²，第 1 天）D（600mg/m²，第 1 天和第 2 天）每 21 天或者 28 天 | 18 | 回顾性研究，WHO 标准 | 55%CR 或 PR | 20 | 3.3 年 |
| Ayala-Ramirez 等[83] | 52/54 | C（600~750mg/m²）D（750~1000mg/m²）+/-Dox（60~75mg/m²）+/-V（1~2mg/m²）每 21 天或者 28 天 | 6.9 | 回顾性研究，非标准化 | 25%PR | 未知 | 51% 的 5 年生存率 |
| Tanabe 等[84] | 17/23 | C（750mg/m²，第 1 天）V（1.4mg/m²，第 1 天）D（600mg/m²，第 1 天和第 2 天）每 21 天或者 28 天 | 未知 | 回顾性研究，非标准化 | 47% 分子反应或者 PR | 40 | 未知 |
| Hadoux 等[85] | 15/15 | TMZ（150~200 mg/m²，第 1~5 天）每 28 天 | 7 | 回顾性分析，RECIST 1.1，PERCIT 1.0 | 33%PR | 13 | 55% 的 5 年生存率 |

C，环磷酰胺；V，长春新碱；D，达卡巴嗪；WHO，世界卫生组织；CR，完全缓解；PR，部分缓解；Dox，阿霉素；TMZ，替莫唑胺；RECIST，实体肿瘤的反应评估标准；PERCIST，实体肿瘤的正电子发射计算机体层成像标准

关于辅助化疗,目前仍没有科学的证据支持其有效性;这与来源于胃肠道的高分化的神经内分泌肿瘤中的认知不同,这类肿瘤可以受益于辅助化疗。关于具有临床上预测肿瘤恶性的三个指标(肾上腺外肿瘤、原发肿瘤大于5cm、*SDHB* 基因突变[10]),是否从辅助化疗中受益不得而知,其术后4~6次的CVD化疗方案或许可以降低肿瘤局部或远处进展的风险(这个治疗方案可以增加肿瘤无进展生存期)。然而,对于临床上有恶性肿瘤指标的患者是否真的受益于化疗仍然需要随机对照的三期临床试验。

## 放射药物的治疗

间碘苯甲瓜,也被称为碘苄胍,mIBG或者MIBG,是一种类似去甲肾上腺素的胍乙啶衍生物,可以被细胞摄入进入交感神经系统。MIBG为半选择药剂,通过放射性同位素碘标记后,对于恶性嗜铬细胞瘤和副神经节瘤患者,既可以用做诊断,亦可以用作治疗。和 $^{131}$I 制作成配方,MIBG被用于治疗转移性儿茶酚胺分泌性肿瘤,同时可以显示出高摄取量的图像。治疗作用主要是通过 $^{131}$I 放射性杀伤靶位组织,同时通过解剖成像和生化指标显示指导治疗反应[87]。

$^{123}$I-MIBG 和 $^{131}$I-MIBG 两者都可以用于影像学成像[88]。全身平面成像(二维)通过静脉内给药, $^{123}$I-MIBG 和 $^{131}$I-MIBG 进入体内,通过评估肿瘤摄取MIBG的亲和力,来评估肿瘤活动性以及远处转移灶。SPECT(单电子放射CT)可以提供肿瘤活性的三维视图。借助一些现代设备,SPECT/CT可以通过联合SPECT和CT成像,提供更多的解剖细节帮助定位高摄取部位(图15.4)。 $^{123}$I 因为缺少β射线,半衰期短(13.2小时,8天),是一种更理想的放射性物质,因此患者受到的总辐射剂量更少。 $^{123}$I 的γ射线能量低于 $^{131}$I,也更适合于传统的γ摄像技术。但是作为放射剂量测定, $^{131}$I-MIBG 相较于 $^{123}$I-MIBG更适合在数天中多时点检测的应用成像,可以帮助评估特定器官的辐射吸收剂量。

$^{131}$I-MIBG 治疗目前还未被FDA批准用于治疗MPP,但是已经在一些小型临床研究进行评估。合适的 $^{131}$I-MIBG 制剂还没有研制出来。对于每个治疗周期的给药活性量、治疗总次数、治疗的间隔期有多种方案。这些治疗方案可以分成两个基本的策略,限次使用大剂量的治疗和多次使用的小剂量方案。不管是大剂量的治疗方案还是多次小剂量的方案都被证实有有效的作用[89]。

现阶段证据显示,对于有高度肿瘤负荷、肿瘤进展缓慢、血象稳定、肾功能正常的患者, $^{131}$I-MIBG 可以用于 $^{123}$I-MIBG扫描强阳性患者的一线治疗。 $^{131}$I-MIBG可以控制肿瘤负荷,有或无改善儿茶酚胺分泌,以及可能提高生存期。这个治疗应用于临床主要限制是安全性和可获得性。在MPP患者中,这项治疗的地位相对不明确,因为没有随机对照研究支持其疗效,而且这类研究通常是回顾性的。

一项meta分析,收集了从1984年到2012年间17项独立的研究,包括243个MPP患者,中位随访时间为24~62个月。所有患者接受治疗的放射性活度和治疗次数变化很大。中位累计放射性活度为6882~39400MBq(186~1065mCi),中位治疗次数1~7次。对于结果数据分析得出完全有效的比例约为 3%,部分有效为 27%,疾病进展稳定的比例为 52%。生化指标检查完全有反应比例为 11%,40% 部分有反应,疾病稳定的比例为 21%[90]。对于疾病局限在软组织的患者比有骨转移的患者更易产生应答反应[91]。

$^{131}$I-MIBG 治疗的生存收益相关报道较少。Gonias 等[92]和 Safford 等[93]报道 5 年生存率分别为 64% 和 45%,相应的激素水平和症状缓解,与患者的生存期及 $^{131}$I-MIBG 剂量的相关。 Gedik 等人[94]报道中位肿瘤无进展生存期为 24 个月(范围为 3~93 个月),Shilkrut 等人[95]报道的肿瘤无进展生存期为 17.5 个月。

相对低剂量的治疗是可以耐受的,最常见的不良反应是恶心呕吐、厌食、中度贫血、血小板减少[96]。在上面提到的 meta 分析数据中,$^{131}$I-MIBG 治疗最常见的副作用是血液系统毒性反应。然而,3~4 级的中性粒细胞减少和 3~4 级的血小板减少也很常见。患者也有可能诱发恶性血液系统肿瘤,比如 MDS 和急慢性白血病[97]。$^{131}$I-MIBG 放疗一个不常见的并发症是肾脏功能衰竭,一般比较轻度,常出现在伴有导致肾脏损害的其他基础疾病,比如糖尿病或者高血压。其他可能的副作用包括乏力、恶心、呕吐、高血压危象、脓毒血症以及肺损伤[12]。

据报道,采用大剂量治疗方案中的少数患者治疗效果持久而彻底,但会增加潜在的严重副作用的风险。在一个包含 12 位接受大剂量治疗的患者的研究中,中位累计放射性活度为 1015mCi。有 3 位患者得到了彻底的治疗(其中两位出现软组织和骨骼的转移),7 位患者的病情有了轻度缓解,两位患者死于肿瘤进展。治疗组中,

发生 3 级血小板减少症的比率为 79%,发生 3 级、4 级中性粒细胞减少的比率分别是 53% 和 19%[98]。除此之外,脊髓增生异常综合征和急性髓系白血病也被证实在多次大剂量输注 $^{131}$I-MIBG 后会出现[92]。据称患者在 $^{131}$I-MIBG 治疗后也出现了甲状腺功能减退症,患者应该提前补充碘剂做预处理,以减少甲状腺对 $^{131}$I 的摄取(如在治疗前的 24 小时日常补钾,并且持续使用 10 天)[97]。

过量的碘苄胍 $^{131}$I 是 $^{131}$I-MIBG 的一种具有高特异活性的形式,非载体放射性标记的 MIBG。因为肾上腺素受体摄入是一个竞争性的过程,冷(非放射性核素标记)MIBG 可以减少放射性核素标记的 $^{131}$I-MIBG 摄取。放射性核素的载体本身不会影响治疗结果,但是因为其具有生物活性,高剂量时仍然可以导致高血压、恶心、呕吐。在动物模型中,相较于有载体的放射性核素,高度特异性且高放射性活度的 $^{131}$I-MIBG 可以靶向作用于高放射性摄取率的组织器官,拥有更好的疗效,更少的心血管系统毒性作用[99]。过量碘苄胍 $^{131}$I 在人体中应用也是安全可行的[100],在 MPP 患者中,已经用于临床二期试验来评估其具体疗效。起初临床治疗主要是为了减少降压药使用,其次提高肿瘤应答反应,从而达到安全、改善生活质量、提高生存期的目的[101]。初步结果已经达成,实验中一共 49 位患者接受放射药物治疗,其中 16 个患者(32%)可以减少 50% 的降压药使用(95% 可信区间:16%~47%),其中 17 个患者(35%)通过 RECIST 评估部分有效。所有患者的中位生存期为 36 个月[102]。最常见的副作用是恶心,其次是血小板减少和乏力。

## 靶向治疗

　　*SDHB* 基因突变会诱使嗜铬细胞瘤和副神经节瘤患者出现转移,同时,这种基因突变也是临床生存期预测的标志物[10,58]。灭活 *SDHB* 基因可以激活低氧诱导基因,低氧诱导因子 -2α 的稳定结构进而活化血管内皮生长因子(VEGF)基因,血小板来源的生长因子 -β(PDGFB)基因,以及其他和血管生长、促进异常细胞生长、抑制细胞凋亡相关的基因[10,103,104]。分子靶向治疗可以调节或者抑制这些因子的作用机制,包括作用于哺乳动物的靶向药物雷帕霉素提供抑制(mTOR)通路的激活,特异性减少血管源性和淋巴源性的转移,比如骨转移、肺转移、肝转移,尤其是对于一些传统化疗方案没有应答的 MPP 患者作用显著。

　　是否 mTOR 抑制剂比如依维莫司更使 MPP 患者受益,仍未可知[10,105-107];举例来说,一项包括 11 位 MPP 患者的研究发现,mTOR 抑制剂依维莫司并未使 MPP 患者完全受益(NCT01152827)。然而,一些酪氨酸激酶抑制剂在之前的研究中显示出潜在的临床获益,这些报道包括病例报告、病例系列和回顾性研究,并正在进行前瞻性临床试验进一步验证。

### 伊马替尼

　　伊马替尼(Imatinib)是一种多酪氨酸激酶抑制剂,可以抑制 PDGFB 受体、干细胞因子、bcr/abl 融合基因蛋白和 c-KIT,同时它也被用来治疗慢性粒细胞白血病、胃肠间质瘤、皮肤纤维肉瘤突起型、骨髓增生异常综合征、侵袭性系统性肥大细胞增多症、嗜酸性粒细胞增多症、慢性嗜酸细胞白血病以及难治性费城染色体阳性的急性淋巴细胞白血病。伊马替尼药物治疗在一些

MPP 患者中受益甚微[12,108]。

### 舒尼替尼

　　舒尼替尼(Sunitinib)是 VEGFR-1、VEGFR-2、PDGFB 受体、RET 和 c-KIT 的酪氨酸抑制剂,目前主要被应用于肾癌和神经内分泌胰腺癌及胃肠道间质瘤患者的治疗[10]。美国和欧洲的两个大型癌症中心已经在一项回顾性的、意向治疗研究(intention-to-treat study)中发表了他们对舒尼替尼的经验表明[12]。17 例进展性 MPP 患者,其中 50% 的患者存在 *SDHB* 突变,其中大多数患者对 CVD 化疗或 MIBG 无缓解,8 例(47%)有影像学缓解(符合 RECIST1.1 标准)。治疗有效的患者通过 $^{18}$F-FDG PET 评估,发现肿瘤葡萄糖的摄取呈大幅减少;此外,14 例因儿茶酚胺过量引起的高血压患者,在接受治疗后高血压明显好转;6 例患者能以较少和更小的剂量降压药就可以获得正常血压,两名患者停用抗高血压药。总中位总生存期和无进展生存期分别为 26.7 个月和 4.1 个月。无进展生存期的短暂可能和三名患者早期停止服用舒尼替尼有关,因为疼痛、疲劳或儿茶酚胺过量的不良反应症状加重。此外,一些患者肿瘤在治疗过程中,对舒尼替尼产生了耐药性,对舒尼替尼的最长有效时间报道为 36 个月。本研究结果提示,舒尼替尼可使部分进展性 MPP 患者,包括对化疗或者 MIBG 耐药的患者,而不受 *SDHB* 突变影响。然而,舒尼替尼治疗的成功,需要在给予舒尼替尼之前,良好控制患者的全身症状如疼痛、疲劳和儿茶酚胺过量引起的症状。为了验证舒尼替尼治疗 MPP 患者的疗效,目前两个 II 期临床试验正在进行中。NCT00843037 研究主要是评估每天口服 50mg 舒尼替尼(持续 4 周,停止 2 周),FIRSTMAPP 评估每天服用 37.5mg 舒

尼替尼的效果。

## 帕唑帕尼

帕唑帕尼（Pazopanib）是一种靶向作用于血管内皮生长因子受体（VEGFR）、KIT 和 PDGFBDE 新型口服血管生成抑制剂，适用于肾细胞癌。帕唑帕尼每天 400~800mg 的 Ⅱ 期临床试验正在进行。由于帕唑帕尼治疗肾癌患者的耐受性好于舒尼替尼，同时强度较小，副作用也较低，MPP 患者治疗领域对帕唑帕尼充满了兴趣。但是，许多 MPP 患者分泌异常升高的儿茶酚胺，帕唑帕尼导致的肿瘤破坏可能导致儿茶酚胺及激素的异常释放，进而引起高血压及激素相关症状的恶化。

## 卡博替尼

卡博替尼（Cabozantinib）是一种多酪氨酸激酶抑制剂，可以抑制 RET、C-MET 及 VEGF 受体 1 和 2，用于髓质甲状腺癌和肾癌的治疗。卡博替尼治疗 MPP 患者的临床前瞻性研究（NCT02302833）正在进行中。这项研究的内容，主要观察 MPP 患者的骨转移及新生血管的生成两个临床特点，接近 80%MPP 患者发现时存在骨转移，通常是溶骨性破坏，导致死亡率升高、总体生存率下降。高到 80% 的 MPP 患者，出现骨相关事件如骨痛、骨折和脊髓压迫。一旦出现骨转移，患者骨转移相关事件发展迅速，从发现骨转移到发生骨相关事件的中位时间是 4.4 个月。MPP 患者骨转移研究发现分子靶向治疗可以降低骨相关事件的发生率[4]。卡博替尼在肺癌、乳腺癌和肾癌患者骨相关事件具有一定的效果。

和舒尼替尼和帕唑帕尼一样，卡博替尼是一种有效的血管生成抑制剂。肿瘤进展和舒尼替尼耐药可能与分子通路的代偿激活有关，如 c-MET 途径、C-MET 和 VEGF 受体共同促进血管新生，MET 表达上调可能和 VEGF 旁路抑制有关，进而导致耐受和肿瘤的生长。MET 激活是人类肿瘤的共同特征，通常发生在骨转移患者中。因此，在 MPP 患者中，卡博替尼的临床试验充满前景。

与舒尼替尼、帕唑帕尼、阿西替尼相比，卡博替尼治疗 MPP 患者可能更有前景。该药物除了具有抗血管生成的特性外，还可引起 c-MET 抑制，而 c-MET 可能与肿瘤生长、转移、骨转移和治疗耐药有关。

## 免疫治疗

尽管尚未开展试验，免疫制治疗可能是 MPP 患者的治疗选择之一。最近关于透明细胞肾癌免疫治疗的随机 Ⅲ 期临床研究证实，透明细胞肾癌患者受益于免疫治疗（调控 PD-1/PD-L1 免疫通路），由于 MPP 患者与肾透明细胞癌有类似的病理生理机制，提示 MPP 患者的免疫治疗可能具有一定的应用价值。肾癌患者 PD-1 激活提示患者预后不良及总生存期缩短；同样表达 PD-1 的胰腺神经内分泌肿瘤也提示不良预后[109]。一项即将进行的派姆单抗（pembrolizumab）治疗 MPP 患者的 Ⅰ 期前瞻性研究，将评估 PD-1 途径的表达及治疗反应。

有一些肿瘤在 PD-1/PDL-1 激活后，能够逃避免疫系统识别和损伤[109-111]。正常情况下，NK 细胞能够识别并攻击癌细胞。巨噬细胞和树突状细胞捕获和处理癌细胞碎片，分泌许多细胞因子，并将肿瘤细胞来源的抗原递呈给 T 和 B 淋巴细胞。这些细胞的活化导致产生其他细胞因子，并进一步促进 T 细胞活化和募集，促进肿瘤细胞特异性抗体合成。这些步骤反过来导致残余肿瘤细胞的消除和免疫记忆的加强以防止肿瘤复发[111]。

# 激素和肿瘤负荷相关并发症的治疗

长期生存的 MPP 患者可能会受到激素及儿茶酚胺分泌过量以引起的并发症，骨转移可能会影响 MPP 患者的生活质量，也值得特别关注。在下文中，会列出对 MPP 长期并发症的处理建议。

## 高血压和心血管疾病

完整的切除嗜铬细胞瘤和节细胞肿瘤，是控制高血压和儿茶酚氨血症的最好方法[112]。但针对 MPP 患者手术常常不能根治，这些患者通常需要药物控制高血压及预防心血管疾病。

血压的控制通常使用 α 和 β 受体阻断剂，可以使用选择性的 α 受体阻断剂，如多沙唑嗪、特拉唑嗪或者使用非选择性抑制剂酚苄明。在资源有限的情况下，吡唑嗪可以使用；然而，吡唑嗪的半衰期（3 小时）比多沙唑嗪和特拉唑嗪（24 小时）短，而且与酚苄明相比，在手术中使用时，血压的波动更明显[113]。如果选择酚苄明在术中使用，与其他 α 受体阻断剂相比，副作用的发生率更高。酚苄明的半衰期很长（10 天），因为它与 α 受体有不可逆性的结合，因此常常与术后持续低血压的高发生率有关；由于选择性 α 阻滞剂的半衰期较短，很少与此不良事件有关。MPP 患者的高血压长期控制，酚苄明可能是一种选择；然而我们的实践中，常常使用多沙唑嗪，并通过增加剂量直到有效控制血压。一旦血压控制有效，或者反射性出现心动过速，可以增加使用 β 受体抑制剂，也可以通过增加钙通道阻滞剂图尼莫地平或氨氯地平作为 α 受体阻断剂的补充。在一些不能耐受 α- 阻断剂的患者中，钙通道阻滞剂是一种有用的替代药物。血管紧张素转换酶抑制剂和血管紧张素 II 受体阻滞剂也可以单独使用或与上述药物联合使用，以治疗高血压和预防心血管事件。

儿茶酚胺危象是一潜在的手术、化疗和分子靶向治疗的并发症。出现儿茶酚胺危象的患者有可能发生心血管事件和胃肠道并发症的风险。在术前或抗肿瘤治疗之前，患者需要平稳控制好血压，同时使用 β 阻滞剂保护心脏。如果出现儿茶酚胺危象，可以使用多种药物来控制。用于治疗嗜铬细胞瘤患者高血压危象的一些药物列于表 15.2。

**表 15.2　嗜铬细胞瘤患者的高血压危象的药物治疗**

| 药物 / 种类 | 准备 | 剂量 | 临床方面 |
|---|---|---|---|
| 硝普钠 / 直接动脉血管扩张 | 50mg 溶于 250ml 5% 葡萄糖水中 | 0.5~5 μg/（kg·min），静脉给药 | 30 秒开始起效，2 分钟达到峰值。24 小时使用不要超过 5mg/（kg·min）引起低血压及心动过速 |
| 尼卡地平 / 钙离子通道阻滞剂 | 25mg 溶于 250ml 5% 葡萄糖水中 | 起始 1~2.5mg1~3 分钟，然后 5~15mg/h，静脉给药 | 控制心动过速；可能预防儿茶酚胺诱导的冠脉痉挛 |

续表

| 药物 / 种类 | 准备 | 剂量 | 临床方面 |
|---|---|---|---|
| 硫酸镁 / 血管扩张剂 | 40g 溶于 500ml 林格液中 | 起始 1~2g,然后 1~3g/h,静脉给药 | 导致肌无力和高镁血症 |
| 非诺多泮 / 多巴胺 1 受体拮抗剂 | 10mg 溶于 250ml 生理盐水中 | 0.1~1.6 μg/(kg·min),静脉给药 | 肾保护作用;导致心动过速 |
| 酚妥拉明 /α 受体阻滞剂 | 100mg 溶于 500ml 5% 葡萄糖水中 | 5~15mg,静脉给药<br>输液 0.2~2mg/min,静脉给药 | |
| 可达龙 /β 阻滞剂 | 2.5g 溶于 250ml 生理盐水中 | 开始剂量 500μg/kg 1 分钟,然后 50~300μg/(kg·min),静脉给药 | 控制心动过速;在血管扩张后使用 |

## 便秘

传统便秘是指每周大便次数少于 3 次,但罗马Ⅲ标准定义包括大便吃力、大便干硬、排空不全感、大便梗阻感和需要手辅助排便等[114]。尽管便秘对 MPP 患者的生活质量产生负面的影响,而且并发症经常被忽视,当严重的时候通常也特别难以处理。

目前 MPP 相关的假性肠梗阻[115-117]或肠穿孔[118-120]只有极少数的个案报道。对于便秘的处理主要是增加膳食纤维及水的摄入、每天 1~2 片的番泻叶及根据症状的严重程度选择不同的导泻药物。治疗根据 MPP 患者的便秘严重程度(根据不良事件通用术语标准,3 级或者 4 级便秘)做出相应的调整。Bisanz 流程被推荐用于嗜铬细胞瘤和节细胞神经瘤的便秘治疗[86,121]。α 或 β 受体阻滞剂并不能改善便秘,因为它们不增加动力及水合作用。理论上,腹泻是甲基酪氨酸引起的副作用之一[122],因此这种药物可能有助于改善便秘;然而,我们的经验表明甲基酪氨酸对便秘并无明显效果。表 15.3 列出了一种非复杂性的便秘的治疗流程图。

表 15.3　MPP 患者非复杂性便秘的预防及治疗流程图

1. 排除便秘的常见原因,包括脱水、高钙血症、低钾血症、甲状腺功能低下,低纤维饮食,鸦片类镇痛药物的使用、止吐剂及口服铁剂

2. 增加每日口服液体量,至少 2L

3. 鼓励饮用热饮料,如咖啡

4. 增加患者的活动

5. 建立卫生间日程;通过早晨坐于马桶上至少 20 分钟来刺激胃肠反射

续表

| |
|---|
| 6. 调节食物的摄入量,每天至少三餐,以方便正常蠕动的下推 |
| 7. 增加纤维摄取量至 25~40g,联合较多液体摄入;无水的纤维的摄入会使患者便秘 |
| 8. 使用刺激性泻药和大便柔软剂,如番泻叶和多库酯钠 |
| 9. 睡前,患者可使用 1 或 2 汤匙矿物油,植物油或氢氧化镁 |
| 10. 如果没有改善,口服或直肠灌肠诸如聚乙二醇这样的试剂可能有效 |

## 骨相关事件

MPP 患者 71% 出现溶解性骨转移[4],主要是影响脊柱、骶骨、骨盆、长骨的近远端和头颅。在神经内分泌肿瘤患者中,出现骨转移的概率 12%,在所有神经内分泌肿瘤中,嗜铬细胞瘤最容易出现骨转移[123]。骨转移的并发症包括严重的疼痛[124]、骨折、脊髓压迫,但高钙血症并不常见。MPP 骨转移患者严重影响着患者的行动能力、活动范围、日常生活活动能力和生活质量[125]。由于 MPP 的治疗通常是不可治愈性的治疗,所以骨转移相关事件的保护非常重要。

目前没有临床指南及随机对照临床研究指导骨转移的治疗,回顾性研究显示,放疗和抗骨吸收药物可以控制骨痛,这些药物有狄诺塞麦(Denosumab)和唑来膦酸。每月 1 次的狄诺塞麦单抗(120mg)已经被批准用于治疗预防实体瘤骨转移相关的骨相关事件。这一应用的审批是基于三项

临床研究[126-128]的证据;其中最为相关的是除乳腺癌和前列腺癌以外的实体肿瘤患者。在这项研究显示在预防骨相关事件狄诺塞麦不亚于唑来膦酸,在另一项研究发现狄诺塞麦在预防第一次骨相关事件发生方面延长了 6 个月[129]。我们治疗 MPP 的经验显示,使用狄诺塞麦在缓解骨痛明显优于唑来膦酸,同时狄诺塞麦既不需要静脉输液,也没有担忧肾衰竭而需要调整剂量的问题。

如果骨转移处于关键部位,手术如果可行,则手术是第一选择,然后是放疗[130,131]。也可以使用骨导向疗法,患者可能需要多种治疗手段[123],同时也可以选择高强度的物理治疗以维持正常器官的功能。

## 结论

关于嗜铬细胞瘤和副神经节瘤的在遗传学、诊断和外科手术方面,过去 15 年来取得了很大进步,但对于 MPP 的认识仍然有限,寻找治疗 MPP 有效的全身治疗方法进展缓慢,关于 MPP 治疗的指南缺少最优治疗方案。需要更多的关注是,MPP 患者的总生存率比没有转移性疾病的患者差,这也是本病最具挑战性的一个方面;但正在进行针对 MPP 的一些新型有前景的药物前瞻性临床试验正在进行中,这些药物主要有 $^{131}$I-MIBG、卡博替尼、舒尼替尼和 PD-L1 抗体,它们的结果很可能在未来 2 年或 3 年内公布。事实上,美国食品和药物管理局已经批准 $^{131}$I-MIBG 作为突破性治疗手段。因此,MPP 患者的光明前景近在咫尺。

(丁留成　译,谢建军　校)

# 参考文献

1. DeLellis RA, International Agency for Research on Cancer; World Health Organization; International Academy of Pathology; International Association for the Study of Lung Cancer. Pathology and genetics of tumors of endocrine organs. Lyon: IARCS Press; 2004.

2. Wachtel H, Cerullo I, Bartlett EK, Roses RE, Cohen DL, Kelz RR, et al. Clinicopathologic characteristics of incidentally identified pheochromocytoma. Ann Surg Oncol. 2015;22(1):132–8.

3. Ayala-Ramirez M, Feng L, Johnson MM, Ejaz S, Habra MA, Rich T, et al. Clinical risk factors for malignancy and overall survival in patients with pheochromocytomas and sympathetic paragangliomas: primary tumor size and primary tumor location as prognostic indicators. J Clin Endocrinol Metab. 2011;96(3):717–25.

4. Ayala-Ramirez M, Palmer JL, Hofmann MC, de la Cruz M, Moon BS, Waguespack SG, et al. Bone metastases and skeletal-related events in patients with malignant pheochromocytoma and sympathetic paraganglioma. J Clin Endocrinol Metab. 2013;98(4):1492–7.

5. Parghane RV, Basher RK, Vatsa R, Shukla J, Bhattacharya A, Mittal BR. Breast metastasis detected on Ga-68 DOTATATE positron emission tomography/computed tomography imaging in malignant pheochromocytoma. World J Nucl Med. 2015;14(1):69–70.

6. Patel M, Santos P, Jong I, Nandurkar D, McKay J. Malignant pheochromocytoma metastasis to the breast shown on I-123 MIBG scan. Clin Nucl Med. 2010;35(10):816–7.

7. Duquia RP, de Almeida HL, Traesel M, Jannke HA. Cutaneous metastasis of pheochromocytoma in multiple endocrine neoplasia IIB. J Am Acad Dermatol. 2006;55(2):341–4.

8. Srinivasan R, Kini U, Babu MK, Jayaseelan E, Pradeep R. Malignant pheochromocytoma with cutaneous metastases presenting with hemolytic anemia and pyrexia of unknown origin. J Assoc Physicians India. 2002;50(5):731–3.

9. Gunawardhana PA, Seneviratne LN, Perera ND. Scalp metastasis in a patient with phaeochromocytoma. Ceylon Med J. 2011;56(4):180–1.

10. Jimenez C, Rohren E, Habra MA, Rich T, Jimenez P, Ayala-Ramirez M, et al. Current and future treatments for malignant pheochromocytoma and sympathetic paraganglioma. Curr Oncol Rep. 2013;15(4):356–71.

11. Choi YM, Sung TY, Kim WG, Lee JJ, Ryu JS, Kim TY, et al. Clinical course and prognostic factors in patients with malignant pheochromocytoma and paraganglioma: a single institution experience. J Surg Oncol. 2015;112(8):815–21.

12. Baudin E, Habra MA, Deschamps F, Cote G, Dumont F, Cabanillas M, et al. Therapy of endocrine disease: treatment of malignant pheochromocytoma and paraganglioma. Eur J Endocrinol. 2014;171(3):R111–22.

13. Amar L, Bertherat J, Baudin E, Ajzenberg C, Bressac-de Paillerets B, Chabre O, et al. Genetic testing in pheochromocytoma or functional paraganglioma. J Clin Oncol. 2005;23(34):8812–8.

14. Buffet A, Venisse A, Nau V, Roncellin I, Boccio V, Le Pottier N, et al. A decade (2001-2010) of genetic testing for pheochromocytoma and paraganglioma. Horm Metab Res. 2012;44(5):359–66.

15. Fishbein L, Merrill S, Fraker DL, Cohen DL, Nathanson KL. Inherited mutations in pheochromocytoma and paraganglioma: why all patients should be offered genetic testing. Ann Surg Oncol. 2013;20(5):1444–50.

16. Mannelli M, Castellano M, Schiavi F, Filetti S, Giacche M, Mori L, Italian Pheochromocytoma/Paragangliorma Network, et al. Clinically guided genetic screening in a large cohort of italian patients with pheochromocytomas and/or functional or nonfunctional paragangliomas. J Clin Endocrinol Metab. 2009;94(5):1541–7.

17. Neumann HP, Bausch B, McWhinney SR, Bender BU, Gimm O, Franke G, et al. Germ-line mutations in nonsyndromic pheochromocytoma. N Engl J Med. 2002;346(19):1459–66.

18. Lenders JW, Duh QY, Eisenhofer G, Gimenez-Roqueplo AP, Grebe SK, Murad MH, Endocrine Society, et al. Pheochromocytoma and paraganglioma: an endocrine society clinical practice guideline. J Clin Endocrinol Metab. 2014;99(6):1915–42.

19. National Comprehensive Cancer Network. Neuroendocrine Tumors (Version 1.2016). https://www.nccn.org/.

20. Pacak K, Eisenhofer G, Ahlman H, Bornstein SR, Gimenez-Roqueplo AP, Grossman AB, et al. Pheochromocytoma: recommendations for clinical practice from the First International Symposium. October 2005. Nat Clin Pract Endocrinol Metab. 2007;3(2):92–102.

21. Pappachan JM, Raskauskiene D, Sriraman R, Edavalath M, Hanna FW. Diagnosis and management of pheochromocytoma: a practical guide to clinicians. Curr Hypertens Rep. 2014;16(7):442.

22. Robson ME, Storm CD, Weitzel J, Wollins DS, Offit K, American Society of Clinical Oncology. American Society of Clinical Oncology policy statement update: genetic and genomic testing for cancer susceptibility. J Clin Oncol. 2010;28(5):893–901.

23. Brouwers FM, Eisenhofer G, Tao JJ, Kant JA, Adams KT, Linehan WM, et al. High frequency of SDHB germline mutations in patients with malignant catecholamine-producing paragangliomas: implications for genetic testing. J Clin Endocrinol Metab. 2006;91(11):4505–9.

24. Klein RD, Jin L, Rumilla K, Young Jr WF, Lloyd RV. Germline SDHB mutations are common in patients with apparently sporadic sympathetic paragangliomas. Diagn Mol Pathol. 2008;17(2):94–100.

25. Boedeker CC, Neumann HP, Maier W, Bausch B, Schipper J, Ridder GJ. Malignant head and neck paragangliomas in SDHB mutation carriers. Otolaryngol Head Neck Surg. 2007;137(1):126–9.

26. Fishbein L, Nathanson KL. Pheochromocytoma and paraganglioma: understanding the complexities of the genetic background. Cancer Genet. 2012;205(1–2): 1–11.

27. Welander J, Soderkvist P, Gimm O. Genetics and clinical characteristics of hereditary pheochromocytomas and paragangliomas. Endocr Relat Cancer. 2011;18(6):R253–76.

28. Geurts JL, Rich TA, Evans DB, Wang TS. Hereditary syndromes involving pheochromocytoma and paraganglioma. In: Weiss RE, Refetoff S, editors. Genetic diagnosis of endocrine disorders. 2nd ed. London: Elsevier; 2016. p. 221–34.

29. Gimenez-Roqueplo AP, Favier J, Rustin P, Rieubland C, Crespin M, Nau V, et al. Mutations in the SDHB gene are associated with extra-adrenal and/or malignant phaeochromocytomas. Cancer Res. 2003;63(17):5615–21.

30. King KS, Prodanov T, Kantorovich V, Fojo T, Hewitt JK, Zacharin M, et al. Metastatic pheochromocytoma/paraganglioma related to primary tumor development in childhood or adolescence: significant link to SDHB mutations. J Clin Oncol. 2011;29:4137–42.

31. Burnichon N, Rohmer V, Amar L, Herman P, Lebouleux S, Darrouzet V, et al. The succinate dehydrogenase genetic testing in a large prospective series of patients with paragangliomas. J Clin Endocrinol Metab. 2009;94(8):2817–27.

32. Neumann HP, Pawlu C, Peczkowska M, Bausch B, McWhinney SR, Muresan M, et al. Distinct clinical features of paraganglioma syndromes associated with SDHB and SDHD gene mutations. JAMA. 2004;292(8):943–51.

33. Persu A, Lannoy N, Maiter D, Mendola A, Montigny P, Oriot P, et al. Prevalence and spectrum of SDHx mutations in pheochromocytoma and paraganglioma in patients from Belgium: an update. Horm Metab Res. 2012;44(5):349–53.

34. Ricketts CJ, Forman JR, Rattenberry E, Bradshaw N, Lalloo F, Izatt L, et al. Tumor risks and genotype-phenotype-proteotype analysis in 358 patients with germline mutations in SDHB and SDHD. Hum Mutat. 2010;31(1):41–51.

35. Vanharanta S, Buchta M, McWhinney SR, Virta SK, Peczkowska M, Morrison CD, et al. Early-onset renal cell carcinoma as a novel extraparaganglial component of SDHB-associated heritable paraganglioma. Am J Hum Genet. 2004;74(1):153–9.

36. Schiavi F, Boedeker CC, Bausch B, Peczkowska M, Gomez CF, Strassburg T, European-American Paraganglioma Study Group, et al. Predictors and prevalence of paraganglioma syndrome associated with mutations of the SDHC gene. JAMA. 2005;294(16):2057–63.

37. Rich T, Jackson M, Roman-Gonzalez A, Shah K, Cote GJ, Jimenez C. Metastatic sympathetic para-ganglioma in a patient with loss of the SDHC gene. Fam Cancer. 2015;14(4):615–9.

38. Kunst HP, Rutten MH, de Monnink JP, Hoefsloot LH, Timmers HJ, Marres HA, et al. SDHAF2 (PGL2-SDH5) and hereditary head and neck paraganglioma. Clin Cancer Res. 2011;17:247–54.

39. Maher ER, Neumann HP, Richard S. von Hippel-Lindau disease: a clinical and scientific review. Eur J Hum Genet. 2011;19:617–23.

40. Modigliani E, Vasen HM, Raue K, Dralle H, Frilling A, Gheri RG, et al. Pheochromocytoma in multiple endocrine neoplasia type 2: European study. The Euromen Study Group. J Intern Med. 1995;238(4):363–7.

41. Bausch B, Borozdin W, Neumann HP, European-American Pheochromocytoma Study Group. Clinical and genetic characteristics of patients with neurofibromatosis type 1 and pheochromocytoma. N Engl J Med. 2006;354(25):2729–31.

42. Thosani S, Ayala-Ramirez M, Palmer L, Hu MI, Rich T, Gagel RF, et al. The characterization of pheochromocytoma and its impact on overall survival in multiple endocrine neoplasia type 2. J Clin Endocrinol Metab. 2013;98(11):E1813–9.

43. Frantzen C, Klasson TD, Links TP, Giles RH. Von Hippel-Lindau syndrome. In: Pagon RA, Adam MP, Ardinger HH, Wallace SE, Amemiya A, Bean LJ, et al., editors. GeneReviews [Internet]. Seattle (WA): University of Washington; 1993–2016. 17 May 2000 [updated 6 Aug 2015].

44. Friedman JM. Neurofibromatosis 1. In: Pagon RA, Adam MP, Ardinger HH, Wallace SE, Amemiya A, Bean LJ, et al., editors. GeneReviews [Internet]. Seattle (WA): University of Washington; 1993–2016. 2 Oct 1998 [updated 4 Sept 2014].

45. Marquard J, Eng C. Multiple endocrine neoplasia Type 2. In: Pagon RA, Adam MP, Ardinger HH, Wallace SE, Amemiya A, Bean LJ, et al., editors. GeneReviews [Internet]. Seattle (WA): University of Washington; 1993–2016. 27 Sept 1999 [updated 25 Jun 2015].

46. Burnichon N, Cascon A, Schiavi F, Morales NP, Comino-Mendez I, Abermil N, et al. MAX mutations cause hereditary and sporadic pheochromocytoma and paraganglioma. Clin Cancer Res 2012;18(10):2828–37.

47. Comino-Mendez I, Gracia-Aznarez FJ, Schiavi F, Landa I, Leandro-Garcia LJ, Leton R, et al. Exome sequencing identifies MAX mutations as a cause of hereditary pheochromocytoma. Nature Genet. 2011;43(7):663–7.

48. Qin Y, Yao L, King EE, Buddavarapu K, Lenci RE, Chocron ES, et al. Germline mutations in TMEM127 confer susceptibility to pheochromocytoma. Nat Genet. 2010;42(3):229–33.

49. Yao L, Schiavi F, Cascon A, Qin Y, Inglada-Perez L, King EE, et al. Spectrum and prevalence of FP/TMEM127 gene mutations in pheochromocytomas and paragangliomas. JAMA. 2010;304(23):2611–9.

50. Rana HQ, Rainville IR, Vaidya A. Genetic testing in the clinical care of patients with pheochromocytoma

and paraganglioma. Curr Opin Endocrinol Diabetes Obes. 2014;21(3):166–76.

51. Rattenberry E, Vialard L, Yeung A, Bair H, McKay K, Jafri M, et al. A comprehensive next generation sequencing-based genetic testing strategy to improve diagnosis of inherited pheochromocytoma and paraganglioma. J Clin Endocrinol Metab. 2013;98(7): E1248–56.

52. Jiménez C, Cote G, Arnold A, Gagel RF. Review: should patients with apparently sporadic pheochromocytomas or paragangliomas be screened for hereditary syndromes? J Clin Endocrinol Metab. 2006;91(8):2851–8.

53. Voorwinden JS, Jaspers JP. Prognostic factors for distress after genetic testing for hereditary cancer. J Genet Couns. 2016;25(3):495–503.

54. Pasini B, McWhinney SR, Bei T, Matyakhina L, Stergiopoulos S, Muchow M, et al. Clinical and molecular genetics of patients with the Carney-Stratakis syndrome and germline mutations of the genes coding for the succinate dehydrogenase subunits SDHB, SDHC, and SDHD. Eur J Hum Genet. 2008;16(1):79–88.

55. Alston CL, Davison JE, Meloni F, van der Westhuizen FH, He L, Hornig-Do HT, et al. Recessive germline SDHA and SDHB mutations causing leukodystrophy and isolated mitochondrial complex II deficiency. J Med Genet. 2012;49(9):569–77.

56. Renkema GH, Wortmann SB, Smeets RJ, Venselaar H, Antoine M, Visser G, et al. SDHA mutations causing a multisystem mitochondrial disease: novel mutations and genetic overlap with hereditary tumors. Eur J Hum Genet. 2015;23(2):202–9.

57. Feng F, Zhu Y, Wang X, Wu Y, Zhou W, Jin X, et al. Predictive factors for malignant pheochromocytoma: analysis of 136 patients. J Urol. 2011;185(5):1583–90.

58. Amar L, Baudin E, Burnichon N, Peyrard S, Silvera S, Bertherat J, et al. Succinate dehydrogenase B gene mutations predict survival in patients with malignant pheochromocytomas or paragangliomas. J Clin Endocrinol Metab. 2007;92(10):3822–8.

59. Letouzé E, Martinelli C, Loriot C, Burnichon N, Abermil N, Ottolenghi C, et al. SDH mutations establish a hypermethylator phenotype in paraganglioma. Cancer Cell. 2013;23(6):739–52.

60. Castro-Vega LJ, Buffet A, De Cubas AA, Cascón A, Menara M, Khalifa E, et al. Germline mutations in FH confer predisposition to malignant pheochromocytomas and paragangliomas. Hum Mol Genet. 2014;23(9):2440–6.

61. Clark GR, Sciacovelli M, Gaude E, Walsh DM, Kirby G, Simpson MA, et al. Germline FH mutations presenting with pheochromocytoma. J Clin Endocrinol Metab. 2014;99(10):E2046–50.

62. Clarke MR, Weyant RJ, Watson CG, Carty SE. Prognostic markers in pheochromocytoma. Hum Pathol. 1998;29(5):522–6.

63. Angelousi A, Kassi E, Zografos G, Kaltsas G. Metastatic pheochromocytoma and paraganglioma. Eur J Clin Invest. 2015;45(9):986–97.

64. de Wailly P, Oragano L, Radé F, Beaulieu A, Arnault V, Levillain P, et al. Malignant pheochromocytoma: new malignancy criteria. Langenbecks Arch Surg. 2012;397(2):239–46.

65. Tavangar SM, Shojaee A, Moradi Tabriz H, Haghpanah V, Larijani B, Heshmat R, et al. Immunohistochemical expression of Ki67, c-erbB-2, and c-kit antigens in benign and malignant pheochromocytoma. Pathol Res Pract. 2010;206(5):305–9.

66. Kimura N, Watanabe T, Noshiro T, Shizawa S, Miura Y. Histological grading of adrenal and extra-adrenal pheochromocytomas and relationship to prognosis: a clinicopathological analysis of 116 adrenal pheochromocytomas and 30 extra-adrenal sympathetic paragangliomas including 38 malignant tumors. Endocr Pathol. 2005;16(2):23–32.

67. Elder EE, Xu D, Höög A, Enberg U, Hou M, Pisa P, et al. KI-67 AND hTERT expression can aid in the distinction between malignant and benign pheochromocytoma and paraganglioma. Mod Pathol. 2003;16(3): 246–55.

68. Ohji H, Sasagawa I, Iciyanagi O, Suzuki Y, Nakada T. Tumour angiogenesis and Ki-67 expression in phaeochromocytoma. BJU Int. 2001;87(4):381–5.

69. Ocal I, Avci A, Cakalagaoglu F, Can H. Lack of correlations among histopathological parameters, Ki-67 proliferation index and prognosis in pheochromocytoma patients. Asian Pac J Cancer Prev. 2014;15(4): 1751–5.

70. Thompson LD. Pheochromocytoma of the Adrenal gland Scaled Score (PASS) to separate benign from malignant neoplasms: a clinicopathologic and immunophenotypic study of 100 cases. Am J Surg Pathol. 2002;26(5):551–66.

71. Kimura N, Takayanagi R, Takizawa N, Itagaki E, Katabami T, Kakoi N, Phaeochromocytoma Study Group in Japan, et al. Pathological grading for predicting metastasis in phaeochromocytoma and paraganglioma. Endocr Relat Cancer. 2014;21(3):405–14.

72. Wu D, Tischler AS, Lloyd RV, DeLellis RA, de Krijger R, van Nederveen F, et al. Observer variation in the application of the Pheochromocytoma of the Adrenal Gland Scaled Score. Am J Surg Pathol. 2009;33(4):599–608.

73. Linnoila RI, Keiser HR, Steinberg SM, Lack EE. Histopathology of benign versus malignant sympathoadrenal paragangliomas: clinicopathologic study of 120 cases including unusual histologic features. Hum Pathol. 1990;21(11):1168–80.

74. Isobe K, Yashiro T, Omura S, Kaneko M, Kaneko S, Kamma H, et al. E Endocr J. 2004;51(1):47–52.

75. Patterson E, Webb R, Weisbrod A, Bian B, He M, Zhang L, et al. The microRNA expression changes associated with malignancy and SDHB mutation in pheochromocytoma. Endocr Relat Cancer. 2012;19(2): 157–66.

76. Amar L, Peyrard S, Rossignol P, Zinzindohoue F, Gimenez-Roqueplo AP, Plouin PF. Changes in urinary total metanephrine excretion in recurrent and malignant pheochromocytomas and secreting para-

gangliomas. Ann N Y Acad Sci. 2006;1073:383–91.

77. van Berkel A, Lenders JW, Timmers HJ. Diagnosis of endocrine disease: biochemical diagnosis of phaeochromocytoma and paraganglioma. Eur J Endocrinol. 2014;170(3):R109–19.

78. Eisenhofer G, Lenders JW, Siegert G, Bornstein SR, Friberg P, Milosevic D, et al. Plasma methoxy-tyramine: a novel biomarker of metastatic pheochromocytoma and paraganglioma in relation to established risk factors of tumour size, location and SDHB mutation status. Eur J Cancer. 2012;48(11):1739–49.

79. McShane LM, Altman DG, Sauerbrei W, Taube SE, Gion M, Clark GM, et al. REporting recommendations for tumor MARKer prognostic studies (REMARK). Nat Clin Pract Oncol. 2005;2(8):416–22.

80. Sharma P, Dhull VS, Arora S, Gupta P, Kumar R, Durgapal P, et al. Diagnostic accuracy of (68) Ga-DOTANOC PET/CT imaging in pheochromocytoma. Eur J Nucl Med Mol Imaging. 2014;41(3):494–504.

81. Hescot S, Lebouleux S, Amar L, Vezzosi D, Borget I, Bournaud-Salinas C, et al. One-year progression-free survival of therapy-naive patients with malignant pheochromocytoma and paraganglioma. J Clin Endocrinol Metab. 2013;98(10):4006–12.

82. Huang H, Abraham J, Hung E, Averbuch S, Merino M, Steinberg SM, et al. Treatment of malignant pheochromocytoma/paraganglioma with cyclophosphamide, vincristine, and dacarbazine: recommendation from a 22-year follow-up of 18 patients. Cancer. 2008;113(8):2020–8.

83. Ayala-Ramirez M, Feng L, Habra MA, Rich T, Dickson PV, Perrier N, et al. Clinical benefits of systemic chemotherapy for patients with metastatic pheochromocytomas or sympathetic extra-adrenal paragangliomas: insights from the largest single-institutional experience. Cancer. 2012;118(11):2804–12.

84. Tanabe A, Naruse M, Nomura K, Tsuiki M, Tsumagari A, Ichihara A. Combination chemotherapy with cyclophosphamide, vincristine, and dacarbazine in patients with malignant pheochromocytoma and paraganglioma. Horm Cancer. 2013;4(2):103–10.

85. Hadoux J, Favier J, Scoazec JY, Lebouleux S, Al Ghuzlan A, Caramella C, et al. SDHB mutations are associated with response to temozolomide in patients with metastatic pheochromocytoma or paraganglioma. Int J Cancer. 2014;135(11):2711–20.

86. Thosani S, Ayala-Ramirez M, Román-González A, Zhou S, Thosani N, Bisanz A, et al. Constipation: an overlooked, unmanaged symptom of patients with pheochromocytoma and sympathetic paraganglioma. Eur J Endocrinol. 2015;173(3):377–87.

87. Gulenchyn KY, Yao X, Asa SL, Singh S, Law C. Radionuclide therapy in neuroendocrine tumours: a systematic review. Clin Oncol (R Coll Radiol). 2012;24(4):294–308.

88. Baez JC, Jagannathan JP, Krajewski K, O'Regan K, Zukotynski K, Kulke M, et al. Pheochromocytoma and paraganglioma: imaging characteristics. Cancer Imaging. 2012;12:153–62.

89. Basu S, Abhyankar A, Jatale P. The current place and indications of 131I-metaiodobenzylguanidine therapy in the era of peptide receptor radionuclide therapy: determinants to consider for evolving the best practice and envisioning a personalized approach. Nuclear Med Comm. 2015;36(1):1–7.

90. van Hulsteijn LT, Niemeijer ND, Dekkers OM, Corssmit EP. (131)I-MIBG therapy for malignant paraganglioma and phaeochromocytoma: systematic review and meta-analysis. Clin Endocrinol. 2014;80(4):487–501.

91. Loh KC, Fitzgerald PA, Matthay KK, Yeo PP, Price DC. The treatment of malignant pheochromocytoma with iodine-131 metaiodobenzylguanidine (131I-MIBG): a comprehensive review of 116 reported patients. J Endocrinol Invest. 1997;20(11):648–58.

92. Gonias S, Goldsby R, Matthay KK, Hawkins R, Price D, Huberty J, et al. Phase II study of high-dose [131I]metaiodobenzylguanidine therapy for patients with metastatic pheochromocytoma and paraganglioma. J Clin Oncol. 2009;27(25):4162–8.

93. Safford SD, Coleman RE, Gockerman JP, Moore J, Feldman JM, Leight GS, et al. Iodine-131 metaiodobenzylguanidine is an effective treatment for malignant pheochromocytoma and paraganglioma. Surgery. 2003;134(6):956–62. discussion 962–3.

94. Gedik GK, Hoefnagel CA, Bais E, Olmos RA. 131I-MIBG therapy in metastatic phaeochromocytoma and paraganglioma. Eur J Nucl Med Mol Imaging. 2008;35(4):725–33.

95. Shilkrut M, Bar-Deroma R, Bar-Sela G, Berniger A, Kuten A. Low-dose iodine-131 metaiodobenzylguanidine therapy for patients with malignant pheochromocytoma and paraganglioma: single center experience. Am J Clin Oncol. 2010;33(1):79–82.

96. Shapiro B, Sisson JC, Wieland DM, Mangner TJ, Zempel SM, Mudgett E, et al. Radiopharmaceutical therapy of malignant pheochromocytoma with [131I] metaiodobenzylguanidine: results from ten years of experience. J Nucl Biol Med. 1991;35(4):269–76.

97. Sze WC, Grossman AB, Goddard I, Amendra D, Shieh SC, Plowman PN, et al. Sequelae and survivorship in patients treated with (131)I-MIBG therapy. Br J Cancer. 2013;109(3):565–72.

98. Rose B, Matthay KK, Price D, Huberty J, Klencke B, Norton JA, et al. High-dose 131I-metaiodobenzylguanidine therapy for 12 patients with malignant pheochromocytoma. Cancer. 2003;98(2):239–48.

99. Barrett JA, Joyal JL, Hillier SM, Maresca KP, Femia FJ, Kronauge JF, et al. Comparison of high-specific-activity ultratrace 123/131I-MIBG and carrier-added 123/131I-MIBG on efficacy, pharmacokinetics, and tissue distribution. Cancer Biother Radiopharm. 2010;25(3):299–308.

100. Coleman RE, Stubbs JB, Barrett JA, de la Guardia M, Lafrance N, Babich JW. Radiation dosimetry, pharmacokinetics, and safety of ultratrace Iobenguane I-131 in patients with malignant pheochromocytoma/paraganglioma or metastatic carcinoid. Cancer Biother Radiopharm. 2009;24(4):469–75.

101. A study evaluating Ultratrace Iobenguane I 131

(MIBG) in patients with malignant pheochromocytoma/paraganglioma. ClinicalTrials.gov Identifier: NCT00874614. https://clinicaltrials.gov/ct2/show/NCT00874614. Accessed 17 Jun 2016

102. Jimenez C, Pryma DA, Sullivan DC, Schwarz JK, Noto RB, Stambler N, et al. Long term follow-up of a pivotal phase 2 study of Ultratrace® Iobenguane I-131 (AZEDRATM) in patients with malignant relapsed/refractory pheochromocytoma/paraganglioma (abstract). Endocrine Rev. 2015;36(2):OR24–6.

103. Favier J, Plouin PF, Corvol P, Gasc JM. Angiogenesis and vascular architecture in pheochromocytomas: distinctive traits in malignant tumors. Am J Pathol. 2002;161(4):1235–46.

104. Gimenez-Roqueplo AP, Favier J, Rustin P, Mourad JJ, Plouin PF, Corvol P, et al. The R22X mutation of the SDHD gene in hereditary paraganglioma abolishes the enzymatic activity of complex II in the mitochondrial respiratory chain and activates the hypoxia pathway. Am J Hum Genet 2001;69(6):1186 97.

105. Dahia PL. Pheochromocytoma and paraganglioma pathogenesis: learning from genetic heterogeneity. Nat Rev Cancer. 2014;14(2):108–19.

106. Nölting S, Garcia E, Alusi G, Giubellino A, Pacak K, Korbonits M, et al. Combined blockade of signalling pathways shows marked anti-tumour potential in phaeochromocytoma cell lines. J Mol Endocrinol. 2012;49(2):79–96.

107. Ayala-Ramirez M, Chougnet CN, Habra MA, Palmer JL, Leboulleux S, Cabanillas ME, et al. Treatment with sunitinib for patients with progressive metastatic pheochromocytomas and sympathetic paragangliomas. J Clin Endocrinol Metab. 2012;97(11):4040–50.

108. Gross DJ, Munter G, Bitan M, Siegal T, Gabizon A, Weitzen R, Israel Glivec in Solid Tumors Study Group, et al. The role of imatinib mesylate (Glivec) for treatment of patients with malignant endocrine tumors positive for c-kit or PDGF-R. Endocr Relat Cancer. 2006;13(2):535–40.

109. Hamid O, Carvajal RD. Anti-programmed death-1 and anti-programmed death-ligand 1 antibodies in cancer therapy. Expert Opin Biol Ther. 2013;13(6):847–61.

110. Ott PA, Hodi FS, Robert C. CTLA-4 and PD-1/PD-L1 blockade: new immunotherapeutic modalities with durable clinical benefit in melanoma patients. Clin Cancer Res. 2013;19(19):5300–9.

111. Finn OJ. Immuno-oncology: understanding the function and dysfunction of the immune system in cancer. Ann Oncol. 2012;23 Suppl 8:viii6–9.

112. Pogorzelski R, Toutounchi S, Krajewska E, Fiszer P, Łykowski M, Zapała Ł, et al. The effect of surgical treatment of phaeochromocytoma on concomitant arterial hypertension and diabetes mellitus in a single-centre retrospective study. Cent European J Urol. 2014;67(4):361–5.

113. Agrawal R, Mishra SK, Bhatia E, Mishra A, Chand G, Agarwal G, et al. Prospective study to compare peri-operative hemodynamic alterations following preparation for pheochromocytoma surgery by

phenoxybenzamine or prazosin. World J Surg. 2014;38(3):716–23.

114. Shah BJ, Rughwani N, Rose S. In the clinic. Constipation. Ann Intern Med. 2015;162(7):ITC1.

115. Osinga TE, Kerstens MN, van der Klauw MM, Koornstra JJ, Wolffenbuttel BH, Links TP, et al. Intestinal pseudo-obstruction as a complication of paragangliomas: case report and literature review. Neth J Med. 2013;71(10):512–7.

116. Murakami S, Okushiba S, Ohno K, Ito K, Satou K, Sugiura H, et al. Malignant pheochromocytoma associated with pseudo-obstruction of the colon. J Gastroenterol. 2003;38(2):175–80.

117. Coupe NA, Lacey J, Sanderson C. Unique manifestations of catecholamine release in malignant pheochromocytoma: an experience within an inpatient palliative care unit. J Pain Symptom Manage. 2012;43(5):967–72.

118. Karri V, Khan SL, Wilson Y. Bowel perforation as a presenting feature of pheochromocytoma: case report and literature review. Endocr Pract. 2005;11(6):385–8.

119. Hashimoto Y, Motoyoshi S, Maruyama H, Sakakida M, Yano T, Yamaguchi K, et al. The treatment of pheochromocytoma associated with pseudo-obstruction and perforation of the colon, hepatic failure, and DIC. Jpn J Med. 1990;29(3):341–6.

120. Mullen JP, Cartwright RC, Tisherman SE, Misage JR, Shapiro AP. Pathogenesis and pharmacologic management of pseudo-obstruction of the bowel in pheochromocytoma. Am J Med Sci. 1985;290(4):155–8.

121. Bisanz A. Managing bowel elimination problems in patients with cancer. Oncol Nurs Forum. 1997;24(4):679–86. quiz 687-8.

122. Plouin PF, Fitzgerald P, Rich T, Ayala-Ramirez M, Perrier ND, Baudin E, et al. Metastatic pheochromocytoma and paraganglioma: focus on therapeutics. Horm Metab Res. 2012;44(5):390–9.

123. Van Loon K, Zhang L, Keiser J, Carrasco C, Glass K, Ramirez MT, et al. Bone metastases and skeletal-related events from neuroendocrine tumors. Endocr Connect. 2015;4(1):9–17.

124. Tan M, Camargo CA, Mojtahed A, Mihm F. Malignant pheochromocytoma presenting as incapacitating bony pain. Pain Pract. 2012;12(4):286–9.

125. Costa L, Badia X, Chow E, Lipton A, Wardley A. Impact of skeletal complications on patients' quality of life, mobility, and functional independence. Support Care Cancer. 2008;16(8):879–89.

126. Henry DH, Costa L, Goldwasser F, Hirsh V, Hungria V, Prausova J, et al. Randomized, double-blind study of denosumab versus zoledronic acid in the treatment of bone metastases in patients with advanced cancer (excluding breast and prostate cancer) or multiple myeloma. J Clin Oncol. 2011;29(9):1125–32.

127. Fizazi K, Carducci M, Smith M, Damião R, Brown J, Karsh L, et al. Denosumab versus zoledronic acid for treatment of bone metastases in men with castration-resistant prostate cancer: a randomised, double-blind study. Lancet. 2011;377(9768):813–22.

128. Stopeck AT, Lipton A, Body JJ, Steger GG, Tonkin K,

de Boer RH, et al. Denosumab compared with zoledronic acid for the treatment of bone metastases in patients with advanced breast cancer: a randomized, double-blind study. J Clin Oncol. 2010;28(35):5132–9.

129. Henry D, Vadhan-Raj S, Hirsh V, von Moos R, Hungria V, Costa L, et al. Delaying skeletal-related events in a randomized phase 3 study of denosumab versus zoledronic acid in patients with advanced cancer: an analysis of data from patients with solid tumors. Support Care Cancer. 2014;22(3):679–87.

130. Fishbein L, Bonner L, Torigian DA, Nathanson KL, Cohen DL, Pryma D, et al. External beam radiation therapy (EBRT) for patients with malignant pheochromocytoma and non-head and -neck paraganglioma: combination with 131I-MIBG. Horm Metab Res. 2012;44(5):405–10.

131. Vogel J, Atanacio AS, Prodanov T, Turkbey BI, Adams K, Martucci V, et al. External beam radiation therapy in treatment of malignant pheochromocytoma and paraganglioma. Front Oncol. 2014;4:166.